U0189364

中华医学百科全书

中医药学

中医耳鼻咽喉口腔科学

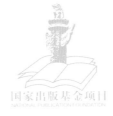

国家出版基金项目
NATIONAL PUBLICATION FOUNDATION

中国协和医科大学出版社

图书在版编目（CIP）数据

中医耳鼻咽喉口腔科学／王士贞，刘蓬主编 . – 北京：中国协和医科大学出版社，2016. 6
（中华医学百科全书）
ISBN 978-7-5679-0550-4

Ⅰ . ①中… Ⅱ . ①王… ②刘… Ⅲ . ①中医五官科学 – 耳鼻咽喉科学 ②中医五官科学 – 口腔科学 Ⅳ . ① R276

中国版本图书馆 CIP 数据核字 (2016) 第 116065 号

中华医学百科全书·中医耳鼻咽喉口腔科学

主　　编：王士贞　刘　蓬

编　　审：呼素华

责任编辑：高青青

出版发行：**中国协和医科大学出版社**
　　　　　（北京东单三条九号　邮编　100730　电话 010-6526 0378 ）

网　　址：www.pumcp.com

经　　销：新华书店总店北京发行所

印　　刷：北京雅昌艺术印刷有限公司

开　　本：889×1230　1/16 开

印　　张：19.25

字　　数：540 千字

版　　次：2016 年 10 月第 1 版　　2016 年 10 月第 1 次印刷

定　　价：230.00 元

ISBN 978-7-5679-0550-4

《中华医学百科全书》编纂委员会

总顾问　吴阶平　韩启德　桑国卫

总指导　陈　竺

总主编　刘德培

副总主编　曹雪涛　李立明　曾益新

编纂委员（以姓氏笔画为序）

许腊英	那彦群	阮长耿	阮时宝	孙 宁	孙 光	孙 皎
孙 锟	孙长颢	孙少宣	孙立忠	孙则禹	孙秀梅	孙建中
孙建方	孙贵范	孙海晨	孙景工	孙颖浩	孙慕义	严世芸
苏 川	苏 旭	苏荣扎布	杜元灏	杜文东	杜治政	杜惠兰
李 龙	李 飞	李 东	李 宁	李 刚	李 丽	李 波
李 勇	李 桦	李 鲁	李 磊	李 燕	李 冀	李大魁
李云庆	李太生	李日庆	李玉珍	李世荣	李立明	李永哲
李志平	李连达	李灿东	李君文	李劲松	李其忠	李若瑜
李松林	李泽坚	李宝馨	李建勇	李映兰	李莹辉	李继承
李森恺	李曙光	杨 凯	杨 恬	杨 健	杨化新	杨文英
杨世民	杨世林	杨伟文	杨克敌	杨国山	杨宝峰	杨炳友
杨晓明	杨跃进	杨腊虎	杨瑞馥	杨慧霞	励建安	连建伟
肖 波	肖 南	肖永庆	肖海峰	肖培根	肖鲁伟	吴 东
吴 江	吴 明	吴 信	吴令英	吴立玲	吴欣娟	吴勉华
吴爱勤	吴群红	吴德沛	邱建华	邱贵兴	邱海波	邱蔚六
何 维	何 勤	何方方	何绍衡	何春涤	何裕民	余争平
狄 文	冷希圣	汪 海	汪受传	沈 岩	沈 岳	沈 敏
沈 铿	沈卫峰	沈华浩	沈俊良	宋国维	张 泓	张 学
张 亮	张 强	张 霆	张 澍	张大庆	张为远	张世民
张志愿	张丽霞	张伯礼	张宏誉	张劲松	张奉春	张宝仁
张建中	张建宁	张承芬	张琴明	张富强	张新庆	张潍平
张德芹	张燕生	陆 华	陆付耳	陆伟跃	陆静波	
阿不都热依木·卡地尔		陈 文	陈 杰	陈 实	陈 洪	陈 琪
陈 楠	陈士林	陈大为	陈文祥	陈代杰	陈红风	陈尧忠
陈志南	陈志强	陈规化	陈国良	陈佩仪	陈家旭	陈智轩
陈锦秀	陈誉华	邵 蓉	邵荣光	武志昂	其仁旺其格	范 明
范炳华	林三仁	林久祥	林子强	林江涛	林曙光	杭太俊
欧阳靖宇	尚 红	果德安	明根巴雅尔	易定华	易著文	罗 力
罗 毅	罗小平	罗长坤	罗永昌	罗颂平	帕尔哈提·克力木	
帕塔尔·买合木提·吐尔根			图门巴雅尔	岳建民	金 玉	金 奇
金少鸿	金伯泉	金季玲	金征宇	金银龙	金惠铭	郁 琦
周 兵	周 林	周永学	周光炎	周灿全	周良辅	周纯武
周学东	周宗灿	周定标	周宜开	周建平	周建新	周荣斌
周福成	郑一宁	郑家伟	郑志忠	郑金福	郑法雷	郑建全
郑洪新	郎景和	房 敏	孟 群	孟庆跃	孟静岩	赵 平
赵 群	赵子琴	赵中振	赵文海	赵玉沛	赵正言	赵永强

赵志河	赵彤言	赵明杰	赵明辉	赵耐青	赵继宗	赵铵民
郝模	郝小江	郝传明	郝晓柯	胡志	胡大一	胡文东
胡向军	胡国华	胡昌勤	胡晓峰	胡盛寿	胡德瑜	柯杨
查干	柏树令	柳长华	钟翠平	钟赣生	香多·李先加	
段涛	段金廒	段俊国	侯一平	侯金林	侯春林	俞光岩
俞梦孙	俞景茂	饶克勤	姜小鹰	姜玉新	姜廷良	姜国华
姜柏生	姜德友	洪两	洪震	洪秀华	祝庆余	祝陈晨
姚永杰	姚祝军	秦川	袁文俊	袁永贵	都晓伟	栗占国
贾波	贾建平	贾继东	夏照帆	夏慧敏	柴光军	柴家科
钱忠直	钱家鸣	钱焕文	倪鑫	倪健	徐军	徐晨
徐永健	徐志云	徐志凯	徐克前	徐金华	徐建国	徐勇勇
徐桂华	凌文华	高妍	高志贤	高志强	高学敏	高健生
高树中	高思华	高润霖	郭岩	郭小朝	诸欣平	郭巧生
郭宝林	郭海英	唐强	唐朝枢	唐德才	郭长江	谈勇
谈献和	陶·苏和	陶广正	陶永华	陶芳标	陶建生	黄峻
黄烽	黄人健	黄叶莉	黄宇光	黄国宁	黄国英	黄跃生
黄璐琦	萧树东	梅长林	曹佳	曹广文	曹务春	曹建平
曹洪欣	曹济民	曹雪涛	曹德英	龚千锋	龚守良	龚非力
袭著革	常耀明	崔蒙	崔丽英	庚石山	康健	康廷国
康宏向	章友康	章锦才	章静波	梁铭会	梁繁荣	谌贻璞
屠鹏飞	隆云	绳宇	巢永烈	彭成	彭勇	彭明婷
彭晓忠	彭瑞云	彭毅志	斯拉甫·艾白		葛坚	葛立宏
董方田	蒋力生	蒋建东	蒋澄宇	韩晶岩	韩德民	惠延年
粟晓黎	程伟	程天民	程训佳	童培建	曾苏	曾小峰
曾正陪	曾学思	曾益新	谢宁	谢立信	蒲传强	赖西南
赖新生	詹启敏	詹思延	鲍春德	窦科峰	窦德强	赫捷
蔡威	裴国献	裴晓方	裴晓华	管柏林	廖品正	谭仁祥
翟所迪	熊大经	熊鸿燕	樊飞跃	樊巧玲	樊代明	樊立华
樊明文	黎源倩	颜虹	潘国宗	潘柏申	潘桂娟	薛社普
薛博瑜	魏光辉	魏丽惠	藤光生			

《中华医学百科全书》学术委员会

主任委员

巴德年

副主任委员（以姓氏笔画为序）

贺福初　　汤钊猷　　吴孟超　　陈可冀

学术委员（以姓氏笔画为序）

丁鸿才	于是凤	于润江	于德泉	马　遂	王　宪	王大章
王文吉	王之虹	王正敏	王声涌	王近中	王邦康	王晓仪
王政国	王海燕	王鸿利	王琳芳	王锋鹏	王满恩	王模堂
王澍寰	王德文	王翰章	乌正赉	毛秉智	尹昭云	巴德年
邓伟吾	石一复	石中瑗	石四箴	石学敏	平其能	卢世璧
卢光琇	史俊南	皮　昕	吕　军	吕传真	朱　预	朱大年
朱元珏	朱家恺	朱晓东	仲剑平	刘　正	刘　耀	刘又宁
刘宝林（口腔）		刘宝林（公共卫生）	刘桂昌	刘敏如	刘景昌
刘新光	刘嘉瀛	刘镇宇	刘德培	江世忠	闫剑群	汤　光
汤钊猷	阮金秀	孙　燕	孙汉董	孙曼霁	纪宝华	严隽陶
苏　志	苏荣扎布	杜乐勋	李亚洁	李传胪	李仲智	李连达
李若新	李济仁	李钟铎	李舜伟	李巍然	杨　莘	杨圣辉
杨宠莹	杨瑞馥	肖文彬	肖承悰	肖培根	吴　坤	吴　蓬
吴乐山	吴永佩	吴在德	吴军正	吴观陵	吴希如	吴孟超
吴咸中	邱蔚六	何大澄	余森海	谷华运	邹学贤	汪　华
汪仕良	张乃峥	张习坦	张月琴	张世臣	张丽霞	张伯礼
张金哲	张学文	张学军	张承绪	张洪君	张致平	张博学
张朝武	张蕴惠	张震康	陆士新	陆道培	陈子江	陈文亮
陈世谦	陈可冀	陈立典	陈宁庆	陈尧忠	陈在嘉	陈君石
陈育德	陈治清	陈洪铎	陈家伟	陈家伦	陈寅卿	邵铭熙
范乐明	范茂槐	欧阳惠卿	罗才贵	罗成基	罗启芳	罗爱伦
罗慰慈	季成叶	金义成	金水高	金惠铭	周　俊	周仲瑛
周荣汉	赵云凤	胡永华	钟世镇	钟南山	段富津	侯云德
侯惠民	俞永新	俞梦孙	施侣元	姜世忠	姜庆五	恽榴红
姚天爵	姚新生	贺福初	秦伯益	贾继东	贾福星	顾美仪
顾觉奋	顾景范	夏惠明	徐文严	翁心植	栾文明	郭　定

郭子光　　郭天文　　唐由之　　唐福林　　涂永强　　黄洁夫　　黄璐琦

曹仁发　　曹采方　　曹谊林　　龚幼龙　　龚锦涵　　盛志勇　　康广盛

章魁华　　梁文权　　梁德荣　　彭名炜　　董　怡　　温　海　　程元荣

程书钧　　程伯基　　傅民魁　　曾长青　　曾宪英　　裘雪友　　甄永苏

褚新奇　　蔡年生　　廖万清　　樊明文　　黎介寿　　薛　淼　　戴行锷

戴宝珍　　戴尅戎

《中华医学百科全书》工作委员会

主任委员

郑忠伟

副主任委员

袁　钟

编审（以姓氏笔画为序）

开赛尔	司伊康	当增扎西	吕立宁	任晓黎	邬扬清	刘玉玮
孙　海	何　维	张之生	张玉森	张立峰	陈　懿	陈永生
松布尔巴图	呼素华	周　茵	郑伯承	郝胜利	胡永洁	侯澄芝
袁　钟	郭亦超	彭南燕	傅祚华	谢　阳	解江林	

编辑（以姓氏笔画为序）

于　岚	王　波	王　莹	王　颖	王　霞	王明生	尹丽品
左　谦	刘　婷	刘岩岩	孙文欣	李元君	李亚楠	杨小杰
吴桂梅	吴翠姣	沈冰冰	宋　玥	张　安	张　玮	张浩然
陈　佩	骆彩云	聂沛沛	顾良军	高青青	郭广亮	傅保娣
戴小欢	戴申倩					

工作委员

刘小培	罗　鸿	宋晓英	姜文祥	韩　鹏	汤国星	王　玲
李志北						

办公室主任

左　谦	孙文欣	吴翠姣

中医药学总主编

王永炎　中国中医科学院

曹洪欣　中国中医科学院

本卷编委会

主　编

王士贞　广州中医药大学第一附属医院

刘　蓬　广州中医药大学第一附属医院

副主编

朱祥成　浙江中医药药大学

熊大经　成都中医学院

王汉明　湖北省中西医结合医院

编　委
（以姓氏笔画为序）

韦子章　广西中医药大学第一附属医院

毋桂花　山西中医学院附属医院

丛　品　浙江省中医院

刘大新　北京中医药大学东方医院

阮　岩　广州中医药大学第一附属医院

孙海波　辽宁中医药大学附属医院

严道南　南京中医药大学

李凡成　湖南中医药大学

李佳瑜　北京中医药大学东直门医院

李彦华　新疆医科大学附属自治区中医院

邱宝珊　广州中医药大学第一附属医院

何建北　湖北省中医院

汪　冰　山东中医药大学附属医院

忻耀杰　　上海中医药大学附属曙光医院

陈国春　　福建中医药大学附属人民医院

周　凌　　黑龙江中医药大学附属第一医院

周家璇　　云南中医学院第一附属医院

赵雅君　　湖北省中医院

谢　慧　　成都中医药大学附属医院

前　言

　　《中华医学百科全书》终于和读者朋友们见面了！

　　古往今来，凡政通人和、国泰民安之时代，国之重器皆为科技、文化领域的鸿篇巨制。唐代《艺文类聚》、宋代《太平御览》、明代《永乐大典》、清代《古今图书集成》等，无不彰显盛世之辉煌。新中国成立后，国家先后组织编纂了《中国大百科全书》第一版、第二版，成为我国科学文化事业繁荣发达的重要标志。医学的发展，从大医学、大卫生、大健康角度，集自然科学、人文社会科学和艺术之大成，是人类社会文明与进步的集中体现。随着经济社会快速发展，医药卫生领域科技日新月异，知识大幅更新。广大读者对医药卫生领域的知识文化需求日益增长，因此，编纂一部医药卫生领域的专业性百科全书，进一步规范医学基本概念，整理医学核心体系，传播精准医学知识，促进医学发展和人类健康的任务迫在眉睫。在党中央、国务院的亲切关怀以及国家各有关部门的大力支持下，《中华医学百科全书》应运而生。

　　作为当代中华民族"盛世修典"的重要工程之一，《中华医学百科全书》肩负着全面总结国内外医药卫生领域经典理论、先进知识，回顾展现我国卫生事业取得的辉煌成就，弘扬中华文明传统医药璀璨的历史文化。《中华医学百科全书》将成为我国科技文化发展水平的重要标志、医药卫生领域知识技术的最高"检阅"、服务千家万户的国家健康数据库和医药卫生各学科领域走向整合的平台。

　　肩此重任，《中华医学百科全书》的编纂力求做到两个符合：一是符合社会发展趋势。全面贯彻以人为本的科学发展观指导思想，通过普及医学知识，增强人民群众健康意识，提高人民群众健康水平，促进社会主义和谐社会构建；二是符合医学发展趋势。遵循先进的国际医学理念，以"战略前移、重心下移、模式转变、系统整合"的人口与健康科技发展战略为指导。同时，《中华医学百科全书》的编纂力求做到两个体现：一是体现科学思维模式的深刻变革，即学科交叉渗透/知识系统整合；二是体现继承发展与时俱进的精神，准确把握学科现有基础理论、基本知识、基本技能以及经典理论知识与科学思维精髓，深刻领悟学科当前面临的交叉渗透与整合转化，敏锐洞察学科未来的发展趋势与突破方向。

　　作为未来权威著作的"基准点"和"金标准"，《中华医学百科全书》编纂过程中，制定了严格的主编、编者遴选原则，聘请了一批在学界有相当威望、具有较高学术造诣和较强组织协调能力的专家教授（包括多位两院院士）担任大类主编和学科卷主编，确保全书的科学性与权威性。另外，还借鉴了已有百科全书的编写经验。鉴于《中华医学百科全书》的编纂过程本身带有科学研究性质，还聘请了若干科研院所的科研管理专家作为特约编审，站在科研管理的高度为全书的顺利编纂保驾护航。除了编者、编审队伍外，还制订了详尽的质量保证计划。编纂委员会和工作委员会秉持质量源于设计的理念，共同制订了一系列配套的质量控制规范性文件，建立了一套切实可行、行之有效、效率最优的编纂质量管理方案和各种情况下的处理原则及预案。

《中华医学百科全书》的编纂实行主编负责制，在统一思想下进行系统规划，保证良好的全程质量策划、质量控制、质量保证。在编写过程中，统筹协调学科内各编委、卷内条目以及学科间编委、卷间条目，努力做到科学布局、合理分工、层次分明、逻辑严谨、详略有方。在内容编排上，务求做到"全准精新"。形式"全"：学科"全"，册内条目"全"，全面展现学科面貌；内涵"全"：知识结构"全"，多方位进行条目阐释；联系整合"全"：多角度编制知识网。数据"准"：基于权威文献，引用准确数据，表述权威观点；把握"准"：审慎洞察知识内涵，准确把握取舍详略。内容"精"："一语天然万古新，豪华落尽见真淳"。内容丰富而精炼，文字简洁而规范；逻辑"精"："片言可以明百意，坐驰可以役万里"。严密说理，科学分析。知识"新"：以最新的知识积累体现时代气息；见解"新"：体现出学术水平，具有科学性、启发性和先进性。

《中华医学百科全书》之"中华"二字，意在中华之文明、中华之血脉、中华之视角，而不仅限于中华之地域。在文明交织的国际化浪潮下，中华医学汲取人类文明成果，正不断开拓视野，敞开胸怀，海纳百川般融入，润物无声状拓展。《中华医学百科全书》秉承了这样的胸襟怀抱，广泛吸收国内外华裔专家加入，力求以中华文明为纽带，牵系起所有华人专家的力量，展现出现今时代下中华医学文明之全貌。《中华医学百科全书》作为由中国政府主导，参与编纂学者多、分卷学科设置全、未来受益人口广的国家重点出版工程，得到了联合国教科文等组织的高度关注，对于中华医学的全球共享和人类的健康保健，都具有深远意义。

《中华医学百科全书》分基础医学、临床医学、中医药学、公共卫生学、军事与特种医学和药学六大类，共计 144 卷。由中国医学科学院/北京协和医学院牵头，联合军事医学科学院、中国中医科学院和中国疾病预防控制中心，带动全国知名院校、科研单位和医院，有多位院士和海内外数千位优秀专家参加。国内知名的医学和百科编审汇集中国协和医科大学出版社，并培养了一批热爱百科事业的中青年编辑。

回览编纂历程，犹然历历在目。几年来，《中华医学百科全书》编纂团队呕心沥血，孜孜矻矻。组织协调坚定有力，条目撰写字斟句酌，学术审查一丝不苟，手书长卷撼人心魂……在此，谨向全国医学各学科、各领域、各部门的专家、学者的积极参与以及国家各有关部门、医药卫生领域相关单位的大力支持致以崇高的敬意和衷心的感谢！

《中华医学百科全书》的编纂是一项泽被后世的创举，其牵涉医学科学众多学科及学科间交叉，有着一定的复杂性；需要体现在当前医学整合转型的新形式，有着相当的创新性；作为一项国家出版工程，有着毋庸置疑的严肃性。《中华医学百科全书》的这些特殊属性决定了其没有现成的经验可供借鉴，开创性和挑战性都非常强。由于编纂工作浩繁，难免存在差错与疏漏，敬请广大读者给予批评指正，以便在今后的编纂工作中不断改进和完善。

刘德培

凡　例

一、本书按基础医学类、临床医学类、中医药学类、公共卫生类、军事与特种医学类、药学类的不同学科分卷出版。一学科辑成一卷或数卷。字数较少的，几个学科合为一卷。

二、本书基本结构单元为条目，主要供读者查检，亦可系统阅读。条目标题有些是一个词，例如"滴耳法"；有些是词组，例如"咽喉探吐法"。

三、由于学科内容有交叉，会在不同卷设有少量同名条目。例如《针灸学》《中医儿科学》都设有"惊风"条目。其释文会根据不同学科的视角不同各有侧重。

四、条目标题上方加注汉语拼音，条目标题后附相应的外文。例如：

kǒuchuāng
口疮（oral ulcer）。

五、本书条目按学科知识体系顺序排列。为便于读者了解学科概貌，卷首条目分类目录中条目标题按阶梯式排列，例如：

鼻科 ……………………………………………………………………………………

　鼻病治法 ………………………………………………………………………………

　　鼻病内治法 …………………………………………………………………………

　　　宣肺通窍 …………………………………………………………………………

　　　芳香通窍 …………………………………………………………………………

　　　化浊通窍 …………………………………………………………………………

　　鼻病外治法 …………………………………………………………………………

　　　熏蒸疗法 …………………………………………………………………………

　　　鼻雾化吸入法 ……………………………………………………………………

六、各学科都有一篇介绍本学科的概观性条目，一般作为本学科卷的首条。介绍学科大类的概观性条目，列在本大类中基础性学科卷的学科概观性条目之前。

七、条目之中设立参见系统，体现相关条目内容的联系。一个条目的内容涉及其他条目，需要其他条目的释文作为补充的，设为"参见"。所参见的本卷条目的标题在本条目释文中出现的，用蓝色楷体字印刷；所参见的本卷条目的标题未在本条目释文中出现的，在括号内用蓝色楷体字印刷该标题，另加"见"字；参见其他卷条目的，注明参见条所属学科卷名，如"参见□□□卷"或"参见□□□卷□□□□"。

八、本书医学名词以全国科学技术名词审定委员会审定公布的为标准。同一概念或疾病在不同学科有不同命名的，以主科所定名词为准。字数较多，释文中拟用简称的名词，每个条目中第一次出现时使用全称，并括注简称，例如：甲型病毒性肝炎（简称甲肝）。个别众所周知的名词直接使用简称、缩写，例如：B 超。药物名称参照《中华人民共和国药典》2015 年版和《国家基本药物目录》2012 年版。

九、本书量和单位的使用以国家标准 GB 3100～3102—1993《量和单位》为准。援引古籍或外文时维持原有单位不变。必要时括注与法定计量单位的换算。

十、本书数字用法以国家标准 GB/T 15835—2011《出版物上数字用法》为准。

十一、正文之后设有内容索引和条目标题索引。内容索引供读者按照汉语拼音字母顺序查检条目和条目之中隐含的知识主题。条目标题索引分为条目标题汉字笔画索引和条目外文标题索引，条目标题汉字笔画索引供读者按照汉字笔画顺序查检条目，条目外文标题索引供读者按照外文字母顺序查检条目。

十二、部分学科卷根据需要设有附录，列载本学科有关的重要文献资料。

目　录

zhōngyī ěr-bí-yānhóu-kǒuqiāngkēxué

中医耳鼻咽喉口腔科学（oto-rhinolaryngo-stomatology of traditional Chinese medicine）

运用中医基本理论和方法研究人体耳、鼻、咽喉、口腔等器官的生理、病理及其疾病防治规律的临床学科。

学科溯源 中医对耳鼻咽喉口腔疾病的研究具有悠久的历史。

先秦时代 早在殷商时代人们对耳鼻咽喉口齿疾病已有初步的认识。如甲骨文中的 🖼 即是"鼻"字，🖼 字表示牙齿因虫蛀而发生了窟窿，即后世所称的龋齿。在甲骨卜词中还载有"贞旨自（自，鼻也）疾""贞病耳""贞病舌""贞病口"等文字。《周礼》中不仅有了医学分科，且在医学理论方面提出以九窍的变化观察脏腑的病变，如《周礼·天官》："以五味、五谷、五药养其病，以五气、五声、五色眡其生死，两之以九窍之变，参之以九藏之动。""季秋行夏令，则其国大水，冬藏殃败，民多鼽嚏"（《礼记·月令》）认识到疾病与自然环境和气候的异常变化有密切关系。"耳不听五声之和为聋"（《左传·僖公二十四年》）是耳聋最早的定义。1973 年湖南长沙马王堆汉墓出土的帛书《五十二病方》是中国现存最早的医学方书，涉及耳鼻咽喉口腔的内容有 20 余处，病证 10 余个。《山海经》里有元龟、白鶠等药防治耳病、喉病的记载。"扁鹊过洛阳，闻周人爱老人，即为耳目痹医"（《史记·扁鹊仓公列传》）中的耳目痹医与后来的五官科医生很接近。《神农本草经》是中国现存最早的药学专著，论及治疗耳鼻咽喉口齿疾病的药物有 50 多种。

《黄帝内经》在耳鼻咽喉口腔方面的论述极为丰富，包括耳、鼻、咽喉、口腔等器官的生理功能，各器官与脏腑的联系及耳鼻咽喉口腔疾病 30 多种，这些内容为耳鼻咽喉口腔科学的发展奠定了理论基础。《难经》在此基础上又有所发展，尤其对口齿、咽喉等的解剖做了进一步的补充。

秦汉时代 医学分为 9 科，其中有口齿科（包含咽喉）。东汉·张仲景《伤寒杂病论》（后世分为《伤寒论》《金匮要略》两书）以六经论伤寒，以脏腑论杂病，创立了包括理、法、方、药在内的辨证论治原则，对耳鼻咽喉口腔疾病的治疗有很大影响，如《伤寒论》对少阴咽痛证进行辨证论治，运用甘草汤、桔梗汤、苦酒汤、猪肤汤、半夏散及汤等方药治疗不同的咽喉疾病，成为后人治疗咽喉疾病的常用方。《金匮要略》最先描述"妇人咽中如有炙脔"一证，即后世所称的梅核气，所创立的半夏厚朴汤一直沿用至今；其中论述的"狐惑病"至今仍对咽喉口腔疑难病的治疗很有启发。

晋隋时代 晋·葛洪《肘后备急方》收集记载了不少简便廉验的急救方药，首次对耳道、气道和食管异物提出了处理方法。晋·皇甫谧《针灸甲乙经》记载有耳鼻咽喉口腔疾病的针灸治疗。隋·巢元方《诸病源候论》是中国现存第一部病因病理学专著，对耳鼻咽喉口腔疾病设有专卷论述，全书论及耳鼻咽喉口腔疾病 130 多候，如卷二十九中有"拔齿损候"，可见当时已有了拔牙手术，卷三十中有兔缺的记载，并对小儿耳鼻咽喉口腔疾病做了专卷论述。

唐代 公元 624 年唐政府设立的太医署是世界上最早的高等医学校，设有 5 种专科，耳目口齿科为其中之一，规定学习 4 年。孙思邈的《备急千金要方》《千金翼方》搜集了许多治疗耳、鼻、口、舌、唇、齿、喉病的方药，还列有通九窍药品、坚齿药品、口疮药品等，烧灼法治疗咽喉口齿病也是首载于《千金翼方》。王焘的《外台秘要》卷二十二有耳鼻咽喉口齿专篇，所载治疗耳鼻咽喉口齿唇舌疾病的药方不下 400 首，如揩齿法，用升麻揩齿方，这是有关刷牙最早的记载，说明当时已很注重口腔卫生。苏敬的《新修本草》在"诸病通用药"中载有治疗喉痹痛、鯁、牙痛、口疮、鼻衄、耳聋、鼻息肉、酒渣鼻、声音嘶哑等病的药物，还记载了以银锡为主体的汞合金作为牙齿修补的填充材料，说明当时在牙科治疗学方面已有了相当的成就。

宋金元时代 在医学分科方面，宋代有口齿兼咽喉科，元代则将咽喉科与口齿科分开。由宋政府组织编写的《太平圣惠方》《太平惠民和剂局方》《圣济总录》等书对耳鼻咽喉口腔疾病均有专门论述，说明当时耳鼻咽喉口腔科在医学领域中已占有重要地位。金元四大家对耳鼻咽喉口腔疾病的治疗有很大影响，如金·张从正《儒门事亲》载有用纸卷成筒，放入口内，再用筷子缚小钩，把误吞的铜钱取出，这是内腔镜钳取异物的原始方法；金·李杲的益气升阳法给耳鼻咽喉口腔疾病的治疗增添了新内容。元·危亦林《世医得效方》卷十七"口齿咽喉病篇"中把《儒门事亲》的"喉风八证"补充为"喉风十八证"，这对后世关于喉风的分类有很大影响。

明清时代 明代，太医院的分科有咽喉科与口齿科。薛己的《口齿类要》论述了喉、舌、口、齿诸病，并附有医案，是流传至今的耳鼻咽喉口腔科专书中较早的一本。陈实功的《外科正宗》载有鼻痔摘除法，现代的鼻息肉摘除术即是在此基础上改进完善的。曹士珩的《保生秘要》对耳鼻咽喉口腔疾病的导引法收集甚多。王肯堂的《证治准绳》列有耳、鼻、口、齿、唇、舌、面、颊腮、咽喉，并记载了喉、耳、唇等外伤的缝合术，说明当时已经十分重视分科辨治。李时珍的《本草纲目》卷四专题论述了耳鼻咽喉口齿唇舌的病证，对疾病的部位、特点、转归做了比较精要的说明，对疾病的治法灵活多变，如口腔病外治法有揩、掺、噙漱、擦、咬、洗、浸、烙、贴、封银、嚼、含舌下、充填齿孔等20多种，书中还提出了不少耳鼻咽喉口腔疾病的预防措施。清代，咽喉科再次与口齿科合并，称喉科。清政府组织编修的《医宗金鉴》载有耳鼻咽喉口腔疾病约50余种，并附有绘图，对疾病的分类辨证更为详尽。由于嘉庆、道光年间疫喉流行，喉科发展较快，喉科专著陆续问世，如《喉科指掌》《喉科紫珍集》《疫痧草》《重楼玉钥》《喉科秘旨》《焦氏喉科枕秘》等，不下40种。

学科建立及发展 尽管中医对耳鼻咽喉口腔疾病的认识由来已久，但直到20世纪60年代还只有独立的喉科（其范围覆盖口腔疾病），中医对耳、鼻部疾病的诊治归属内、外科范畴。中医将耳、鼻、咽喉、口腔四个部位合并成一个独立学科是20世纪70年代以后才开始的，相对于中医其他临床学科来说，中医耳鼻咽喉口腔科还是一个新兴的临床学科。

学科建立 中华人民共和国成立后，中医事业蓬勃发展。1956年以后，全国各省相继成立中医学院，1958年开始，部分中医学院（如广州、北京等）成立喉科教研室，对中医专业的学生教授《中医喉科学》，其附属的中医院开设喉科，诊治咽喉、口齿疾病。1960年及1964年由广州中医学院主编出版了全国中医学院试用教材《中医喉科学讲义》第1、2版。随着临床的发展、教学的需要及中西医的相互渗透，中医喉科逐渐增加了对耳、鼻部疾病的诊治，在20世纪70年代初，部分中医院的喉科扩展为耳鼻喉科。1975年由广州中医学院主编出版了全国中医学院试用教材《五官科学》，其中分为眼科和耳鼻咽喉科两大部分，按中医传统习惯，耳鼻咽喉科中的"咽喉"包含了部分口齿疾病。1980年由广州中医学院主编出版的全国高等医药院校第4版规划教材首次使用《中医耳鼻喉科学》作为名称，其中分为耳科、鼻科、咽喉科、口齿科4个部分，正式划定了学科范围，第一次较系统地总结了中医对耳、鼻、咽喉、口腔的生理、病理及其疾病防治规律的认识，该教材的出版标志着中医耳鼻喉科学作为一门独立的临床学科正式建立起来了。

学科发展 中医耳鼻喉科建立后，经历数十年的发展，在理论研究、人才培养、学术组织建设等方面均取得了长足的进步。

理论研究 1985年王德鉴主编出版了全国高等医药院校第5版教材《中医耳鼻喉科学》及《中国医学百科全书·中医耳鼻咽喉口腔科学》，1987年主编出版了与5版教材配套的教学参考书《中医耳鼻喉科学》，1994年主编出版了大型临床参考书《中医耳鼻咽喉口腔科学》，这些学科权威书籍的出版，系统总结了古代和现代中医对耳鼻咽喉口腔疾病的诊疗理论和临床经验，对中医耳鼻喉科教学、临床、科研产生了深远的影响，为这一新兴学科走向系统化、正规化起到了积极的推动作用。由于中医的"喉"有广义和狭义两个概念，因此学科名称有两个：一是中医耳鼻喉科学，这里的"喉"是中医传统的广义概念，包含咽喉及口腔；二是中医耳鼻咽喉口腔科学，这里的"喉"是狭义的概念，与咽、口腔相区别。由于"中医耳鼻喉科学"这一学科名称较为简洁，因而在教学、临床、科研等实际工作中使用较为广泛。随着医疗、教学、科研的不断发展，20世纪80年代后期，部分省级中医院口腔科从耳鼻喉科中分离出来，1991年徐治鸿主编出版了《实用中医口腔病学》，1999年赵丽娟主编出版了首部高等中医药院校协编教材《中医口腔科学》，较系统地总结了中医对口腔的生理、病理及其疾病防治规律的认识，2003年王士贞主编出版的新世纪全国高等中医药院校规划教材《中医耳鼻咽喉科学》，其内涵仅有耳科、鼻科、咽喉科，删去了以往教材中口齿科的内容，这两部教材的出版反映了学科发展变化的新动向。此外，随着学科不断发展的需要，先后校订、出版了不少喉科专著，如《咽喉脉证通论》《重楼玉钥》《白喉条辨》《喉科指掌》《喉科集腋》《囊秘喉书》《咽喉经验秘传》《焦氏喉科枕秘》《喉痧正义》《包氏喉证家宝》《经验喉科紫珍集》《尤氏喉科》等，对于挖掘和整理古代医家咽喉口腔疾病诊治的理论起到了积极的作用。

人才培养　中医耳鼻喉科建立后，为适应专科教学的需要，1974年卫生部委托广州中医学院举办了首届全国中医耳鼻喉科师资培训班，培养了一批师资骨干，这些骨干后来大都成为各省中医耳鼻喉科的学科带头人。1975～1988年，又先后在广州、上海、南京等中医学院举办了9次全国中医耳鼻喉科师资培训班，为全国各地培养了一大批中医耳鼻喉科教学人才，推动了学科的迅速发展。1978年开始，先后有广州、上海、湖南、成都等中医学院招收中医耳鼻喉科专业硕士研究生。1981年，北京中医学院开设六年制的中医专业五官定向班。1982年，天津卫生干部进修学院开办三年制的中医五官科专业班。1990年，湖北中医学院开设三年制五官专业专科班。1988年，广州、成都中医学院设立五年制本科五官专业。以后又有湖南、河南等中医学院相继开设五官专业本科班，培养了大批专科后备人才，使专科学术队伍不断壮大。1998年后，相继有成都、湖南、广州等中医药大学开始招收中医耳鼻喉科专业博士研究生。1991年开始，卫生部开展名中医师带徒的工作，在学科创立和发展过程中涌现出的一些著名中医耳鼻喉科专家，如张赞臣、干祖望、王德鉴、耿鉴庭、何宗德、蔡福养、谭敬书等进入了这一行列，培养了一批弟子。

学术组织　1978年，上海市成立了全国中医学会上海分会耳鼻喉科学组，1982年，广东省也成立了中医耳鼻喉科学组，1984年，两者都改学组为研究委员会。

此后，四川、江西、山西、湖南等省也相继成立了同样的组织。1987年，中华中医药学会耳鼻喉科分会成立，同年还成立了中华口腔医学会中西医结合学组，2008年改为中华口腔医学会中西医结合专业委员会。2006年，世界中医药学会联合会耳鼻喉口腔科专业委员会成立。这些专业学会的成立促进了中医耳鼻咽喉口腔科学的学术交流，推动了学科不断向前发展。

学科特点　中医耳鼻咽喉口腔科学是一门古老而又年轻的学科。古老之处在于渊源久远，远在数千年前已有文字记载；年轻之处在于学科正式建立的时间较短，是中医最后一个建立起来的临床学科。

理论基础　耳、鼻、咽喉、口腔是暴露于头面部的局部器官，属人体的官窍，均有其独特的生理功能，如耳能听声音、司平衡；鼻能司呼吸、嗅气味、助共鸣；咽喉能主吞咽、行呼吸、发声音、御邪毒；口腔能司咀嚼、辨五味、构语言，这些生理功能实则是内在的脏腑功能推动的结果。中医认为，一个官窍与某个内脏发生特定的联系，如肾开窍于耳，肺开窍于鼻，脾开窍于口，心开窍于舌，咽属胃系，喉属肺系等；同时，由于经络的沟通使五脏六腑与耳鼻咽喉口腔等官窍产生广泛的联系，故外在的耳鼻咽喉口腔等官窍与内在的脏腑是一个整体，研究耳鼻咽喉口腔等官窍的生理、病理变化只能从五脏六腑入手，治疗官窍的疾病也主要是通过调理脏腑功能而实现。因此，脏腑经络学说是中医耳鼻咽喉口腔科学的理论基础。

专科特点　耳、鼻、咽喉、口腔系头面部较为深在的孔窍，

必须在充足的光线下借助特殊的器械才能观察其形态变化，而局部形态的变化在疾病的诊断和治疗方面有着特殊的作用。因此，中医耳鼻咽喉口腔科学既有中医学的共同特点，也有自己的专科特点：在诊察疾病时，强调辨病与辨证相结合、局部与整体相结合；在治疗疾病时，强调内治与外治相结合。

与邻近学科的关系　中医耳鼻咽喉口腔科学是一门临床学科，与中医基础理论、中医诊断学、中药学、方剂学、针灸学、推拿学等中医基础学科及中医内科学、中医外科学、中医眼科学等中医临床学科有着密切的联系，且与西医耳鼻咽喉科学、西医口腔科学之间亦有密切联系。中医基础理论所研究的阴阳五行、脏腑经络、天人相应等中医理论是中医耳鼻咽喉口腔科学的理论基础；中医诊断学所研究的望闻问切四诊、八纲辨证、脏腑辨证、经络辨证、六经辨证、卫气营血辨证、三焦辨证、审证求因等诊断方法是中医耳鼻咽喉口腔科学诊断及辨证的基本方法；中药学、方剂学所研究的中药药性及组方原则是中医耳鼻咽喉口腔科学内治法用药的基石；针灸学、推拿学所研究的各种针灸、推拿、导引方法在中医耳鼻咽喉口腔科学中均有广泛的用途。耳、鼻、咽喉、口腔既是外在可见的器官组织，其功能活动及病理变化又是内在的脏腑功能推动的结果，因此中医内科学的内治法和中医外科学的外治法都是中医耳鼻咽喉口腔科学的主要治疗方法；眼与耳、鼻、咽喉、口腔相邻，同属五官七窍，发生病变时可相互影响，因此中医眼科学与中医耳鼻咽喉口腔科学之间亦有密切联系。此

外，西医耳鼻咽喉科学、西医口腔科学充分利用现代先进的仪器设备对耳、鼻、咽喉、口腔的各个局部进行详细观察，并进行相应的治疗操作，这些观察结果及局部治疗操作手段可为中医耳鼻咽喉口腔科学的诊断和治疗所借鉴、利用，促进诊断和治疗水平不断提高。

待解决的问题　自古以来，中医咽喉科与口齿科经历了由合到分、又由分到合的过程，自清代以来所称的"喉科"一直包括口腔在内，故后来在此基础上建立的中医耳鼻喉科，即中医耳鼻咽喉口腔科学，包括耳、鼻、咽喉、口腔4个部位，随后在几十年的发展过程中产生了一些变化。由于西医的耳鼻咽喉科与口腔科分属两个不同的学科，前者属临床医学范畴，后者属口腔医学范畴，这一分离的状况对中医耳鼻咽喉口腔科学产生了较大的影响，在临床实际工作中，中医口腔科与中医耳鼻咽喉科逐渐形成了两个学科，二者的发展亦不平衡。中医耳鼻咽喉科发展较快，理论研究、人才及学术组织建设等方面进展较为迅速，学术专著不断涌现。而中医口腔科学发展相对较慢，其原因一在于中医医师与口腔医师拥有不同的医师资格证书，二者不可兼得，从根本上限定了医师的执业范围；二在于口腔医学无论是教育体制，还是医疗机构都有其相对独立性，而同时具备中医学和口腔医学知识的专门人才极少，因而中医口腔科学的专著及学术组织非常少，还没有成为一个真正独立的临床学科，主要着眼于少数几种口腔黏膜病的研究上，对于其他口腔疾病的研究甚少，因此亟待从体制上予以重视和扶持，以加强对中

医口腔科人才的培养及理论研究，否则几千年来中医对口腔疾病诊治的宝贵经验将面临逐渐丧失的危险。另外，中医耳鼻咽喉口腔科学普遍运用现代仪器进行各种检查，对局部形态的变化较古代医家有更为详细的了解，但这些局部形态的变化如何用已有的中医理论进行解读，如局部形态变化与内在脏腑功能变化的联系如何，对中医的辨证究竟有何意义等，这是现代中医所面临的新问题，需要在严格的科研设计下进行大量、系列的临床观察才能得出比较可靠的结论，从而指导临床治疗。

（王士贞　刘蓬）

ěrkē

耳科（otology）　运用中医基本理论和方法研究人体耳的生理、病理及其疾病防治规律的临床科目。为中医耳鼻咽喉口腔科的分支科目。

源流　唐代以前的医学分科中没有耳科的记载，但古代文献对耳的生理病理及其疾病有专门论述，如隋·巢元方《诸病源候论》卷二十九列有"耳病"，记载了耳聋、耳鸣、聤耳、耳疼痛、耳疮等9个病种。唐代，唐政府设立医学校，医学课程有体疗、少小、疮肿、耳目口齿、角法等5个科目，其中耳目口齿科学习4年，可见此时期已有了耳科。孙思邈的《备急千金要方》将鼻病、口病、舌病、唇病、齿病、喉病、耳病归为七窍病，分部位论述。孙思邈的《千金翼方》卷一列有"通九窍药品"，其中有耳聋药品七味，说明当时已经有了专科专病专药的治疗。宋代，加强了医事管理，学习科目分为9个，其中有口齿兼咽喉科，虽未提及耳科，但针灸科的教学课程除针灸

外，还有口齿、咽喉、耳目等科目。当时，由政府组织编写的《太平圣惠方》卷三十六设有"治疗耳病专方"，严用和的《严氏济生方》有"耳门"，杨仕瀛的《仁斋直指方论》卷二十一有"耳论"。明代，《普济方》卷五十三至五十五为"耳门"。清代，沈金鳌的《杂病源流犀烛》卷二十三有"耳病源流"专论，李用粹的《证治汇补》卷四的"上窍门"分部位列有"耳病"，叶桂的《临证指南医案》卷八有专论"耳病"。可见，古代医家对耳、鼻、咽喉的分门别类，专科专病的论述，为专科的形成打下了良好基础。中华人民共和国成立后，中医耳鼻咽喉科已成为独立的临床学科，并且相应有了耳病专科。

疾病防治概要　耳为人体的官窍之一，居头部两侧，有司听觉、主平衡的功能。耳为肾之外窍，并通过经络与其他脏腑发生密切联系，因此，耳的正常功能有赖于肾、脾胃、肝、肺等脏腑功能的协调平衡。若外邪侵袭或饮食失节、情志失调等各种原因导致脏腑功能失调，清阳之气不能上达于耳窍，或外邪、痰浊停滞于耳窍，则会导致各种耳部病证，如耳胀、耳鸣、耳聋、耳眩晕、耳痛等。对于发生在耳部的症状，要以中医整体观念为指导，通过望、闻、问、切四诊来收集临床资料，把耳部症状与全身症状结合起来，并以八纲辨证、脏腑辨证为基础，结合气血津液辨证，将观察到的症状加以综合分析和归纳，做出诊断，据此进行治疗。耳科疾病的治疗方法很多，如耳病内治法、耳病外治法、耳病针灸法、耳病按摩导引法等，各种治法都是通过调节脏腑的功能而作用于耳部以达到治疗目的，

其中内治法是通过口服药物的方法来进行治疗，外治法是将药物直接施用在耳部患处或在耳部施术来进行治疗，针灸法是通过针刺或灸法来进行治疗，按摩导引法是通过按摩或导引的方法来进行治疗。每种治法有不同的特点和适应证，应根据病情、医生对该治法的熟悉程度及患者的接受程度加以选择应用，或综合加以运用。治疗的同时，还应注意患者的饮食起居，根据不同病情选择合适的饮食，适当休息，调整不良生活习惯，以达到加速痊愈并防止复发的目的。

（王士贞　刘蓬）

ěr

耳（ear）　听觉及平衡器官。又称耳窍，中医古籍中又称肾窍、窗笼、听户。人体五官七窍之一。

结构　耳位居头部两侧，其突出于头部两侧的部分凹凸不平，名耳廓（图），又称耳郭、耳壳、耳翼；耳廓边缘部位名耳轮，又称耳弦；耳廓与头连接处，名耳根；耳廓下方的柔软部位名耳垂，又称耳垂珠、耳坠；耳廓之前方名耳门，又称蔽；耳廓之后方略突起的高骨名完骨，又称寿台骨；

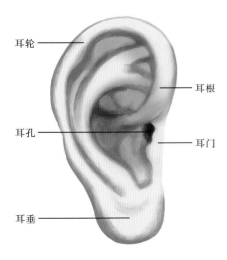

图　耳廓的结构

耳廓中央通耳内的孔道名耳孔；耳孔内的皮肤长有细毛，称耳毛；耳孔之最深处名耳底；耳底有一层灰白色半透明的薄膜，名鼓膜，俗称耳膜。

功能　耳主要有两大功能。①听声音：耳廓形如喇叭，有收集声波及辨别声源方向的功能；耳孔内的耳毛及少量耵聍，可防尘埃及小昆虫进入耳内；鼓膜将外耳与中耳分隔开来，对声音传导起重要作用，保持鼓膜之完整性，对于保护听觉功能有重要的意义。②主平衡：人体能维持正常体位，在运动及静态时保持平衡而不会摔倒，有赖于耳的平衡功能，一旦这一功能失常，则对位置的判断产生错觉，从而产生眩晕的感觉。

临床意义　听觉是人体最重要的感觉之一，不仅有助于人了解外部世界，也是人与人之间利用语言进行交流的重要媒介，对于提高生活质量有重要意义，若耳的听觉功能失常，可导致耳鸣、耳聋，严重影响生活质量。维持身体平衡对于人的正常生活极为重要，这一功能发生障碍则会产生运动错觉，出现头晕目眩、恶心呕吐等严重不适的症状。耳为宗脉之所聚，与人体各器官组织有着广泛的联系，故人体各个部位和器官在耳廓上均有其相应的敏感点，即耳穴，临床上可通过耳穴诊断和治疗全身疾病。此外，由于耳为肾之外窍，所以通过观察耳廓之形态、大小、厚薄、高低、气色、荣枯等，可以诊察肾脏之健旺与否及判断疾病的预后吉凶，如清·程国彭《医学心悟》卷一："耳者，肾之窍，察耳之枯润，知肾之强弱，故耳轮红润者生，枯槁者难治。薄而白、薄而黑、薄而青或焦如炭色者皆为肾

败。"

（熊大经　刘蓬）

ěr yǔ zàngfǔ

耳与脏腑（ear and zang-fu viscera）　用中医基础理论阐发、揭示耳与脏腑之间生理、病理的内在联系。耳为人体孔窍之一，是司听觉和平衡觉的外周器官，位于头部两侧，属阳，是清阳之气上通之处，脏腑之精气皆上通于耳。五脏是人体活动的中心，六腑与之配合，并通过经络而运行气血，协调阴阳，联络四肢百骸、皮毛筋骨、肌肉血脉、五官九窍等，使机体成为一个有机的整体。耳与脏腑关系的论述，由《黄帝内经》开始就奠定了基础，其从整体出发，以五脏为中心，通过经络的作用说明人体各部分是有机联系的整体，耳并不是孤立的器官，而是与五脏六腑有着密切的关系。"耳者，宗脉之所聚也"（《灵枢经·口问》），认为耳是经脉聚会之处，全身主要的经脉均循聚于耳，使耳与脏腑及各部广泛联系着。"十二经脉，三百六十五络，其血气皆上于面而走空窍……其别气走于耳而为听"（《灵枢经·邪气脏腑病形》），经络将脏腑与耳联系起来，脏腑的生理功能和精、气、血、津液的活动，与耳密切关联，故耳的生理功能和功能异常时产生的病理变化，是整体生理功能和病理变化的一部分，亦即是脏腑的病理变化反映于耳。《素问·阴阳应象大论》首次提出了肾与耳的所属关系："肾主耳……在窍为耳"，认为肾是主管耳的，在五脏五官的关系中，耳是属于肾的，在体内为肾，在体外之窍为耳。在生理关系上，认为"肾气通于耳，肾和则耳能闻五音矣"（《灵枢经·脉度》），说明肾对耳的听觉功能起着重要

作用。由于耳与肾的所属关系和生理关系，肾脏的病变也就成了耳病发生的主要因素，若肾脏失职，肾之精气不能上达于耳，则容易发生耳窍病变。同时，通过经络的联系，耳与肺、脾及肝胆等脏腑也有密切的关系。肺主气，一身之气贯于耳，故能为听，脾主输布水谷精微，为气血生化之源，耳窍得清阳之气濡养方能维持正常功能。耳与肝胆之间除经络的联系外，肝为肾之子，肝胆互为表里，肝肾同源，故肝与耳亦密切相关。这些理论成为耳与脏腑在生理功能和病理变化整体统一性上的基础理论，指导着耳科疾病的病因病机分析和辨证论治。耳生理功能的发挥，以及病理病证的产生，与五脏六腑均有关系，由于脏腑不同的生理功能、经络循行的不同途径，使耳与不同脏腑发生不同程度的联系，出现各种不同的生理病理变化。总的来说，在生理功能与病理变化方面，与耳较为密切的脏腑有肾、肺、肝胆、心、脾等，具体见耳与肾、耳与肺、耳与肝胆、耳与心、耳与脾。

（王士贞）

ěr yǔ shèn

耳与肾（ear and kidney）

用中医基础理论阐发、揭示耳与肾脏之间生理、病理的内在联系。耳为人体孔窍之一，是司听觉和平衡觉的外周器官。肾为人体脏腑之一，藏精，为先天之本。耳为肾之外窍，"耳者，肾之官也"（《灵枢经·五阅五使》）。耳与肾在生理和病理上有着密切的联系。①生理关系：五脏与五官具有相互对应的关系，其中肾主耳，即肾开窍于耳。肾为封藏之官，受五脏六腑之精而藏之，其精气上通于耳；耳的生理功能活动必须

依赖肾之精气才能完成，肾精充沛，耳窍得以濡养，则听觉聪敏，其主平衡功能正常。《灵枢经·脉度》："肾气通于耳，肾和则能闻五音矣。"肾对耳的听觉功能起着重要作用。肾精能生髓，髓充于骨而汇于脑，故脑为髓海，髓海也为肾所主，耳窍内通于脑，髓海泌渗精气以荣耳窍，使听觉聪敏。肾为作强之官，"伎巧出焉"（《素问·灵兰秘典论》），肾精充足，则四肢动作精巧而协调，说明肾对耳的平衡功能有重要影响。②病理关系：肾脏功能失调而致的耳病，临床常见肾气亏虚，髓海不足，耳窍失于荣养，可产生耳鸣、耳聋、耳眩晕、耳胀或耳内长期流脓等。由于肾气通于耳，肾脏的病变也可反映于耳，故临床上通过观察耳的外形变化或功能强弱来判断肾脏的某些病变，如"肾者主为外，使之远听，视耳好恶，以知其性"（《灵枢经·师传》），说明通过耳听觉功能的好坏可判断肾脏的盛衰。耳廓形态大小、厚薄、高低、气色荣枯等与肾的功能有一定关系，观察耳廓变化有助于了解肾脏功能的盛衰，如清·程国彭《医学心悟》卷一："耳者，肾之窍，察耳之枯润，知肾之强弱，故耳轮红润者生，枯槁者难治。薄而白、薄而黑、薄而青或焦如炭色者皆为肾败。"一些耳病在辨证基础上从肾论治，如滋肾填精、滋阴降火、温阳利水等治法。

（王士贞）

ěr yǔ fèi

耳与肺（ear and lung）

用中医基础理论阐发、揭示耳与肺脏之间生理、病理的内在联系。耳为人体孔窍之一，是司听觉及平衡觉的外周器官。肺为人体脏腑之一，主一身之气，为水之上源。

耳与肺在生理和病理上有着密切的联系。①生理关系：耳与肺主要由经络相联。手足三阴经通过经别合于阳经而与耳相通，手太阴肺经别出的络脉亦循行于耳，"肺经之结穴在耳中，名曰龙葱，专主乎听"（清·王士雄《温热经纬·余师愚疫病篇》按语）。肺主气，肺气贯于耳，又根据五脏生克关系，肺为肾之母，金水相生，肾主耳，故耳与肺有较密切的联系，"然肾窍于耳，所以聪听，实因水生于金，盖肺主气，一身之气贯于耳，故能为听"（清·沈金鳌《杂病源流犀烛》卷二十三），说明肺肾的功能健旺，全身气机通畅协调，则耳的听觉聪敏。②病理关系：肺脏功能失调引起的耳病，临床常见风邪犯肺，肺气不得宣肃而致耳胀、耳堵塞感、耳鸣、耳聋、旋耳疮等；若肺气虚弱，清气不能上贯于耳，亦可致耳鸣、耳聋、耳眩晕等。一些耳病在辨证基础上从肺论治，如耳聋治肺、疏风清肺、补益肺气等治法。

（王士贞）

ěr yǔ gāndǎn

耳与肝胆（ear and liver, gall-bladder）

用中医基础理论阐发、揭示耳与肝脏、胆腑之间生理、病理的内在联系。耳为人体孔窍之一，是司听觉和平衡觉的外周器官。肝胆为人体脏腑之一，胆少阳之脉循经上行于耳之前后，并入耳中，肝胆互为表里，由足少阳经和足厥阴经的经脉相互络属。肝主疏泄，胆为中精之腑，主决断。耳与肝胆在生理和病理上有着密切的联系。①生理关系：足少阳胆经循耳后，其支者从耳后入耳中，出走耳前。肝胆互为表里，胆经循耳，肝之经脉亦络于耳。其次，从五行生克关系来

讲，肝为肾之子，肝肾同源，肾主耳，故肝与耳亦密切相关。肝胆之气上通于耳，故耳的正常生理功能有赖于肝胆之气通达及肝血的奉养。②病理关系：肝胆功能失调而致的耳病，临床常见肝胆之气机不舒或肝胆火热，循经上逆于耳，而致耳胀、耳红肿、耳痛、耳流脓、耳鸣、耳聋、耳眩晕等；若肝血虚，耳失所养，或肝阴不足，肝阳上扰清窍，亦可产生耳鸣、耳聋、耳眩晕等。一些耳病在辨证基础上从肝或肝胆论治，从肝论治有清肝泻火、疏肝解郁、平肝息风、滋补肝肾等治法；从肝胆论治有和解少阳、行气通窍、清利肝胆湿热等治法。

（王士贞）

ěr yǔ xīn

耳与心（ear and heart）　用中医基础理论阐发、揭示耳与心脏之间生理、病理的内在联系。耳为人体孔窍之一，是司听觉和平衡觉的外周器官。心为人体脏腑之一，主血脉，藏神。耳与心在生理和病理上有着密切的联系。①生理关系：心寄窍于耳，耳为心之客窍。"心在窍为舌，以舌非孔窍，因寄窍于耳，则是肾为耳窍之主，心为耳窍之客"（明·王肯堂《证治准绳·杂病》），阐明了耳与肾、耳与心所属的主次关系。心主神明，耳司听觉，受心之主宰。心主血脉，耳为宗脉之所聚，心血上奉，耳得心血濡养而功能健旺。又手少阴心之脉络于耳中，肾之经气上通于耳，心主火，肾主水，心肾相交，心火与肾水相互制约，共同维护耳的功能。"盖肾治内之阴，心治外之阳，合天地之道，精气无处而不交通，故清净精明之气上走空窍，耳受之而听斯聪矣"（《证治准绳·杂病》），说明耳与心的生理关

系，往往是与心肾结合在一起的。②病理关系：心脏功能失调引起的耳病，临床常见心虚血耗，不荣于耳，可致耳聋、耳鸣、耳眩晕；邪热上犯耳窍，壅闭心包，则致黄耳伤寒。如宋·严用和《重订严氏济生方·耳门》说："忧愁思虑得之于内，系乎心。心气不平，上逆于耳，亦致聋聩、耳鸣、耳痛、耳痒、耳内生疮，或为聤耳，或为焮肿。"心肾在窍为耳，耳的病证也常为心肾二脏合病，若心肾不交，肾水亏虚，心火亢盛，皆能使听闻扰乱。临床上，有以耳的病变判别心脏病变的，如先天性耳聋多为心肾经病变。一些耳病在辨证基础上从心或心肾论治，如滋补心血、滋肾宁心、清心开窍、宁心安神等治法。

（王士贞）

ěr yǔ pí

耳与脾（ear and spleen）　用中医基础理论阐发、揭示耳与脾脏之间生理、病理的内在联系。耳为人体孔窍之一，为司听觉和平衡觉的外周器官。脾为人体脏腑之一，主运化，为后天之本。耳与脾在生理和病理上有着密切的联系。①生理关系：耳与脾主要是由经络相联，足太阴脾经之络脉入于耳中。脾主输布水谷精微，运化水湿，升举清阳，为气血生化之源。脾的功能正常，则清气上升，耳窍得清气濡养方能维持正常功能，听觉聪敏。②病理关系：脾脏功能失调引起的耳病，临床常见脾虚不能生化气血上奉于耳，耳窍失养，而致耳鸣、耳聋、耳眩晕等；若脾虚湿困，清阳不升，湿浊邪毒上壅耳窍，亦可致脓耳、耳胀、耳眩晕等；若脾经湿热，灼腐耳窍，可致耳疮、旋耳疮、脓耳等。一些耳病在辨

证基础上从脾论治，如补益脾气、健脾利湿、益气升阳、清热利湿等治法。

（王士贞）

ěr yǔ jīngluò

耳与经络（ear and channels）　用中医基础理论阐发、揭示耳通过经络与脏腑及全身各部位之间的内在联系。经络，包括经脉和络脉。经脉是气血运行的主要通道，内属于脏腑，外络于肢节；络脉是由经脉分出的网络全身的分支（参见针灸学卷经络）。因此，经络纵横交贯，遍布全身，将人体内外、脏腑、肢节联成为一个有机整体。耳是多条经络聚会之处，许多经脉与络脉均循经或汇聚于耳，通过经络循行的直接与间接关系，形成了耳与五脏、六腑及全身各部位的广泛联系。《灵枢经·口问》："耳者，宗脉之所聚也。"《灵枢经·邪气脏腑病形》又说："十二经脉，三百六十五络，其血气皆上于面而走空窍……其别气走于耳而为听。"全身经脉直接或间接聚会于耳，与耳的生理功能及病理变化密切相关。直接循行于耳的主要经脉有5条，多属阳经。①足少阳胆经：起于目外眦，上行至额角，折向下转至耳后。其支者，从耳后入耳中，出走耳前，至目外眦后。其经筋之直行的一支，上行穿过缺盆，循耳后，上额角，交于头顶。若见耳内堵塞、耳痛、耳流脓、耳鸣、耳聋、耳眩晕等，常与足少阳胆经有关，辨证为肝胆湿热上扰清窍，针灸治疗常取听会、上关、完骨、头窍阴、侠溪等足少阳胆经穴位。②手少阳三焦经：有两条分支循行于耳，其一支者从膻中上出缺盆，上行至项，沿耳后，直上耳上角，由此环曲下行，绕颊部至眼眶下；又

一支脉，从耳后进入耳中，复出耳前，过足少阳胆经上关穴的前方。其经筋有一分支，上走颊车之上，沿耳前联属目外眦。《灵枢经·经脉》记载："是动则病耳聋浑浑焞焞。"若见耳鸣、耳聋、耳后疼痛等，常与手少阳三焦经有关，辨证多为脾胃虚弱，耳窍失养或肝胆湿热，上蒸耳窍，针灸治疗常取液门、中渚、外关、支沟、会宗、三阳络、四渎、天髎、翳风、瘈脉、颅息、角孙、耳门、耳和髎等手少阳三焦经穴位。③足阳明胃经：其经脉循行挟口环唇，下交承浆，退行至下颌部下缘，出大迎，循颊车，上耳前过上关穴，循发际至额颅。其经筋之支者，从颊结于耳前。若见耳痛、耳部湿烂、耳聋等，常与足阳明胃经有关，辨证多为脾胃湿热或脾虚湿困，湿浊困于耳窍，针灸治疗常取足三里、四白、地仓、颊车等足阳明胃经穴位。④手太阳小肠经：其支者，从缺盆循颈上颊，至目外眦，转入耳中。其经筋之支者，向后走腋窝后缘，上绕肩胛，循颈部出走足太阳经筋之前，结聚于耳后完骨。由此分出的支筋，入耳中，其直行的筋，出耳上。若见耳聋、耳鸣、耳前后肿痛等，常与手太阳小肠经有关，辨证多为脾胃或小肠泌别清浊功能失调，湿困耳窍，针灸治疗常取后溪、腕骨、天窗、天容、听宫等手太阳小肠经穴位。⑤足太阳膀胱经：其支者，从头顶至耳上角。若见耳痛、耳鸣、耳聋、耳眩晕等，常与足太阳膀胱经有关，辨证多为肾虚，膀胱固摄失常，耳窍失养，针灸治疗常取络却、通天、心俞、肝俞、胆俞、脾俞、肾俞、昆仑、申脉等足太阳膀胱经穴位。

此外，手阳明大肠经另一别出的络脉，上入耳中，合于宗脉；手厥阴心包经别出而行的正经，亦上行，沿喉咙出耳后，与手少阳三焦经会合于完骨之下。由于阴经与阳经、经脉与络脉相互交汇，虽然六阴经不直接入耳，但都通过经别与阳经相合，而与耳相联系。因此，人体的十二经脉都直接或间接上达于耳，致使耳通过经络与脏腑、肢节及全身各部位有着密切联系。20世纪70年代始，国内广泛开展了耳穴耳针的治疗方法，其理论基础的依据，亦不外乎耳与经络的密切关系。

（王士贞）

ěrbìng bìngyīn bìngjī

耳病病因病机（causes and mechanism of ear diseases）

导致耳部疾病的各种因素及病理机制变化的总称。包括耳病病因和耳病病机两方面。

病因 耳病的发生大致有外因和内因两类。

外因 主要有外感邪毒、外力创伤、异物所伤等。①外感邪毒：外邪多为风、热、湿邪的侵袭。耳为清空之窍，是清阳升发之处，风为百病之长，其性轻扬，且易夹热、夹湿直犯耳窍，致使发生各种病证。风热之邪外袭，肺经受邪，肺失清肃，肺之清气不能贯于耳窍，致耳内胀闷堵塞、耳胀痛、耳部疱疹、耳鸣、听力下降等；湿热之邪外犯，常因挖耳损伤耳道，或污水不慎入耳，湿热滞留，积热染毒，导致耳廓红肿、赤烂、渗流脂水、耳疖、耳疮等，且湿性黏滞，故使疾病缠绵难愈。②外力创伤：耳位于头部两侧，易遭外力直接伤害，如跌仆、创伤、撞击、冻伤、爆震、挖耳等，常致耳窍气血瘀滞，脉络损伤，出现耳部红肿疼痛、出血，甚则耳廓撕裂、断离、耳膜穿孔或内耳创伤等。或因长期处于噪声环境中，致耳窍气血失调和逆乱，亦可致耳鸣、耳聋。③异物所伤：异物误入耳窍，致耳内疼痛、堵塞、流血、流脓等。

内因 多为情志所伤、劳倦内伤、饮食所伤及禀赋不足等，引起机体邪正抗争，脏腑功能失调而致耳病。①情志所伤：情志抑郁、暴怒或思虑过度，则气机紊乱，肝气肝火上逆，或脏腑气血失调，耳窍失养，可致耳鸣、耳聋、耳眩晕等。②劳倦内伤：房劳过度、年老体弱、大病之后或久病失养，脏腑虚损，伤精耗血，正气虚弱，耳失充养，导致耳鸣、耳聋、耳眩晕等。③饮食所伤：饮食不节、饥饱失调，以致脾胃受损，运化失职，湿热浊邪内蕴，可循经上蒸耳窍发生耳胀、耳闭、耳流脓等。④禀赋不足：如孕期胎禀发育不良，颞颥间皮肤腠理不密，可形成耳瘘；若先天禀赋不足、遗传等可致耳聋失听。⑤其他因素：继发于他病如疱疹、痄腮、消渴等，或因药物中毒引起毒犯耳窍脉络而致耳鸣、耳聋、耳眩晕等。

病机 由于耳的部位特点、耳与五脏六腑的不同关系、循行于耳的不同经络等原因，不同的外邪侵袭、邪犯轻重深浅、伤及不同脏腑等，产生了邪正消长、阴阳失调、升降失常等不同的病机变化和证候。其病机常表现为实证、虚证、虚实夹杂证三类。实证以外感邪毒侵袭，或邪毒入里化火上逆多见，如风热湿邪袭耳、热毒炽盛灼耳、肝胆火热燔耳；虚证以脾肾虚损为多，如肾虚耳窍失养、脾虚耳窍失养；虚实夹杂证多为痰湿泛耳、气滞耳窍、血瘀耳窍。

（朱祥成）

fēngrè shīxié xí'ěr

风热湿邪袭耳 （wind, dampness, and heat attacks the ear）

因受风、热、湿等外邪侵袭而致耳病的病理机制。外邪袭耳而致耳病，以风、热、湿邪多见，风邪常为湿热二邪之先导，常夹热、夹湿为患。或风热二邪、湿热二邪，或风热湿三邪同时为患。风热湿邪袭耳致病常有两种机制。①风热湿邪直接侵犯耳窍，风热为阳邪，升腾上炎，风热之邪外袭，肺经受邪失于清肃，外邪循经上犯结于耳窍，耳为邪毒所蒙蔽，肺之清气不能贯于耳，出现耳内胀痛、耳胀闷堵塞、听力下降等；若因挖耳损伤耳道肌肤，或因污水入耳，或因婴儿喂乳方法不当，乳汁灌入耳窍等因素，湿浊停积耳窍，与气血相搏，蕴结成毒，出现耳疖、耳疮、脓耳，或致耳廓及耳周皮肤红肿、赤烂、黄水淋漓等。②风热湿邪由表入里，犯及肝胆，引动肝胆经气，内外邪热困结，循经上逆，或肝胆湿热内生，蒸腾上升，交结于耳，耳窍经气痞塞，出现耳窍疼痛、胀闷、阻塞等。风热湿邪袭耳多以实证病机为主，多表现为急证、热证。偏于风热者，多见耳内微痛、痒痛或胀塞感；偏于湿热者，则多见耳部湿烂、黄水淋漓，或耳内流脓等。

（朱祥成）

rèdú chìshèng zhuó'ěr

热毒炽盛灼耳 （excessive heat-toxin burns the ear）

因外感或内生的火热无法宣泄，热毒炽盛，灼伤耳窍而致耳病的病理机制。是耳病实证的主要病理机制之一。热毒炽盛灼耳致病常有三种机制。①热毒壅盛而脓液引流不畅，脓毒久壅于里，灼腐完骨，血肉腐败成脓，走窜并积聚于耳后形成

痛肿，出现耳内及耳后疼痛加剧，脓液突然减少，可伴有发热头痛、口苦咽干、尿黄便秘等。检查见外耳道后上方塌陷，有污秽脓液或肉芽，耳后完骨部红肿、压痛，甚则将耳廓推向前方，或肿处变软波动，穿溃溢脓。②热毒炽盛，脓毒内攻，损及耳内脉络，脉络闭阻不通，出现口眼㖞斜、耳内流脓，耳痛剧烈，可伴有发热头痛、口苦咽干、尿赤便秘等。检查见鼓膜红赤、穿孔，流脓稠厚、味臭，完骨部有叩压痛。③耳病日久病深，热毒炽盛，深伏于里，浸渍腐蚀骨质，热毒深陷营血，内陷心包，引动肝风而致黄耳伤寒，可出现耳痛剧烈、头痛如劈、心烦躁扰、角弓反张等气营两燔证，或出现呕吐、嗜睡、神昏谵语等热入心包证，或出现高热神昏、筋脉拘急、四肢抽搐等热盛动风证。

（朱祥成）

gāndǎn huǒrè fán'ěr

肝胆火热燔耳 （fire-heat of liver and gallbladder flares up the ear）

因肝胆气机失调、火热炽盛、循经上燔耳窍而致耳病的病理机制。是耳病实证的主要病理机制之一。肝为木脏，主疏泄，若因各种原因导致疏泄不利，气郁则易生火，火热循经上炎，易燔灼耳窍为患。肝胆火热燔耳致病常有两种机制。①因外邪侵犯机体，引动肝胆经气不利，困结生火而致。常为风热外邪侵袭人体肌表，内传肝胆，以致肝胆经气疏泄不利，火热炽盛，循经上犯耳窍，出现耳痛、耳鸣、耳聋、耳眩晕等；或因肝胆素有郁热，复感湿热之邪，内外湿热交蒸，热势壅盛，火热循经上逆，搏结蒸灼于耳窍，血肉腐败而生脓汁，出现耳内流脓、外耳湿烂等。②肝胆

疏泄失常所致。情志不畅，致使肝胆经气郁结，疏泄不利。郁怒化火，火性炎上，循经上扰耳窍，亦出现耳鸣、耳聋、耳眩晕等。

（朱祥成）

shènxū ěrqiào shīyǎng

肾虚耳窍失养 （innourishment of ear due to kidney deficiency）

因肾脏虚损、耳窍失于濡养而致耳病的病理机制。是耳病虚证的主要病理机制之一。肾藏五脏六腑之精气，肾之精气是人体各种机能活动的物质基础，肾主耳，耳为肾之窍，很多耳病与肾的病理变化有关。肾脏虚损、耳窍失养而致耳病者，多为素体虚弱、禀赋不足，或年老肾亏，或大病失养、久病伤肾，或劳倦过度、房事不节，或情志内伤，或过服温燥寒凉之品等所致。肾虚致耳病常有两种机制。①肾阴亏虚，耳窍失养：由于肾精耗损，真阴不足，耳失滋养，功能减退，易为邪毒所犯，邪毒滞留耳窍，导致发生各种耳病，如"肾者，精之所藏……若疲劳过度，精气先虚，于是乎风寒暑湿，得以外入，喜怒忧思，得以内伤，遂致聋聩耳鸣"（宋·严用和《重订严氏济生方·耳门》）。又肾主骨，骨为精髓所养，肾虚则骨质疏松，易为火热邪毒侵袭，灼腐耳后完骨而成耳后附骨痈，出现痈肿反复发作，流脓不止，痈溃疮口不敛等；脓汁沿腐骨裂隙流窜，邪毒深陷，入于营血，闭阻心包，引动肝风，则致黄耳伤寒，出现寒战高热、头痛神昏、项强抽搐等危重症状；若肾虚精少，髓海空虚，耳窍失养，则致耳眩晕、耳鸣、耳聋等；若肾阴亏虚，水不涵木，则肝阳偏亢，虚火上炎，上扰清窍，则致耳鸣、耳聋、耳内胀塞、耳眩晕等。②肾阳亏损，

耳窍失养：主要是肾气耗伤，肾阳不足，命门火衰，无以温煦耳窍，耳窍失于温养，出现耳流清稀脓液难愈、耳鸣、耳聋等；若肾阳亏虚，气化功能失常，不能温化水湿，寒水上泛耳窍，亦可致耳眩晕、耳鸣等。

(朱祥成)

píxū ěrqiào shīyǎng

脾虚耳窍失养 (innourishment of ear due to spleen deficiency) 因脾虚、气血生化不足、耳窍失去滋养而致耳病的病理机制。是耳病虚证的主要病理机制之一。脾为后天之本，气血生化之源，耳之听觉及平衡功能皆有赖脾所化生气血的奉养才能实现。脾虚可由禀赋不足、饮食不节、过度疲劳、忧思不解、外湿久困等因素损伤脾胃而致。脾虚致耳病常有两种机制。①脾虚不能生化气血上奉于耳，以致耳失于濡养，耳的生理功能衰减而致耳病，如气血亏虚，耳窍脉络空虚致耳鸣、耳聋；脾虚上气不足，清窍失养，而发为耳眩晕；脾虚血少，生风化燥，致耳窍皮肤瘙痒、皲裂。此外，脾虚气血亏虚，正不胜邪，邪毒滞留不去，则耳内流脓日久，缠绵难愈。②脾虚失运，清阳不升，浊阴不降，湿浊内蕴，上壅耳窍而为病，若湿浊犯于耳窍肌肤，则出现耳部湿烂、耳流脓清稀等；湿浊痹阻脉络，壅阻于耳窍，则出现耳胀、耳鸣、耳聋、耳眩晕等。

(朱祥成)

tánshī fàn'ěr

痰湿泛耳 (phlegm-dampness invading ear) 因痰湿之邪结聚内停、上泛耳窍而致耳病的病理机制。痰湿为阴邪，其性凝滞，既是病理产物，又为病变之因。外感六淫、七情内伤或饮食不节等，均可导致脏腑功能失调，气化不利，水液停聚而形成痰湿。痰湿致耳病常有三种机制。①脾胃失调，湿浊内生，复感外邪，风邪夹痰浊循经上壅耳窍，出现耳内胀闷、耳膜潮红、听力下降等；若上窜耳廓可形成耳痰包。②饮食不节，或思虑过度，均可伤及脾胃，致水湿不运，聚而生痰，若痰浊阻遏中焦，气机升降不利，清阳不升，浊阴不降，清窍为之蒙蔽，可发为眩晕；若痰郁化火，痰火郁结，蒙蔽清窍，亦可致耳鸣、耳聋、耳眩晕。③脾肾阳虚，不能温化水湿，寒水上泛清窍，可致耳眩晕。

(朱祥成)

qìzhì ěrqiào

气滞耳窍 (qi stagnation in ear) 因脏腑及经络之气运行失调、阻滞不畅或滞留脉络而致耳病的病理机制。气滞，是气行不畅、郁滞不通的病理状态，既是一种病理结果，亦是一种致病因素。七情抑郁，或痰、湿、食积等因素，影响到气机运行，或脏腑功能失调，皆可引起局部或全身的气机不畅而致耳病，一般属于实证，亦有因气虚推动无力而滞者。气滞致耳病常有两种机制。①风邪犯肺，肺气不宣，肺之清气不能上贯于耳，耳窍经气滞塞，可致耳内胀闷堵塞、听力下降等。②肝气郁结，疏泄失常，气滞不畅，郁结化火，上扰清窍，气滞耳窍，以致眩晕、耳鸣、耳聋等。

(朱祥成)

xuèyū ěrqiào

血瘀耳窍 (blood stasis in ear) 因血液运行受阻、滞留或瘀积而致耳病的病理机制。血瘀，是血液循行迟缓，运行不畅，甚则血液停滞的病理状态，既是一种病理结果，亦是一种致病因素。脏腑功能失调、外邪滞留日久、外力创伤等因素，致营血运行失于流畅，瘀滞脉络，皆可引起局部或全身的血液瘀阻而发生耳病，除外伤直接导致血瘀耳窍外，血瘀常与气滞同时出现。血瘀致耳病常有四种机制。①素体虚弱，久病迁延不愈，或劳伤心脾，心脾气虚，运血无力，血行不畅，血瘀脉络，耳窍失养，可出现耳眩晕、耳鸣、耳聋等；若瘀血滞于耳部脉络，筋脉失于荣养，迟缓失用，可致耳面瘫。②因肝气郁结不舒，气机不畅，气滞则血瘀，发生耳鸣或耳聋。③若耳病迁延日久，久病入络，邪毒滞留于耳窍，脉络受阻，气血瘀滞，耳窍闭塞，可致耳鸣、耳聋等。④跌仆撞击伤、爆震、徒闻巨响等，均可致瘀血内停耳窍，轻者青紫瘀肿疼痛，重则波及耳窍深部的中耳、内耳，造成骨折脉损、眩晕、耳聋，甚者内动髓海，病情危重。

(朱祥成)

ěrbù sìzhěn

耳部四诊 (four examinations for the ear) 运用望、闻、问、切四种基本方法获取耳部疾病辨病及辨证资料的诊察方法。包括耳部望诊、耳部闻诊、耳部问诊、耳部切诊四个方面，是了解耳部疾病发生原因、发展过程、病情轻重、当前病理状态的重要方法，是对耳部疾病进行诊断及辨证，从而确立治疗原则与方法的前提。望、闻、问、切四诊分别从不同的角度搜集临床资料，因此不可偏废。耳部望诊，是通过视觉观察患者耳部以及整体的神态气色、舌象等以获得辨病及辨证资料的方法，重点是观察耳周、耳廓、外耳道及鼓膜的形态、色泽，以及耳分泌物的色、质等；耳部闻诊，是通过听觉和嗅觉来观察患者耳部的异响及耳分泌物的气味以获得辨病及辨证资料的方法；耳部问诊，是通过详细询问患者或与患者有关的知情者，了解发病经过及相关的既往史、家族史、与耳病相关的主要症状及全身情况等，为疾病诊断和辨证提供依据；耳部切诊，是在患者耳廓及耳周进行触、摸、按、压，并进行切脉，以了解疾病局部反应与内在变化，为辨病及辨证提供依据。以上四诊得来的资料，在临床运用时，必须有机地结合起来，即"四诊合参"，才能全面准确地了解病情，掌握病证变化的过程，运用科学的思维方法，结合中医辨证理论进行综合分析，以辨析病证、推断病情，作为诊断和拟定治疗方案的依据。随着现代科技的发展，耳部四诊在沿用传统四诊方法的基础上，同时利用现代先进的声、光、电等检测手段及计算机智能化的检测设备，如电耳镜、耳内镜等以观察外耳道及鼓膜的情况，利用 X 线、CT、MRI 等影像学手段观察中耳乳突情况，扩充了传统望诊的内容；利用听力检查以了解听功能情况，扩充了传统闻诊的内容，从而丰富了传统耳部四诊的诊察方法，为诊治耳部疾病提供了更广泛的依据。值得注意的是，中医十分强调整体思维，耳部疾病的根源在于整体的脏腑功能失调，因此耳部四诊在重点诊察耳局部的同时，应注重患者的全身情况。如望诊应注意观察患者的气色神态和舌象，问诊应注意了解全身相关的病史及症状，切诊必须结合切脉所代表的整体气血运行状况，这样才能获得完整的病情资料，为确定治疗原则和方法提供可靠的依据。

（刘　蓬）

ěrbù wàngzhěn

耳部望诊（ear inspection）　通过视觉观察患者耳部、面部气色与神态、舌象等以获得耳部疾病辨病及辨证资料的方法。耳部四诊之一。主要包括望耳部、望面色及望舌象。

望耳部　观察耳部的形态、色泽变化，有助于明确耳部疾病的诊断，并获得局部辨证的资料。主要包括望耳廓及耳周、望外耳道、望耳膜、望耳分泌物。

望耳廓及耳周　正常耳廓两侧对称，无畸形，耳廓皮肤色泽与周围皮肤一致。耳廓两侧大小不一，或形态明显异常，常见于先天性小耳畸形；耳廓周围出现瘘口，或瘘口周围皮肤红肿，常见于耳瘘；耳廓或其周围皮肤糜烂、渗液、结痂，常见于旋耳疮；耳廓皮肤出现红色疱疹并伴有疼痛，常见于耳带疮；耳廓红肿疼痛，多见于断耳疮或耳冻疮；耳廓局限性隆起，皮色不变，且无疼痛，多见于耳痰包。

望外耳道　成人外耳道长约 2.5～3.5cm，呈 S 形弯曲，望外耳道时需将耳廓向后上方牵拉使外耳道成一直线以便于观察，也可用电耳镜或耳内镜插入外耳道进行观察。正常情况下在外耳道外侧皮肤可见耳毛，并有少许耵聍附着于皮肤。若耵聍过多堆积成块状堵塞外耳道，则为耵耳；若外耳道皮肤局限性红肿，且伴有疼痛，多见于耳疖；若外耳道皮肤弥漫性红肿，或伴有少许渗液，多见于耳疮；若外耳道见大量黏液脓性分泌物，多见于脓耳；若外耳道见沙粒、豆子、纸团、昆虫等异物，则为耳异物；若外耳道见肉芽或新生物，多为耳痔

或耳菌。

望耳膜　耳膜位于外耳道的最深处，为一半透明的椭圆形薄膜，约 0.8cm×0.9cm 大小，紧张部占 4/5，松弛部占 1/5。望耳膜时必须将耳廓向后上方牵拉使外耳道成一直线，并将光线通过额镜的反射进入外耳道才能观察到，也可借助电耳镜或耳内镜来观察耳膜。正常耳膜呈灰白色，有光泽，耳膜中央名鼓脐；前下方可见略呈三角形的反光区，名光锥；透过鼓脐向前上方观察可见略呈粉红色的锤骨柄，在锤骨柄的上端可见突出的锤骨短突，借助鼓气耳镜充气与放气的交替动作可观察到鼓膜有一定范围的活动度。若光锥变形或消失，锤骨柄变成水平状，锤骨短突过于突出，即为耳膜内陷，常见于耳胀；若透过耳膜见到液平面或液气泡，即为鼓室积液，多见于耳胀；若耳膜出现大小不等的穿孔，多见于脓耳；若耳膜表面见大疱，多为大疱性鼓膜炎；若耳膜充血色红，多见于风热外袭或肝胆火热证；若耳膜呈蓝紫色，多见于耳损伤所致的鼓室积血。

望耳分泌物　正常时耳廓及外耳道均不应有分泌物。耳廓或耳周围皮肤潮湿或少许渗液，多见于旋耳疮；外耳道见少量分泌物且没有黏性，多见于耳疮；外耳道见多量分泌物且有黏性，多见于脓耳；若耳流脓转变为脓血性或血性分泌物，应考虑耳菌的可能。观察耳分泌物的颜色、质地，亦有助于中医辨证，如分泌物清稀色白，多为寒证或脾虚湿困；分泌物黏稠色黄或带红，多为肝胆湿热。

此外，利用 X 线、CT、MRI 等影像学手段可观察中耳乳突情况，为耳部望诊的延伸。

望面部 观察面部气色与神态，对于耳病的诊断与辨证均有重要作用。正常时面部红润，两侧对称，目光有神。若两侧面部不对称，一侧鼻唇沟变浅，嘴角向一侧㖞斜，一侧眼睛不能闭合，多见于耳面瘫；若面色苍白，口唇色淡，多见于气血不足证或阳虚证；若面色红赤，多见于热证；若两颧潮红，多见于阴虚火旺证；若目光呆滞，两眼无神，多为脏腑精气虚脱之象。

望舌象 舌象包括舌质象与舌苔象，望舌象对于耳病的辨证具有重要参考价值。正常舌质淡红，表面有一层薄薄的白苔，透过舌苔能看到舌质的颜色。若舌质色淡，多为气血亏虚；舌体胖，边有齿印，多为阳气虚；舌质红，多为热证；舌质暗红，多有瘀血；舌苔色白，多为寒证；舌苔色黄。多为热证；舌苔厚腻，多为痰湿；舌苔光剥，多为阴虚。

（刘 蓬）

ěrbù wénzhěn

耳部闻诊（auscultation and olfaction of ear）

通过嗅觉和听觉观察患者耳部以获得耳部疾病辨病及辨证资料的方法。耳部四诊之一。主要包括嗅与耳相关的气味和听与耳相关的声响。①嗅气味：嗅耳部分泌物的气味，有助于为耳病的诊断及辨证提供参考信息，如耳内流出的脓液有腥秽恶臭味，多见于脓耳的肾元亏损证；若分泌物无明显气味，多属寒湿证。②听声响：听患者耳部是否存在异常的响声，对于耳病诊断有一定参考价值，如行咽鼓管吹张时，将听诊管的一端塞入患者外耳道，另一端塞入医生的外耳道，此时医生可听到鼓气声，若咽鼓管不通畅，则可听到如吹风样的气流声。又如当患者描述耳部有节奏的异响时，医生将耳朵贴近患者耳部附近，或者将听诊器的听筒置于患者耳部附近，若听到与患者描述相似的异响声，则多为血管性耳鸣或肌源性耳鸣。此外，现代常利用纯音测听、声阻抗测听术等手段了解听力损失的程度、性质以及中耳功能状况，此为耳部闻诊的延伸。耳部闻诊还应该注意听患者讲话的声音，对于中医辨证具有一定意义，如讲话声音低微，常为中气不足的表现；讲话声音洪亮，见于正常人或实证患者。

（刘 蓬）

ěrbù wènzhěn

耳部问诊（inquiry about the ear）

在中医理论指导下对耳病患者进行病史及相关症状的询问以获得耳部疾病辨病及辨证资料的方法。耳部四诊之一。耳窍的病变部位大多较为深在，许多症状如耳鸣、耳聋、眩晕、耳痒、耳痛、耳胀等皆为患者的主观感受，其症状、发病经过、症状减轻或加重的诱因等均是辨病和辨证的重要参考依据，只有通过详细询问才能了解，因此，问诊在诊断耳部疾病中十分重要，是辨病和辨证中必不可少的重要环节。临证问诊时首先要围绕耳部相关的特有症状进行询问，详见问耳聋、问耳鸣、问眩晕、问耳痛、问耳胀、问耳痒、问耳流脓。其次，既要了解现病史，也要了解既往史及过去的治疗经过；既要询问耳局部的不适感觉，也要询问全身情况，如恶寒、发热、出汗、饮食、大小便、睡眠、头面胸腹四肢情况、妇女的月经情况等（见鼻部问诊），以便全面掌握病情资料，为辨病辨证提供依据。

（刘 蓬）

wèn ěrlóng

问耳聋（inquiry of hearing loss）

针对患者耳聋情况进行问诊的方法。耳的主要功能就是听觉，耳部发生病变后最容易出现的症状就是听力障碍，即耳聋，是耳部各种疾病最常见的症状之一，老年人尤为常见。详细询问患者是否存在耳聋以及有关耳聋的具体情况，对于耳病的辨病辨证具有重要意义。问耳聋首先需要确定耳聋的有无，由于人有两耳，一侧耳听力下降有时可因患者忽视而未被发现，因此最好询问患者听电话的习惯，比较两耳听电话的声音是否同样清晰，以确定是否存在一耳听力下降的情况。若无耳聋，说明病变尚未影响到耳的关键部位，提示耳病较轻；若有耳聋，提示病变较重，需继续询问以下内容以便为辨证治疗及判断预后提供参考依据。①耳聋起病的缓急：耳聋起病主要有两种方式，一种是急性起病，患者能明确记忆起病的具体时间，称为暴聋，治疗相对较易；另一种是缓慢起病，逐渐加重，患者很难确切记忆何时起病，称为渐聋，治疗相对较难。②耳聋病程的长短：即从起病到就诊的具体时间，了解病程对于估计患者的预后有重要意义，一般来说，病程短者，治疗较易；病程长者，治疗较难。③耳聋的侧别：如单侧还是双侧耳聋，对于双侧耳聋者，还应了解是同时起病还是先后发病，若先后发病，一般来说先聋的一侧较难恢复。④起病的诱因：注意起病前有无外感、饮食不节、疲劳、用药等诱因，对于辨证有参考价值，如进食寒凉食物或药物后发病以及疲劳后发病，多与脾胃虚弱有关。⑤伴随症状：注意有无耳鸣、眩晕等伴随症状，同时还应注意询问有无全身不适的症状以及饮食、睡眠、大小便等情况，为辨证提供参考依据。⑥治疗情况：耳聋起病后是否经过治疗以及采用了哪些治疗措施，都需要详细了解，以便为制定治疗方案提供参考。

（刘 蓬）

wèn ěrmíng

问耳鸣（inquiry of tinnitus） 针对患者耳鸣情况进行问诊的方法。耳鸣即在无声源的情况下患者自觉耳内或颅脑有鸣响的声音感觉，是各种耳病乃至全身性疾病的常见症状。对患者是否存在耳鸣以及有关耳鸣的具体情况进行详细问诊，有助于耳病的诊断及辨证。首先确定患者是否存在真的耳鸣，即是否存在无中生有的声音感觉。患者通常容易将耳内耵聍移动、耳内分泌物流动、耳部血管跳动、耳部肌肉或关节活动等产生的异响声误作耳鸣，这些异响声都有声源存在，并非真正的耳鸣。确认患者存在耳鸣后，应询问以下内容。①耳鸣起病的缓急与病程长短：一般急性起病者以实证多见，缓慢起病者以虚证多见；病程较短者，治疗较易，病程较长者，治疗较难。②诱发或加重耳鸣的因素：常见因素有疲劳、饮食不节、精神紧张、压力过大、睡眠不足、发怒等。一般来说，疲劳、进食寒凉的食物或药物后诱发或加重耳鸣者，多与脾胃虚弱有关；精神紧张、发怒等情绪问题诱发或加重耳鸣者，多与肝气郁结有关；压力过大、睡眠不足等诱发或加重耳鸣者，多与心脾两虚有关。③耳鸣的特征：如单侧还是双侧耳鸣，或是颅脑中间鸣响，呈持续性还是间歇性，耳鸣的响度大小、音调等，较轻的耳鸣仅在安静环境中出现，较

重者在任何环境下都能听到，多数耳鸣患者描述为蝉鸣样响声，亦有描述为机器样轰鸣声、瀑布声、汽笛声等。④听力情况：注意有无听力下降及在时间上与耳鸣有无联系，一部分耳鸣患者听力正常，也有很多患者伴有听力下降，应注意耳鸣发生的时间与听力下降发生的时间有无关系，以判断二者之间是否有关联。一般来说，若耳鸣与听力下降由同一原因导致，二者应是同时发生且出现在同一侧，经过治疗以后二者的改善与否也应是同步的。⑤有无眩晕：部分耳鸣患者可伴有眩晕，且在眩晕发作前后耳鸣加重。⑥耳鸣对全身的影响：注意耳鸣是否对睡眠、生活、工作和学习、情绪等造成不同程度的影响。部分耳鸣患者尽管可听到声响，但并不影响睡眠；也有部分耳鸣易造成睡眠困难，而失眠又易加重耳鸣，形成恶性循环；部分耳鸣对患者的情绪造成一定的影响，产生心烦、焦虑、抑郁等症状，对生活、工作和学习造成不良影响，出现这些情况提示耳鸣程度较重，需要积极干预治疗。⑦全身情况：患者目前的饮食、大小便、睡眠状况及其他全身症状对于中医辨证有重要参考价值，均应详加询问。

（刘 蓬）

wèn xuànyūn

问眩晕（inquiry of vertigo） 针对患者眩晕情况进行问诊的方法。耳的主要功能是维持平衡，这一功能发生障碍的表现便是眩晕，即耳眩晕，是许多耳病的常见症状。一些脑病或全身性疾病也可出现眩晕，对眩晕的情况进行详细询问有助于耳病的辨病与辨证。问眩晕重点有以下内容。①眩晕发作时的特点：注意询问发作时

是否有旋转感，这是区别耳眩晕与其他眩晕的关键点之一。耳部疾病导致的眩晕大多有旋转感，自觉天旋地转，如立舟船，不敢睁眼，闭目时则感觉自身在旋转；如没有旋转感，只是自觉昏昏沉沉，头重脚轻，则往往与耳部疾病关系不大。②眩晕发作时及发作前后的伴随症状：耳眩晕发作时大多伴有恶心呕吐、面色苍白、出冷汗等症状，但神志清楚；部分患者在眩晕发作前后可伴有耳鸣、听力减退。若眩晕发作时神志模糊，即使只有短暂的时间，也应考虑脑病引起。③眩晕发作的持续时间：耳眩晕发作的持续时间一般不长，多为数分钟至数小时，少数可持续数天，但部分患者在发作过后自觉头昏脑涨的感觉可能持续较长时间。脑病或其他全身性疾病引起的眩晕大多持续时间较长，难以自行缓解。④起病的诱因：注意起病前有无外感、饮食不节、疲劳、用药、睡眠不佳等诱因，对于辨证有参考意义，如进食寒凉、肥腻食物或用寒凉药物后诱发眩晕，大多与脾胃虚弱或痰湿中阻有关。此外，还应询问有无耳毒性药物史、脓耳复发发作史、中耳手术或外伤史，对于诊断有一定参考意义，因某些耳毒性药物、脓耳、中耳手术及耳部外伤均可以导致眩晕。⑤既往眩晕发作史及其缓解情况：注意询问过去有无眩晕发作史，眩晕发作与头部位置改变是否有关，每次发作是自行缓解还是经治疗后才缓解。耳眩晕大多有反复发作史，发作时经适当休息后一般可自行缓解，若眩晕发作与头部位置改变有密切关系，多见于耳石症（即良性阵发性位置性眩晕）。⑥治疗情况：眩晕发作期间及间歇期有无经过治疗以及采

用了哪些治疗措施，都需要详细了解，以便给制定治疗方案提供参考。⑦全身情况：患者目前的饮食、大小便、睡眠状况及其他全身症状对于中医辨证有重要参考价值，均应详加询问。

（刘 蓬）

wèn ěrtòng

问耳痛 (inquiry of otalgia)

针对患者耳痛情况进行问诊的方法。耳痛是耳部疾病常见症状，对耳痛进行详细问诊有助于耳病的辨病及辨证。问耳痛重点有以下内容。①疼痛的具体部位：耳痛发生在哪个部位，如耳周、耳廓还是耳窍深部，一般来说，疼痛的部位往往提示病变部位所在。②疼痛的持续时间：是持续性疼痛还是间歇性疼痛，可以大致区分病变类型。一般来说，持续性疼痛多见于耳带疮、断耳疮、耳疖、耳疮、大疱性鼓膜炎、脓耳等疮痛类耳病或与耳部外伤有关；间歇性疼痛大多见于脏腑气机失调的功能性疾病。③疼痛的性质：如刺痛还是胀痛、跳痛等，刺痛大多与血瘀有关，胀痛或跳痛大多由局部疮痛引起。④耳痛的起病时间：病程较短的急性耳痛大多由局部疮痛或外伤所致；病程较长的耳痛大多为脏腑功能失调所致。⑤伴随症状：了解除耳痛外，还有哪些伴随症状，有助于鉴别诊断。如外伤引起的耳痛多伴有局部出血；疮痛引起的耳痛可伴有局部流脓；张口或咀嚼时耳痛加重，往往提示病变位于外耳道，若外耳道无明显病变，则多见于颞颌关节紊乱症；牙齿或咽喉疼痛亦可放射到同侧耳部产生耳痛，此时耳部不一定有病变。此外，了解饮食、睡眠、大小便等全身情况有助于辨证。⑥起病的诱因：注意起病前有无外感、

外伤、挖耳等诱因，对于辨病及辨证均有参考意义。如外感后出现耳痛，多见于脓耳初起；外伤或挖耳后出现耳痛，多见于耳损伤。

（刘 蓬）

wèn ěrzhàng

问耳胀 (inquiry of ear distention)

针对患者耳胀闷堵塞感的情况进行问诊的方法。耳胀闷堵塞感是耳病常见症状，不同患者可描述为不同感觉，如耳胀、耳堵塞感等，其实际含义大致相同。详细询问患者是否有耳胀闷堵塞感的症状，对耳病的辨病及辨证有重要意义。问耳胀重点有以下内容。①耳胀闷堵塞感发生的具体部位及发病时间：发生在单侧还是双侧，了解发病的时间长短，对于明确病变部位有重要意义。②耳胀闷堵塞感的持续时间：是持续性胀闷还是间歇性胀闷，可以大致判断病机的类型。一般来说，间歇性胀闷或时轻时重，大多为无形的气机阻滞耳窍所致；持续性胀闷并逐渐加重，大多为有形的病理产物（如痰湿、瘀血等）阻滞耳窍所致。③听力情况：有无听力减退，同时还应注意有无自听增强的现象。无形的气机阻滞耳窍者，虽有耳胀闷感，但听力可以正常；有形的病理产物阻滞耳窍者，或外耳道被耵聍、异物等阻塞者，耳胀的同时多伴有听力减退及自听增强。④伴随症状：了解除耳胀闷外，还有哪些伴随症状，如有无耳疼痛感、耳内流水或耳鸣等，有助于辨病。如脓耳初起，往往先出现耳胀闷堵塞感，随后才出现耳痛、耳内流脓。其次，了解饮食、睡眠、大小便等全身情况，对于辨证有重要意义。⑤起病的诱因：注意起病前有无外感、疲劳、情志不

遂等诱因，对于辨病及辨证均有参考价值。如外感后出现耳胀闷堵塞感者，多见于耳胀，且多属风邪外袭；疲劳或饮食不节后出现者，多与脾胃失调、痰湿阻滞耳窍有关；情志不遂后出现者，多与肝气郁结有关。

（刘 蓬）

wèn ěryǎng

问耳痒 (inquiry of ear pruritus)

针对患者耳痒情况进行问诊的方法。耳痒为耳病较常见的症状，可出现在耳道内，也可出现在耳廓或耳周围。询问患者耳痒的情况对于耳病的辨病及辨证有重要参考价值。问耳痒重点有以下内容。①耳痒发生的具体部位：发生在耳道内、耳廓还是耳周围，单侧还是双侧，有助于辨病。如耳道内瘙痒，常见于耳疮、耳异物等，以单侧多见；耳廓瘙痒，可见于旋耳疮、耳冻疮等；耳周围皮肤瘙痒，主要见于旋耳疮。②耳痒发生的时间：了解耳痒发生的时间长短，也有助于辨病。如耳异物、耳冻疮等，一般病程较短；耳疮、旋耳疮等，病程可长可短。③伴随症状：除耳痒外，还有哪些伴随症状，如有无局部灼热感、耳内流水、耳堵塞感或听力减退等，有助于辨病。如耳痒伴耳堵塞感、听力减退，多见于霉菌性外耳道炎；耳痒伴耳内少量流水，多见于耳疮或旋耳疮。其次，询问患者的饮食、睡眠、大小便等全身情况，对于辨证有一定意义，如伴食欲不振、大便稀溏，多与湿困脾胃有关。④起病的诱因：注意起病前有无挖耳、污水入耳、异物入耳、受冻等诱因，对于辨病及辨证均有参考价值。如游泳、洗澡等致污水入耳后不久出现耳内瘙痒，多见于耳疮或霉菌性外耳道炎，中医辨证

多与湿邪入侵有关；若耳部受冻后出现耳廓瘙痒，多见于耳冻疮。

（刘 蓬）

wèn ěrliúnóng

问耳流脓（inquiry of otopyorrhea）

针对患者耳流脓情况进行问诊的方法。耳流脓是耳病较常见的症状之一，以耳内流脓水为多见，也可出现耳廓或耳前后流脓。询问患者耳流脓的情况对于耳病的辨病辨证有重要参考价值。问耳流脓重点有以下内容。①耳流脓发生的具体部位及发病时间：如哪一侧耳流脓，单侧还是双侧，从耳窍内部流出还是耳前后流出，何时开始流脓。一般耳内流脓多见于脓耳或耳疮；耳前流脓多见于耳瘘；耳后流脓多见于脓耳变证中的耳后附骨痈。②脓液的性质：了解脓液清稀还是黏稠，自行流出耳外还是堵在耳内不能流出，脓量的多少等，有助于辨证分析。如脓液清稀量多，以虚寒证多见；脓液黏稠、色黄，以实热证多见。③有无伴随耳痛及听力减退：若耳内流脓伴耳痛，多见于脓耳或耳疮急性期；若耳内流脓伴听力减退，多见于脓耳。④全身伴随症状：如恶寒发热、饮食、睡眠、大小便等情况，均需详细询问，对于辨证有一定意义。若耳内流脓伴发热者，多见于肝胆湿热证；耳内流脓伴食欲不振、大便稀溏、精神疲惫者，多见于脾虚湿困证。⑤既往有无耳流脓史及是否经过系统治疗：脓耳慢性期大多有耳内流脓反复发作史，旋耳疮亦可能出现耳内或耳廓及周围流水反复发作。⑥起病的诱因：注意耳流脓前有无外感、挖耳、污水入耳等诱因，对于辨病及辨证均有参考价值。过去有耳内流脓史者，耳膜大多已穿孔，遇挖耳、污水入耳等诱因易发生耳内流脓。

（刘 蓬）

ěrbù qièzhěn

耳部切诊（ear palpation）

通过对患者耳部触、摸、按、压及切脉以获得耳部疾病辨病及辨证资料的方法。耳部四诊之一。主要内容如下。①耳周切诊：用手指触摸按压耳周围皮肤及乳突骨，注意有无臖核、肿胀或新生物。若耳后有肿块，按压时疼痛，多为臖核；按压时无疼痛，多为肿瘤。若耳前或耳后局限性隆起，按压时疼痛而无波动感，多为局部脓肿尚未成脓；如按压时有波动感，伴有疼痛者多为脓肿已成脓，无疼痛者多见于痰包。②耳廓切诊：若耳廓红肿，触摸时疼痛明显，多见于断耳疮；若耳廓前面局限性隆起，触摸按压时无疼痛，且有囊性感，多见于耳痰包；若耳廓无异常，但牵拉耳廓或按压耳屏时耳内疼痛者，多见于耳疖或耳疮。③耳道切诊：可在额镜反光直视下或在耳内镜下借助于棉签、枪状镊、探针等工具进行。外耳道局限性隆起，可用棉签或探针轻触隆起部，有波动感者，提示耳疖已成脓，可以进行切开排脓的操作；若触之较硬，无波动感，提示耳疖初期，尚未成脓，不可贸然切开排脓。外耳道有分泌物者，可用吸引器吸除分泌物以便详细观察。外耳道有新生物者，可用探针或类似工具探查其软硬程度，若质地较软且触之易出血者，多见于耳痔；若质地较硬，多见于耳菌。④切脉：脉象反映了整体气血运行的状况，通过切脉获得浮、沉、迟、数、大、小、滑、涩等脉象可以了解患者整体正邪盛衰的情况，为辨证提供重要依据。

（刘 蓬）

ěrbìng zhìfǎ

耳病治法（treatment of ear diseases）

在中医整体观念指导下，根据辨病与辨证的结果，选择恰当的治疗原则与手段以治疗耳部疾病的方法。

源流 历代医家治疗耳病的方法非常丰富。早在《黄帝内经》中就有针刺治疗耳病的记载，如《灵枢经·厥病》说："耳聋无闻，取耳中；耳鸣，取耳前动脉。"《灵枢经·刺节真邪》中有关于咽鼓管自行吹张的最早记述。晋·葛洪《肘后备急方》卷六记录了耳道异物的处理方法，还首次提出了用药液滴耳治疗耳病。唐·孙思邈《备急千金要方》卷六下记录了滴药法、绢包药塞耳内、药灸法等治疗耳鸣、耳聋、耳溢液、耵耳等病。唐·王焘《外台秘要》卷二十二所载治疗耳病的外治法包括滴药、吹药、贴药、熨法、灸法、异物取出法等，此外还有养生方导引法。宋代，《圣济总录》卷第一百一十四、一百一十五按病证分类载有治疗耳病的内治方药，剂型有煎剂、丸剂、散剂、酒剂，外治法剂型有丸剂、散剂、膏剂、油剂、水剂、原药汁等，用法包括滴法、渗粉法、塞耳法、涂法、洗法、贴法、熨法、灸法、吸鼻法等。至明清时代，内治方药逐渐增多，医家们重视内治法、外治法结合治疗耳病，如明·王肯堂《证治准绳·杂病》对耳聋的内治法，根据耳聋的不同病因，提出内治方13首，外治方14首。明·张介宾《景岳全书》卷二十七则重于内治的整体辨证治疗，还提出了耳膜按摩法，至今仍有实用意义。清·沈金鳌《杂病源流犀烛》卷二十三除注重辨证分型内服药物治疗外，对耵耳、脓耳、耳内生疮等病均结合外治，如脓耳、耳内生疮，用红棉散吹耳；耳内卒热肿痛，用木鳖仁、大黄、赤小豆为末，生油调涂。现代医家在继承历代医家耳病治法经验的基础上，主要采用内治、外治、针灸、按摩导引等方法来治疗耳病。

分类 主要包括耳病内治法、耳病外治法、耳病针灸法、耳病按摩导引法四类。

耳病内治法 通过口服药物对脏腑进行调理以作用于耳部，为治疗耳病的主要方法，适于绝大多数耳病的治疗。其特点突出表现在通窍法的运用，由于耳窍蒙蔽或耳窍失养的病因病机不同，因此治疗上有疏风通窍（即耳聋治肺）、利湿通窍、行气通窍、祛瘀通窍、升阳通窍等不同治法。

耳病外治法 将药物制成适当的外用剂型直接施用于耳部患处或利用器具直接在患处施术以达到治疗耳病的目的，为治疗耳病的主要方法，与内治法同等重要，是中医耳鼻咽喉科的特色治疗方法。分为药物外用与耳部施术两大类，前者如滴耳法、耳部涂敷法、耳部熨法等，适于耳部疔疮疖肿、耳冻疮、耳疱疹、耳瘘、脓耳等的治疗；后者如耳部清洁法、耳部排脓法等，适于耵耳、耳疮、脓耳、耳疖、耳瘘、耳后附骨痈等的治疗。

耳病针灸法 通过针刺和灸法以疏通经络、运行气血、祛邪扶正、调和阴阳，以达到治疗耳部疾病的目的。分为耳病针法和耳病灸法两大类，临床常用的耳病针法包括耳病体针疗法、耳病水针疗法、耳病耳针疗法等，适于耳胀、耳鸣、耳聋、耳眩晕、耳面瘫等的治疗；常用的耳病灸法包括悬起灸、间接灸、天灸法等，适于耳胀、耳鸣、耳聋、耳眩晕、耳面瘫等属虚寒证者的治疗。

耳病按摩导引法 既能治疗，也能预防耳病，是通过对人体体表的穴位、部位或患处施加按、揉等手法，以及患者通过特定的躯体运动并配合呼吸的自我调节，以疏通经络、运行气血、导邪外出、通利耳窍，达到防治耳病的目的。分为耳病按摩法和耳病导引法两类：耳病按摩法是医生在患者的相关部位进行推拿、按摩，以疏通经气，调整局部气血运行，并通过调动与经络相连的脏腑功能，改变脏腑的病理状态而达到防治耳病的目的，用于防治耳鸣、耳聋、眩晕、耳面瘫等；耳病导引法是患者在医生指导下自行做相关的肢体运动或自我按摩，并配合气息的自我调整以达到防治耳病的目的，常用的有鼓膜按摩法、捏鼻鼓气法、鸣天鼓法、掩耳去头旋法、耳聋导引法等，用于防治耳胀、耳鸣、耳聋、耳眩晕等。

临床应用 以上耳病治法均有各自不同的特点和适应证，临床应根据不同耳病的辨病与辨证结果，结合医生对各种治法的熟悉程度和患者对该治法的接受程度，加以选择应用。一些简单的疾病使用一种治法即可，如耵耳，仅用耳部清洁法即可；多数疾病需选择两种以上的治疗方法，如脓耳，可用内治法配合滴耳法等外治法进行治疗；一些较复杂的疑难疾病，往往需要多种治法相结合以取得更好的疗效，如耳鸣、耳聋、耳眩晕等，多采用耳病内治法、耳部熨法、耳病针灸法、耳病按摩导引法等多种方法有机结合进行治疗。

（刘大新 刘蓬）

ěrbìng nèizhìfǎ

耳病内治法（internal treatment of ear diseases） 通过口服药物调理脏腑功能以治疗耳部疾病的方法。是治疗耳病的主要方法之一。

源流 早在春秋战国时代，《黄帝内经》就概括论述了耳的生理功能，提出了耳与脏腑经络关系的理论，总结了一系列重要的治疗原则，为耳病内治法奠定了基础。隋唐时代，唐·孙思邈《备急千金要方》卷六上已有"耳疾"专门论述，载有补肾利窍的"补肾方"治疗耳鸣耳聋；有清热利湿的"小便黄赤方"治疗肾气内伤耳鸣。宋代，《太平圣惠方》卷三十六记载"治耳聋诸方"，认为耳聋多为肾虚精脱而致，也有少阳气厥逆耳聋和太阳厥耳聋。针对风入于耳之脉，经气痞塞不宣之风聋，治以补肾祛风；对气血不足之劳聋，治以补肾养血；对劳伤甚者，血虚气极，风邪停滞之久聋，则多用通耳窍药如石菖蒲、川椒、葱子；对暴热耳聋者，认为是上焦风热壅滞，则治以疏风清热之剂。宋·严用和《济生方·耳门》特别提出"宁心顺气"治疗耳病，认为肾气通于耳，心寄窍于耳，若心气不平，上逆于耳，可致聋聩、耳鸣、耳痛、耳痒、耳内生疮、脓耳等病证，治疗上"六淫伤之调乎肾，七情所感治乎心，医疗之法，宁心顺气，欲其气顺心宁，则耳为之聪矣"。其对耳病的辨证治疗，对后世临床很有启发。金元时代，耳病内治法有了进一步发展，金·刘完素《素问病机气宜保命集》提出"耳聋治肺"的观点，元·朱震亨《丹溪心法》卷四对眩晕的病因病机提出"无痰不作眩"的观点，金·李杲提出益气升阳通窍法治疗耳鸣耳聋，并创立柴胡聪耳汤，这些论述为耳病内治法提供了新的视野。明清时代，医家们遵循前人的观点，注重耳病内治的整体辨证治疗，如明代的《普济方》卷五十三继承前人的经验，总结归纳了耳病的治疗原则："风为之疏散，热为之清利，虚为之调养，邪气屏退，然后以通耳调气安肾之剂主之。"又如清·沈金鳌《杂病源流犀烛》卷二十三在"耳病源流"中详细论述了耳聋、耳鸣、耳肿、脓耳、耳内湿疮、月蚀疮等常见耳病的辨证治疗：风邪外袭者，治以疏风散邪；实证者，则多以清热除痰、清利湿热或清泻肝胆之火为主；虚证者，则治以补肝肾为主。同时还强调调气开郁治疗耳聋的重要性。这些宝贵经验一直沿用至今。

特点　耳病内治法是在中医整体观念及脏腑经络学说指导下，确立耳部病证合理的治疗原则与具体用药方法。耳为清窍，须清阳之气上达耳窍才能维持其正常的听觉与平衡功能，若外邪、痰浊、瘀血等蒙蔽耳窍，或清阳之气不能上达耳窍，皆可导致耳的功能受阻而出现耳痛、耳胀、脓耳、耳鸣、耳聋、耳眩晕等病证，因此，耳病内治法的特点突出表现在通窍法的运用。通窍法，即消除导致耳窍蒙蔽或耳窍失养的病因以恢复耳窍通利的治疗方法。由于耳窍蒙蔽或耳窍失养的病因病机不同，因此治疗上有疏风通窍（即耳聋治肺）、利湿通窍、行气通窍、祛瘀通窍、升阳通窍等不同。某些辛香的药物具有通利耳窍的作用，如石菖蒲、柴胡、升麻、川芎、细辛、香附等。临床应用时，在辨证选方用药的基础上，适当选择一两味具有辛香通窍作用的药物进行配伍，可引药直达病所，达到事半功倍的

效果。

注意事项　①辨证选方用药：在辨病的基础上，中医用药直接针对的是证候，因此，不宜针对疾病或症状而选用所谓"特效"方药。②掌握药物的利弊：药物皆有偏性，因此每一类药物皆有利有弊，如辛散之药有疏风散邪之功，却有耗气之弊；苦寒之药有清热泻火之功，却有损伤脾胃之弊；淡渗之药有利湿之功，却有伤阴之弊；甘寒之药有养阴之功，却有滋腻碍脾之弊等。临床上应充分了解所用药物的利弊，用其所长，避其所短。③饮食合宜：中医认为药食同源，与药物一样，饮食也有寒凉与温热之别，因此在选用药物治疗的同时应注意患者的饮食，避免相互掣肘。如选用利湿通窍药物治疗的同时，应叮嘱患者避免吃肥腻助湿的食物；选用升阳通窍药物治疗的同时，应叮嘱患者避免吃生冷、寒凉的食物等。

（刘大新　刘　蓬）

shūfēng tōngqiào

疏风通窍（dispelling wind to open orifice）　又称耳聋治肺。

（刘大新）

ěrlóng zhìfèi

耳聋治肺（treating deafness by regulating the lung function）　针对肺金受邪、痞塞耳窍的病机，选用以疏风散邪、宣肺通窍为主要作用的药物进行组方，以治疗耳部疾病的方法。又称疏风通窍。耳病内治法之一。金·刘完素《素问病机气宜保命集》卷下最早提出"耳聋治肺"的观点："何谓治肺？肺主声，鼻塞者，肺也。"其后，一些医家对此做了解释，如清·王士雄《温热经纬·余师愚疫病篇》说："坎为耳，故耳为肾水之外候，然肺经之结穴

在耳中，名曰龙葱，专主乎听，金受火烁则耳聋。凡温热暑疫等证耳聋者，职是故也。不可泥于伤寒少阳之文，而妄用柴胡以煽其焰。故古云耳聋治肺。旨哉言乎！"认为肾虽开窍于耳，然肺经之结穴（龙葱）在耳中，肺主气，一身之气贯于耳，若肺金受邪，则肺气不能上贯于耳，故因外邪侵袭而致耳聋应从肺论治。适用于风邪袭肺，循经上犯，耳窍受蒙，难纳外来声音而致之耳病，如耳带疮、大疱性鼓膜炎、耳胀、脓耳、耳鸣、耳聋等病证，症见耳内胀闷堵塞、耳痛、自听增强、听力下降、耳内鸣响、鼓膜充血、耳部疱疹等。治宜疏风散邪，宣肺通窍。由于风邪有夹寒与夹热的不同，故治疗上有疏风清热与疏风散寒的区别，常用疏风清热药如蝉蜕、薄荷、桑叶、菊花、连翘、蔓荆子、柴胡等，常用方如银翘散、桑菊饮、蔓荆子散等；常用疏风散寒药如荆芥、防风、麻黄、桂枝、羌活、白芷等，常用方如荆防败毒散、三拗汤等。临床应用时应注意，疏风散邪的药物多属辛散之品，易耗气，故不宜久用，且素体气虚者宜慎用。

（刘大新　王士贞）

lìshī tōngqiào

利湿通窍（opening orifice by removing dampness through diuresis）　针对湿浊停聚于耳窍的病机，选用以利水渗湿为主要作用的药物进行组方，以治疗耳部疾病的方法。耳病内治法之一。湿浊停聚耳窍而致耳病的病理变化有虚实之不同，实证者多为肝胆湿热，蒸灼耳窍；虚证者多为脾虚湿浊内困，湿浊滞留耳窍或脾肾阳虚不能温化水液，水湿上泛耳窍。因此治疗上有清热利湿通窍、健脾利湿通窍与温阳利水通

窍之别。①清热利湿通窍：选用清泻肝胆的药物配合清热利水渗湿药进行组方，适用于肝胆湿热蕴结，上蒸耳窍而致的耳病，症见皮肤湿烂、耳流黄脓、耳内外生疮、耳痛头痛、耳胀闷堵塞、眩晕、口苦咽干，舌红、苔黄腻、脉弦数等。常用清热利水渗湿药如车前子、木通、地肤子、土茯苓、萆薢、滑石等。热重于湿者，方用龙胆泻肝汤等；若湿重于热，方用萆薢渗湿汤等。②健脾利湿通窍：选用性味甘平、健脾益气的药物，配合甘淡利湿药进行组方，适用于脾气虚弱，湿困于脾，湿浊停聚耳窍而致的耳病，症见耳流脓清稀、缠绵难愈、耳部皮肤湿烂、肤色不红、耳内胀闷堵塞有积液等。常用甘淡利湿药如茯苓、猪苓、薏苡仁、泽泻等，方用五苓散、参苓白术散等。③温阳利水通窍：选用温补脾肾的药物配合利水渗湿药进行组方，适用于脾肾阳虚，不能温化水湿，寒水上泛清窍而致的耳病，症见眩晕、恶心呕吐、畏寒肢冷、心下悸动、舌淡苔白、脉细弱等。常用温化水湿药如附子、干姜、生姜、桂枝、茯苓、白术等，方用真武汤加减，若偏于脾阳虚者，方用苓桂术甘汤加减。临床应用时应注意，利湿通窍法并非单纯选用利湿药来治疗，应根据水湿的不同来源而配伍用药，且患者的饮食亦应避免肥甘厚腻及助湿之品，才能收到较好的疗效。

（刘大新）

shēngyáng tōngqiào
升阳通窍（lifting yang to open orifice）　针对清阳不升、浊阴上扰耳窍的病机，选用以升举清阳为主要作用的药物配合补气药进行组方，以治疗耳部疾病的方法。常用耳病内治法之一。肺脾气虚，

清阳不升，常可导致浊阴上扰耳窍而发生耳病，症见耳胀闷堵塞、眩晕、耳鸣、耳聋、腹胀便溏、纳呆、倦怠、舌淡有齿印、脉细弱等。常用升阳通窍药如柴胡、升麻、葛根、蔓荆子等，常配合的补气药如人参、黄芪、白术等，常用方如补中益气汤、益气聪明汤等。临床应用时应注意，不可一味地大量堆砌升阳药物，应在大量健脾补气药的基础上配合小量升阳药，同时还应注意患者的饮食，避免生冷、寒凉的食物，以免损伤脾胃，影响治疗效果。

（刘大新）

xíngqì tōngqiào
行气通窍（activating qi flowing to open orifice）　针对气机不畅、气滞于耳的病机，选用以疏肝理气为主要作用的药物进行组方，以治疗耳部疾病的方法。常用耳病内治法之一。气机不畅而致耳病，主要因肝失疏泄、气机郁滞。其病理变化有肝郁气滞、肝郁化火、肝郁血虚、气滞痰聚及气滞血瘀等，因此治疗上又有疏肝行气通窍、清肝开郁通窍、疏肝健脾通窍、行气化痰通窍、行气活血通窍等不同。①疏肝行气通窍：选用解郁散结、行气、降气的药物进行组方，适用于肝气郁结、气机调达不畅而致耳鸣、耳聋、耳胀等病，症见耳内胀闷堵塞、听力下降、胸胁苦闷、头痛头胀、烦躁易怒、善太息、口苦等。常用行气通窍药如柴胡、青皮、木香、香附、荔枝核、玫瑰花、路路通、薄荷等，常用方如柴胡疏肝散等。②清肝开郁通窍：选用疏肝理气、行气通窍药配合清泻肝胆药进行组方，适用于肝郁化火、上扰清窍而致的耳病，症见耳鸣、耳聋突然发作，头胀头晕、眩晕每因情绪激动而发，口苦咽

干、急躁易怒、胸胁胀痛、面红目赤，舌红苔黄、脉弦数等。常用行气通窍药如柴胡、陈皮、木香、薄荷等，常选配清泻肝胆药如龙胆草、栀子、黄芩、黄连、夏枯草等，常用方如丹栀逍遥散、柴胡清肝饮等。③疏肝健脾通窍：选用疏肝行气通窍药配合健脾益气、养血柔肝药进行组方，适用于肝气郁结，肝失调达，肝气横逆犯脾而致的耳病，症见耳鸣、耳聋、眩晕、寒热往来、两胁作痛、口干舌燥、神疲食少、妇女月经不调等。常用行气通窍药如柴胡、香附、陈皮、柿蒂等，若肝郁气滞，肝血暗耗，脾虚血少，常选配养血柔肝药如白芍、当归、熟地黄、何首乌等药，常用方如逍遥散等；若肝郁脾虚，清阳不升，常选配健脾益气药如黄芪、党参等，常用方如益气聪明汤。④行气化痰通窍：选用疏肝理气、行气通窍药配合祛痰化饮药进行组方，适用于肝气郁结，肝失疏泄，肝气横逆犯脾，聚湿生痰，气机升降不利，痰浊蒙蔽清窍而致的耳病，症见耳鸣、耳聋、眩晕、耳中胀闷、头痛头重、胸脘满闷、恶心呕吐等。常用行气通窍药如香附、陈皮、枳壳、厚朴、佛手、柿蒂等，常选配化痰药如半夏、胆南星、白术、竹茹、杏仁、瓜蒌仁等。偏于痰热者，可用清气化痰丸加减；偏于脾胃虚寒者，可用厚朴温中汤加减。⑤行气活血通窍：选用疏肝理气、行气通窍药配合活血祛瘀药进行组方，适用于肝气郁结，气滞血瘀，阻结耳窍而致的耳病，症见耳鸣、耳聋、耳胀、耳内堵塞感、听力下降、舌质瘀暗或瘀点瘀斑、脉细涩等。常用行气通窍药如柴胡、青皮、陈皮、木香、香附等，常选配活血祛瘀药如赤芍、川芎、

丹参、桃仁、红花等，常用方如通气散、通窍活血汤等。

（刘大新）

qūyū tōngqiào

祛瘀通窍（expeling blood stasis to open orifice）

针对血瘀耳窍的病机，选用以通血脉、祛瘀滞为主要作用的药物进行组方，以治疗耳部疾病的方法。常用耳病内治法之一。血瘀耳窍而致耳病，有内、外因素及患者体质的强弱、患病的新久及病情的轻重缓急等不同情况，因此治疗上有行气活血通窍、益气活血通窍及活血散瘀通窍之别。①行气活血通窍：选用通血脉、祛瘀滞为主要作用的药物配合行气通窍药进行组方，适用于邪滞耳窍，壅塞脉络，气血瘀阻，或因肝气郁结，气机不畅，久病入络，气滞血瘀，或因跌仆爆震，血瘀内停耳窍等所致的耳病，症见耳内胀闷堵塞日久不愈、耳鸣、耳聋，兼有舌质暗红、有瘀斑瘀点，脉细涩等。常用活血祛瘀药如川芎、桃仁、红花、赤芍、丹参等，常选配行气通窍药如柴胡、青皮、香附、木香、玫瑰花、路路通、薄荷等，常用方如通窍活血汤、通气散等。②益气活血通窍：选用通血脉、祛瘀滞为主要作用的药物配合益气药进行组方，适用于体质虚弱，耳内闭塞，耳鸣、耳聋日久不愈，或气虚无力推动血行，血瘀滞于耳部脉络，筋脉失于荣养之耳面瘫等病证，症见耳内胀闷堵塞、耳鸣、耳聋、耳面瘫病程日久，兼见气短神疲、面色苍白、眼睛干涩、舌质淡暗或有瘀点瘀斑、脉细涩等。常用活血祛瘀药如桃仁、红花、当归尾、川芎、丹参等，常选配益气药如黄芪、党参、太子参等，常用方如补阳还五汤等。③活血散瘀通窍：选用通血脉、祛瘀滞、散瘀止痛为主要作用的药物进行组方，适用于耳部遭受外力伤害，血瘀耳窍，或骨折脉伤等病证，症见耳部青紫瘀肿疼痛，或猝发耳聋、眩晕、头痛、面瘫等。常用活血祛瘀、散瘀止痛药如桃仁、红花、三七、延胡索、川芎、乳香、没药、五灵脂、自然铜、苏木、骨碎补、大黄等，常用方如桃红四物汤、复元活血汤、活血止痛汤等。

（刘大新）

ěrbìng wàizhìfǎ

耳病外治法（external treatment of ear diseases）

将药物制成适当的剂型直接施用于耳局部患处或利用器具直接在患处施术以治疗耳病的方法。是治疗耳病的主要方法之一，与内治法同等重要，是中医耳鼻咽喉科的特色治疗方法。

源流 晋·葛洪《肘后备急方》卷六下已有耳病外治法的记载，如以耳枕热盐上熨耳治疗耳鸣，用葱汁灌耳治疗耳中脓血出，用酒灌耳或酱汁灌耳治疗百虫入耳。这些外治法一直为后世临床所沿用。唐代以后，耳病外治法应用已较广泛，如唐·孙思邈《备急千金要方》卷六载有外治方药 40 余首，主要是用滴耳法、塞耳法（即绵裹药放入耳中）治疗脓耳、耳鸣、耵耳及耳异物等耳病，对耳内流脓者，提出要"先以纸缠去耳中汁"然后再用药，说明当时医家已认识到外耳道清洁法的重要性。唐·王焘《外台秘要》卷二十二也收录了治疗耳病的外治方 70 余首，包括了滴耳、吹药、贴药、熨法、异物取出法等，卷三十六中还记载了用涂敷法治疗小儿月蚀疮的方药。宋代，《太平圣惠方》卷三十六列有耳病外治方 110 余首，主要是用塞耳法、滴耳法治疗耳鸣、耳聋及耳内流脓，用涂敷法、滴耳法治疗耳肿、耳冻疮、耳内生疮、耵耳，此外还有异物入耳方 30 余首。外治法的剂型包括了丸剂、散剂、膏剂、油剂、水剂、原汁药等剂型。宋代以前，耳病的治疗方法以外治法为主，方法丰富多彩，至今还常用于临床的外治法有滴耳法、耳部涂敷法、耳部熨法、耳部清洁法、耳部排脓法等，而耳塞药法及耳内吹药法，因有堵塞耳道妨碍脓液引流之弊，目前已较少用。

特点 临床常用的耳病外治法主要有药物外用及耳部施术两大类型。

药物外用 将药物制成适当的剂型直接施用于耳部患处，以发挥治疗作用，其特点是药物可直接作用于患处，局部药物浓度高，若使用得当，见效较快。包括滴耳法、耳部涂敷法、耳部熨法等。滴耳法是将药物制成可流动的剂型，如水剂、酊剂或油剂等，滴入耳道内发挥治疗作用，主要用于外耳道或中耳的疾病，如耳疮、耵耳、耳异物、脓耳等；耳部涂敷法是将药物制成膏剂、糊剂或散剂直接涂敷在耳部患处，主要用于耳周、耳廓或外耳道口的疾病，如耳瘘、耳疖、旋耳疮、断耳疮、耳后附骨痈等；耳部熨法是将药物制成粗末或粗粒，加热后用布包裹熨贴在耳部患处或相关穴位以治疗耳病，既有药物的作用，也兼有热敷的作用，常用于治疗耳及耳周肿痛、耳胀、耳冻疮、耳面瘫、耳眩晕等。

耳部施术 用合适的器具在耳部进行适当的操作、施术以达到治疗目的的外治方法，包括耳部清洁法、耳部排脓法等。耳部清洁法是选用合适的清洁剂如生理盐水、双氧水等，借助适当的器具如棉签、镊子、耵聍钩、吸引器等，清除耳周、耳廓和外耳道的脓液、痂块或外耳道耵聍的方法，先期清理患处的附着物，有利于外用的药物直达患处而发挥治疗作用，为耳病外治法中的基础疗法，常配合其他外治法一起使用；耳部排脓法是用针挑或用刀切开脓肿病灶、排除脓液以治疗耳部痈疮的方法，适用于治疗各种耳部痈疮脓成未溃时，如耳疖、耳瘘、脓耳、耳后附骨痈等。

注意事项 ①辨证施治：耳病外治法的运用同内治法一样，也是在中医整体观念指导下进行辨证论治，应根据耳部疾病的特点、病情的轻重缓急、寒热虚实等不同情况，灵活选用不同方药、剂型和合适的外治方法。②使用滴耳法、耳部清洁法等外治法时，应注意进入耳道内药液的温度，以接近体温为宜，温度过低或过高可能诱发眩晕。③各种耳病外治法既可单独使用，也可结合使用，如耳部清洁法可单独用于耵耳、耳异物等病，也可配合滴耳法、耳部涂敷法等一起应用。④少数耳病单用耳病外治法即可达到治疗目的，如耵耳、耳异物等；但对于多数耳病来说，耳病外治法需与耳病内治法结合使用，也可配合耳病针灸法、耳病按摩导引法等一起使用，内外合治，效果较好。

（丛品 刘蓬）

dī'ěrfǎ

滴耳法（ear drops therapy）

将药液直接滴入外耳道内以治疗耳病的外治方法。为最常用的耳病外治法之一。能使药液直达患处，局部浓度高，起效快，使用方便，患者乐于接受。

源流 较早见于晋·葛洪《肘后备急方》，其卷六就有运用药物汁液滴耳治疗虫蚁入耳、耳痛、耳流脓血等病证的记载，如治耳中脓血出方，"细附子末，以葱涕和，灌耳中，良"；百虫入耳，"以好酒灌之起行自出"。宋代，《太平圣惠方》卷三十六有滴耳法治疗脓耳、耳聋等耳病的多条记载，如"治耳卒疼痛方：菖蒲一分，附子一分"研为末后用生油调，滴耳。可见当时滴耳法已较常用。明清时代，滴耳法的应用已经很普及，明·李时珍《本草纲目》卷二十："虎耳草，治聤耳，捣汁滴之。"滴耳法的兴起离不开滴耳药物的制备，溶有药物的滴耳剂既要保留有效成分，又要便于使用保存。在明清以前滴耳法的运用多以动植物原汁为主，如《本草纲目·主治》卷四治疗聤耳，介绍滴耳的药物如益母草叶汁、韭汁、虎耳草汁等，也有一些药物经水煎煮或酒、醋浸泡取汁使用。清代开始有用植物果实研烂取油，如《医宗金鉴》卷六十五提到滴耳油治耳疖，用"核桃仁研烂，拧油去渣，得油一钱，兑冰片二分。每用少许，滴于耳内"，这样既可使一些药物有效成分溶解于内，又便于保存和随时取用，使得应用范围有所扩展。

临床应用 主要用于治疗外耳道与中耳疾病，如耳疖、耳疮、脓耳等，也可用于治疗耳异物、耵耳等。

剂型选择 现代常用的滴耳剂型有水剂、油剂、酊剂等，不同的剂型具有不同的特点，应根据不同的病情特点加以选择。水剂易于吸收，在耳痛肿胀阶段，或鼓膜穿孔较小，宜选用水剂滴耳；油剂在耳道内停留时间较长，

若耳流脓清稀，缠绵难愈，鼓膜大穿孔，可选择油剂滴耳；酊剂易于挥发，耳痒者宜选用酊剂滴耳。

辨证用药 临证时应根据所患的耳病及局部症状特点辨证用药。①外耳道红肿，鼓膜红肿或穿孔，流脓黄稠，可选用具有清热解毒、消肿止痛、祛湿排脓作用的滴耳液，如虎耳草汁、黄连滴耳液等。②外耳道微红或不红，鼓膜微红或不红，鼓膜穿孔，流脓清稀，可选用具有化腐燥湿、收敛生肌作用的滴耳液，如滴耳油、七叶一枝花酒精等。③耳内瘙痒或渗流脂水，可选用具有杀虫止痒、收敛干燥作用的滴耳液，如4%硼酸酒精滴耳液、七叶一枝花酒精、鲜地黄酊等。④耵聍较大而坚硬者，可先滴入5%碳酸氢钠溶液，待软化后再行取出。

使用方法 运用滴耳液前，事先清除外耳道的脓液、痂块、耵聍等，使滴入的药液能顺畅到达病所，充分发挥作用。滴耳时应选择适当的体位：一般将头侧向健侧，使患耳朝上，将耳廓向后上方轻轻牵拉，滴入药液数滴，轻轻按压耳屏数次，促使药液进入外耳道深部或鼓室内，并保持该体位5~10分钟，每日3~4次。

注意事项 应用滴耳法应注意滴耳药液的温度，一般以接近正常体温为宜，若药液的温度过低或过高，可能引起短暂眩晕。一旦滴耳后出现眩晕，可采取平卧休息的方法处理，一般在数秒至数分钟内即可缓解。其次，滴耳后应让滴耳液留在耳道内自行吸收，不宜患耳朝下使药液流出。

（丛品）

ěrbù túfūfǎ

耳部涂敷法（ear coating therapy）

将药物直接涂搽、贴敷在耳

部患处以治疗耳病的外治方法。耳病外治法之一。涂敷法是涂法和敷法的总称，俗称敷药。

源流 宋代医籍中已有一些关于耳部涂敷法的记载，如《太平圣惠方》卷三十六治疗耳卒肿热痛用"木鳖子仁一两研如膏，赤小豆末半两，川大黄末半两，上件药同研令匀，水、生油旋调涂之"。明清时代应用此法渐多，如明·申斗垣《外科启玄》卷八治疗月蚀疮："以黄丹一钱，煅赤枯矾一钱，真粉一钱，冰片半分，共末干敷上，或唾调搽亦妙。"明·李时珍《本草纲目·主治》卷四介绍治疗"耳卒热肿"，用川楝子、牛蒡子根熬汁及蓖麻子并涂或用木鳖子、小豆、大黄、油调涂，有清热解毒，祛湿敛疮的作用。清代《医宗金鉴》卷六十三介绍了治疗耳发、耳根毒的系列外敷方药，如耳发初起，外敷二味拔毒散以消肿止痛；溃后外撒红灵药，贴太乙膏以拔毒排脓；脓尽换搽生肌玉红膏，以生肌敛口。此外，不少外科医籍都载有治疗耳肿痛、月蚀疮等病证的外敷方药，如清·许克昌、毕法《外科证治全书》卷二介绍治疗月蚀疮用穿粉散（轻粉、穿山甲、铅粉、黄丹研末，油调涂）、胡黄连研细末，麻油调搽。历代医家多用涂敷法治疗外耳疾病如外耳肿痛、湿疹、痈疮等，至今仍广泛用于临床。

临床应用 适用于治疗耳部疮疡疖肿的各个阶段，如耳疖、耳疮、旋耳疮、耳后附骨痈等耳病，出现耳廓、耳周或外耳道红肿疼痛、溃烂、流脓、渗液等症状者。

剂型与药物选择 临床常用的涂敷剂型有膏剂、糊剂、散剂等，膏剂可直接贴或涂在患处，

糊剂可涂搽在患处，散剂多需用适当的黏合剂（如醋、油等）调和以后再涂敷在患处。临床应用时需根据疾病的不同阶段、不同症状而辨证选择药物。①耳部疮肿未成脓前，可选用清热解毒、消肿止痛的药物制成散剂、膏剂或糊剂，如玉露膏、紫金锭、金黄膏、如意金黄散、黄连膏等涂敷于患处，也可选用新鲜的中草药如野菊花、芙蓉花叶、蒲公英、鱼腥草等捣烂外敷；痈肿成脓阶段，可选用溃脓拔毒、活血止痛的药物。②脓肿穿溃后久不收口者，宜用祛腐排脓，托毒生肌的药物配制成膏、糊、散剂外敷，如生肌玉红膏、碧玉膏等。③局部糜烂、渗流脂水，可选用清热解毒、除湿敛疮的药物，如青蛤散、青黛散、炉甘石等水调或醋调成糊剂外涂。④局部干裂、脱屑、结痂者，宜用油调敷，如四黄散、青黛散等涂敷。

使用方法 先用耳部清洁法以温生理盐水或3%双氧水清洁耳部患处的分泌物、脂水、痂片等，再将合适的膏、糊、散剂药物涂敷在干净的创面上，若涂敷的范围较大，外面可用纱布覆盖，根据不同情况可每日涂敷一次或数次。

注意事项 耳疖、断耳疮、耳瘘、耳后附骨痈等病成脓阶段已见脓头，或已切开排脓者，涂敷时应留有中空，不要全涂实，以免阻碍泄脓，反而闭塞毒邪。其次，应用涂敷法如出现局部皮肤过敏，应立即停止用药，并行局部清洗，必要时应采取相应的治疗措施。

（丛品）

ěrbù yùnfǎ

耳部熨法（ear ironing therapy）

将药末或药物的粗粒加热，用

布包裹后熨贴患处或相关穴位以治疗耳病的外治方法。耳病外治法之一。熨法是药物借助热力诱导迅速达于局部肌肤，使腠理疏通、气血流畅，又称热熨。适用于治疗多种耳部疾病。

源流 在中国已发现的最早医书——湖南长沙马王堆汉墓帛书《五十二病方》里，已经有运用药物作用于体表来治疗疾病的记载，如清洗、敷药、药浴、熏蒸、熨法等多种外治法。西汉·司马迁《史记·扁鹊仓公列传》有"案杌毒熨"的记述，毒熨即用药物加热熨贴的治法。《灵枢经·经筋》有"以膏熨急颊"的记述，即用马脂温熨拘急的面颊以治疗口眼㖞斜。晋·葛洪《肘后备急方》卷六记载："卒得风觉耳中怳怳者，急取盐七升甑蒸使热，以耳枕盐上，冷复易。亦疗耳卒疼痛蒸熨。"唐·王焘《外台秘要》卷二十二亦有用热盐熨治耳鸣的记载："疗耳鸣沸闹方……以盐五升，布裹蒸之，以熨耳门，令其暖气通入耳内。"明代以后采用熨法治疗内、外、妇、儿诸多疾病日渐增多，如清·吴尚先《理瀹骈文》记载熨法方药90余首，药物大多具有温经活血、芳香走窜、舒经止痛的作用，常用药物如羌活、独活、防风、白芷、吴茱萸、细辛、当归、芍药、芫花、肉桂等，一些耳病如耳痛耳肿、耳鸣耳聋、眩晕呕吐等均可应用。古人主要用盐炒热作为传达热感的介质，现代常选择特制的热熨器替代，可放置药物并控制适宜温度，更为方便实用。

临床应用 熨法简单易行，常用于治疗外耳及耳周肿痛、耳胀、耳面瘫、耳眩晕等耳病。

辨证用药及选穴 临证时宜根据所患疾病，辨证组方，选穴

熨贴。①耳眩晕、恶心呕吐：可选用辛热温通、芳香走窜的药物如吴茱萸、桂皮、细辛、半夏等研末制成药饼，热熨脐部、中脘穴。②耳周肿痛、耳胀：可选用青盐炒热，用布包熨贴耳患处；或用牛蒡子、栀子、商陆根、芫花等清热消肿药物研粗末与青盐同炒，装布袋熨耳前后或耳枕药袋上。③耳面瘫：可选用麸皮、青盐各等份，或用白附子、川芎、羌活、藿香各等份，炒热，布袋装，熨四白、颊车、下关、地仓等面部穴位。

使用方法 将选定的药物制成粗末或药饼，加热后装入大小合适的布袋，再将该布袋放在患处或选定的穴位上进行熨贴，每次熨贴 10 ~ 20 分钟，每日 1 ~ 2 次。

注意事项 ①根据患者对治疗部位热感的反应，随时调整部位和热熨时间，避免皮肤烫伤。②室内注意空气流通，治疗时不可当风受凉，治疗后注意保暖。③小儿患者用药宜温和，熨的时间不宜过长，并应仔细观察和护理。

(丛 品)

ěrbù qīngjiéfǎ

耳部清洁法（ear cleaning therapy）

清除耳部的脓液、痂片或外耳道耵聍的外治方法。常用耳病外治法之一，是耳科疾病各种外治法中的基础疗法。

源流 此法的应用在晋·葛洪《肘后备急方》卷六中已有记述，如"疗聤耳出脓汁散方"中特别提出，在用药末掺在耳内之前，"如有脓先用绵包子捻去，次后掺药末入耳内"。唐·孙思邈《备急千金要方·七窍病下》在治疗"耳聋有脓不差"时，"先以纸缠去耳中汁，以矾石末粉耳中，次石盐末粉其上，良久乃起，不过再度求差"。宋代，《太平圣惠方》卷三十六也强调治聤耳，脓水不绝，要先以绵子净拭后再上药。明·鲁伯嗣《婴童百问·耳病》卷四："先以棉捻去脓汁，次以鹅毛管吹药入耳。"可见，历代医家均十分重视耳部的清洁。

临床应用 此法一方面可除去腐脓，清洁创面，起到除湿止痛、收敛止痒的作用；另一方面，清洁后再施以滴药、吹药或掺药等治法，可使药物直接渗入病灶而更好发挥作用，提高疗效。因此，耳部清洁法常配合其他外治法一起使用，适用于耳疮、旋耳疮、脓耳、耵耳等耳病，症见耳廓、耳周或耳道脓液、血水渗流，痂皮堆积等。

清洁剂及器具选择 目前临床上常用的清洁剂有生理盐水、淡白醋、3% 双氧水等，耳廓或耳周的旋耳疮皮肤瘙痒、渗液、结痂时，可选用生理盐水或淡白醋进行局部清洁；外耳道的黏脓性分泌物，常选用 3% 双氧水进行清洁；对外耳道的耵聍，可选用生理盐水进行冲洗。器具方面，根据不同情况可配合使用棉签、镊子、耵聍钩、冲洗器、吸引器等。

使用方法 临床常用的耳部清洁法有四种。①用耳科镊子、耵聍钩、耳用吸引器直接清除积留在外耳道的耵聍、脓块、痂皮、异物等，操作时动作宜轻柔，避免损伤外耳道肌肤。②使用 3% 双氧水、淡白醋或具有清热燥湿作用的中草药，如龙胆草、黄柏、苦参、五倍子等煎煮取液，用细棉签蘸药液清洗创面或耳道脓液，然后再用吸引器清除干净。③使用温生理盐水冲洗外耳道，可以清除外耳道的耵聍或小异物。冲洗时宜用与人体温度接近的温水，用清洗球或注射器注水。④使用负压吸引器，用于清除脓耳鼓膜穿孔引流不畅者的脓液及痂块。

注意事项 ①耳道皮肤柔嫩，清洁耳道时应选择合适的器具，操作时动作必须轻柔，避免损伤外耳道皮肤。②使用生理盐水冲洗外耳道时，温度宜控制在 37℃ 左右，以避免引起患者眩晕；冲洗方向避免直接冲向鼓膜，如有鼓膜穿孔则不宜冲洗。③负压吸引外耳道时，负压控制在 -100 ~ -320daPa 之间，压力太小起不到清洁作用，太大则会引起鼓室黏膜出血和眩晕。

(丛 品)

ěrbù páinóngfǎ

耳部排脓法（ear pus evacuating therapy）

用针刀切开脓肿病灶排除脓液以治疗耳部痈疮的外治方法。常用耳病外治法之一。适用于治疗各种耳部痈疮，脓成未溃时。

源流 早在《黄帝内经》中已有排脓法的记载，如"病为大脓者，取以铍针"（《灵枢经·官针》）认为脓疡一类的疾病，应用铍针切开排脓。历代医家治疗痈疡有丰富的经验，如清·许克昌、毕法《外科证治全书》卷五记述："因痈疽脓成不得外泄，毒气壅遏，疮肿，肌肤内溃，故用针决之，俾脓泄气通而愈。"强调脓成后须排脓泄毒，还特别指出排脓的时机，必须是"脓熟不能自溃则用之"。对于发生在耳部的痈肿也不例外，如清·高秉钧《疡科心得集》卷上记载："将药末纳入塞阻孔窍，脓不外泄，热毒即循络外达，绕耳红肿，则发外耳痈矣，必欲开刀脓泄方愈"，提出因脓耳脓液引流不畅而致耳后附骨痈，须用刀切开耳部脓肿，排出脓液，使毒随脓泄，腐祛新生。

临床应用 适用于治疗耳部的疗疮痈肿，如耳疖、耳瘘、脓耳、耳后附骨痈等病脓成未溃者。耳部脓肿形成原因和位置各异，排脓方法应根据患病部位不同而定。①耳疖排脓：用尖刀片头部点破脓头，引出脓栓，或沿外耳道长轴方向切开排脓。②耳瘘排脓：选择耳瘘形成的脓肿稍低处，用消毒的小尖刀纵向轻轻挑开，向瘘口方向撑开排脓。③脓耳脓成未溃：当耳痛剧烈，鼓膜充血外凸，可用鼓膜刀在鼓膜前下或后下轻挑鼓膜，切开 1~2mm 左右小口，并用负压吸引器吸尽脓液。④耳后附骨痈：选择脓肿高点软陷波动处，用消毒的小尖刀切开，用钳子深入扩大切口并进入脓腔，注意脓腔是否穿透骨，乳突骨质是否健康。排出脓液后，放置引流条。

注意事项 ①脓肿穿刺、切排必须待脓肿成熟后方可施行，因此，在排脓之前应先辨别脓肿是否已形成。一般未成脓时局部触之较硬，成脓后局部有波动感。②排脓前应先清洁消毒患处皮肤，选择合适的麻醉方法，然后依据脓肿的不同部位采取相应的排脓方法。③切口应选择在脓肿高点下方，以使脓液畅流。④耳道疖肿排脓时，切开的方向应与外耳道长轴平行，以免愈合后形成外耳道狭窄。⑤切开排脓后要定时换药直至愈合，以保持引流通畅。

(丛品)

ěrbìng zhēnjiǔfǎ

耳病针灸法（acupuncture and moxibustion treatment of ear diseases） 运用针刺和灸法以治疗耳部疾病的方法。包括耳病针法和耳病灸法两大类，有疏通经络、运行气血、祛邪扶正、调和阴阳的作用，适用于多种耳科疾病的治疗。

源流 长沙马王堆汉墓帛书中已经有应用灸法治疗耳病的记载，如《足臂十一脉灸经》灸足少阳脉治聋、产聋、耳前痛等耳病，这是针灸法应用于耳病的最早记载。春秋战国时代，《黄帝内经》的经络学说和针灸理论为耳病针灸治疗奠定了基础，如《灵枢经·刺节真邪》讨论了针刺治疗耳不闻、目不见的疾病，"必于日中，刺其听宫，中其眸子，声闻于耳"，提出了治疗时间、选穴，并根据针刺后的感觉调节针刺手法等针刺技术。晋·皇甫谧《针灸甲乙经》卷十二记载了手太阳、少阳经脉受邪而致耳病的辨证治疗及选穴，如治疗耳鸣选穴"百会及颔厌、颅息、天窗、太陵、偏历、前谷、后溪皆主之""聋，耳中不通，合谷主之。耳聋，两颞颥痛，中渚主之。耳熇熇浑浑无所闻，外关主之。卒气聋，四渎主之"，是耳病针灸疗法的基础。明·杨继洲《针灸大成》卷九记述了各种耳病的针灸治疗，从脏腑、经络辨证选穴，如治疗房事不节、肾经虚败、气血耗散而致耳内虚鸣，取穴肾俞、三里、合谷，复刺太溪、听会、三里；治疗热气上壅，或因缴耳触伤、热气不散、伤寒不解而致耳红肿痛，取穴听会、合谷、颊车，复刺三里、合谷、翳风；治疗因伤寒大热、闭汗、气不舒而致耳聋气闭，取穴听宫、听会、翳风，复刺三里、合谷；治疗重听无所闻，取耳门、风池、侠溪、翳风、听会、听宫等局部穴位，以疏通耳部经脉气血。这些宝贵经验现仍为临床所常用。明·汪机《针灸问对》强调针灸与临床各科一样，也要四诊合参，辨证施治，如在论及"病有宜灸者，有不宜

灸者"，指出沉寒痼冷、阳气绝及经虚气少邪入者等三种情况适宜用灸法，并提出头面部孔窍不宜用灸法，这些经验也常为临床借鉴。清代，除了针刺法的应用更广泛外，不少医家用天灸法治疗疾病，如蒜泥灸、吴茱萸灸、附子灸等，至今亦常用于耳科临床。

注意事项 ①辨证施治：耳病针灸法的运用同内治法一样，也是在中医整体观念指导下进行辨证论治，应根据耳部疾病的特点、病情的轻重缓急、寒热虚实等不同情况，选择合适的穴位及不同的针灸方法进行治疗。②皮肤消毒：体针、耳针、水针等均刺入皮肤一定的深度，灸法皮肤上也可能出现充血、发泡等反应，容易招致感染，因此不论选择何种针灸治疗，在施行针灸前局部皮肤必须严格消毒，以防止发生感染。③防止烫伤：耳病灸法施灸时要注意灸火的温度，防止烫伤皮肤，尤其对于皮肤感觉迟钝者更须注意，离眼睛较近的穴位，一般要少灸或不灸。④与其他治法结合：临床上耳病针灸法可以单独使用，但更多的是与耳病内治法、耳病外治法等结合使用，以取得更好的疗效。

(谢慧 刘蓬)

ěrbìng zhēnfǎ

耳病针法（acupuncture treatment of ear diseases） 用针刺入选定的穴位以治疗耳病的方法。属耳病针灸法。包括耳病体针疗法、耳病水针疗法及耳病耳针疗法等。耳病体针疗法是传统的针刺方法，即用毫针刺入人体经脉的穴位并施以必要的手法以治疗耳病的方法，适用于耳带疮、脓耳、耳胀、耳鸣、耳聋、耳眩晕、耳面瘫等疾病的治疗。耳病水针疗法与耳病耳针疗法是 20 世纪 50 年代开

始在传统针刺方法基础上逐渐发展起来的，其中水针疗法（又称穴位注射疗法）是将针刺入选定的穴位并施行提插手法，得气后再将药物注射液注入该穴位以治疗疾病的方法，通过针刺对穴位的刺激作用和药物的性能对穴位的渗透作用而发挥其综合效应（参见针灸学卷穴位注射疗法），适用于治疗耳鸣、耳聋、耳眩晕、耳面瘫等耳病；耳针疗法是用针刺、埋针或贴压等方法刺激人体耳廓上的穴位（简称耳穴）以治疗疾病的方法（参见针灸学卷耳针疗法）。耳穴是现代医家发现的独立于传统经络穴位之外的一套穴位系统，全部穴位都位于耳廓上，对应于全身的各个部位，刺激耳穴的具体方法有毫针法、埋针法及贴压法等，适用于治疗耳胀、耳鸣、耳聋、耳眩晕、耳面瘫等多种耳病。

（谢 慧 刘 蓬）

ěrbìng tǐzhēn liáofǎ

耳病体针疗法（body acupuncture for the treatment of ear diseases）

用毫针针刺人体经脉上的穴位以治疗耳病的方法。属耳病针法。耳为经脉聚会之处，直接循行于耳的主要经脉多属阳经，有手、足少阳，手、足太阳，足阳明等经脉，此外，手阳明别出的络脉、手厥阴别出的正经均循于耳。耳通过经络与肾、心、肝、胆、肺、脾等脏腑发生密切的联系。因此，用毫针针刺相关经络的穴位，可以疏通经络，调和气血，调整脏腑功能，纠正阴阳失衡状态，用于治疗多种耳病。耳病体针疗法的效果取决于两个方面：一是取穴是否恰当，二是针刺手法是否正确。

取穴原则 在中医理论指导下，采用局部或邻近取穴、远端取穴、随症取穴相结合的取穴原则。①耳局部及邻近取穴：如听宫、听会、耳门、翳风、完骨、上关、头窍阴、风池、耳和髎、太阳等穴位，有疏通耳部经络气血、聪耳启闭的作用。②远端取穴：根据脏腑、经络辨证，紧密结合经脉的循行，遵循"经脉所通，主治所及"的治疗规律，选取与耳有密切联系的脏腑及直接循行于耳部经脉的穴位，如手少阳三焦经的关冲、液门、中渚、外关、支沟等穴位；足少阳胆经的侠溪、阳陵泉、足窍阴等穴位；手太阳小肠经的后溪、阳谷、天窗等穴位；足太阳膀胱经的肝俞、胆俞、脾俞、肾俞、关元、昆仑、申脉等穴位；足阳明胃经的足三里、丰隆等穴位。③随症取穴：即经验取穴，为历代医家的临床经验，耳为手、足少阳所辖，耳周的穴位耳门、听会属手、足少阳经，听宫为手太阳经与手、足少阳经之交会穴，气通耳内，具疏风散邪、聪耳启闭之功，三穴均为治耳疾要穴；手少阳三焦经的中渚、外关、液门，八会穴之髓会悬钟、八脉交会穴足临泣等穴位，均是耳鸣耳聋常随症选用的穴位；治疗耳眩晕可选用奇穴四神聪、印堂、安眠等，有清利头目，止眩晕的作用；治疗耳面瘫，可选用奇穴牵正以祛邪通络。

针刺方法 一般选取局部穴位（或邻近穴位）及远端穴位各2~3个，头面部穴位宜浅刺，多用斜刺或平刺。实证用泻法，得气后出针或留针10分钟；虚证用补法，得气后留针20分钟。

临床应用 适用于治疗耳胀、耳鸣、耳聋、耳眩晕、耳面瘫等多种耳病。①治疗耳鸣、耳聋：局部取穴，可选耳门、听宫、听会、翳风等穴位以疏通耳部气血。

远端取穴，风邪外袭可选加风池、外关、合谷等穴位以疏风散邪；肝胆火盛可选加肝俞、胆俞、行间、丘墟等穴位以清泻肝胆之火；肾精亏损可选加肾俞、太溪、关元等穴位以补肾填精；脾胃虚弱可选加气海、足三里、脾俞等穴位以补益脾胃，濡养耳窍。随症取穴，可选中渚、足临泣等穴位以加强聪耳启闭之功，若痰多可选加丰隆以豁痰。②治疗耳眩晕：局部取穴，可选百会、风池、风府、太阳、头维等穴位以疏通耳部及头部气机。远端取穴，风邪外袭、上扰清窍，可选加合谷、外关等穴位以疏风散邪，清利头目；痰浊中阻、清阳不升，可选加丰隆、中脘、脾俞等穴位以涤痰止眩；肝郁化火、肝阳上扰，可选加肝俞、侠溪、行间等穴位以平肝息风止眩；寒水上泛清窍，可选加肾俞、命门等穴位以温壮肾阳；髓海不足、清窍失养，可选加三阴交、关元、肾俞等穴位以填精益髓；上气不足，可选加足三里、脾俞、气海等穴位以补益气血，健脾安神。随症取穴，可选悬钟，悬钟乃髓会，充养髓海，为止眩要穴；或选加奇穴四神聪、安眠等以增强安神止眩之功。③治疗耳面瘫：局部取穴，可取颊车、地仓、迎香、口禾髎、水沟、承浆、阳白、攒竹等穴位以疏散局部之风邪，推动经气的运行。远端取穴，可选合谷、太冲、申脉、照海，合谷善治头面诸疾，太冲以泻肝通络。

注意事项 ①严格针具消毒，防止血源传播，防止感染。②施以体针疗法前后应适当休息，以防晕针。③患者在过于饥饿、疲劳、精神过度紧张时，不宜立即进行针刺；身体瘦弱、气虚血亏的患者，针刺手法不宜过强，并应尽量选用卧位。④患有严重心、肝、肾功能损害，贫血及孕期不宜使用针刺法。⑤针刺处发红，可能有轻度感染时，应注意及时抗感染处理。⑥若出现晕针，应立即停止并撤除针具，尽快将患者取头低足高位平卧床上，可指压水沟穴（人中），同时予饮热开水；严重者，可用毫针刺水沟、合谷、足三里等穴，以醒脑开窍促使其苏醒。⑦注意滞针、弯针、断针及局部血肿等异常情况，参见针灸学卷针刺意外。

（谢　慧　王士贞）

ěrbìng shuǐzhēn liáofǎ

耳病水针疗法 （hydro-acupuncture for the treatment of ear diseases）

将药液注入人体经脉上的穴位以治疗耳部疾病的方法。又称耳病穴位注射疗法。属耳病针法。水针疗法是在传统针刺法基础上发展起来的治疗方法，通过针刺对穴位的刺激作用和药物性能对穴位的渗透作用，发挥其疏通经络、调和气血、调整脏腑功能、纠正阴阳失衡状态的综合效应（参见针灸学卷穴位注射疗法），适用于治疗多种耳部病证。

取穴及用药原则　取穴遵循局部或邻近取穴与远端取穴相结合的原则。耳局部或邻近的头面部穴位，如耳门、听宫、听会、翳风、完骨、风池、颊车、地仓、迎香、四白、太阳等。远端的穴位，如足三里、三阴交、血海、丰隆、合谷、曲池、内关、肾俞、脾俞等。每次选耳局部或邻近部位的穴位及远端穴位1~2个。药物的选用主要根据辨证而定：实证、热证可选用清热解毒类注射液，如柴胡注射液、鱼腥草注射液等；虚证、寒证可选用补益气血类注射液，如黄芪注射液、当归注射液、生脉注射液、人参注射液、胎盘注射液等；气滞血瘀证可选用活血祛瘀类注射液，如丹参注射液、红花注射液、川芎嗪注射液等。此外，还可以选用维生素类注射液，如维生素 B_6、B_{12} 注射液等。

操作方法　选择无菌的1ml或2ml注射器，配5~7号普通注射针头，在选定穴位常规消毒后，将装有药液的注射器连针头，按毫针的刺法和角度方向要求，将针头快速刺入一定深度，并上下提插，出现针感后，回抽无血，即可将药液注入。一般耳部及头面部穴位，每穴可注入 0.3~0.5ml 药液，四肢部穴位，每穴可注入 1~2ml 药液。一般体质强者，可用较强刺激，推液可较快；体质较弱者，刺激宜轻，推液可较慢。拔出针头，用棉签或棉球压迫片刻，防止出血。急性病者，每日1次；慢性病者，隔日1次。一般5~10次为1个疗程。

临床应用　适用于治疗耳鸣、耳聋、耳眩晕、耳面瘫等耳病。①治疗耳鸣、耳聋：局部取穴，可选耳门、听宫、翳风、完骨等穴位以疏通耳窍经脉。远端取穴，若肝胆火盛，可选太冲、丘墟等穴位以泻肝胆之火热；脾虚可选足三里、气海、脾俞等穴位以补脾益气；肾虚可选太溪、肾俞等穴位以补肾益精。实证、热证可用柴胡注射液，虚寒证可选用黄芪注射液、当归注射液，若耳鸣耳聋日久者，也可选用丹参注射液。②治疗耳面瘫：局部取穴，可选颊车、地仓、下关、翳风、迎香等穴位以疏通面颊部的经络气血，活血通络。远端取穴，早期风邪阻络，可选合谷、曲池等穴位以祛风通络；病程日久、气虚血瘀，可选足三里、昆仑等穴位以补益气血，濡养筋脉。早期耳面瘫可选用柴胡注射液，气虚血瘀可选用丹参注射液、当归注射液或黄芪注射液等。

注意事项　①治疗时应对患者说明治疗特点和注射后的正常反应。②注意药物的性能、药理作用、剂量、配伍禁忌、副作用、有效期及有无沉淀变质等情况。③凡能引起过敏反应的药物必须先做皮肤过敏试验；副作用严重的药物不宜采用；刺激性强的药物应慎用。④注射时应避开神经干及血管，若注射时回抽有血，应调整针尖方向后重新注射。⑤注射器、针头及注射部位要严格消毒。

（谢　慧　王士贞）

ěrbìng ěrzhēn liáofǎ

耳病耳针疗法 （auriculoacupuncture for the treatment of ear diseases）

用针刺或贴压等方法刺激人体耳廓上的特定穴位以治疗耳病的方法。属耳病针法。有疏通经络、调和气血、调整脏腑功能、纠正阴阳失衡状态的作用。耳与脏腑、经络有着广泛的联系，人体各个部位和器官在耳廓上均有其相应的敏感点（耳穴），因此临床上可通过刺激耳穴治疗多种耳科疾病。参见针灸学卷耳针疗法。

取穴原则　在中医理论指导下，取穴遵循按相应部位取穴、脏腑经络辨证取穴及随症取穴的原则。治疗耳病的主要耳穴，多为与耳部相对应的耳穴，如外耳、内耳、耳尖、缘中、枕、额、颞等耳穴，以疏通耳窍经气，聪耳启闭；备用耳穴则多为按脏腑经络辨证取穴或随症选取的耳穴，如肝、胆、脾、肾、肾上腺、脑干、内分泌等耳穴。每次施治一侧耳，一般取3~5个耳穴，其中主穴2~3个，备用穴1~2个。

操作方法　有三种，可任选

其一。①毫针刺法:用0.5寸短柄毫针针刺选定的耳穴,用快速插入的速刺法或慢慢捻入的慢刺法均可,以刺入皮肤0.2~0.3分为度。留针时间15~30分钟。每周1~2次,5~10次为1个疗程。②埋针法:用皮内针轻轻刺入选定的耳穴,再用医用胶布固定,每日自行按压3次,每次留针3~5日,5次为1个疗程。③耳穴贴压法:将王不留行或磁珠贴压在选定的耳穴上,每日自行按压3~5次,每次每穴按压30~60秒,3~7日更换1次,双耳交替。

临床应用 适用于治疗耳胀、耳痛、脓耳、耳鸣、耳聋、耳眩晕、耳面瘫等多种耳病。①治疗耳胀、耳痛、脓耳:主要耳穴可选外耳、耳尖、耳中等相应部位的耳穴。配穴根据辨证选穴,若风邪外袭,耳窍痞塞,可选肺等耳穴以宣肺散邪通耳窍;肝胆火热可选肝、胆等耳穴以泻肝胆之火;脾虚湿困可选脾、胃以益气健脾。②治疗耳鸣、耳聋:主要耳穴可选内耳、耳中、颞等相应部位的耳穴。配穴根据辨证选穴,若肝胆火盛上炎耳窍,可选肝、胆等耳穴以泻肝胆之火;气血不足、耳窍失养,可选脾、耳背脾、下耳根等耳穴以健脾益气;肾虚则可选肾、神门、肾上腺等耳穴以补肾健脑。③治疗耳眩晕:主要耳穴可选内耳、枕、缘中、脑干等相应部位的耳穴。配穴可根据脏腑之虚损,选肝、肾、脾等耳穴以补益脏腑之虚,并可随症选取神门、肾上腺、耳背肾、耳背沟等安神止眩的耳穴。④治疗耳面瘫:主要耳穴可选口、内耳、眼、面颊等相应部位的耳穴。配穴可随症选取颞、肝、神门等耳穴以增强通络止痉的作用。

注意事项 ①施行耳针疗法应注意严格消毒,预防感染。②耳廓冻伤、耳部红肿热痛者及有习惯性流产史的孕妇禁用。③注意预防晕针,发生后应及时处理。

(谢慧 王士贞)

ěrbìng jiǔfǎ

耳病灸法(moxibustion treatment of ear diseases) 用艾叶等可燃材料或其他热源在人体特定的穴位或病变部位进行熏熨、烧灼以治疗耳病的方法。属耳病针灸法。灸法属于温热疗法,通过温热的刺激,作用于人体经络穴位,有温经散寒、温通经脉、调和气血、提升阳气、扶阳救脱、消瘀散结等作用(参见针灸学卷灸法),适用于治疗多种耳科疾病属虚寒证者。

取穴原则 取穴采取局部取穴与远端取穴相结合的原则。耳局部及邻近的穴位,如太阳、耳门、翳风、四白、颊车、百会、风池、风府、大椎等穴位。远端辨证选穴,如肺虚可选加肺俞、太渊等穴位;脾虚可选加脾俞、胃俞、中脘、足三里、气海等穴位;肝肾虚可选加肝俞、肾俞、命门、三阴交、关元、涌泉等穴位。

操作方法 有三种。①悬起灸:属温和灸,将艾条燃着的一端对准施灸部位,间隔一定的距离(约2~3cm)进行熏熨,使患者有温热感而无灼痛,一般每处灸5~10分钟,以皮肤稍起红晕为度。②间接灸:在施灸部位垫一层生姜、大蒜或盐等物质,上面再堆放艾叶的细末,点燃艾末,热力透过生姜、大蒜、盐等物质进入穴位发挥作用,每次施灸2~3穴,每处灸20分钟左右。③天灸法:又称发泡灸,是用对皮肤具有温热刺激作用的药物,如蒜泥、吴茱萸粉、附子粉等,敷贴于特定的穴位或患处,数小时后除去敷贴的药物,局部皮肤有充血、发泡等反应,达到温通经络、治疗疾病的目的。

临床应用 适用于治疗耳胀、脓耳、耳鸣、耳聋、耳面瘫等耳病属虚寒证者。①治疗耳胀、耳鸣、耳聋,日久不愈:局部选耳门、听宫、翳风、完骨等穴位,用悬起灸,以温通耳部经脉气血;远端选足三里、脾俞等穴位,可用悬起灸或隔姜灸、隔盐灸,以健脾利水通耳窍。②治疗脓耳缠绵日久,脓多清稀:局部选翳风、完骨等穴位,用悬起灸;远端选足三里、脾俞、气海等穴位,用悬起灸或隔姜灸,以补益气血,补托排脓。③治疗耳面瘫:重点选取患侧面部穴位,如四白、迎香、地仓、颊车、太阳等,用悬起灸。

注意事项 ①注意灸火的温度和患者耐受情况,不可过热,避免烫伤。对小儿患者、知觉减退者和昏厥患者,为了防止烫伤,医生可用中、示两指分开,放在施灸部位的两侧,通过医生手指的感觉来测知受热程度,以便随时调节施灸距离,防止灼伤皮肤。②注意安全。用过的灸条应放在小口玻璃瓶内盖严,以防复燃。灸后要擦净皮肤上的艾灰,并检查有无火星洒落,以免烧毁衣物。③施灸后,若皮肤出现小水疱,可不处理,任其自然吸收。如水疱过大,可用注射器将疱内液体吸出。如有化脓者,用敷料保护灸疮,待其吸收痊愈。

(谢慧 王士贞)

ěrbìng ànmó dǎoyǐnfǎ

耳病按摩导引法(massage and daoyin for the treatment of ear diseases) 通过对人体体表特定的

穴位、部位或患处施加按、揉等手法，以及患者通过特定的躯体运动并配合呼吸的自我调节，以防治耳病的方法。分为耳病按摩法和耳病导引法两大类，有疏通经络、运行气血、导邪外出、通利耳窍的作用，适用于防治耳胀、耳鸣、耳聋、耳眩晕等多种耳病。

源流 按摩导引是具有中医特色的传统医术。春秋战国时代，《黄帝内经》的经络学说理论，为耳病按摩导引奠定了理论基础。《灵枢经·刺节真邪》最早记载了"捏鼻鼓气法"，一直沿用至今。晋·许逊《灵剑子引导子午记》记载了防治耳病的按摩导引法"营治城郭"和"击探天鼓"，后世医家多在此基础上加以完善。隋唐时代，耳病按摩导引已较广泛应用于临床。如隋·巢元方《诸病源候论》卷二十九对耳聋的治疗附有"养生方导引法"。唐·孙思邈《备急千金要方》卷二十七论及养生、按摩及调气法，记录了鼻引清气、叩齿、摩眼、押头、拔耳等自我保健推拿方法。宋代以后，医家开始重视保健及疾病的预防，手段更实用和多样化。如明·高濂《遵生八笺》是一部以养生保健为主体的著作，除了在卷九记录了"营治城郭"和"击探天鼓"外，在卷十中还记载了治疗耳眩晕的"掩耳去头旋法"。明·张介宾《景岳全书》卷二十七详述了"鼓膜按摩法"。清·王祖源《内功图说·十二段锦》提出的"鸣天鼓"在前人击探天鼓的基础上做了详细介绍。清·汪启贤、汪启圣《动功按摩秘诀·耳症》有记载治疗耳闭、耳疼痛及耳聋气闭的穴位按摩，治疗耳疮流脓、耳鸣和暴聋的导引法。归纳古代医籍记载的耳病按摩法，主要是穴位、耳局部及

耳邻近部位的按摩，耳病导引法如鼓膜按摩、捏鼻鼓气、鸣天鼓、掩耳去头旋、耳聋导引等法，有疏通经络、祛邪外出、通利耳窍及升清阳之气于耳的作用，这些练功做法，简单易行，至今仍应用于临床。

特点 不通过药物或其他工具而达到调理经络气血运行以防治耳病的目的。

耳病按摩法 医生在患者的相关部位进行推拿、按摩以防治耳病的方法。按摩的部位包括相关穴位及耳局部（或邻近部位），通过按摩手法，可疏通经气，调整局部气血运行，并通过调动与经络相连的脏腑功能，改变脏腑的病理状态而达到治疗目的，适用于防治耳鸣、耳聋、耳眩晕、耳面瘫等多种耳病。如揉印堂，开天门，摩听宫、翳风、揉百会、风池、合谷，推大椎、肾俞等，可疏通耳部经脉，通窍聪耳，可用于防治耳鸣、耳聋；摩涌泉、推大椎、揉囟会，可用于防治耳眩晕实证；揉百会、合谷，按揉足三里，可用于防治耳眩晕虚证；用一指禅推法自印堂、阳白、睛明、四白、迎香、下关、颊车、地仓等穴往返推按，或用一指禅推法施于风池穴及项部，然后拿风池、合谷穴，可用于治疗耳面瘫。

耳病导引法 患者在医生指导下自行做相关的肢体运动或自我按摩，并配合气息的自我调整以防治耳病的方法。适用于防治耳鸣、耳聋、耳眩晕等耳病。如用双手掌心，对称地按于耳屏部，慢慢地向下、向后至耳根，再向上至乳突、颞部，然后向前、向下回到两侧耳屏，如此轻轻按摩，不计次数，一般按摩至两耳廓潮红发热为度。此法有疏通耳部经

脉、通利耳窍的作用，可用于耳鸣、耳聋的防治。又如用手指按摩两耳轮，一上一下摩擦之，不拘遍数，称为"营治城郭"，亦有防治耳鸣、耳聋的作用。其他还有鼓膜按摩法、捏鼻鼓气法、鸣天鼓法、掩耳去头旋法、耳聋导引法等。

注意事项 ①辨证施术：耳病按摩导引法是在中医整体观念指导下进行的，应根据耳部疾病的特点、病情的轻重缓急、寒热虚实等不同情况，选择合适的部位及不同的方法进行按摩或导引术。②耳病按摩法与耳病导引法可结合运用。③预防耳病时，可单独运用各种耳病按摩导引法；治疗耳病时，多与耳病内治法、耳病外治法、耳病针灸法等结合运用，以取得更好的疗效。

（忻耀杰 刘 蓬）

gǔmó ànmófǎ

鼓膜按摩法（eardrum massage therapy） 在外耳道口部位施加按摩手法使外耳道交替产生正负压以起到按摩鼓膜作用的方法。又称耳膜按摩法。属耳病按摩导引法。见于明·张介宾《景岳全书》卷二十七："凡耳窍或损或塞，或震伤，以致暴聋或鸣不止者，即宜以手中指于耳窍中轻轻按捺，随捺随放，随放随捺，或轻轻摇动，以引其气，捺之数次，其气必至，气至则窍自通矣。凡值此者，若不速为引导，恐因渐闭而竟至不开耳。"至今仍为临床所常用。具体操作方法有两种：①用示指或中指插入外耳道口，轻轻按压，一按一放，或中指尖在外耳道轻轻摇动十余次，待外耳道的空气排出后即突然拔出，如此重复多次。②用手掌小鱼际在外耳道口轻轻按压，或用两手示指或中指分别按压耳屏，使其掩盖

住外耳道口，一按一放，有节奏地重复数十次，按压后做一次吞咽动作，引动耳窍经气。鼓膜按摩法有疏通经气、调和气血、行气通窍的作用，常用于治疗耳胀、耳鸣、耳聋等病证。操作时应注意，按压时用力不可过大，以防鼓膜破裂。

（忻耀杰）

niēbí gǔqìfǎ

捏鼻鼓气法（nose pinching and air flowing therapy）

捏紧鼻孔、闭口做鼓气动作使空气进入耳中以治疗耳病的方法。属耳病按摩导引法。最早见于《灵枢经·刺节真邪》："刺其听宫……以手坚按其两鼻窍，而疾偃，其声必应于针也。"之后明·曹士珩《保生秘要》、清·顾世澄《疡医大全》、清·沈金鳌《杂病源流犀烛》等医著中均有记载，如《杂病源流犀烛》卷二十三"耳重导引法"记载："定息坐，塞兑，咬紧牙关，以脾肠二指捏紧鼻孔，睁二目，使气串耳通窍内，觉哄哄然有声，行之二三日，窍通为度。"此法目前仍为临床常用，具体操作方法：调整好呼吸，闭唇合齿，用拇、示二指捏紧双前鼻孔，然后用力鼓气，使气体经咽鼓管咽口进入中耳内，此时可感觉到鼓膜突然向外臌出，并有哄然之声。此法有疏通闭塞之经脉、开通耳窍的作用，常用于治疗耳胀、耳鸣、耳聋、耳眩晕等所致耳内胀闷堵塞不通、听力下降、头胀、眩晕等。此法须通过指导患者自行操作完成，注意用力适当，若患者有鼻塞、流涕时，应暂停使用。

（忻耀杰）

míngtiāngǔfǎ

鸣天鼓法（occipital-knocking therapy）

患者自行用手指敲击耳后枕骨以防治耳病的方法。又称击探天鼓。属耳病按摩导引法。最早见于晋·许逊《灵剑子引导子午记·击探天鼓》："天鼓者，耳中声也。以两手心紧按耳门，以指击其脑户，常欲其声壮盛，相继不散"，并在"导引诀"中载有操作方法："鸣天鼓三十六……双手紧掩双耳，叩齿三十六下，以第二指敲耳后骨。"其后，明·高谦《遵生八笺》及清·王祖源《内功图说》对鸣天鼓均有较详细的记载，如《内功图说·十二段锦》"左右鸣天鼓二十四度闻"记载："计算鼻息出入各九次，毕，即放所叉之手移两手掌擦耳，以第二指叠在中指上，作力放下第二指，重弹脑后，要如击鼓之声，左右各二十四度，两手同弹共四十八声，仍放手握固。"此法操作简单，有疏通经络、运行气血、通利耳窍的作用，至今仍沿用于临床，常用于防治耳鸣、耳聋。具体操作方法：调整好呼吸，先用两手掌按摩耳廓，再用两手心紧贴两外耳道口，两手示、中、环指及小指对称地横放在枕部，两中指相接触，再将两示指翘起放在中指上，然后把示指从中指上用力滑下，重重地叩击脑后枕部（图），此时可闻洪

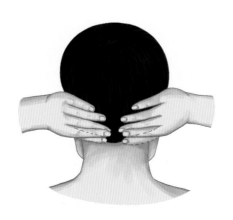

图 鸣天鼓法

亮清晰之声，响如击鼓。先左手24次，再右手24次，最后两手同时叩击48次。操作时应注意，敲击不可过快，须有节奏，同时凝神静听敲击的声响，不宜分散注意力。

（忻耀杰）

yǎn'ěr qùtóu xuánfǎ

掩耳去头旋法（ear-plugging therapy for vertigo）

用手掌掩住耳道口并做头部俯仰及左右摇摆动作以治疗眩晕的方法。属耳病按摩导引法。最早见于隋·巢元方《诸病源候论》卷二"头面风候"。明·高濂《遵生八笺》卷十"掩耳去头旋"："邪风入脑，虚火上攻，则头目昏旋……治之须静坐升身闭息，以两手掩耳，折头五七次，存想元神逆上泥丸，以逐其邪，自然风邪散去。"明·龚居中《红炉点雪》卷四亦有类似记载。此法有祛散风邪、调和气血、安神定志、升清阳之气而止眩之功效，主要用于治疗眩晕。具体操作方法：盘膝端坐，放松身体，摒除一切杂念，凝神收心内视，屏住呼吸，用两手掌心掩住耳孔，俯仰头部，左右摇头各35次，集中意念想象并体会体内的元神驱邪向上从头顶百会穴散出，达到散风止眩的疗效。

（忻耀杰）

ěrlóng dǎoyǐnfǎ

耳聋导引法（daoyin therapy for deafness）

防治耳聋的导引法。属耳病按摩导引法。中医古籍介绍有多种方法，如隋·巢元方《诸病源候论》卷二十九引"养生方导引法"治疗耳聋："坐地交叉两脚，以两手从曲脚中入，低头叉颈上，治久寒不能自温，耳不闻声""脚着项上，不息十二通，必愈大寒不觉暖热，久顽冷，患耳聋目眩"。具体操作方法：席

地而坐，将双脚交叉，双手从两脚腘窝处伸入，然后，低头将颈项放于双膝之间（图）。清·沈金鳌《杂病源流犀烛》卷二十三引明·曹士珩《保生秘要》"耳病导引法"："凡搓掌心五十度，热闭耳门，空观。次又搓又闭又观。如此六度。耳重皆如此导法。"具体操作方法：双手掌快速摩擦 50 次，然后趁热分别掩盖在双耳门上，同时凝神空思，做到目无所见，脑无所想，心无所思，如此 6 遍。以上导引方法具有疏通经络、运行气血、聪敏耳窍的作用，可用于防治耳聋。

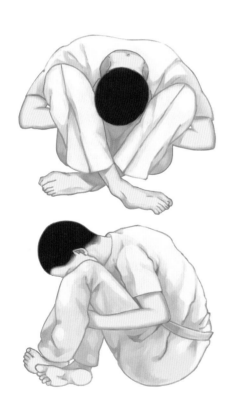

图　曲脚低头叉项

（忻耀杰）

ěrbìng hùlǐ

耳病护理（care of ear diseases）

在中医理论指导下对耳病进行护理的方法。以中医辨证为基础，各项护理工作都在中医辨证的原则下开展，围绕中医治疗而实行辨证施护。具体可从起居护理、观察病情、精神护理、饮食护理、服药护理、治疗操作护理等方面实施。

起居护理　居住环境宜整洁宽敞、清静，室温适宜，针对病情，给予适当环境护理，如脓耳初期，疼痛剧烈可采用半卧位或睡眠时将患耳朝上；脓耳病久，流脓不止则睡眠时应患耳朝下，便于引流。耳眩晕发作时，患者居住房间光线宜暗；耳鸣严重患者不宜在过于安静的房间；暴聋患者不宜在过于嘈杂的环境中。作息时间可根据气候及病情做适当安排，如冬季一般不宜晨练，锻炼身体安排在上午八点以后；夏季应避免烈日下活动，春、秋季避免感受风邪。慢性耳病或病情较轻患者，起床后可进行适当户外活动，增强体质。

观察病情　除注意神色、形态、呼吸、体温、饮食、睡眠、二便等情况外，耳部疾病要重点观察耳部红肿疼痛、耳流脓、耳鸣、耳聋、眩晕或头痛的程度及伴随的症状。若耳内脓液黄稠量多，口干口苦，多属实证热证；耳流脓日久、脓液稀白，多属虚证寒证。还要注意观察病情变化，若耳内脓液骤减，体温升高，头痛较剧，多为逆证，尤其小儿急性脓耳，变化较迅速，可出现黄耳伤寒及耳后附骨痈；暴聋患者可能出现眩晕、呕吐；耳廓外伤可能导致断耳疮；耳异物可能引起患者一时精神紧张、焦虑等。故只有密切仔细观察，才能及时发现病情变化，采取相应措施。

精神护理　应注意患者的情绪及精神面貌方面的变化。关心患者，态度热情和蔼，消除患者顾虑，取得患者信任。如因肝郁气滞而致的耳鸣、耳聋患者，适时进行心理疏导尤为重要；反复发作、病程日久的耳眩晕患者多有恐惧和悲观情绪，故要耐心解释病情，安定患者情绪，告知此病不会有生命危险，使之努力配合治疗并了解只有心情舒畅，才能气血调和，有利于疾病早日康复。

饮食护理　根据耳病患者体质的寒热虚实不同，指导其合理地选择食物，告知饮食宜忌，也是重要的内容之一。如脓耳、耳疖、断耳疮及脓耳变证等实热证，局部表现为红、肿、热、痛明显，宜选清凉甘淡的食物，如苦瓜、黄瓜、丝瓜、生菜、白菜等，同时可吃新鲜水果如鸭梨、西瓜等；小儿因耳痛而吞咽困难者应进食流质或半流质，如绿豆汤、西瓜汁、大米粥、小米粥等，成人则应忌食辛燥温热之品及油腻、厚味食物，如油炸食品、烙饼、辣椒、干姜等，同时禁食牛肉、羊肉、狗肉等温补之物。如耳鸣、耳聋、耳眩晕、脓耳、耳胀等久病虚证患者，则不宜进食寒凉、生冷食物，并忌食肥甘厚味，而以清淡易消化食物为主。脓耳缠绵难愈者，宜少食蛋类、豆类制品及虾、蟹等食物，以免加重病情或导致反复发作。

服药护理　指导患者煎药方法、服药时间、服药期间注意事项等。如感受外邪而致的耳胀、脓耳早期，表现为风寒或风热表证者，煎药宜武火快煎，温服、顿服；若邪气在表欲使患者发汗而散邪，可在服药后喝热粥一碗，盖被发汗，使邪从汗解。如病程日久，需要长期治疗，则避免空腹服药，以保护胃气。小儿服药可多次少进，以免一次服药量多引起恶心呕吐。女性经期服药，最好即煮即服，切忌药汁过凉。

治疗操作护理 医生、护理者都应了解和掌握耳病常用外治法，有些方法需要患者自己完成时，可将具体操作教给患者本人或家属。耳病外治法护理操作要求动作轻巧、准确，如滴耳法，应患耳向上，成人可将耳廓向后下方牵拉，滴入药液 2~3 滴。有鼓膜穿孔的患者，在滴入液后，用手指将耳屏向外耳道口按压数下，以使药液进入中耳，这样的效果更佳。又如耳部涂敷法，在施行之前应先行耳部清洁法，用生理盐水、双氧水或用中药煎水洗涤患处，以清除外耳或外耳道的脓液、痂块等，使涂敷的药物能直接接触患处皮肤以达到最好的效果。耳内耵聍或异物取出时，应事先向患者解释清楚，以取得患者的配合。

(刘大新)

ěrbìng yùfáng

耳病预防 (prevention of ear diseases) 在中医理论指导下调养身体以防止耳病发生、发展的方法。耳病预防重点有以下几方面：①注意外耳的清洁卫生。防止污水入耳，保持外耳道的清洁卫生，如婴幼儿洗澡时应防止水入耳道；不要在污水中游泳、跳水，避免污水进入耳内；游泳时可用涂有凡士林的棉球塞入外耳道，以防耳道入水；如有污水不慎进入耳道，应使外耳道口朝下，单足跳跃，使耳内积水倒出。此外，注意经常清洗婴幼儿耳后折缝，勿使汗水、泪水浸渍。②加强锻炼，增强体质，积极防治伤风感冒及鼻腔、鼻咽疾病，患伤风感冒、鼻塞、鼻渊等病，鼻涕多时，擤鼻应用正确方法，以免邪毒窜入耳窍。给小儿哺乳时，体位要适当，以防乳汁流入耳窍。③戒除

挖耳不良习惯，避免耳道损伤染毒。教育小儿勿将玩具、豆类、纸团、珠子等塞入外耳道。④避免使用耳毒性药物，因病情需要必须使用，应严密监测听力变化。避免噪声刺激，在噪声环境下工作，应带耳部防护器，并定期检查听力。⑤注意饮食有节，起居有常，怡情养性，保持心情舒畅，不宜过度思虑，尤忌暴怒愤郁。注重耳的按摩导引养生，对防治耳鸣、耳聋、耳眩晕有积极作用。

(刘大新)

ěrtòng

耳痛 (otalgia) 耳廓、耳周或耳窍深部疼痛的症状。常见于多种耳科疾病。

病因病机 主要是耳部经络不通，不通则痛。外感风热邪毒，可导致耳部经络气血瘀滞，甚则血腐肉败而化脓；各种外伤，如耳部切割伤、钝挫伤、冻伤、烫伤、烧伤、挖耳损伤等，均可导致耳部气滞血瘀；情志不遂可致肝郁气滞及瘀血阻滞耳部脉络，以上原因皆可产生耳痛。

临床表现与鉴别诊断 根据发生原因的不同，可将耳痛分为疮痈类、外伤类、内伤类。

疮痈类耳痛 耳廓、耳周及耳窍深部的疮痈是导致耳痛最常见的原因，如耳瘘、耳带疮、断耳疮、耳疖、耳疮、脓耳、脓耳变证等疾病均可出现耳痛。初起风热邪毒在表，耳痛较轻，可伴有发热恶寒等风热表证；若治疗不及时，热毒内犯肝胆，则耳痛较为剧烈，并可出现高热、头痛、大便秘结、口苦咽干等症；一旦局部化脓，脓液流出，则耳痛又可逐渐减轻。耳带疮、断耳疮、耳瘘等耳廓或耳周疾病引起的耳痛，疼痛部位较为表浅，在耳廓或耳周局部常可见到红肿或疱疹

等病变；耳疖、耳疮、脓耳等耳窍深部疾病引起的耳痛，一般疼痛部位较深，且可伴有脓液或分泌物自耳内流出，若牵拉耳廓或按压耳屏时耳痛加重，提示病变部位可能在外耳道，若牵拉耳廓或按压耳屏时耳痛程度无改变，则提示病变部位可能在中耳；若耳痛、流脓持续不缓解，且出现高热、头痛、呕吐等症状，常为脓耳变证，病情危重。

外伤类耳痛 不同外伤所致耳痛有不同表现：耳部切割伤者，耳部有伤口流血；跌仆损伤者，耳痛兼见耳廓局部瘀肿或出血（见耳损伤）；冻伤者多见于耳廓，疼痛较轻，常兼痒，局部有发绀、肿胀等（见耳冻疮）；烫伤者多见于外耳，连及头面，灼热疼痛，并见局部潮红有水泡；挖耳不慎可伤及外耳道皮肤或鼓膜而致疼痛，此时耳内可见少量出血或鼓膜破裂；因爆震、巨响或航空、潜水气压突变而致耳痛者，其痛在耳内深处，鼓膜可见破裂出血或充血、积血等改变。

内伤类耳痛 七情内伤导致的耳痛，其主要表现为阵发性耳部刺痛，每次疼痛持续时间短暂，但发作频繁，耳廓、耳周、外耳道或鼓膜等部位多无明显异常，可伴有胸胁胀满、嗳气等症。

此外，一些咽喉或口齿病也可引起耳痛，如喉痹、乳蛾、喉痛、牙痛、牙痈等。

治疗原则 ①疮痈类耳痛：初起风热邪毒在表者，治疗以疏风清热、消肿止痛为主；热毒内犯肝胆者，治疗以清泻肝胆热毒为主；热毒化腐成脓者，治疗以清热、消肿、排脓为主。②外伤类耳痛：耳部切割伤者，应尽快进行清创缝合处理，并防止风邪侵袭；耳部钝挫伤致耳廓瘀肿者，

治疗以行气活血为主；耳廓冻伤者，治疗以温经散寒为主；耳部烫伤、烧伤、挖耳损伤引起疼痛者，可根据损伤程度不同酌情给予内治及外治处理。③内伤类耳痛：宜疏肝解郁、活血止痛，可用逍遥散合失笑散加减进行治疗，并可配合针灸、按摩等治疗。至于咽喉或口齿病引起的耳痛应针对相应的疾病进行治疗。

（刘蓬）

ěryǎng

耳痒（ear pruritus） 耳廓、耳周或耳道内皮肤瘙痒的症状。常见于多种耳科疾病。

病因病机 主要与风邪有关，即所谓"风胜则痒"。风邪有外风与内风之分：外风常兼夹寒、热、湿邪侵犯人体，由于耳廓外露，易遭风寒侵犯，寒凝则血瘀，可导致耳冻疮，出现耳廓皮肤发痒甚至红肿；风邪夹湿热之邪侵犯耳窍，常导致耳部奇痒、潮湿、渗液，甚至耳内发霉。内风主要是由于气血亏虚，以致血虚化燥生风，上扰耳窍，导致耳部发痒。

临床表现与鉴别诊断 耳痒程度轻者如有虫爬行，稍抓即止，重者奇痒难忍，不停搔抓乃至局部皮肤破损出血。根据瘙痒发生的部位不同，可将耳痒分为耳道外瘙痒与耳道内瘙痒。

耳道外瘙痒 耳廓或耳周围皮肤瘙痒，常见于旋耳疮或耳冻疮。旋耳疮以小儿多见，表现为以耳廓为中心的皮肤瘙痒，可延及外耳道口及耳廓周围皮肤，早期除瘙痒外，还常有皮肤灼热或潮湿的不适感觉，患儿常以手抓耳，婴幼儿则易烦躁啼哭。检查可见耳廓、外耳道口或耳廓周围皮肤潮红、起泡、糜烂、渗液、结痂，若病程日久，则见局部皮肤增厚、脱屑、皲裂、结痂，表

面粗糙不平，若病变主要发生在外耳道口，可出现外耳道口狭窄。耳冻疮一般发生在耳廓，多见于北方寒冷地区的寒冷季节，初期常出现耳廓皮肤轻度发痒、灼热感，检查可见局部皮肤发绀、肿胀，后期则可出现耳廓疼痛不适。

耳道内瘙痒 耳孔以内的皮肤瘙痒，以致患者常忍不住挖耳的动作，常见于耳疮、耳异物等疾病。耳疮病程可长可短，根据临床表现的不同，可分为湿痒和干痒两种类型。①湿痒：耳痒的同时耳道内潮湿，甚至渗水，检查可见外耳道内皮肤潮红、肿胀、渗液，有时耳道内分泌物结成块状堆积，因长期耳道内潮湿，部分患者可出现耳道内白色霉苔样物堆积，若堆积较多，可导致耳堵塞感及听力减退，患者自觉耳内奇痒难忍，以致不停地挖耳，若挖耳损伤外耳道皮肤，则可出现疼痛。②干痒：仅出现耳内瘙痒，没有渗水的表现，也没有耳堵塞感及听力减退的表现，检查可见外耳道皮肤干燥，若患者经常挖耳，则可见到耳道内皮肤发红，甚至粗糙、增厚，部分患者外耳道皮肤可正常。耳异物亦可出现耳痒，如蚂蚁、蚊子等小昆虫进入耳道内移动，常导致瘙痒，外耳道检查即可发现异物。

治疗原则 根据病因病机不同，分别采取相应的治疗原则。风寒侵袭、血瘀耳窍者，治以疏风散寒、活血止痒为主；风热湿邪侵犯耳窍者，治以疏风清热、祛湿止痒为主；血虚生风者，治以补益气血、润燥息风为主。内治的同时，还可针对不同情况配合不同的外治法。耳异物所致者，治疗原则主要是以外治法取出异物。

（刘蓬）

ěrhóngzhǒng

耳红肿（redness and swelling of ear） 耳廓、耳周或耳道皮肤色红肿胀的症状。常见于多种耳科疾病。

病因病机 主要为邪热阻滞，经脉不通所致。外感风热邪毒或肝胆湿热上蒸，侵犯耳窍，阻滞经脉，气血凝聚，可致耳红肿。异物入耳，遇水膨胀，压迫耳道，可致耳道红肿。耳瘘染毒，可出现耳周红肿。各种外伤，如耳廓挫伤、冻伤、烫伤、烧伤、切割伤等，均可导致耳部气血瘀滞，若复感邪毒则红肿更甚。

临床表现与鉴别诊断 耳红肿程度轻者范围小，仅有局限性红肿隆起，重者范围广泛，常见弥漫性红肿。根据耳红肿发生的部位不同，可分为耳道外红肿和耳道内红肿。

耳道外红肿 耳廓或耳周围皮肤红肿，常见于耳瘘、断耳疮、耳损伤等疾病。耳瘘多发生在耳前，若染毒，则局部红肿疼痛，可反复发作，红肿处常在瘘口或瘘管走行部位，溃破出脓后疼痛往往减轻。断耳疮的红肿部位在耳廓，常伴有剧烈的疼痛，可伴有发热、头痛等全身症状。耳损伤所致耳红肿常为钝力碰撞耳部所致，伤处皮肤未破，耳廓肿痛，局部常伴有瘀血斑块或半球形紫红色瘀肿。

耳道内红肿 耳孔以内的皮肤红肿，常见于耳疖、耳疮、耳异物等疾病。耳疖可见外耳道壁局限性红肿，常伴耳痛剧烈，张口、咀嚼时疼痛加重，严重时连及同侧头痛，可伴有发热、恶寒等全身症状，检查可见耳屏压痛，耳廓牵拉痛，外耳道壁局限性隆起，肿甚者可堵塞外耳道，疖肿破溃后可见脓血。耳疮可见外耳

道弥漫性红肿，多由挖耳、污水入耳或长期耳流脓所致，常伴耳内灼热疼痛，少许流脓或耳内干痒，检查可见耳屏压痛、耳廓牵拉痛，外耳道弥漫性红肿，可有少许分泌物。耳异物亦可出现耳道红肿，常为植物性异物遇水膨胀、压迫外耳道所致，外耳道检查可发现异物。

治疗原则　根据病因病机不同，分别采取相应的治疗原则。外感风热邪毒，侵犯耳窍者，治以疏风清热、解毒祛湿为主；肝胆湿热上蒸耳窍者，治以清泻肝胆、利湿消肿为主；耳瘘染毒或外伤染毒者，治以清热解毒、消肿止痛为主；耳道异物者，需以外治法为主，取出异物即可达到治疗目的，同时也可配合口服消肿止痛的汤剂辅助治疗。

（孙海波　刘蓬）

ěrliúnóng

耳流脓（otopyorrhea）　耳部流出脓性液体的症状。耳科疾病常见症状之一。

病因病机　主要是热毒或湿浊停聚耳窍所致。外邪侵袭，邪毒结聚耳窍可导致耳流脓；脏腑功能失调，如肝胆火盛、脾虚湿困、肾元亏损等，亦可导致耳流脓；各种外伤，如鼓膜损伤、外耳裂伤、冻伤、烧伤等复感邪毒亦可导致耳流脓。

临床表现与鉴别诊断　根据发生原因的不同，可分为先天类、疮痈类、外伤类。

先天类　主要为耳瘘所致，耳瘘常发生于耳前或耳后，亦有发于耳道之中，多为禀赋不足而致，若复感外邪、邪滞瘘管，则发耳流脓。初期多为黄稠之脓，常伴耳部红肿热痛；后期气血耗伤，邪毒滞留则多为清稀脓液，经久不愈。

疮痈类　耳廓、耳周、耳道及耳窍深部的疮痈是耳流脓最常见的原因，旋耳疮、耳带疮、耳疖、耳疮、脓耳、脓耳变证等疾病均可出现耳流脓。初期多为实证、热证，脓多黄稠，流脓日久，多变为虚证或虚中夹实，脓多稀白或臭秽黑腐。若治疗不及时或失治，则可能出现高热、头痛、呕吐、项强、神昏等症。旋耳疮、耳带疮引起的耳流脓，其部位表浅可直接观察到，旋耳疮可伴随局部瘙痒，耳带疮则局部疼痛较甚，在耳廓或耳周常可见到疱疹病变。耳疖、耳疮、脓耳、脓耳变证等疾病引起的耳流脓，发病部位较深，常需借助耳镜检查方能鉴别。若牵拉耳廓或按压耳屏时耳痛，提示病变部位可能在外耳道，耳镜检查见局部粟粒样隆起则为耳疖；若见耳道红肿或皮肤皲裂增厚则为耳疮；若牵拉耳廓或按压耳屏时无耳痛，则常常考虑脓耳之可能；若同时伴有高热、头痛、呕吐、项强、神昏等症，则为脓耳变证，病情危急。

外伤类　外伤后邪毒乘虚而入可导致耳流脓，如断耳疮、耳损伤等，因耳廓皮肤损伤，邪毒趁机侵入，与气血相搏结，而成脓化腐。若伴见疼痛剧烈、发热、耳廓红肿甚至耳廓变形者多为断耳疮，若耳内流脓且见鼓膜不规则穿孔者，多为鼓膜损伤所致。

治疗原则　①先天类：初起时治以清热解毒、消肿止痛；后期治以益气养血、托毒排脓；病情平稳时，可行瘘管切除术。②疮痈类：风热湿邪犯耳者，治以疏风清热利湿；肝胆湿热者，治以清泻肝胆；脾虚湿困者，治以健脾渗湿、补托排脓；肾元亏损者，治以补肾培元、祛腐化湿。

③外伤类：耳部切割伤，应尽快清创缝合；鼓膜损伤者，应注意防止外邪侵袭；耳廓瘀肿者，应行气活血；耳廓冻疮者，应温经散寒；耳廓坏死者，应切开并清除坏死骨质，防止染毒而致耳廓畸形。

（孙海波　刘蓬）

ěr dǔsègǎn

耳堵塞感（ear obstruction）　耳内堵塞或耳部胀闷不适的症状。又称耳堵、耳闷。常见于多种疾病。

病因病机　耳为清窍，以空为用。产生耳堵塞感的主要病机是耳窍气机阻滞不通，大致可分为无形的气机阻滞耳窍和有形的病理产物阻塞耳窍两大类。风邪外袭，肺气不宣，耳窍经气痞塞；或脾胃虚弱，升降失调，清阳不升，浊阴不降，上干耳窍，致气机阻滞；或肝气郁结，阻滞气机，均可导致耳堵塞感。有形的病理产物如痰湿、瘀血等停滞，可形成积液、肿块等阻滞耳窍，亦常导致耳堵塞感。

临床表现与鉴别诊断　根据耳堵塞感的特点不同，可分为间歇性耳堵塞感和持续性耳堵塞感。

间歇性耳堵塞感　表现为耳堵塞感呈间歇性出现，或时轻时重，部分患者耳堵塞感的轻重与时间或体位有一定关系，耳堵时行鼓膜按摩法或可暂时减轻，可见于单侧或双侧，自觉听力正常，亦可减退，病程可长可短。外耳道及鼓膜检查均正常，听力检查正常，或有不同程度的感音神经性聋。这种情况多为无形的气机阻滞耳窍所致，临床上主要见于耳胀。

持续性耳堵塞感　表现为耳堵塞感持续出现，并逐渐加重，以单侧发病为多，也可双侧发病，自觉听力减退，但自听增强。这种情况多为有形的病理产物阻塞耳窍所致，临床常见于三种情况：①外耳道阻塞性疾病，如耵耳、耳异物、耳疖、耳疮、耳痔、耳菌等，这类疾病的共同点是病程较短，耳堵塞的同时部分患者可兼有耳痛，且听力减退，行外耳道检查即可找到堵塞的原因。②中耳阻塞性疾病，如中耳积液、中耳肿物阻塞等，可见于耳胀、耳菌等疾病。这类疾病的共同点是听力减退而自听增强，检查外耳道正常，鼓膜有异常改变，如内陷、外凸、有液平线或液气泡等，听力检查多呈传导性聋，鼻咽检查正常。③鼻咽肿物，如鼻咽癌、鼻咽血瘤等，这类疾病的自觉症状、鼓膜检查与中耳阻塞性疾病非常相似，如鼓膜内陷或外凸、有液平线或液气泡等，听力检查亦多呈传导性聋，但鼻咽检查发现肿物增生，可资鉴别。

治疗原则　根据病因的不同，治疗主要有内治法和外治法两类。①间歇性耳堵塞感：以内治法为主，根据不同的病因病机，辨证采用不同的治法，如风邪外袭者，治以疏风散邪、宣肺通窍；脾胃虚弱，升降失调者，治以健脾益气、升清降浊；肝气郁结者，治以疏肝解郁、理气通窍等。②持续性耳堵塞感：以外治法去除有形的阻塞物（如耵聍、异物、肿物、积液等）为主，必要时可辨证配合内治法进行治疗，以防止复发。

（刘　蓬）

ěrnǜ

耳衄（ear bleeding）　耳内流血的症状。又称耳出血、血耳。常见于多种耳科疾病。

病因病机　主要为血热或血瘀，以致血液不循常道，溢出脉外。肝郁气滞，久而化火，循少阳经上扰耳窍，火热迫血妄行，可致耳衄；气滞亦可导致血瘀，气血凝结于耳窍，结成肿块，亦可致耳衄；各种外伤，损伤耳部经脉，常造成耳内出血。

临床表现与鉴别诊断　根据病因不同，可分为外伤性耳衄与非外伤性耳衄。

外伤性耳衄　耳部外伤后出现耳内流血，临床上较为常见，主要见于三种情形。①挖耳后出血：用手指或其他利器挖耳，损伤耳道皮肤后出现耳内出血。一般为单纯的流血，不掺杂其他分泌物，出血量不多，常伴有耳痛，外耳道检查可见到损伤及出血的部位。此外，动物类异物爬入耳道，亦可损伤皮肤导致出血，检查外耳道可见异物。②耳部遭掌击后出血：掌击耳门，可造成鼓膜穿孔，耳内可有少量流血，患者常伴有耳内疼痛、听力减退、耳鸣或耳堵塞感，检查鼓膜可见到不规则穿孔，穿孔周边可见到血迹。③头部跌伤或撞伤后耳内出血：从高处跌落，头部受伤或受到撞击，可导致颅底骨折及鼓膜穿孔，血液或血水从穿孔的鼓膜处流出；也可仅损伤外耳道皮肤导致出血，此时则为单纯的血液，不掺杂水样分泌物。

非外伤性耳衄　耳部没有受伤的情况下耳内出血，主要见于耳痔、耳菌、耳血瘤等疾病，所流出的多为淡红色血水样液体，耳痔或耳菌一般流血量不多，若为耳血瘤则血量较多。这类疾病除耳内流血外，多伴有耳内堵塞感及听力减退，病程一般较长，外耳道检查可见到肉芽或肿块出血。此外，脓耳在鼓膜穿孔的早期，所流出的脓液中也可混有少许红色分泌物，常伴有耳痛等症状，检查鼓膜可见到穿孔。

治疗原则　外伤性耳衄，血量不多者，一般无须特殊止血，保持耳道洁净即可；若出血量较多，则需要外治法进行止血。非外伤性耳衄，以外治法清除肿物病灶为主，并可辨证配合清肝泻火、凉血止血或化瘀止血等内治法。

（刘　蓬）

xuán'ěrchuāng

旋耳疮（auricular eczema）　旋绕于耳廓或耳周而发的湿疮。中医古籍中又称月食疮、月蚀疮、月蚀疳疮、黄水疮等。以耳部皮肤潮红、瘙痒、黄水淋漓或耳部皮肤增厚、脱屑、皲裂为主要特征。以小儿为多见。西医学的外耳湿疹可参考此病辨证治疗。

历史源流　隋·巢元方《诸病源候论》卷三十五有"月食疮，生于两耳及鼻面间……月初则疮盛，月末则疮衰，以其随月生，因名之为月食疮也"的记载；卷五十指出月食疮生于耳部，病因与风、湿之邪有关，并强调以小儿为多见。唐·王焘《外台秘要》卷三十六载有治疗小儿月蚀疮的外治方黄连胡粉膏散方。明·王肯堂《证治准绳·疡医》卷三称"月蚀疳疮"，认为是风湿热毒而致。明·陈实功《外科正宗》卷四称"黄水疮"，病因多为日晒风吹、暴感湿热，或因饮食湿热之物，风动火生而致，外搽蛤粉散以解毒除湿止痒。以上所论月食疮、黄水疮的症状均类似旋耳疮。至清代，《医宗金鉴》卷六十五始称此病为"旋耳疮"，指出因胆脾湿热所致，并进一步解释"是以又名月蚀疮也"；卷七十四中提出黄水疮是由脾胃湿热，外受风邪，相搏而成，内治用升麻消毒饮以清热解毒除湿，外治用青蛤散、碧玉散除湿止痒敛疮。关于旋耳疮的病因病机，历代医家认为外因多是风热湿邪侵袭，内因主要为胆、脾、胃湿热。治疗方面，明代以前多采用外治法，清代则逐渐重视内治与外治相结合。

病因病机 多因风热湿邪犯耳或血虚生风化燥而致，病机多与肝、胆、脾的功能失调有关。①风热湿邪犯耳：脓耳之脓液或邻近部位之黄水疮蔓延至耳部，或因接触某些刺激物而诱发，以致湿热邪毒积聚耳窍。②血虚生风化燥：患病日久，阴血耗伤，一则耳窍失养，二则血虚生风化燥，以致耳部瘙痒，缠绵难愈。

诊断与鉴别 此病发生于外耳道、耳甲腔、耳廓后沟，甚至波及整个耳廓，病之初起患部皮肤潮红、灼热、痒痛，出现小水疱，继而糜烂，渗出黄色脂水，干后结痂。反复发作者，外耳皮肤增厚、脱屑、皲裂、结痂，表面粗糙，甚至外耳道狭窄。

此病与断耳疮、耳带疮均可出现耳廓皮肤潮红及肿胀，应注意鉴别。此病以瘙痒为主，患部皮肤渗流黄色脂水为特征；而断耳疮的突出症状为耳痛，体征主要是耳廓红肿甚至化脓；耳带疮亦以耳痛为主要症状，耳廓或外耳道口可见红色、密集的疱疹。

辨证分型 此病急性起病，病程较短者，多为实证，属风热湿邪侵袭；患病日久者，则虚证为多，属血虚生风化燥。常见辨证分型有两种。①风热湿邪犯耳：病初起时耳部皮肤瘙痒、潮红、灼热、微痛，数日后出现小水疱，溃破渗出黄色液体，舌质红，苔黄腻，脉弦数。检查见耳部皮肤潮红、小水疱、糜烂、渗出黄色脂水，甚至蔓延整个耳廓及耳廓周围皮肤。②血虚生风化燥：耳部瘙痒，反复发作，缠绵难愈，舌质淡红，苔白，脉细缓。检查见外耳道、耳廓及周围皮肤增厚、粗糙、脱屑、皲裂、结痂。

治疗 主要有内治法、外治法、针灸疗法等。

内治法 ①风热湿邪犯耳：治宜清热祛湿，疏风止痒，可选用消风散加减。湿重者，可选用萆薢渗湿汤加减；湿热壅盛者，可选用龙胆泻肝汤加减。②血虚生风化燥：治宜养血润燥，祛风止痒，可选用地黄饮加减。痒甚者可加蝉蜕、地肤子、苦参等。

外治法 ①外洗或湿敷：可选用清热祛湿、收敛止痒的中药煎水外洗或湿敷患处，如苦参、苍术、黄柏、白鲜皮各15g；或马齿苋、黄柏、败酱草各30g。②耳部涂敷法：湿热盛，局部红肿疼痛、瘙痒、流脂水，可选用如意金黄散调敷；湿重而见黄水淋漓，可选用青黛散调敷；热盛而见有脓痂，可选用黄连膏外涂或黄连粉撒布患处；患病日久皮肤粗糙、脱屑、皲裂、结痂，可选用滋润肌肤、解毒祛湿之药物，如穿粉散用香油调敷。

针灸疗法 风热湿邪犯耳，取督脉、手阳明大肠经、足太阴脾经的穴位为主，如陶道、曲池、肺俞、神门、阴陵泉等，针刺，用泻法；血虚生风化燥，取足阳明胃经、足太阴脾经的穴位为主，如足三里、三阴交、大都等，针刺，用补法。

预防与调护 注意耳部卫生，戒除挖耳习惯；及时治疗脓耳；避免污水入耳；患病期间忌辛燥食物及鱼、虾等有可能引起过敏的食物，忌用肥皂水及对局部皮肤有刺激液体洗涤患处。

预后及转归 及时治疗可获痊愈；如未能及时治疗，或体质虚弱者，可迁延难愈。

（韦子章）

ěrdàichuāng

耳带疮（zoster auricularis） 以耳痛、外耳串状疱疹为主要特征的疾病。多为单侧发病，甚者可并发口眼㖞斜、耳聋、眩晕等证。西医学的耳带状疱疹可参考此病辨证治疗。

历史源流 古代医籍中没有耳带疮的记载，根据其串状疱疹的特点，古籍中的"蛇串疮""火带疮""缠腰火丹"等病证在病因病机及辨证治疗方面有值得参考之处。如清·祁坤《外科大成》卷二："缠腰火丹，一名火带疮，俗称蛇串疮"，记述了生于腰部的火带疮，其症状特点是疱疹、疼痛，认为多由心肾不交、肝火内炽，火热流入膀胱而致，并提出内、外治方。此外，《医宗金鉴》卷六十四也概括了蛇串疮的症状、病机及预后，认为蛇串疮有干、湿不同，内治干者属肝心二经风火，治宜龙胆泻肝汤，湿者属脾肺二经湿热，治宜除湿胃苓汤；外治用线针穿破，敷以柏叶散。以上著作论述的是发生于腰部的带状疱疹，其症状及预后与耳带状疱疹有所不同，但其病因病机及内外治法，对于治疗耳带疮可作借鉴。

病因病机 多为风热邪毒外袭或肝胆湿热所致。①风热邪毒外袭：循经上犯耳窍，搏结于耳郭、外耳道及耳周而为病。②肝胆湿热：情志不畅，肝气郁结，久郁化火，肝胆热盛；或因饮食不节，脾失健运，湿浊内生，郁而化热，湿热内蕴；或因时邪外感，湿热邪毒壅盛传里，犯及肝胆，肝胆湿热循经上犯，困结耳窍而为病。

诊断与鉴别 此病以耳及耳

周灼热感、疼痛剧烈、疱疹为主要表现，严重者可伴有口眼㖞斜、耳鸣耳聋、眩晕等。检查可见耳甲腔、外耳道、乳突等部位皮肤有疱疹，如针头大小，密集成簇状，数日后可破溃流水、结痂。

此病的疱疹多发生在耳廓及其周围，与旋耳疮的好发部位相同，应注意鉴别。此病的皮疹如针头大小，密集成簇，色红，伴有剧痛，耳痛可在疱疹愈后长时间存在；而旋耳疮的皮损多为水疱，易渗液，伴有瘙痒，耳痛不明显。

辨证分型　此病以耳部疱疹为特征，系热毒或湿毒为患，多属实证、热证。常见辨证分型有两种。①风热邪毒外袭：耳部灼热、刺痛，可兼有发热、恶寒，舌质红，苔薄白，脉浮数。检查见耳廓或外耳道口出现针头大小疱疹，密集成簇状，疱疹周围皮肤潮红。②肝胆湿热：耳部剧痛，牵引同侧头痛，可伴有口苦咽干、急躁易怒，甚则口眼㖞斜、耳鸣、耳聋，舌质红，苔黄腻，脉弦数。检查见耳部疱疹范围较大，溃破后流黄水、结痂。

治疗　多采用内治法结合外治法、针灸及其他疗法等进行治疗。

内治法　风热邪毒外袭者，治宜疏风清热，解毒消肿，可选用银翘散加减。肝胆湿热者，治宜清泻肝胆，解毒利湿，可选用龙胆泻肝汤或普济消毒饮加减。此外，若耳带疮伴口眼㖞斜者，可选加白附子、僵蚕、全蝎、蝉蜕、地龙或桃仁、红花等祛风化痰通络或祛风活血通络；疼痛剧烈者，可加延胡索、川芎等活血行气止痛。

外治法　①外洗：初起可用大黄、黄柏、黄芩、苦参制成洗剂外涂，以清热解毒，兼以清洁局部。②耳部涂敷法：疱疹溃破者，可用青黛散调敷以清热祛湿。

针灸疗法　①耳部剧痛者，可取翳风、合谷、曲池、太冲、血海、阳陵泉等穴，针刺，用泻法，每日1次。②口眼㖞斜者，可取翳风、地仓、合谷、水沟、承浆、颊车等穴，针刺，用泻法，每日1次。③耳鸣耳聋者，可取翳风、耳门、风池、听宫、听会、肾俞、关元等穴，针刺，用泻法，每日1次。

预防与调护　注意休息，饮食宜清淡，忌食辛辣、油腻之品。疱疹破溃后，注意保持局部皮肤干燥，以防感染。

预后及转归　若无并发面瘫、耳鸣耳聋、眩晕者，预后一般良好。若并发面瘫、耳鸣耳聋、眩晕者，少数患者预后较差。亦有部分患者疱疹消失后，仍遗留较长时间的耳部阵发性刺痛。

（周家璇）

duàn'ěrchuāng

断耳疮（auricular perichondritis）

以耳廓红肿疼痛、溃烂流脓，甚至耳廓缺损、断落、变形为特征的疾病。中医古籍中又称耳发疽。西医学的耳廓化脓性软骨膜炎可参考此病辨证治疗。

历史源流　隋·巢元方《诸病源候论》卷三十五最早论及此病："断耳疮，生于耳边，久不瘥，耳乃取断……此疮亦是风湿搏于血气所生。以其断耳，因以为名也。"不仅首定此病病名，并指出其病因病机是风湿邪毒侵犯，与气血搏结，灼腐耳廓而致，并认识到可致耳廓断落。明·王肯堂《证治准绳·疡医》卷三称其为"耳发疽"，认为是手少阳三焦经风热所致，其特点是疽生于耳廓，出现红、肿、热、痛的典型

症状。这些论述至今仍很有参考价值。

病因病机　多因耳廓皮肤损伤，邪毒乘机侵犯，与气血相搏结，酿脓化腐；或热毒炽盛，循经上炎，灼腐耳廓，致耳廓血肉腐败，软骨融蚀而致。

诊断与鉴别　此病可有耳廓外伤史，初起耳廓灼热感及肿痛感，继则红肿加重，范围增大，疼痛剧烈，坐立不安。全身症状可见发热、头痛等。检查可见耳廓红肿，触痛明显，可有波动感，继则溃破流脓，软骨坏死，最后至耳廓变形。

此病需与旋耳疮、耳带疮鉴别。旋耳疮多有脓耳病耳流脓或污水入耳史，或药物及其他过敏物质刺激史，以外耳道、耳廓及耳周皮肤瘙痒、起水疱、糜烂、流黄色脂水、结痂为主要症状，患病日久，缠绵难愈；耳带疮亦可在耳廓及其周围出现红色皮疹，但密集成簇状，一般渗液很少，疼痛明显；断耳疮多有耳廓外伤史，以耳廓红肿疼痛剧烈、甚至溃烂流脓，软骨坏死，耳廓变形为主要症状，病情急重。

辨证分型　此病初期为耳廓损伤，邪毒乘机侵犯，与气血相搏结。如不及时治疗，则热毒炽盛，灼腐耳廓，致耳廓血腐肉败，软骨坏死。常见辨证分型有两种。①耳廓损伤，邪毒犯耳：耳廓外伤数日后出现灼热、疼痛、红肿，继而红肿疼痛逐渐加剧，严重者可伴发热、头痛，舌质红，苔黄，脉数。检查见耳廓皮肤红肿，灼热、触痛。②热毒炽盛，灼腐耳廓：耳廓疼痛剧烈，溃破流脓，头痛、发热，舌质红，苔黄，脉数。检查见耳廓皮肤极度红肿，按之波动感，严重者可溃破流脓，耳廓软骨坏死、脱落，耳廓变形。

治疗 多采用内治法结合外治法进行治疗。

内治法 耳廓损伤,邪毒犯耳,治宜清热解毒,消肿止痛,可选用五味消毒饮加味。若病情加重,热毒炽盛,灼腐耳廓,治宜清热解毒,祛腐排脓,可选用黄连解毒汤合五味消毒饮加减。若溃破流脓者,可加皂角刺、天花粉;若耳廓皮色暗红,溃口难收,流脓不止,脓液稀薄,属正气虚弱,邪毒滞留,治宜扶正祛邪,托毒排脓,方用托里消毒散加减。

外治法 未成脓者,可热敷、微波、超短波理疗,或用如意金黄散等外敷;已成脓者,应切开排脓,清除坏死软骨,刮除肉芽组织。

预防与调护 对于耳廓外伤,应彻底清创,严格消毒后缝合,以防染毒而变生此病。在对耳廓进行耳部手术治疗时,应严格消毒,无菌操作。对耳廓血肿,应及时清除。治疗期间,宜少吃辛辣助火之品。

预后与转归 如及时治疗可获痊愈;如治疗失当,常可导致耳廓软骨坏死,耳廓变形。

(韦子章)

ěr tánbāo

耳痰包(auricular cyst) 以耳廓局限性、无痛性肿胀,肤色不变,按之柔软,穿刺可抽出淡黄色液体为主要特征的疾病。多发于青壮年,男性多于女性。西医学的耳廓假囊肿(耳廓浆液性软骨膜炎)可参考此病辨证治疗。

历史源流 中医古籍中未见有"耳痰包"的病名及描述,但明·陈实功《外科正宗》卷四有关于"舌痰包"的记载,认为是痰火流注于舌下而生,其特点是质软不硬,若刺破后流出淡黄色如蛋清样稠黏物,内治用加味二陈汤,外治用针刺破,捺尽后搽以冰硼散。后世医家对痰包的治疗多循此法。《张赞臣临床经验选编》、第 5 版高等医药院校教材《中医耳鼻喉科学》、王德鉴主编的《中国医学百科全书·中医耳鼻咽喉口腔科学》均将此病称为"耳壳流痰"。"流痰"在古代外科医籍中是指骨关节的慢性疾病,而将此病称为"流痰"容易引起混淆。"耳廓痰包"首见于谭敬书主编的全国高等中医院校函授教材《中医耳鼻喉科学》,其后,普通高等教育"十五"及"十一五"规划教材《中医耳鼻咽喉科学》采用"耳廓痰包"这一病名,全国中医药行业高等教育"十二五"规划教材《中医耳鼻咽喉科学》称为"耳痰包"。

病因病机 多因脾胃虚弱,运化水湿的功能失司,痰浊内生;加之风邪外侵,兼夹风痰上窜,以至痰浊凝滞耳部而为病。

诊断与鉴别 耳廓局部突然隆起肿块,逐渐增大,质软而无疼痛,较大者局部可有胀感。检查见耳廓前面局限性隆起,皮色不变,按之柔软无压痛,透光度好,穿刺可抽出淡黄色液体,抽后肿消,如不配合其他治疗,不久又复肿起。

此病应与耳廓血肿、早期断耳疮鉴别。耳廓血肿多发生于耳廓钝挫伤之后,即见于耳廓局部肿起,皮色紫黑,局部疼痛或不痛,不透光,穿刺可抽出血性液体。断耳疮多有耳廓外伤、冻伤、烫伤、烧伤或耳廓的针刺、手术等病史,早期即耳廓红、肿、热、痛,逐渐加重,继则溃破流脓,软骨坏死,最后至耳廓软骨坏死,耳廓变形。

辨证分型 此病由风邪兼夹痰湿上窜,痰浊凝滞,困结耳廓而致。虽起病较急,多于夜间睡醒偶然发现,但肿而肤色不变,无红肿热痛之症,抽吸出淡黄色液体后肿块变小或消失,但不久又复胀起。一般无明显全身症状,或见舌苔微腻,脉缓或带滑。

治疗 多采用内治法结合外治法进行治疗。

内治法 宜祛痰散结,疏风通络,可选用二陈汤加味,可选加竹茹、胆南星、枳实等加强祛痰之力;选加地龙、僵蚕、丝瓜络等祛风通络;选加砂仁、白术、神曲、山楂等健脾行气消食。

外治法 在严格无菌操作下,穿刺抽出液体后,选择下列方法进行加压固定。①石膏固定。②异极磁铁于耳廓前后相对贴敷。③可配合紫外线、超短波、射频、微波等治疗。

预防与调护 耳痰包不宜反复揉按,以防增加机械性刺激,促使痰包扩大。一般不宜切开引流,以防染毒,引发断耳疮。穿刺抽液时应严格消毒,无菌操作,以防染毒。

预后及转归 大多预后良好。若染毒,则可发展为断耳疮。

(韦子章)

ěrlòu

耳瘘(auricular fistula) 以耳前或耳后出现瘘口,或并见局部红肿疼痛、破溃流脓为临床特征的疾病。发生于耳前耳轮脚附近者称耳前瘘,发生于耳后者称耳后瘘。此病多属先天性,以儿童多见。西医学的先天性耳前瘘管可参考此病辨证治疗。

历史源流 古代医籍中对"耳瘘"无专门的论述,但有"瘘病"之说,如《素问·生气通天论》中有"陷脉为瘘,留连肉腠"的记载。隋·巢元方《诸病源候论》卷三十四论述了瘘病的病因："瘘病之生，或因寒暑不调，故血气壅结所作"，其中提到瘘"亦发两腋下及两颞颥间"，发生于颞颥间之瘘，与此病的部位相似。王德鉴主编的《中国医学百科全书·中医耳鼻咽喉口腔科学》首先提出"耳瘘"的病名，并对耳瘘的症、治进行了介绍。

病因病机 多因先天禀赋不足，颞颥间皮肤腠理不密，形成瘘管，复感邪毒，邪滞瘘管，湿热相蒸，气血壅结所致。若素体虚弱，或久病失治，气血耗伤，无力托毒，可致溃口经久不愈。

诊断与鉴别 此病多为先天性，患者出生时即可见到耳部有瘘口，瘘口多位于耳轮脚附近，少数亦可位于耳廓或耳后等部位，瘘管可为单侧，也可为双侧。不染毒时，可无任何症状，瘘口周围皮肤如常，挤压瘘口可有少许灰白色分泌物溢出，用探针可探知瘘管深度。若染毒，则瘘管及周围红肿疼痛，甚至流脓，且常反复发作，经久不愈。

辨证分型 根据瘘口局部红肿热痛等症状表现及流脓的性质，辨其虚实。常见辨证分型有两种。①邪滞瘘管，湿热相蒸：瘘口周围皮肤红肿、灼热、疼痛逐渐加重，且沿瘘管走向扩散，瘘口有黄稠脓液溢出，可伴发热、头痛、全身不适等症状，舌质红，苔黄，脉数。②气血耗伤，邪毒滞留：瘘口或周围溢脓清稀，经久不愈，全身或伴疲乏、头昏等症状，舌质淡红，苔白或黄，脉细数。

治疗 多采用内治法结合外治法进行治疗。

内治法 邪滞瘘管，湿热相蒸者，治宜清热解毒，消肿止痛，可选用五味消毒饮加减；已成脓者，可加皂角刺，或用仙方活命

饮加减。气血耗伤，邪毒滞留者，治宜益气养血，托毒排脓，可选用托里消毒散加减。

外治法 ①耳瘘染毒后未成脓者，可用如意金黄散、鱼石脂膏外敷，并可配合热敷或超短波、微波理疗等。②已成脓者，宜切开排脓，放置引流条至脓液干净。③长期流脓、经久不愈者，可用挂线疗法。取药捻子（大小、长短、粗细根据瘘管的大小、深浅而定）插入瘘管内，传统药物如九一丹、白降丹等，使药物直接腐蚀瘘管壁，促使瘘管脱落，然后用生肌散调敷以生肌收口。④耳瘘控制感染后，可手术切除瘘管。

预防与调护 耳瘘未染毒时，应注意局部清洁，忌挤压或搔刮。耳瘘成脓溃破或已切开排脓者，应每日换药，直至脓液干净。

预后及转归 一般预后良好。少数患者可因失治或误治而致瘘口长期不愈，或局部红肿疼痛反复发作。

（韦子章）

ěrjiē

耳疖（ear furuncle） 发生于外耳道的疖肿。中医古籍中又称耳疔、黑疔、黑靥疔等。以外耳道局限性红肿疼痛为特征。为临床常见病。

历史源流 古代医籍中没有"耳疖"病名，但在耳痛、耳卒肿、耳疔、黑疔、耳疮等病证中有类似此病的记载。早在《灵枢经·厥病》中有"耳痛不可刺者，耳中有脓"的记载，这里的"耳痛""耳中有脓"可能包括了耳疖、脓耳等耳部疾病。晋·葛洪《肘后备急方》卷六有治疗"耳卒痛""耳中脓出"的记载。唐·王焘《外台秘要》卷二十二也有治疗"耳卒肿"与"耳卒肿出

脓水"的记载。明·王肯堂《证治准绳·疡医》卷三称"耳疔""黑疔"："耳疔生于耳中，亦名黑疔"，指出此病是"少阳相火"所致。明·陈实功《外科正宗》卷二称"黑靥疔"："毒气发于肾经者生为黑靥疔，其患多生耳窍……顽硬如疔，痛彻骨髓。"治疗以蟾酥丸、黄连解毒汤为主方。至清代，对耳疔有了进一步认识，如《医宗金鉴》卷六十五称"黑疔"："此证生于耳窍深暗之处，有肾经火毒所发，亦有因服丹石热药，积毒而成者，色黑根深，形如椒目，疼如锥刺，痛引腮脑，破流血水。"对耳疔发生的病因、部位、症状、体征做了描述，并提出用蟾酥丸内服、外敷，毒甚者，用黄连消毒饮。此外，《增订治疗汇要》卷上、《外科证治全书》卷二等对此病也有较全面的认识。

病因病机 外因多为风热邪毒侵袭，内因多为肝胆湿热上蒸。①风热邪毒外袭：因挖耳损伤外耳道皮肤，风热邪毒乘机侵袭，阻滞耳窍经脉而为病。②肝胆湿热上蒸：湿热邪毒壅盛，引动肝胆湿热，循经上乘，蒸灼耳道，壅遏经脉，逆于肌肤而为病。

诊断与鉴别 此病多有挖耳史，耳痛剧烈，张口、咀嚼时加重，严重者牵引同侧头痛。检查见耳屏压痛，耳廓牵拉痛，外耳道壁局限性红肿、高突，肿甚者可堵塞外耳道，疖肿溃破后外耳道可见脓血。

耳痛除可见于耳疖外，尚可见于耳疮、脓耳，应加以鉴别。①耳疖、耳疮均有耳部疼痛，以张口、咀嚼及牵拉耳廓、压迫耳屏疼痛更甚为其特征，耳疖者外耳道局限红肿或有脓头，耳疮者局部呈弥漫性红肿，可有渗液或

有白色污物堆积。②溃破了的耳疖应与脓耳鉴别。耳疖疼痛剧烈，触按耳屏疼痛明显，脓液来自外耳道疖肿处，外耳道红肿，但鼓膜无红肿及穿孔；脓耳痛在深处，无明显触压痛，脓液流出后疼痛缓解，脓液来自中耳，量较多且有黏液，鼓膜红肿明显，且穿孔流脓。③耳疖严重时可波及耳后，以致耳后红肿，耳廓后沟变浅，甚则耳廓被推向外前方，与耳后附骨痈相似，应加以鉴别。耳后附骨痈属脓耳变证，有脓耳病史及症状，影像学检查可见乳突骨质破坏。

辨证分型　常见辨证分型有两种。①风热邪毒外袭：耳痛，张口及咀嚼时加重，伴患侧头痛，全身可有发热、恶寒等症，舌质红，苔薄黄，脉浮数。检查见患侧耳屏压痛，耳廓牵拉痛，外耳道壁局限性红肿、隆起。②肝胆湿热上蒸：耳痛剧烈，痛引腮脑，或有听力减退，可伴有发热、口苦、咽干、大便秘结等症，舌质红，苔黄腻，脉弦数。检查见外耳道局限性红肿，肿甚者可堵塞外耳道，若疖肿成脓则顶部可见黄色脓头，若溃破则外耳道可见黄稠脓液，耳前后可有瘰核。

治疗　多采用内治法结合外治法、针灸疗法及物理疗法进行治疗。

内治法　风热邪毒外袭者，治宜疏风清热，解毒消肿，可选用五味消毒饮加减。肝胆湿热上蒸者，治宜清泻肝胆，利湿消肿，可选用龙胆泻肝汤加减。脓已成者，可用仙方活命饮加减。

外治法　①滴耳法：可用清热解毒的中药制成的滴耳液，滴耳。②耳部涂敷法：可用黄连膏、如意金黄散等涂抹于外耳道红肿处，每日1~2次；对耳前、耳后之瘰核，可外敷如意金黄散，或用紫金锭调温开水外敷，亦可用内服中药渣再煎，取汁热敷。③耳部排脓法：脓成之后，可行切开排脓或用针挑破脓头，取出脓栓，排出脓血。④换药：耳疖溃破后，脓液排尽，可用大小适当的碘仿纱条填压外耳道，1~2日换药1次，直至痊愈。

针灸疗法　①耳病体针疗法：常取听会、耳门、翳风、外关、合谷等穴，每日针刺1次，每次2~3穴，用泻法。②刺血疗法：耳疖红肿疼痛剧烈，高热者，可做患侧耳垂、耳尖或耳背放血，每次10滴，每日1次，或少商穴点刺出血。

其他疗法　早期可配合红外线、紫外线、超短波或激光理疗，有助于消肿。

预防与调护　注意耳部卫生，戒除挖耳习惯。避免污水入耳，若污水入耳应及时清理。治疗期间忌食辛辣刺激之品。

预后及转归　一般预后良好。

(周　凌)

ěrchuāng

耳疮（sore of external auditory meatus）　以外耳道弥漫性红肿疼痛为主要特征的疾病。又称耳生疮、耳内生疮。为临床常见疾病。西医学的弥漫性外耳道炎可参考此病辨证治疗。

历史源流　首见于隋·巢元方《诸病源候论》卷二十九"耳疮候"："足少阴为肾之经，其气通于耳，其经虚，风热乘之，随脉入于耳，与血气相搏，故生耳疮。"认为风热外袭于耳而为病。后世医家对耳疮的认识多在此基础上不断加深，唐·孙思邈《备急千金要方》卷五下、唐·王焘《外台秘要》卷三十六记载有治疗耳疮的外用方。宋代，《圣济总录》卷一百一十五亦认为"足少阴为肾之经，经虚则风热邪气乘之，与津液相搏，故耳内生疮"，并记载有治疗耳内生疮的内、外治方；《太平圣惠方》卷三十六也提出耳内生疮的原因是风热邪毒外袭，与气血相搏结所致，并记载了外治塞耳方。宋·严用和《济生方·耳门》则提出是"心气不平，上逆于耳"而致。明·薛己《外科枢要》卷二认为耳疮与三焦、肝、肾三经有关，指出"耳疮属手少阳三焦经，或足厥阴肝经血虚风热，或肝经燥火风热，或肾经虚火风热等因"，并列举了耳疮病案。明·陈实功《外科正宗》卷四则指出"小儿胎热或浴洗水灌窍中，亦致耳窍作痛生脓"，认识到污水入耳，浸渍耳窍可导致耳疮。

病因病机　外因多为风、热、湿邪侵袭，内因多为肝胆火热上炎或血虚生风化燥而致。①风热湿邪，上犯耳窍：因挖耳损伤外耳道皮肤，风热湿邪乘机侵犯，或因耳道不洁，污水入耳，或因脓耳之脓液浸渍，湿郁化热，风热湿邪犯耳，与气血相搏，致生耳疮。②肝胆湿热，上攻耳窍：湿热邪毒壅盛，引动肝胆火热，循经上犯耳窍，蒸灼耳道，壅遏经脉，逆于肌肤而生耳疮。③血虚化燥，耳窍失养：久病不愈，阴血耗伤，耳窍肌肤失于濡养而致病。

诊断与鉴别　此病多有挖耳、污水入耳或耳流脓史。以耳内灼热疼痛，少许流脓，或耳内发痒不适为主要症状。检查可见耳屏压痛，耳廓牵拉痛，外耳道弥漫性红肿，可有少许分泌物。反复发作者，可见外耳道皮肤增厚、皲裂、脱屑，甚至外耳道狭窄。

耳疮应与耳疖、脓耳、旋耳

疮鉴别。①耳疮与耳疖均以耳痛为主要症状，区别在于外耳道红肿的范围不同：耳疖为局限性红肿，耳疮为弥漫性红肿。②耳疮与脓耳早期均有耳痛，但耳疮之耳痛，在咀嚼张口、牵拉耳廓或按压耳屏时耳痛加剧，而脓耳之耳痛，在耳的深部，无牵拉耳廓、按压耳屏痛；耳疮、脓耳均有外耳道流脓，脓耳见鼓膜穿孔，脓液自穿孔处流出，耳疮以外耳道渗液为主，无鼓膜穿孔。③耳疮反复发作者与旋耳疮均有耳痒、渗出黄色脂水、皮肤增厚、皲裂、脱屑、痂结等症状，但耳疮的病变部位主要在外耳道，而旋耳疮的病变部位主要在耳廓及耳周。

辨证分型　此病实者多为风热湿邪外侵，或为肝胆湿热上蒸；虚者多为血虚化燥，耳窍失养。常见辨证分型有三种。①风热湿邪，上犯耳窍：耳痛、耳痒、耳道灼热感，伴头痛、发热、恶寒、舌质红，苔薄黄，脉浮数。检查见耳屏压痛，耳廓牵拉痛，外耳道弥漫性红肿，或耳道潮湿，有少量渗液。②肝胆湿热，上攻耳窍：耳痛，牵引同侧头痛，口苦、咽干，可伴有发热等症，舌红，苔黄腻，脉弦数。检查见耳屏压痛，耳廓牵拉痛，外耳道弥漫性红肿、糜烂，渗出黄色脂水。③血虚化燥，耳窍失养：病程较长，耳痒、耳痛反复发作，全身症状不明显，舌质淡，苔白，脉细数。检查见外耳道皮肤潮红、增厚、皲裂，表面或见痂皮。

治疗　多采用内治法结合外治法进行治疗，亦可采用针灸疗法及其他疗法。

内治法　风热湿邪，上犯耳窍者，治宜疏风清热，解毒祛湿，可用银花解毒汤加减。肝胆湿热，上攻耳窍者，治宜清泻肝胆，利

湿消肿，可用龙胆泻肝汤加减。血虚化燥，耳窍失养者，治宜养血润燥，可用地黄饮加减。

外治法　①滴耳法：可用清热解毒类中药制成的滴耳液滴耳。②耳部涂敷法：可用黄连膏等涂于耳道内，耳周臀核肿大者，可用如意金黄散，紫金锭等局部调敷。

针灸疗法　耳痛较重者，针刺合谷、内关、少商等穴，以疏通经脉，泻热止痛。红肿较甚，并有发热者，可取少商穴点刺放血。

其他疗法　可配合超短波、微波等局部理疗，有助于消肿止痛。

预防与调护　注意耳部卫生，避免挖耳及污水入耳。及时治疗脓耳，患病期间忌食辛燥之品。

预后及转归　一般预后良好。

（周　凌）

dīng'ěr

耵耳（ketatosis obturans）耵聍阻塞外耳道引起的疾病。耵聍，俗称耳垢、耳屎，是外耳道正常分泌物，对外耳道有保护作用，一般可自行排出，若耵聍较多，不能自行排出，阻塞耳道，则为耵耳。西医学的耵聍栓塞可参考此病辨证治疗。

历史源流　最早见于《黄帝内经》，如"若有干耵聍，耳无所闻"（《灵枢经·厥病》），指出耵聍阻塞可引起耳聋症状。隋·巢元方《诸病源候论》卷二十九有"耳耵聍者，耳里津液结聚所成，轻者不能为患，若加以风热乘之，则结硬成丸核塞耳，亦令耳暴聋"的记载，明确指出耵聍"人皆有之"，乃人之正常生理现象，若风热外袭，耵聍结硬成核，堵塞耳窍则致暴聋。唐·孙思邈《备急千金要方》卷六下载有治疗耵聍

塞耳致聋的三个药方，如"治耳聋干耵聍不可出方"是用白蚯蚓放葱叶中，蒸热化为水，滴入耳中数次，即易挑出，可见当时对此病的处理已相当合理。后世医家多宗此法，拟出不少耵耳的治疗方药。宋·杨士瀛《仁斋直指方论》卷二十一明确提出"耵耳"之病名："人耳间有津液，轻则不能为害，若风热搏之，津液结聃成核塞耳，亦令暴聋，谓之耵耳。"对其主要症状做了论述。至清代，对此病的认识渐趋完善，沈金鳌《杂病源流犀烛》卷二十三还进一步观察到耵耳严重时，可引起耳痛、耳流脓及反射性咳嗽。

病因病机　多因挖耳不当，或不慎有过多粉尘进入外耳道，使耵聍分泌过多，排出功能障碍，复受风热湿邪的侵袭，与耵聍搏结，结聚成块，阻塞耳窍而致病；或因禀赋不足，外耳道畸形狭窄，均可影响耵聍排出，积聚而成耵耳。

诊断与鉴别　此病可出现耳堵塞感、耳胀、耳痛、听力下降、眩晕等症状。检查可见棕黑色或黄褐色块状物堵塞外耳道，质地不等，有松软如泥，有坚硬如石。听力检查呈传导性聋。此病主要与外耳道异物鉴别，后者多有异物入耳病史，检查可见各类异物堵塞耳道。

治疗　以外治法为主。①对可活动的、部位浅、未完全阻塞外耳道的耵聍，可用膝状镊或耵聍钩取出。②耵聍较大而坚硬，难以取出者，先滴入5%碳酸氢钠溶液，待软化后可用耵聍钩取出，或用外耳道冲洗法清除。③若伴有外耳道红肿疼痛、糜烂等症，可参考耳疮辨证治疗。

预防与调护　一般少许耵聍，

大多可自行排出，不必做特殊处理。若耵聍较多，堵塞耳道，应由专科医师处理，以免因处理方法不当而将耵聍推向深部，或损伤外耳道及鼓膜。有脓耳史及鼓膜穿孔史者，忌用冲洗法。

预后及转归　预后良好，但可反复发生。如清理耵聍时损伤外耳道皮肤者，可引起耳疮。

（毋桂花）

ěryìwù

耳异物（foreign body in the ear）

外来物体误入并停滞耳窍导致的疾病。又称异物入耳、外耳道异物。中医古籍中又称百虫入耳、飞蛾入耳、蚊虫入耳、蚰蜒入耳、耳中有物等。外来物体包括了一切可进入耳道的动植物及非生物类异物。多见于儿童，成人亦可发生。

历史源流　中医历代文献对耳异物有不少记载，在治疗方面亦积累了不少经验，如晋·葛洪《肘后备急方》卷六载有"治耳为百虫杂物所入方"，其治疗方法也各有针对性，如百虫入耳"以好酒灌之，起行自出"；蚰蜒入耳"以麻油作煎饼，枕卧须臾，蚰蜒自出而差"；"蚁入耳，炙猪脂香物安耳孔边即自出"。唐代对耳异物的种类和治疗均有新的认识，孙思邈的《备急千金要方》卷六下有"治百虫入耳，以葱涕灌耳中；治蜈蚣入耳，炙猪肉令香掩耳即出""治耳中有物不可出方，以弓弦从一头，令散傅好胶柱，著耳中物上停之，令相著，徐徐引出"等治疗方法。王焘的《外台秘要》卷二十二收录治虫入耳及杂物入耳方共20余首，如"甲虫入耳者，以火照之""肘后疗飞蛾入耳方，闭气以苇管极吹之，即出"。宋代，《圣济总录》卷一百一十五载蚰蜒入耳用立验散方

等共16首，治蜈蚣入耳之桑叶掩耳方、治百虫入耳用雄黄灌耳方等11首；《太平圣惠方》卷三十六载有治百虫入耳诸方29首。明清时代对此病的论述也较多，如清代《医宗金鉴》卷七十五杂证部："夜间暗入者，切勿惊慌响叫，逼虫内攻，宜端坐点灯光向耳窍，其虫见光自出。"可见历代医家对昆虫入耳的治法丰富，提出了食诱、光诱、音诱等诱出方法，还有滴耳、熏耳、塞耳、吹耳、粘取异物等驱赶杀灭取出异物的方法。

病因病机　儿童多因无知将异物塞于耳内，成人多为挖耳或外伤遗留物体于耳内，或野营露宿昆虫入耳。异物种类常见有三类。①昆虫类：如蚊、蝇、飞蛾、蚂蚁、小甲虫、水蛭等，偶尔飞入或爬入耳内，在外耳道爬行、骚动，躁扰耳窍而致病。②植物类：如谷类、小果核、豆类等，多因小儿嬉戏时塞入或劳动中进入，这类异物遇水膨胀，阻塞、压迫耳窍而致病。③非生物类：常见有断火柴棒、断棉签、树枝、纸团、纱条、小塑料球、小玻璃球、小石子、沙粒、铁屑等，常因不慎或小儿无知塞入，刺伤耳窍肌肤，或异物较大压迫外耳道，局部肌肤受损或脉络不通而致病。

诊断与鉴别　此病多有异物入耳史，外耳道检查有异物存在，即可做出明确诊断。根据外耳道异物形态、性质和所在部位不同，而有不同的症状。①小而无刺激性异物，可存留日久而不引起任何症状。②异物较大阻塞耳道，可致听力下降、耳鸣、眩晕、耳痛、反射性咳嗽等。③植物性异物遇水膨胀，可压迫外耳道，致使外耳道肌肤红肿、糜烂、疼痛。④昆虫类异物进入耳道后，在耳

道内爬行、骚动，使患者躁扰不安，引起难以忍受之痛痒；或刺激鼓膜产生擂鼓样响鸣，甚至导致鼓膜穿孔、出血。⑤若异物嵌顿外耳道峡部，则耳疼痛较甚。

耳异物停留时间较长则应与耵耳、脓痂、血痂等鉴别。耵耳检查可见黑褐色坚硬物阻塞耳道，时间较长，一般无异物入耳史；脓痂则多见于外耳道湿疮和脓耳患者，多有长期耳道流脓病史；血痂则多见于耳部外伤后，因耳道或鼓膜破损未及时处理，血液凝固所致。

治疗　以外治法为主。根据进入外耳道异物的形态、性质、大小和所在位置的深浅，选择适当的方法取出异物。对于不合作的儿童，可考虑在全身麻醉下取出异物。①昆虫类异物：先用酒、植物油、姜汁或乙醚、丁卡因等滴入耳内，使虫体失去活动能力，然后用镊子取出，或行外耳道冲洗。使用此法时应注意，在虫体未失去活动能力前，不宜贸然取出，以免引起骚动更甚，损伤耳道肌肤或鼓膜。也可试用在暗室中以亮光贴近耳部将虫诱出。②圆球形异物：可用刮匙或耳钩，顺耳道壁与耳道间的空隙越过异物后方，然后轻轻地将异物向前拉出，切勿用镊子或钳子夹取，以防异物滑入耳道深部。③质轻而细小异物：可用凡士林或胶黏物质涂于棉签头上，将异物粘出，或用带负压的吸管将其吸出。亦可用冲洗法将其冲出，冲洗时应注意勿正对异物冲洗，以免将异物冲入深处。遇水膨胀、易起化学反应、锐利的异物，以及有鼓膜穿孔者，忌用冲洗法。④不规则异物：应根据具体情况用耳钩或耳镊取出，耳钩应顺耳道壁与异物的空隙或外耳道前下方进入，

将异物钩出。对已膨胀、体积过大的异物，可夹碎成小块，分块取出，或先用纯蜂蜜滴入，再行取出。

取出异物后，若外耳道皮肤红肿、疼痛、糜烂者，可用黄连膏涂搽，或以清热解毒、消肿止痛的滴耳液滴耳。若症状较严重，可参考耳疮或配合耳病内治法治疗。

预防与调护 异物入耳后，一般应到医院由专科医生取出，不要自行挖取，以免损伤外耳道肌肤，或将异物推向深处。异物取出后，外耳道应保持干燥与清洁，以防外邪乘虚而入。戒除挖耳习惯，以免断棉签、火柴棒等物遗留耳内。教育小孩不要将细小物体放入耳内。野外露宿应加强防护，以防昆虫误入耳窍。

预后及转归 预后良好，如较大异物或昆虫损伤鼓膜，则可导致听力下降。

(毋桂花)

dàpàoxìng gǔmóyán

大疱性鼓膜炎（bullous myringitis） 以耳痛、鼓膜起血疱为主要特征的疾病。好发于儿童及青年人，多为单侧发病。中医文献中无"大疱性鼓膜炎"病名，因其症状主要为耳痛，历代古典医著中所论及的"耳中卒痛""耳卒热痛""耳内疼痛""耳忽大痛"等证候中，可能包括了此病。

病因病机 多为外感风热时邪，内犯肝胆而为病。①风热时邪犯耳：风热时邪外侵，首先犯肺，肺经受邪，循经上犯耳窍，搏结于鼓膜而为病。②肝胆火毒灼耳：素有肝胆郁火，风热时邪外侵，引动肝胆火热，火毒循经上灼耳窍，燔灼鼓膜而发病。

诊断与鉴别 此病可有外感病史。主要症状为耳痛剧烈，耳内胀闷，轻度听力减退，可伴头痛、发热等。检查见鼓膜或邻近鼓膜的外耳道皮肤出现大疱，若大疱破裂，则有少量血性分泌物流出。

此病应与耳疖、耳疮、脓耳等鉴别。①耳疖、耳疮的主要症状也是耳痛，一般在张口或咀嚼时耳痛加重，且牵拉耳廓或按压耳屏时亦加重，检查外耳道可见局限性或弥漫性红肿；而此病的耳痛在张口、咀嚼、按压耳屏或牵拉耳廓时无加重，检查外耳道多无明显红肿。②脓耳常见耳痛及耳内溢液，与此病类似，但脓耳可见鼓膜充血，穿孔后脓性分泌物较多；此病则见鼓膜上有大疱，若大疱破裂，仅流出少量血性分泌物，鼓膜无穿孔。

辨证分型 此病以实证为多见，详察全身症状结合舌脉等可作为辨证依据。常见辨证分型有两种。①风热时邪犯耳：患耳疼痛剧烈，耳胀，听力减退，伴发热恶寒、头痛、鼻干、鼻塞、喷嚏等，舌质红，苔薄黄，脉浮数。鼓膜后上方见红色血疱，若血疱破裂，则外耳道可见血性分泌物流出。②肝胆火毒灼耳：患耳疼痛剧烈，痛引同侧头部及面颊，目赤，口苦咽干，大便秘结，尿黄，舌质红，苔黄，脉弦数。鼓膜后上方可见血疱，若血疱破溃，则见外耳道有血性分泌物流出。

治疗 多采用内治法结合外治法及其他疗法等进行治疗。

内治法 风热时邪犯耳者，治宜疏风散邪，清热解毒，可选用银翘散合五味消毒饮加减。肝胆火毒灼耳者，治宜清泻肝胆，解毒泻火，可选用龙胆泻肝汤加减。血疱溃破出血者，去当归，加牡丹皮、赤芍、白茅根等。

外治法 ①滴耳法：可用清热解毒的中药制成的滴耳液滴耳。②挑刺法：可在无菌操作下挑破血疱，缓解耳痛。③耳部熨法：可用煎煮后中药的药渣布包热熨患耳前后；或用栀子、青盐、商陆根各30g，炒热装布袋热熨患耳前后。

其他疗法 局部物理疗法可促进液体吸收，加速血疱消退，如用微波治疗仪局部理疗。

预防与调护 加强体育锻炼，增强抗病能力。患病期间忌食辛辣燥热之品。注意耳部清洁，避免污水入耳。

预后及转归 预后良好，很少有后遗症。

(毋桂花)

ěrzhàng

耳胀（fural fullness） 以耳内胀闷堵塞感为主要特征的疾病。临床上极为常见，可发生于各年龄。西医学的分泌性中耳炎、气压损伤性中耳炎、粘连性中耳炎及各种原因不明的耳堵塞感等病可参考此病辨证治疗。

历史源流 古代医学文献中没有"耳胀"病名，但在有关风聋、卒聋、耳聋等病证的描述中，可以找到与耳胀有关的记载。如隋·巢元方《诸病源候论》卷二十九"耳聋候"："手太阳厥而聋者，其候聋而耳内气满。"在"耳风聋候"又谓："足少阴肾之经，宗脉之所聚，其气通于耳，其经脉虚，风邪乘之，风入于耳之脉，使经气否塞不宣，故为风聋。"提出了风邪入耳可导致耳内气满，使经气痞塞而引起风聋。元·朱震亨《丹溪心法》卷四中提出风聋"必有头痛之证。"明·王肯堂《证治准绳·杂病》指出"内外湿饮痞隔，其气不得升降，则耳中亦浑浑焞焞"，认为湿浊内困，经脉痞塞，气机不舒，可致耳内鸣响、胀塞不通。清·魏之琇《续名医类案》卷十七载有耳内不时胀痛的医案，清·余景和《外证医案汇编》卷一亦载有耳胀的医案。及至近代《大众万病顾问》下册始立"耳胀"病名："何谓耳胀？耳中作胀之病，是谓耳胀。"并列举了病源、症状及治法。1980年全国高等医药院校规划教材第4版《中医耳鼻喉科学》开始将以耳内胀闷堵塞感为主要症状的耳病称为耳胀、耳闭，其中病初起称"耳胀"或"耳胀痛"，病之久者称"耳闭"。2012年全国中医药行业高等教育"十二五"规划教材《中医耳鼻咽喉科学》不再采用"耳闭"作为病名，将以耳内胀闷堵塞感为主要特征的疾病统称为"耳胀"，进一步规范了耳胀作为疾病的定义和范围。

病因病机　多因外邪、湿浊或瘀血上蒙清窍所致。①风邪外袭，痞塞耳窍：生活起居不慎，寒暖不调，风邪外袭，耳窍经气痞塞而为病。风邪外袭多兼夹寒、热，若风寒外袭，肺失宣降，津液不布，则聚为痰湿，积于耳窍而为病；若风热外袭或风寒化热，循经上犯，结于耳窍，则致耳窍痞塞不宣而为病。②肝胆湿热，上壅耳窍：外感邪热，内传肝胆；或七情所伤，肝气郁结，气机不调，内生湿热，上蒸耳窍而为病。③脾虚失运，湿浊困耳：久病伤脾，脾失运化，湿浊不化，上干耳窍而为病。④邪毒滞留，气血瘀阻：邪毒滞留耳窍，日久不愈，阻于脉络，气血瘀阻，耳窍经气闭塞而为病。

诊断与鉴别　耳胀以一侧或两侧耳内胀闷堵塞感为突出症状，可伴有不同程度的听力下降、自听增强或耳鸣，部分患者听力可

正常，病程可长可短。检查见外耳道正常，鼓膜可正常，或呈微红或橘红色、内陷，有时透过鼓膜可见到液平面，或见鼓膜极度内陷、粘连，或见灰白色钙化斑。听力检查多呈传导性聋，亦可为感音神经性聋或正常。鼓室导抗图多呈C型或B型，亦可为A型。

此病应与以下疾病鉴别。①耳聋：耳胀与耳聋临床上容易混淆，但耳聋以听力减退为必备症状，听力检查也必定有听力下降的表现，但不一定有耳内胀闷堵塞不适的感觉；耳胀则必须具备耳内胀闷堵塞感的症状，听力检查可正常，也可异常。耳胀与耳聋可以兼夹出现，也可单独出现。②鼻咽肿物：鼻咽肿物（如鼻咽癌、鼻咽纤维血管瘤等）压迫咽鼓管时可出现中耳积液导致耳内胀闷堵塞感，行鼻咽部检查，如间接鼻咽镜检查、鼻内镜检查、电子或纤维鼻咽镜检查、鼻咽部CT或MRI检查等，均可发现鼻咽肿物；耳胀者，一般鼻咽检查正常，小儿患者或可见鼻咽腺样体增生。③外耳道阻塞：外耳道阻塞性疾病如耵耳、耳异物、外耳道表皮样瘤、耳疖等也可出现耳内胀闷堵塞感，行外耳道检查可诊断相应的疾病；耳胀者，一般外耳道检查正常。

辨证分型　常见辨证分型有四种。①风邪外袭，痞塞耳窍：耳内堵塞感，多伴有听力减退及自听增强，患者常以手指轻按耳门，以求减轻耳部不适，可伴有鼻塞、流涕、头痛、发热恶寒等症，舌质淡红，苔白，脉浮。检查多见鼓膜微红、内陷或有液平面，鼓膜穿刺或可抽出清稀积液，鼻黏膜红肿。②肝胆湿热，上壅耳窍：耳内胀闷堵塞感，耳内微痛，或有听力减退及自听增强，

或耳鸣，可伴烦躁易怒、口苦口干、胸胁苦闷，舌质红，苔黄腻，脉滑数。检查可见鼓膜色红或橘红色、内陷或见液平面，鼓膜穿刺可抽出黄色较黏稠的积液。③脾虚失运，湿浊困耳：耳内胀闷堵塞感，日久不愈，可伴有胸闷纳呆，腹胀便溏，肢倦乏力，面色不华，舌质淡红，或舌体胖，边有齿印，脉细滑或细缓。检查可见鼓膜正常，或见内陷、混浊、液平面。④邪毒滞留，气血瘀阻：耳内胀闷堵塞感，日久不愈，甚则如物阻隔，听力可逐渐减退，舌质淡暗，或边有瘀点，脉细涩。检查可见鼓膜内陷明显，甚则粘连，或鼓膜增厚，有灰白色钙化斑。

治疗　主要有内治法、外治法、针灸疗法等。

内治法　①风邪外袭，痞塞耳窍：若风寒偏重，治宜疏风散寒，宣肺通窍，可选用荆防败毒散加减；若风热外袭，治宜疏风清热，散邪通窍，可选用银翘散加减。②肝胆湿热，上壅耳窍：治宜清泻肝胆，利湿通窍，可选用龙胆泻肝汤加减。③脾虚失运，湿浊困耳：治宜健脾利湿，化浊通窍，可选用参苓白术散加减。④邪毒滞留，气血瘀阻：治宜行气活血，通窍开闭，可选用通窍活血汤加减。

外治法　①滴鼻法：此病伴有鼻塞者，可用具有疏风通窍作用的药液滴鼻，使鼻窍及耳窍通畅，减轻耳堵塞感，并有助于耳窍积液的排出。②用鼓膜按摩法，亦可用鼓气耳镜放入耳道内，反复挤压、放松橡皮球使外耳道交替产生正、负压，引起鼓膜的运动而起到鼓膜按摩的作用。③咽鼓管吹张术：可酌情选用捏鼻鼓气法、波氏球法或咽鼓管导管吹

张法进行咽鼓管吹张，以改善耳内通气。捏鼻鼓气法由患者自己进行，具体操作方法见该条目。波氏球法的操作需要医生或护士执行，嘱患者含水一口，医生或护士将一个橡皮球前端的橄榄头塞于患者一侧前鼻孔，并压紧对侧前鼻孔，在患者吞咽水的瞬间迅速挤压橡皮球，使空气通过咽鼓管进入中耳。咽鼓管导管吹张法也需要医生或护士来执行，医生或护士将专用的咽鼓管导管通过鼻腔直接插入咽鼓管咽口，用橡皮球通过导管将空气直接吹入中耳腔。需要注意的是，若患者鼻塞涕多，应避免进行各种咽鼓管吹张。④鼓膜穿刺抽液法：若见有鼓室积液，可在严格无菌操作下，行鼓膜穿刺抽液。⑤鼓膜切开及置管法：经长期治疗无效，中耳积液较黏稠者，可行鼓膜切开术，清除中耳积液，并放置鼓膜通气管。

针灸疗法 ①耳病体针疗法：可采用局部取穴与远端取穴相结合的方法。耳局部可取听宫、听会、耳门、翳风等穴，远端可取合谷、内关、外关、曲池、足三里、阳陵泉、丘墟等穴。②耳病耳针疗法：可取内耳、神门、肺、肝、胆、肾等穴位，用王不留行或磁珠贴压，经常用手指轻按贴穴，以维持刺激。③耳病水针疗法：可取耳周穴耳门、听宫、听会、翳风等做穴位注射。

其他疗法 有中耳积液者，可行超短波理疗或激光照射等治疗，以帮助消除中耳积液，改善症状。

预防与调护 积极防治感冒及鼻腔、鼻咽慢性疾病，可减少此病的发生率。患伤风鼻塞及其他鼻病出现严重鼻塞时，或耳胀治疗期间，应避免乘坐飞机或潜

水。此外，擤鼻方法不当，可能导致邪毒窜入耳窍而发生此病，应加以注意。儿童患此病常不易觉察，应重视宣传教育，提高家长及教师对此病的认识，以便早期发现，早期治疗。

预后及转归 及时进行治疗，大部分预后良好。少数患者病程迁延日久，鼓膜与鼓室内壁粘连，导致听力明显下降，治疗则较困难。

（刘 蓬）

nóng'ěr

脓耳（suppurative otitis media）

以鼓膜穿孔、耳内流脓、听力下降为主要特征的疾病。中医古籍中又称聤耳、停耳、底耳、耳湿、耳疳等。临床上极为常见，小儿尤为多见。西医学的急、慢性化脓性中耳炎及乳突炎等病可参考此病辨证治疗。

历史源流 类似于脓耳症状的最早记载见于《灵枢经·厥病》："耳痛不可刺者，耳中有脓。"临床上多种耳病可有耳痛、流脓症状，其描述也包括脓耳在内。晋·葛洪《肘后备急方》卷六称"聤耳"："聤耳，耳中痛，脓血出"，记载了治疗的方药及方法，包括用药散吹入耳内或棉裹药散塞入耳内等。隋·巢元方《诸病源候论》卷二十九认为热气乘虚入于耳之经脉，邪随血气至耳，热聚于耳，则导致耳内化生脓汁。此外，还描述了耳疼痛猝然发生"脊强背直成痉"的症状及其病机，即后人所称的脓耳变证"黄耳伤寒"。其卷四十八对小儿脓耳做了专门论述，认识到小儿脓耳与成人脓耳的病因病机各有所不同，还指出"亦有因沐浴水入耳内，而不倾沥令尽"，致水湿停聚耳窍，令耳流脓。同时又指出"聤耳，久不瘥，即变成聋

也"，说明脓耳除了具有耳痛、耳内溢脓外，还有听力减退的症状。《诸病源候论》的这些认识对后世产生了很大的影响。唐·孙思邈《备急千金要方》卷六除了"聤耳"病名外，还有"底耳"之称。唐·王焘《外台秘要》卷二十三载有不少治疗脓耳方，卷三十五载有敷耳雄黄散方治小儿脓耳有疮及恶肉，说明当时已认识到脓耳可导致耳内肉芽的形成，治疗采用有腐蚀作用的药物外敷。宋·杨士瀛《仁斋直指方论》卷二十一首次提出"脓耳"病名："热气乘虚，随脉入耳，聚热不散，脓汁出焉，谓之脓耳。"元·朱震亨《丹溪心法》卷四对脓耳的治疗，引用金·李杲的蔓荆子散，该方为疏风清热之剂，适合于脓耳初期阶段，故为后世医家所推崇，成为治疗脓耳的主要方剂之一。明代，首次出现脓耳治验记载，薛铠《保婴撮要》卷四对小儿脓耳的治疗，重视乳母对乳儿的影响，主张乳母与乳儿同时治疗，不少医案用补中益气汤治疗，可见其对脾胃的重视。孙一奎《赤水玄珠全集》继承《诸病源候论》关于脓耳失治可引起变证的理论，首先提出"黄耳伤寒"的病名。从明代开始，出现按脓色不同命名的方法，如王肯堂《证治准绳·疡医》卷三描述："其症有五，曰停耳，亦曰耳湿，常出黄脓；有耳风毒，常出红脓；有缠耳，常出白脓；有耳疳，生疮臭秽；有震耳，耳内虚鸣，时出清脓。"这种按脓色不同的分类方法，体现了对此病局部辨证的重视。清代的医学文献多以"耳疳"作为此病的病名，治疗方面也更切合临床实际。如祁坤《外科大成》卷三提出"由足少阴虚热者，四物汤加丹皮、石菖蒲及

地黄丸滋补之，由手少阳风热者，蔓荆子散、交感丹清之"。沈金鳌《杂病源流犀烛》卷二十三总结前人的经验和理论，认为"大人则有虚火实火之分，小儿则有胎热胎风之别"，其从发病的急缓，局部脓液的颜色、性质，耳痛的轻重，并结合全身症状进行辨证，所列方药也很全面，对后世很有启发。1985 年出版的高等医药院校教材《中医耳鼻喉科学》（第5版）正式将以鼓膜穿孔、耳内流脓为主要表现的疾病命名为"脓耳"。

病因病机 外因多为风热湿邪侵袭，内因多与肝、胆、脾、肾脏腑功能失调有关。①风热外侵：风热外袭或风寒化热循经上犯，风热邪毒结聚耳窍而为病。②肝胆火盛：风热湿邪侵袭传里，引动肝胆之火，或肝胆素有内热，循经上蒸，热邪搏结于耳窍，火热炽盛，蚀腐鼓膜，化腐成脓。③脾虚湿困：素体脾气虚弱，健运失职，湿浊内生，加之正不胜邪，邪毒滞留，与湿浊困聚耳窍，以致脓耳缠绵难愈。④肾元亏损：先天不足或后天肾精亏耗，以致肾元虚损，耳窍失养，邪毒乘虚侵袭或滞留，使脓耳迁延难愈，肾虚耳部骨质失养，不堪邪毒腐蚀，久之骨腐脓浊而臭，甚至邪毒内陷，导致脓耳变证。

诊断与鉴别 此病初发大多有外感病史，或有鼓膜外伤史，久病者有耳内反复流脓史。以鼓膜穿孔、耳内流脓、听力下降为主要症状。鼓膜检查：发病初期，可见鼓膜充血；鼓膜穿孔前，局部可见小黄亮点，鼓膜穿孔后则有脓液溢出；病程迁延日久者，常见鼓膜紧张部或松弛部大小不等的穿孔。乳突部触诊可有轻度触压痛。听力检查以传导性聋为

主，亦可见混合性聋。颞骨 CT 检查有助于此病的诊断。

脓耳的临床症状如耳痛、耳内流脓亦可见于其他耳病，如耳疮、耳疖、大疱性鼓膜炎等，应加以鉴别。①脓耳早期与耳疮、耳疖均有耳痛，脓耳鼓膜穿孔及耳疖疖肿破溃后，均可有耳流脓、耳闷及听力下降。耳疖、耳疮之耳痛，在咀嚼张口、牵拉耳廓或按压耳屏时加剧，脓耳之耳痛与牵拉耳廓、按压耳屏无关；耳疖流脓少，脓耳流脓量多难止；耳疖出脓后耳闷消失，听力恢复正常，脓耳流脓后听力下降明显。②脓耳与大疱性鼓膜炎早期都可以出现耳痛，而后可有患耳溢液。大疱性鼓膜炎检查鼓膜可见血疱，血疱破裂可有血性分泌物流出，但鼓膜无穿孔，听力无明显下降；而脓耳可见鼓膜穿孔，流脓量多，听力明显下降。

辨证分型 此病初期多为实证、热证；流脓日久，多属虚证或虚中夹实证。主要依据起病的缓急，并详细观察脓液的质、量、色及气味，鼓膜的颜色、穿孔的情况等，结合所兼症状及舌脉等情况，综合辨证。常见辨证分型有四种。①风热外侵：发病较急，耳痛并呈进行性加重，听力下降，或有耳内流脓、耳内胀闷。全身可见周身不适，发热、头痛、恶风寒或鼻塞流涕，舌质偏红，苔薄白或薄黄，脉浮数。鼓膜红赤或饱满，正常标志消失，或见鼓膜穿孔及溢脓，听力检查呈传导性聋。②肝胆火盛：耳痛甚剧，痛引腮脑，耳聋，耳脓液多而黄稠或见红色。全身可见发热，口苦咽干，小便黄赤，大便干结，舌质红，苔黄，脉弦数有力。小儿症状较成人为重，可见高热、啼哭、拒食、烦躁不安、惊厥等

症。患耳鼓膜红赤饱满，或鼓膜穿孔，耳道内脓液黄稠量多或脓中带血。听力检查呈传导性聋。③脾虚湿困：耳内流脓缠绵日久，脓液清稀，量较多，无臭味，多呈间歇性发作，听力下降或有耳鸣。全身可有头晕、头重或周身乏力，面色少华，纳少便溏，舌质淡，苔白腻，脉缓弱。鼓膜色浊或增厚，有白斑，多有中央性大穿孔，通过穿孔部可窥及鼓室黏膜肿胀，或可见肉芽、息肉。听力检查多呈传导性聋。④肾元亏损：耳内流脓不畅，量不多，耳脓秽浊或呈豆腐渣样，有恶臭气味，日久不愈，反复发作，听力明显减退。全身可见头晕，神疲，腰膝酸软，舌淡红，苔薄白或少苔，脉细弱。检查可见鼓膜边缘部或松弛部穿孔，有灰白色或豆腐渣样臭秽物，听力检查呈传导性聋或混合性聋，颞骨 CT 多示骨质破坏或有表皮样瘤阴影。

治疗 多采用内治法结合外治法、针灸疗法进行治疗。

内治法 ①风热外侵：治宜疏风清热，解毒消肿，可选用蔓荆子散加减。病初起风热偏盛者，可配合五味消毒饮。②肝胆火盛：治宜清肝泻火，解毒排脓，可选用龙胆泻肝汤加减。若火热炽盛、流脓不畅者，重在清热解毒，消肿排脓，可选用仙方活命饮加减。③脾虚湿困：治宜健脾渗湿，补托排脓，可选用托里消毒散、补中益气汤或参苓白术散加减。④肾元亏损：治宜补肾培元，祛腐化湿，肾阴虚者，用知柏地黄丸加减；肾阳虚者，用肾气丸加减。

外治法 ①耳部清洁法：可用 3% 双氧水清洁外耳道，也可用负压吸引的方法清除脓液。②滴耳法：一般选用具有清热解毒、消肿止痛作用的滴耳液滴耳。

③吹药法：适用于鼓膜穿孔较大者。一般用可溶性药粉吹布患处，吹药前应先清除耳道积脓及残留的药粉，吹药时用喷粉器将药粉轻轻吹入，均匀散布于患处。④耳部涂敷法：脓耳引发耳前后红肿疼痛，病情较轻者可用紫金锭磨水涂敷，或如意金黄散调敷。⑤滴鼻法：伴有鼻塞流涕者，可用芳香通窍的滴鼻液滴鼻。⑥鼓膜切开：脓耳已成脓，但鼓膜未穿孔时，耳痛剧烈，鼓膜充血明显，外凸饱满，或鼓膜穿孔过小，脓液引流不畅者，可进行鼓膜切开，以利排脓引流。⑦手术治疗：脓耳并发表皮样瘤、肉芽、骨质破坏者，可进行手术治疗，以清除病灶；病情稳定，鼓膜穿孔久不愈合且无流脓者，可行鼓膜修补术或听力重建手术。

针灸疗法 ①耳病体针疗法：以局部取穴为主，配合远端取穴。常用穴位有耳门、听会、翳风、外关、曲池、合谷、足三里、阳陵泉、侠溪、丘墟等。实证用泻法，虚证用补法。②耳病耳针疗法：取神门、肝、胆、肺、肾、肾上腺等耳穴，用王不留行贴压，每日自行加压按摩 2 ~ 3 次。③耳病灸法：虚寒者取翳风穴悬起灸，亦可配合足三里艾灸。④刺血法：耳内剧痛，发热者，可行同侧耳垂、耳尖或耳背放血。

预防与调护 ①增强体质，积极预防上呼吸道疾病，是预防此病发生的关键。②注意擤鼻涕方法，防止擤鼻用力过度，使鼻涕误入咽鼓管诱发脓耳。③婴幼儿哺乳时，要保持正确体位，防止哺乳姿势和方法不当，乳汁误入咽鼓管诱发脓耳。④戒除不良挖耳习惯，防止刺伤鼓膜导致脓耳。⑤防止污水进入耳道。⑥保持脓液的引流通畅，如注意滴耳药、吹耳药的合理使用。⑦密切观察病情变化，尤其小儿和老人，若见剧烈的耳痛、头痛、发热和神志异常，提示有变证的可能，要及时处理。⑧注意饮食，少食引发邪毒的食物。

预后及转归 若能及时合理治疗，大多预后良好。病情严重者可并发脓耳变证；体质虚弱者，可致迁延难愈。

（孙海波）

nóng'ěr biànzhèng

脓耳变证（complications of suppurative otitis media） 由脓耳变生的病证。多因脓耳邪毒炽盛，或治疗不当，邪毒久蕴，侵蚀耳骨，脓汁流散于周围组织而发生严重证候。因其在脓耳的基础上，又变生一证，故病情更为复杂、严重，甚至可危及生命。常见的脓耳变证有耳后附骨痈、脓耳眩晕、脓耳面瘫、黄耳伤寒等。耳后附骨痈即脓耳并发的耳后完骨部的痈肿，因脓耳火热邪毒炽盛，流脓不畅，邪毒不因脓泄而减，反而内侵，流溢入耳后完骨，聚而为痈肿；脓耳眩晕即脓耳引发的眩晕，因脓耳之邪毒流窜内耳，耳部骨质不堪湿热邪毒之腐蚀，久则耳骨腐烂，耳窍平衡功能失调而致眩晕；脓耳面瘫即脓耳引发的面瘫，因脓耳日久病深，邪毒潜伏于里，灼腐耳内脉络，致使脉络闭阻不通，面部肌肉萎僻，以致出现口眼㖞斜；黄耳伤寒即脓耳并发寒战高热，头痛神昏，项强抽搐等危重证候，因脓耳日久，邪毒稽留耳窍，浸渍腐蚀骨质，渐成缝隙暗道，脓汁沿腐骨裂隙流窜，以致邪毒深陷，入于营血，蒙蔽心窍，引动肝风等重候。脓耳变证的诊断要点是在脓耳的基础上，耳内流脓突然减少，且出现耳后红肿疼痛、眩晕、面瘫，甚或高热、头痛、神昏、抽搐等表现，耳局部检查及颞骨CT检查有助于诊断。治疗多需内外兼治，即在辨证内服中药的同时，积极采用耳部清洁法、滴耳法、耳部涂敷法甚至手术治疗脓耳病灶，只有彻底治愈脓耳，才能阻止脓耳变证的进一步发展。脓耳变证严重者（如黄耳伤寒）可有生命危险，必须高度重视。

（孙海波 刘 蓬）

ěrhòu fùgǔyōng

耳后附骨痈（postauricular subperiosteal abcess） 脓耳并发的耳后完骨部的痈肿。中医古籍中又称耳后疽、耳根毒、耳根痈、夭疽、锐毒、耳后锐毒、耳后发疽等。以耳内流脓、耳后完骨部红肿疼痛或溃破流脓为特征，属脓耳变证。西医学的化脓性中耳乳突炎并发的耳后骨膜下脓肿可参考此病辨证治疗。

历史源流 隋·巢元方《诸病源候论》卷三十九"耳后附骨痈候"："附骨痈，是风寒搏血脉，入深近附于骨也。十二经之筋脉，有络耳后完骨者，虚则风寒客之，寒气折血，血瘀涩不通，深附于骨而成痈也。其状，无头但肿痛。"认为是风寒乘虚搏结于耳后完骨之脉络，血脉闭涩不通而致。明代，《疮疡经验全书》卷二称"耳根痈"，指出因怒气伤心，凝滞肝经，风热壅盛而成毒。王肯堂的《证治准绳·疡医》卷三称"耳根毒"："或问：耳根结核何如？曰：是名耳根毒，属足少阳胆经兼三焦经风热所致。"陈实功的《外科正宗》卷一提出"发生于耳后一寸三分致命之处，诚为险恶之候。左为夭疽，右为锐毒"，认为此证"初生起于隐微，令人多不知觉，及其知觉，毒已入内矣"。清代，医家们多在前人的基础上加以论述，如《医宗金鉴》卷六十三、《外科证治全书》卷一、《外科证治全生集》卷一、《外科大成》卷二等，也分别论及耳后发疽、耳后锐毒、耳后疽、夭疽、锐毒等，其所述的部位和症状与耳后附骨痈相似。高秉钧的《疡科心得集》卷一在论及辨耳痈时特别提出"须知耳内有脓时，用末药掺之，盖耳窍止有开而无合，将药纳入塞阻孔窍，脓不外泄，热毒即循络外达，绕耳红肿则发外耳痈矣，必欲开刀脓泄方愈"，认识到因药末堵塞耳窍，脓液引流不畅，热毒可循络流窜，引发外耳痈。从历代文献记载来看，因历史条件的限制，对此病的认识尚不够全面，因此上述诸病名所指的病，可能包括了耳后的痈肿、痰核及肿瘤等疾病。1980 年出版的全国高等医药院校试用教材《中医耳鼻喉科学》（第 4 版）指出："耳根毒，又名耳后附骨痈，相当于耳后骨膜下脓肿。"普通高等教育"十五"国家级规划教材《中医耳鼻咽喉科学》中明确指出耳后附骨痈"以耳内流脓、耳后完骨部红肿疼痛或溃破流脓为特征"。

病因病机 此病在脓耳的基础上发生，急者多为火毒壅盛而致，缓者多为气血亏虚。①热毒壅盛，灼腐完骨：脓耳火热邪毒炽盛，肝胆湿热内壅，若脓毒引流不畅，不从耳道外泄，而致热毒壅盛内攻，灼腐完骨，脓毒流窜耳后，血肉腐败而为痈肿。②气血亏虚，余毒滞耳：肾元虚损，邪毒滞耳，则耳后附骨痈反复发作，流脓不止，久病气血不足，耳后痈肿穿溃，疮口不敛，流脓不止，而形成耳后瘘管。

诊断与鉴别 此病有脓耳病史，突然耳中流脓减少，而出现

耳痛较剧，流脓黄稠，耳后红肿疼痛，伴高热和全身不适。检查见耳后完骨红肿压痛，并有波动感，耳廓向前下方耸起，肿处穿刺可抽出脓液。若脓肿穿破骨膜和皮肤，可形成瘘管。外耳道可见肿胀，外耳道后上壁骨质塌陷，鼓膜穿孔，有黄稠或污秽脓液。乳突 X 线或 CT 扫描可见到骨质破坏。

耳后红肿疼痛除可见于耳后附骨痈外，尚可见于原发的耳后痈肿、耳疖等，应加以鉴别。与耳后附骨痈不同之处在于这两种疾病无脓耳病史，且鼓膜无异常表现，影像学检查不会见到乳突部的骨质破坏。原发的耳后痈肿部位较浅，脓液排出后易于收口，一般不会形成瘘管；耳疖可见外耳道肿胀变窄，疖肿溃脓后疼痛减轻而耳后红肿随之消失；耳后附骨痈脓液从完骨内部穿溃而出，故能从溃口探到瘘管。

辨证分型 此病病情有急缓，起病急者多为脓耳火毒壅盛之实证；病情日久者多为气血不足。常见辨证分型有两种。①热毒壅盛，灼腐完骨：脓耳病程中，耳流脓突然减少，耳内及耳后疼痛加剧，全身可有发热、头痛、口苦咽干、尿黄便秘等症，舌质红，苔黄厚，脉弦数或滑数。检查见外耳道后上壁塌陷，有污秽脓液或肉芽，鼓膜穿孔，耳后完骨部红肿、压痛，甚则将耳廓推向前方，数天后肿处变软波动，穿溃溢脓。②气血亏虚，余毒滞耳：脓耳日久，耳后流脓，反复发作，缠绵不愈，或兼头晕乏力，面色苍白，唇舌淡，脉细。检查见耳后痈肿溃破，溃口经久不愈，形成瘘管，脓稀色白，疮口暗淡。

治疗 多采用内治法结合外治法、针灸疗法等进行治疗。

内治法 热毒壅盛，灼腐完骨者，治宜泻火解毒，祛腐排脓，可选用龙胆泻肝汤合五味消毒饮加减；若痈肿溃破脓出，可选用仙方活命饮加减。气血亏虚，余毒滞耳者，治宜补益气血，托毒排脓，可选用托里消毒散加减。

外治法 ①耳部清洁法：可用 3% 双氧水清洁外耳道，也可用负压吸引的方法清除脓液。②耳部涂敷法：耳后红肿者用如意金黄散、紫金锭等药以醋调贴敷患处。③耳部排脓法：痈肿表面波动成脓者，应切开排脓并放置引流条，已破溃者应予扩大疮口以便引流。④手术治疗：可行中耳乳突手术清理病灶，有耳后瘘管者一并切除。

针灸疗法 痈肿红肿疼痛，高热者，可用刺血法，用三棱针在耳垂、耳尖或耳背点刺出血。

预防与调护 积极治疗脓耳是防治耳后附骨痈的关键。脓耳病程中，应保持耳内引流通畅。忌食燥热助火之品，保持二便通畅。

预后及转归 若能及时给予正确治疗，多可获愈，若治疗不及时或体质虚弱，可使痈肿溃破形成瘘管。若病变发展，耳后痈肿可流窜至颈深部、纵隔，甚至烂及血脉，危及生命。

(孙海波)

nóng'ěr xuànyūn

脓耳眩晕（vertigo due to suppurative otitis media） 因脓耳引发的眩晕。以耳内流脓、头晕目眩、感觉天旋地转、恶心呕吐为主要特征，属脓耳变证。西医学的化脓性中耳乳突炎并发迷路炎可参考此病辨证治疗。

历史源流 中医古籍中没有"脓耳眩晕"之记载，在《中国医学百科全书·中医耳鼻咽喉口

腔科学》中始立此名，并定义为"由脓耳引发的眩晕"，其后，在普通高等教育"十五""十一五""十二五"规划教材《中医耳鼻咽喉科学》中均采用了这一病名。

病因病机　多为脓耳日久病深，邪毒流窜于内耳，扰乱清窍而为病。病机多与肝、胆、脾、肾功能失调有关。①肝胆热毒炽盛，蔓延入里，热盛生风，风火相煽，扰乱清窍而为病。②脓耳病久，脾气虚弱，运化失职，湿浊内困耳窍，致使耳窍功能受损而发眩晕。③肾精亏损，骨失所养，脓耳邪毒日久蚀损骨质，内攻耳窍，致平衡失司，眩晕发作。

诊断与鉴别　此病有脓耳病史，眩晕阵发性发作，感觉自身及外物旋转，恶心呕吐，喜闭目静卧，稍事活动眩晕更甚；眩晕可由转身、行车、低头、压耳屏等动作激发；脓耳发作期症状加重。检查可见鼓膜穿孔多位于松弛部或边缘部，鼓室内有污秽黏脓及豆腐渣样物或肉芽，味臭。听力检查呈传导性聋或混合性聋，瘘管试验阳性，乳突部影像学检查显示骨质破坏或表皮样瘤形成。眩晕发作时可见自发性水平性眼震，早期快相向患侧，后期快相转向健侧。

脓耳眩晕应与中枢性眩晕及普通的头昏鉴别。脓耳眩晕发作时尽管症状严重，但患者神志始终清醒，这是与中枢性眩晕最大的区别；中枢性眩晕无耳流脓的症状，鼓膜检查及乳突影像学检查多正常，眩晕的程度较轻，持续时间较长，可达数月，可伴有肢体偏瘫及定位障碍等表现，眼震多为垂直型；普通的头昏仅感头部昏沉不适，无明显旋转感，亦无耳流脓及鼓膜穿孔等表现。

辨证分型　患者病久，体质虚弱，但邪毒壅积于内，多属体虚邪实之虚实夹杂证。常见辨证分型有三种。①肝胆热盛，风扰耳窍：眩晕剧烈，恶心呕吐，动则尤甚，耳痛，耳内流脓黄稠，伴口苦咽干、急躁易怒、便秘尿赤，或有发热、头痛、目赤，舌质红，苔黄，脉弦数。②脾虚湿困，蒙蔽耳窍：眩晕反复发作，头额重胀，耳鸣失聪，耳内流脓日久，缠绵不愈，脓液腐臭。可伴胸闷泛恶，痰涎多，倦怠无力，纳少便溏，面色萎黄，舌质淡红，苔白润，脉缓弱或濡滑。③肾精亏损，邪蚀耳窍：眩晕时发，或步态不稳，耳鸣耳聋，耳内流脓持续，经久不愈，脓液污秽味臭，或有豆腐渣样物，或伴精神萎靡、腰膝痠软、健忘多梦，舌质淡红，脉细弱或细数。

治疗　多采用内治法、外治法结合针灸疗法进行治疗。

内治法　肝胆热盛，风扰耳窍者，治宜清热泻火，解毒息风，可选用龙胆泻肝汤合天麻钩藤饮加减。脾虚湿困，蒙蔽耳窍者，治宜健脾祛湿，涤痰止眩，可选用托里消毒散合半夏白术天麻汤加减。肾精亏损，邪蚀耳窍者，治宜补肾培元，祛邪排毒，偏于肾阴虚者，可选用六味地黄丸加减；偏于肾阳虚者，可选用肾气丸加减。

外治法　①耳部清洁法：可用3%双氧水清洁外耳道，也可用负压吸引的方法清除脓液。②手术治疗：眩晕发作症状控制后，尽早行手术治疗，清除耳部病灶。

针灸疗法　①耳病体针疗法：以百会、风池、风府、内关等为主穴。肝胆热盛者，配外关、阳陵泉、太冲；脾虚湿困者，配足三里、脾俞、丰隆；肾精亏损者，配三阴交、关元、肾俞。实证者用泻法，虚证者用补法，并可配合灸法。②耳病耳针疗法：可选肾、肝、脾、内耳、脑、神门、额、心、胃、肾、枕、皮质下、交感等穴，每次辨证选3~5穴针刺，亦可用王不留行或磁珠贴压该耳穴。③头皮针：取双侧晕听区针刺，每日1次，5~10次为1个疗程。④耳病水针疗法：可选取合谷、太冲、翳风、内关、风池、四渎等穴，每次取2~3穴，药物可选丹参注射液、当归注射液、天麻注射液、黄芪注射液或维生素B_{12}注射液等，每穴注入药液0.5ml，隔日1次。⑤耳病灸法：眩晕发作时，可灸百会穴，悬起灸至局部发热知痛为止。⑥穴位敷贴：取吴茱萸或肉桂、附子细末适量，用食醋调成糊状，敷贴涌泉穴，每天换药1次。或用法半夏、茯苓、枳实、胆南星、黄芩、生姜、大枣各10g，陈皮、甘草各5g，共研细末，取药末适量，用米酒调成糊状，如钱币厚，敷于肚脐或脐周，覆盖纱布并用胶布固定，每天更换1次。

预防与调护　根治脓耳是预防此病的关键。眩晕发作时，应卧床静养，观察病情变化，及时对症处置，以防发生黄耳伤寒。

预后及转归　若能及时诊断并加以治疗，预后良好。若治疗不及时可导致黄耳伤寒，危及生命。

（孙海波）

nóng'ěr miàntān

脓耳面瘫（facial paralysis due to suppurative otitis media）　因脓耳引发的面瘫。又称脓耳口眼㖞斜。以耳内流脓、口眼㖞斜为主要特征，属脓耳变证。西医学的化脓性中耳乳突炎并发面瘫可参考此病辨证治疗。

历史源流　中医古籍中没有

"脓耳面瘫"之记载。《中国医学百科全书·中医耳鼻咽喉口腔学》列有"脓耳口眼㖞斜",普通高等教育"十五"规划教材《中医耳鼻咽喉科学》中明确"脓耳面瘫"病名。

病因病机　多因脓耳失治,日久病深,邪毒潜伏于里,灼腐耳部脉络,致使循行于耳中及耳之前后的面部脉络受损,闭阻不通而为病。①热毒壅盛,蒸灼脉络:肝胆热盛,热毒上攻,蒸灼耳部肌膜及脉络,致使脉络闭阻不通,气血阻滞,肌肤失养,而致筋肉弛缓不收。②气血亏虚,湿毒阻络:脓耳日久,气血亏虚,无力祛邪,湿毒困结耳窍,闭阻脉络,使面部肌肤失养而为病。

诊断与鉴别　此病有脓耳病史,一侧口角㖞斜和闭眼障碍。检查可见两侧面容不对称,患侧不能提额、皱眉、闭眼,患侧鼻唇沟变浅或消失,嘴角歪向健侧,患侧口角下垂,鼓腮、吹口哨漏气,口涎外流,不能自收。鼓膜穿孔多位于松弛部或紧张部边缘,鼓室内有污秽黏脓及豆腐渣样物或肉芽,味臭。影像学检查乳突有骨质破坏,听力检查呈传导性聋或混合性聋。

此病应与中枢性面瘫鉴别,二者均可出现口角㖞斜,鼻唇沟变浅,鼓腮漏气等一侧面肌瘫痪表现,鉴别要点在于眼裂以上部位是否瘫痪。中枢性面瘫主要是眼裂以下部分瘫痪,因此闭眼、提额、皱眉等动作不受影响;脓耳面瘫则累及眼裂以上,因此还出现一侧闭眼障碍、额纹变浅等表现。

辨证分型　此病有虚实之分,实证多为体质壮实,又热毒壅盛者,若病久体虚,邪毒蕴积于里,则多为虚实夹杂之证。常见辨证分型有两种。①热毒壅盛,蒸灼脉络:口眼㖞斜,耳内流脓,耳痛剧烈。全身可见风热头痛,口苦咽干,尿赤便秘,舌质红,苔黄,脉弦滑数。检查见鼓膜充血、穿孔,流脓稠厚、味臭,完骨部有叩压痛。②气血亏虚,湿毒阻络:耳内流脓日久,逐渐发生面瘫,面部运动失灵,弛缓不收,日久肌肤麻木。全身可见食少便溏,肢倦无力,舌淡,苔白腻。检查见鼓膜松弛部穿孔或边缘性穿孔,脓液污秽味臭,有肉芽或息肉。

治疗　多采用内治法结合外治法、针灸疗法等进行治疗。

内治法　热毒壅盛,蒸灼脉络者,治宜清热解毒,活血通络,可选用龙胆泻肝汤合牵正散加减。气血亏虚,湿毒阻络者,治宜托里排脓,祛瘀通络,可选用托里消毒散合牵正散加减。若面瘫日久,气血亏虚,脉络瘀阻,可用补阳还五汤加减。

外治法　①耳部清洁法:可用3%双氧水清洁外耳道,也可用负压吸引的方法清除脓液。②手术治疗:可行根治性中耳乳突手术,清理脓耳病灶;或行面神经减压术、筋膜条悬吊术。

针灸疗法　①耳病针灸法:以翳风、地仓、合谷为主穴,配阳白、太阳、水沟、承浆、颊车、下关、四白、迎香、大椎、足三里等,针刺或用电针治疗。气血虚者,可用灸法。②电磁疗法:选用上穴,行电磁疗法。③梅花针:用梅花针叩击患处。④穴位敷贴或注射:取颊车、地仓、下关、曲池、翳风、外关等穴,用蓖麻仁捣烂,敷贴穴位。亦可选用丹参、当归或黄芪等注射液做穴位注射。

预防与调护　根治脓耳是预防此病的关键。发病后应注意眼部调护,白天戴眼罩,晚上涂眼膏。经常按摩患侧面部,以防止面部肌肉萎缩。

预后及转归　预后视面瘫轻重程度和治疗情况而不同。若病变轻而治疗及时,则预后良好。若面瘫日久,多难以完全恢复正常。

（孙海波）

huáng'ěr shānghán

黄耳伤寒（high fever otitis media; exogenous cold pathogenic disease with yellowish ear）　脓耳并发的寒战高热,头痛神昏,项强抽搐等危重证候。属脓耳变证。西医学的耳源性颅内并发症可参考此病辨证治疗。

历史源流　最早见于隋·巢元方《诸病源候论》卷二十九,文中描述了耳疼痛猝然发生脊强背直的症状及病机。而"黄耳伤寒"病名首见于明·孙一奎《赤水玄珠全集》卷十九:"凡耳中策策痛者,皆是风入肾经也。不治,流入肾则卒然变恶寒发热,脊强背直如痉之状,曰黄耳伤寒也。"并说明此病"不可作正伤寒治"。

病因病机　脓耳日久病深,邪毒稽留耳窍,浸渍腐蚀骨质,渐成缝隙暗道,脓流不畅,或复感外邪,脓毒炽盛,脓汁沿腐骨裂隙流窜耳窍之外。其病机多与邪毒深陷,入于营血,闭阻心包,引动肝风有关。①气营两燔:脓耳火热炽盛,病势发展,热毒深伏于里,内陷营血,心神受扰而致病。②热入心包:脓耳热毒深陷,困郁于内,耗血伤津,痰热闭阻心包而致病。③热盛动风:脓耳热毒炽盛,引动肝风,上扰神明,痰阻脉络而为病。

诊断与鉴别　此病有脓耳病史,且近期有急性发作史。脓耳病程中，出现剧烈耳痛及头痛，喷射状呕吐，寒战高热，项强，神志不清，甚至抽搐、肢体偏瘫。检查可见耳内流脓不畅，脓液污秽味臭，鼓膜松弛部或边缘性穿孔，透过穿孔或可见豆腐渣样物。乳突 X 线检查或 CT 扫描有骨质破坏，颅脑 MRI 检查有助于诊断。脑脊液检查、颅内压测定、眼底检查、血培养、定位体征对分析发生变证的部位及类型有参考价值。

此病应与流行性脑脊髓膜炎、结核性脑膜炎、脑肿瘤等鉴别。①流行性脑脊髓膜炎（简称流脑）有流行季节性和地区性，脑脊液检查可见脑膜炎奈瑟菌，一般无脓耳病史。在流脑的非流行季节，如遇脑膜炎患者，应提高警惕详查耳部。②结核性脑膜炎有结核病史，脑脊液检查可见结核分枝杆菌，胸部 X 线检查可发现肺结核。③脑肿瘤病程发展慢，一般无脓耳病史，影像学检查可以确诊。

辨证分型 常见辨证分型有三种。①气营两燔：耳内流脓臭秽，突然脓液减少，耳痛剧烈，头痛如劈，项强，呕吐，身热夜甚，心烦躁扰，甚或时有谵语，舌质红绛，少苔或无苔，脉细数。②热入心包：耳内流脓臭秽，耳痛，头痛剧烈，高热不退，颈项强直，呕吐，嗜睡，神昏谵语，舌质红绛，脉细数。③热盛动风：耳内流脓臭秽，耳痛、头痛剧烈，高热，手足躁动，甚则神志昏迷，筋脉拘急，四肢抽搐，颈项强直，或肢软偏瘫，舌质红绛而干，脉弦数。

治疗 多采用内治法结合外治法进行治疗。

内治法 气营两燔者，治宜清营凉血，泻热解毒，可选用清营汤加减。热入心包者，治宜清心开窍，可选用清宫汤送服安宫牛黄丸或紫雪丹、至宝丹。热盛动风者，治宜清热解毒，凉肝息风，可选用羚角钩藤汤加减，并加服安宫牛黄丸。

外治法 ①耳部清洁法：可用3%双氧水清洁外耳道，也可用负压吸引的方法清除脓液。②手术治疗：尽早行手术治疗，清除耳部病灶。

预防与调护 根治脓耳是预防此病的关键。此病变化迅速而危重，应注意观察病情变化，保持稳定的生命体征，根据分型积极治疗，使疾病逐渐好转。

预后及转归 此病属危急重症，死亡率较高。一旦确诊，应及时抢救，进行正确治疗，争取最好的结局。

（孙海波）

ěrmíng

耳鸣（tinnitus） 以自觉耳中或头颅鸣响而周围环境中并无相应声源为主要特征的病证。中医古籍中又称苦鸣、蝉鸣、耳中鸣、耳数鸣、耳虚鸣等。临床上极为常见，发病率约 10%～20%。西医学的原发性耳鸣可参考此病辨证治疗。

历史源流 早在《黄帝内经》中已有多处论及耳鸣，认为耳鸣主要为"阳气万物盛上而跃"（《素问·脉解》）所致，并强调脾胃及肝的功能失调与耳鸣的发生有密切关系，治疗耳鸣以针刺为主。晋代，陈延之的《小品方》卷十一及葛洪的《肘后备急方》卷六记载了用药物塞耳以治疗耳鸣的外治方法。隋·巢元方《诸病源候论》卷二十九、四十八中均强调肾气虚及风邪侵袭可导致耳鸣，并提出"耳鸣不止，则变成聋"的观点。唐代，对耳鸣的治疗也以外治法为主，如孙思邈的《备急千金要方》卷六及王焘的《外台秘要》卷二十二中均有药物塞耳以治耳鸣的药方。宋代，对耳鸣病因病机的认识大多沿袭《诸病源候论》的观点，治疗方法除继承前人的针灸及外治法外，又发展了内治法，且内治法逐渐占据了主导地位。金元时代，金·刘完素《素问玄机原病式·六气为病》提出"耳鸣有声，非妄闻也"的观点，并认为主要原因是水虚火实，热气上甚；元·朱震亨《金匮钩玄》卷一亦强调耳鸣以热证为多，同时在《丹溪心法》卷四中提出饮酒可导致耳鸣；金·李杲《脾胃论》则强调包括耳鸣在内的九窍病多为脾胃功能失调所致。这些不同观点的争鸣引起了后世医家对耳鸣辨证论治的重视。明代，不少医家对耳鸣提出了新的见解，虞抟的《医学正传》卷五提出了"泻南补北"的治法；楼英的《医学纲目》卷二十九提出"运气耳鸣"的概念，并认为其病机多属风火；王纶的《明医杂著》卷三对"耳鸣如蝉"进行了专门论述，认为耳鸣不能单从肾虚考虑，应根据不同的辨证分别施治，并提出痰火郁结耳中可导致耳鸣的新观点；赵献可的《医贯》卷五提出以手按压耳部来进行耳鸣的虚实辨证；张介宾的《景岳全书》卷二十七更提出了从耳鸣的声音大小及出现的缓急，患者的年龄、体质、生活习惯及其伴随症状等方面进行虚实辨证的方法。清代医家对前人的经验做了进一步的概况和总结，且有一定的发展，如陈士铎的《辨证录》卷三认为耳鸣可有少阳胆气不舒、肾阴不足、心肾不交、阳气不足等证型；张璐的《张氏医通》卷八搜集前贤之说，将耳鸣分为高年肾虚、饮酒过度、血虚有火、中气虚弱、肝胆气实、阳气实热、肾虚火动、阴血不足、肾阳亏虚等类型，分别采用不同的方法治疗。

病因病机　病因有虚有实，实者多因风邪侵袭、痰湿困结或肝气郁结，虚者多因脾胃虚弱、肾元亏损或心血不足。①风邪侵袭：寒暖失调，风邪乘虚而入，侵袭肌表，使肺失宣降，风邪循经上犯清窍，与气相击，导致耳鸣。②痰湿困结：素食肥甘厚腻，痰湿内生，困结中焦，致枢纽升降失调，湿浊之气上蒙清窍，引起耳鸣。③肝气郁结：情志不遂，易致肝气郁结，气机阻滞，升降失调，导致耳鸣；肝郁日久可化火，肝火循经上扰清窍，亦可导致耳鸣。④脾胃虚弱：饮食不节，损伤脾胃，或劳倦过度，或思虑伤脾，致脾胃虚弱，清阳不升，浊阴不降，宗脉空虚，引起耳鸣。⑤肾元亏损：恣情纵欲，损伤肾中所藏元气，或年老肾亏，元气不足，精不化气，致肾气不足，无力鼓动阳气上腾，温煦清窍，导致耳鸣。⑥心血不足：劳心过度，心血暗耗；或大病、久病之后，心血耗伤；或气虚心血化源不足，皆可导致心血不足，不能濡养清窍，引起耳鸣。

诊断与鉴别　此病主要表现为患者自觉一侧或两侧耳内或头颅内外有鸣响的声音感觉，如蝉鸣声、吹风声、流水声、电流声、沙沙声、嗞嗞声、嗡嗡声、唧唧声等，这种声感可出现一种或数种，呈持续性或间歇性，鸣响的部位甚至可出现在身体周围。患者常因听到这种鸣声而引起烦躁、焦虑、抑郁、失眠、注意力不集中等症状，影响学习和工作。

耳鸣应与以下情况鉴别。

①幻听：耳鸣与幻听均为听到了客观上不存在的声响，但幻听为有意义的声音，如音乐声、言语声等；耳鸣为单调乏味的声响。②体声：为有客观声源的一些响声，多表现为有节奏的声响，如与脉搏节奏一致的搏动声、与某些肌肉或关节运动有关的“咔嗒”声、与呼吸气流有关的“呼呼”声等；耳鸣通常表现为没有节奏的持续性声响。③声敏感：表现为听到外界的声音后感觉耳内不适，或听到外界的声音后耳内有回响，在安静环境下则没有不舒服的感觉；而耳鸣则是听到了不存在的声响，大多在安静环境下更为明显，在有声的环境下减轻。

辨证分型　常见辨证分型有六种。①风邪侵袭：耳鸣骤起，病程较短，可伴耳内堵塞感或听力下降，或伴有鼻塞、流涕、头痛、咳嗽等，舌质淡红，苔薄白，脉浮。②痰湿困结：耳鸣，耳中胀闷，头重如裹，胸脘满闷，咳嗽痰多，口淡无味，大便不爽，舌质淡红，苔腻，脉弦滑。③肝气郁结：耳鸣的起病或加重与情志抑郁或恼怒有关，胸胁胀痛，夜寐不宁，头痛或眩晕，口苦咽干，舌红，苔白或黄，脉弦。④脾胃虚弱：耳鸣的起病或加重与劳累或思虑过度有关，或在下蹲站起时加重，倦怠乏力，少气懒言，面色无华，纳呆，腹胀，便溏，舌质淡红，苔薄白，脉弱。⑤肾元亏损：耳鸣日久，腰膝酸软，头晕眼花，发脱或齿摇，夜尿频多，性功能减退，畏寒肢冷，舌质淡胖，苔白，脉沉细弱。⑥心血不足：耳鸣的起病或加重与精神紧张或压力过大有关，心烦失眠，惊悸不安，注意力不能集中，面色无华，舌质淡，苔薄白，脉细弱。

治疗　主要有内治法、针灸疗法及按摩导引法等。

内治法　风邪侵袭者，治宜疏风散邪，宣肺通窍，可选用芎芷散加减。痰湿困结者，治宜祛湿化痰，升清降浊，可选用涤痰汤加减。肝气郁结者，治宜疏肝解郁，行气通窍，可选用逍遥散加减；若肝郁化火，可选加牡丹皮、栀子等。脾胃虚弱者，治宜健脾益气，升阳通窍，可选用益气聪明汤加减。肾元亏损者，治宜补肾填精，温阳化气，可选用肾气丸加减。心血不足者，治宜益气养血，宁心通窍，可选用归脾汤加减。

针灸疗法　①耳病体针疗法：局部取穴与远端辨证取穴相结合，局部可取耳门、听宫、听会、翳风为主，每次选取2穴。风邪侵袭者，可加外关、合谷、风池、大椎；痰湿困结者，可加丰隆、足三里；肝气郁结者，可加太冲、丘墟、中渚；脾胃虚弱者，可加足三里、气海、脾俞；肾元亏损者，可加肾俞、关元；心血不足者，可加通里、神门。实证用泻法，虚证用补法。②耳病耳针疗法：取内耳、脾、肾、肝、神门、皮质下、肾上腺、内分泌等耳穴，用王不留行贴压以上穴位，不时按压以保持穴位刺激。③耳病水针疗法：可选用听宫、翳风、完骨、耳门等穴，针刺得气后注入药液。④穴位敷贴：可用吴茱萸、乌头尖、大黄三味为末，温水调和，敷贴于足底涌泉穴，或单用吴茱萸末，用醋调和，敷贴于涌泉穴。

按摩导引法　可采用鸣天鼓法、鼓膜按摩法等。此外，还可采用营治城郭法：以两手按耳轮，一上一下摩擦之，每次做15分钟左右。

预防与调护 注意饮食有节，起居有常，顺应天时，保持良好的睡眠，怡情养性，保持心情舒畅，消除来自工作或生活上的各种压力，解除对耳鸣不必要的紧张和误解，可防止耳鸣的发生及加重。避免处于过分安静的环境下，适度的环境声有助于减轻耳鸣。晚上睡前用热水泡脚，有引火归原作用，有助于睡眠及减轻耳鸣。

预后及转归 耳鸣系难治证之一。一般来说，病程短者，治疗相对较易；病程久者，较难完全消失。部分耳鸣虽不能完全消失，但只要消除了因耳鸣所导致的烦躁、焦虑、抑郁、失眠、注意力不集中等继发症状，也可视为临床治愈。

（刘 蓬）

ěrlóng

耳聋（deafness） 以听力减退或完全丧失为主要特征的病证。中医古籍中又称厥聋、劳聋、虚聋、风聋、火聋、毒聋、气聋、湿聋、干聋、聩聋、阴聋、阳聋等。突然发生的一侧或两侧听力减退或完全丧失称为暴聋或卒聋，一侧或两侧缓慢发生并逐渐加重、病程较长的听力下降或完全丧失称为渐聋或久聋。耳聋程度较轻者，又称重听。幼儿学语时期因耳聋导致语言发育障碍、逐渐丧失语言能力者，称为聋哑。耳聋是临床上极为常见的病证，60岁以上的老年人中尤为多见。西医学的突发性聋、爆震性聋、传染病中毒性聋、噪声性聋、耳毒性聋、老年聋、耳硬化以及原因不明的感音神经性聋、混合性聋等病可参考此病辨证治疗。

历史源流 早在殷商时代的甲骨文中已有"聋"这个字。春秋时代，老子的《道德经》第十二章有"五音令人耳聋"的记载，左丘明的《左传·僖公二十四年》："耳不听五声之和为聋"，这是耳聋最早的定义。《黄帝内经》对耳聋的病因病机与治疗进行了论述，认为实证主要与外感及气候变化关系密切，虚证主要与肝、肺及肾的虚损有关，同时强调少阳经与耳聋有密切关系，治疗以针灸为主。东汉·张仲景《伤寒论》提出伤寒发汗过多及少阳中风可导致耳聋。晋代，皇甫谧的《针灸甲乙经》卷十二提出了不少针刺治疗耳聋的穴位和方法；葛洪的《肘后备急方》卷六记载了许多治耳聋的内服及外用塞耳的方药。隋·巢元方《诸病源候论》列有虚劳耳聋候、耳聋候、耳风聋候、劳重聋候、久聋候、耳聋风肿候、产后耳聋候等独立章节对耳聋的病因病机进行专门论述，同时还专门论述了妇人及小儿耳聋。唐代，治疗耳聋以外用塞耳药为主。宋代，内服药治疗耳聋成为主要的方法。金元时代，刘完素及朱震亨强调耳聋多属热证，金·刘完素《素问病机气宜保命集》卷下提出了"耳聋治肺"的观点；金·李杲则善用益气升阳法治疗耳聋。明代，在耳聋的分类上明确了暴聋和久聋之分，在病因病机、辨证论治等方面都有较详细的论述，如《普济方》卷五十三、五十四收集了历代治疗耳聋的方剂200多首；李梴的《医学入门》卷五认为耳聋应按病程分类，指出新聋多热，久聋多虚；张介宾的《景岳全书》卷二十七指出了这种分类对预后判断的重要性，认为"暴聋者多易治，久聋者最难为力"，并将耳聋分为"五闭"，即火闭、气闭、邪闭、窍闭、虚闭，书中还记载了鼓膜按摩的导引方法，为后人广泛采用；徐凤的《针灸大全》卷四、杨继洲的《针灸大成》卷八都记载了治疗耳聋的穴位。清代，耳聋的病因病机、辨证施治理论更为完善。

病因病机 耳聋有虚实之分，实者多因外邪、肝火、痰饮、瘀血等实邪蒙蔽清窍，虚者多因脾、肾等脏腑虚损，清窍失养。①外邪侵袭：由于寒暖失调，外感风热或风寒，肺失宣降，致外邪循经上犯耳窍而导致耳聋。②肝火上扰：外邪由表入里，侵犯少阳；或情志抑郁，或暴怒伤肝，致肝失调达，气郁化火，均可导致肝胆火热循经上扰耳窍，引起耳聋。③痰火郁结：饮食不节，过食肥甘厚腻，使脾胃受伤，或思虑过度，伤及脾胃，致水湿不运，聚而生痰，久则痰郁化火，痰火郁于耳中，壅闭清窍，从而导致耳聋。④气滞血瘀：情志抑郁不遂，致肝气郁结，气机不畅，气滞则血瘀；或因跌仆爆震、陡闻巨响等伤及气血，致瘀血内停；或久病入血，均可造成耳窍经脉壅阻，清窍闭塞，发生耳聋。⑤肾精亏损：先天肾精不足，或后天病后失养，恣情纵欲，伤及肾精，或年老肾精渐亏等，均可导致肾精亏损。肾阴不足，则虚火内生，上扰耳窍；肾阳不足，则耳窍失于温煦，二者均可引起耳聋。⑥气血亏虚：饮食不节，饥饱失调，或劳倦、思虑过度，致脾胃虚弱，气血生化之源不足，而致气血亏虚，不能上奉于耳，导致耳聋。或大病之后，耗伤心血，使耳窍失养而致耳聋。

诊断与鉴别 耳聋患者自觉听力减退，轻者听音不清，重者完全听不到任何声音。听力减退可发生在单耳，也可发生在双耳。暴聋以单侧为多见，常伴有耳鸣及眩晕；渐聋可单侧或双侧发病。部分耳聋可呈波动性听力减退，即听力时好时坏。进行听力检查如音叉试验、纯音测听、声导抗测试、耳声发射测试、电反应测听等可明确听力减退的程度以及病变部位，是确诊耳聋的主要依据。

耳聋应注意与以下疾病鉴别。①耳胀：耳胀以耳内胀闷堵塞感为突出症状，可伴有听力减退，也可以听力正常；而耳聋则必须具备听力减退的症状，各种听力检查必定有听力下降的表现。耳胀与耳聋可同时出现，也可单独出现。②耳鸣：耳鸣与耳聋经常合并出现，耳鸣表现为听到了外界环境中不存在的声响，耳聋表现为听不到外界环境中客观存在的声音。二者既可同时出现，也可单独出现。③外耳及中耳病变：外耳道阻塞（如耵聍或异物）或中耳疾病也可出现一定程度的听力下降，但一般诊断为相应的疾病，如耵耳、耳异物、脓耳等，不再诊断为耳聋。

辨证分型　常见辨证分型有六种。①外邪侵袭：听力骤然下降，或伴有耳胀闷感及耳鸣，全身可伴有鼻塞、流涕、咳嗽、头痛、发热恶寒等，舌质红，苔薄黄，脉浮。②肝火上扰：耳聋时轻时重，或伴耳鸣，多在情志抑郁或恼怒之后加重，口苦，咽干，面红或目赤，尿黄，便秘，夜寐不宁，胸胁胀痛，头痛或眩晕，舌红苔黄，脉弦数有力。③痰火郁结：听力减退，耳中胀闷，头重头昏，或见头晕目眩，胸脘满闷，咳嗽痰多，口苦或淡而无味，二便不畅，舌红，苔黄腻，脉滑数。④气滞血瘀：听力减退，病程可长可短，全身可无明显其他症状，或有爆震史，舌质暗红或

有瘀点，脉细涩。⑤肾精亏损：听力逐渐下降，头昏眼花，腰膝痠软，虚烦失眠，夜尿频多，发脱齿摇，舌红少苔，脉细弱或细数。⑥气血亏虚：听力减退，每遇疲劳之后加重，或见倦怠乏力，声低气怯，面色无华，食欲不振，脘腹胀满，便溏，心悸失眠，舌质淡红，苔薄白，脉细弱。

治疗　主要有内治法、针灸疗法及按摩导引法等。

内治法　外邪侵袭者，治宜疏风清热，宣肺通窍，可选用银翘散加减。肝火上扰者，治宜清肝泻热，开郁通窍，可选用龙胆泻肝汤加减。痰火郁结者，治宜化痰清热，散结通窍，可选用清气化痰丸加减。气滞血瘀者，治宜活血化瘀，行气通窍，可选用通窍活血汤加减。肾精亏损者，治宜补肾填精，滋阴潜阳，可选用耳聋左慈丸加减；若偏于肾阳虚，治宜温补肾阳，可选用右归丸或肾气丸加减。气血亏虚者，治宜健脾益气，养血通窍，可选用归脾汤加减。

针灸疗法　①耳病体针疗法：局部取穴与远端辨证取穴相结合，局部可取耳门、听宫、听会、翳风为主，每次选取2穴。外邪侵袭者，可加外关、合谷、曲池、大椎；肝火上扰者，可加太冲、丘墟、中渚；痰火郁结者，可加丰隆、大椎；气滞血瘀者，可加膈俞、血海；肾精亏损者，可加肾俞、关元；气血亏虚者，可加足三里、气海、脾俞。实证用泻法，虚证用补法。②耳病耳针疗法：可取内耳、脾、肾、肝、神门、皮质下、内分泌等耳穴，用王不留行贴压以上穴位，不时按压以保持穴位刺激。③耳病水针疗法：可选用听宫、翳风、完骨、耳门等穴，针刺得气后注入药液。

④穴位敷贴：可用吴茱萸、乌头尖、大黄三味为末，温水调和，敷贴于足底涌泉穴，或单用吴茱萸末，用醋调和，敷贴于涌泉穴。

按摩导引法　可采用鸣天鼓法、鼓膜按摩法等。此外，还可采用营治城郭法：以两手按耳轮，一上一下摩擦之，每次做15分钟左右。

预防与调护　耳毒性药物如氨基苷类抗生素（链霉素、卡那霉素、新霉素等）、袢利尿药（呋塞米、依他尼酸等）等易造成听力损害，宜尽量避免使用，若因病情需要必须使用，应严密监测听力变化。长时间接触噪声（包括长时间戴耳机听音乐）也容易导致听力下降，应尽量避免以保护听力。耳聋治疗期间，应注意休息，避免疲劳，保持心情舒畅，睡眠充足，合理的饮食起居习惯有助于增强体质，促进听力康复。

预后及转归　暴聋若能及时治疗，预后较好，若延误治疗，或渐聋时间已久者，通常恢复听力较为困难。婴幼儿可因耳聋丧失学习语言的机会而导致聋哑。

(刘 蓬)

ěrxuànyūn

耳眩晕 (otogenic vertigo)

由耳部病变引起的以头晕目眩、如坐舟车、天旋地转为主要特征的疾病。为临床常见病。西医学的内耳疾病所引起的眩晕，如梅尼埃病、良性阵发性位置性眩晕、前庭神经元炎、药物中毒性眩晕、迷路炎等病可参考此病辨证治疗。

历史源流　古代医学文献中没有"耳眩晕"病名，其有关论述见于头眩、眩冒、冒眩、掉眩、脑转、风头眩、风眩、风头旋、头风眩、旋晕、眩运、真眩运、头晕、昏晕、眩晕等病证中。对

于耳眩晕的症状描述，早在《黄帝内经》就有关于眩晕与耳鸣、恶心呕吐、目系急并见的记载，如"髓海不足，则脑转耳鸣，胫痠眩冒，目无所见，懈怠安卧"（《灵枢经·海论》）。"脑转耳鸣"，即指头目眩晕而兼耳鸣。元·朱震亨《丹溪心法》卷四"头眩"描述了眩晕与耳聋并存的现象。经过历代医家不断总结，逐渐完善了耳眩晕的病因病机理论，如《黄帝内经》提出了"诸风掉眩，皆属于肝"的理论，并记载了肝厥阴病、外邪侵袭、髓海不足和上气不足导致眩晕的病因病机；东汉·张仲景《伤寒杂病论》提出了眩晕的病源在于痰饮停聚，认为痰为阴邪，清阳被郁，清阳不升而导致眩晕；《丹溪心法》卷四提出"无痰不作眩"，强调了痰致眩晕的重要性；明·张介宾《景岳全书》提出"无虚不作眩"的理论，极力主张虚致眩晕的观点。关于眩晕的病名，宋·陈言《三因极一病证方论》卷七"眩晕证治"首先提出了"眩晕"一名；清·李用粹《证治汇补》卷四："盖眩者，言视物皆黑，晕者，言视物皆转，二者兼有，方曰眩晕"，明确指出了眩晕的定义。为了区别各科多种病因所致眩晕，1985 年出版的全国高等医药院校教材《中医耳鼻喉科学》首创"耳眩晕"之病名。

病因病机 多为脏腑功能失调所致，也有外邪侵袭使然。其病机与肝、脾、肾三脏功能失调密切相关，有风、火、痰、虚、瘀等不同因素之兼杂。①风邪外袭：气候突变，或起居失常，感受风邪，引动内风，上扰清窍，发为眩晕。②痰浊中阻：脾失健运，不能运化水湿，内生痰饮，痰阻中焦，清阳不升，浊阴不降，

蒙蔽清窍，发为眩晕。③肝阳上扰：情志不遂，肝气郁结，气郁化火，或素体阴虚，水不涵木，肝阳上亢，上扰清窍，可致眩晕。④寒水上泛：肾阳不足，阳虚生寒，温化失职，水湿内停，上泛清窍，发为眩晕。⑤髓海不足：先天禀赋不足，或后天失养，年老体弱，或房劳过度，耗伤肾精，髓海空虚，不能濡养清窍，发为眩晕。⑥气血亏虚：久病或失血，气血耗伤，或脾气虚弱，运化失常，气血生化不足，清窍失养，发为眩晕。

诊断与鉴别 此病以头晕目眩为主要症状，多呈发作性、旋转性，可伴耳鸣、耳聋、耳内胀满感、恶心呕吐、心悸、面色苍白、汗出肢冷等症状，但神志清楚。检查可见自发性眼震、波动性感音性听力下降、前庭功能减退或消失、甘油试验阳性等。

此病应与中枢性眩晕鉴别。耳眩晕发作时尽管症状严重，但患者神志始终清醒，这是与中枢性眩晕最大的区别，中枢性眩晕一般无耳部症状，眩晕的程度较轻，持续时间较长，可达数月，可伴有肢体偏瘫及定位障碍等表现，眼震多为垂直型。

辨证分型 常见辨证分型有六种。①风邪外袭：突发眩晕，如坐舟车，恶心呕吐，可伴有发热恶风，鼻塞流涕或咽痛咳嗽，舌红，苔薄黄，脉浮数。②痰浊中阻：眩晕剧烈，头重如蒙，胸闷不舒，恶心呕吐较甚，痰涎较多，或见耳内胀满，耳鸣耳聋，心悸，纳呆倦怠，舌淡胖，苔白腻，脉濡滑。③肝阳上扰：眩晕每因情绪波动时发作或加重，常伴耳鸣耳聋，急躁易怒，面红目赤，胸胁苦满，口苦咽干，少寐多梦，舌质红，苔黄，脉弦数。

④寒水上泛：眩晕时心下悸动，恶心欲呕，频吐清涎，咳嗽痰稀，或见耳内胀满，耳鸣耳聋，面色苍白，冷汗自出，精神萎靡，夜尿频多，舌质淡胖，苔白滑，脉沉细弱。⑤髓海不足：眩晕屡发，耳鸣耳聋，腰膝痠软，精神萎靡，失眠多梦，记忆力差，男子遗精，手足心热，舌质红，苔少，脉细数。⑥气血亏虚：眩晕时发，每遇劳累时发作或加重，可伴耳鸣耳聋，面色苍白，心悸不宁，唇甲无华，少气懒言，倦怠乏力，或食少便溏，舌质淡，脉细弱。

治疗 以内治法为主，可配合针灸疗法。

内治法 ①风邪外袭：治宜疏风散邪，清利头目，可选用桑菊饮加减。②痰浊中阻：治宜燥湿健脾，涤痰止眩，可选用半夏白术天麻汤加减。③肝阳上扰：治宜平肝息风，滋阴潜阳，可选用天麻钩藤饮加减。④寒水上泛：治宜温壮肾阳，散寒利水，可选用真武汤加减。⑤髓海不足：治宜滋阴补肾，填精益髓，可选用杞菊地黄丸加减。⑥气血亏虚：治宜补益气血，健脾安神，可选用归脾汤加减。

针灸疗法 ①耳病体针疗法：以百会、风池、风府、内关等为主穴。风邪外袭者，配合谷、外关；痰浊中阻者，配丰隆、解溪、中脘；肝阳上扰者，配行间、侠溪、肝俞；寒水上泛者，配肾俞、命门；髓海不足者，配三阴交、关元、肾俞；气血亏虚者，配足三里、脾俞、气海。实证者用泻法，虚证者用补法，并可配合灸法。②耳病耳针疗法：可选肾、肝、脾、内耳、脑、神门、额、心、胃、肾、枕、皮质下、交感等耳穴，每次辨证选 3～5 穴针刺。亦可用王不留行或磁珠贴压

该耳穴。③头皮针：取双侧晕听区针刺，每日 1 次，5~10 次为 1 个疗程。④耳病水针疗法：可选取合谷、太冲、翳风、内关、风池、四渎等穴，每次取 2~3 穴，药物可选丹参注射液、当归注射液、天麻注射液、黄芪注射液或维生素 B$_{12}$ 注射液等，每穴注入药液 0.5ml，隔日 1 次。⑤耳病灸法：眩晕发作时，可灸百会穴，悬起灸至局部发热知痛为止。⑥穴位敷贴：取吴茱萸或肉桂、附子细末适量，用食醋调成糊状，敷贴涌泉穴，每天换药 1 次。或用法半夏、茯苓、枳实、胆南星、黄芩、生姜、大枣各 10g，陈皮、甘草各 5g，共研细末，取药末适量，用米酒调成糊状，如钱币厚，敷于肚脐或脐周，覆盖纱布并用胶布固定，每天更换 1 次。

预防与调护 ①应向患者说明此病虽症状严重，但不会危及生命，解除患者的恐惧心理。②鼓励患者加强锻炼，增强体质，注意劳逸结合。③眩晕发作期间应让病人卧床休息，注意防止起立时因突然眩晕而跌倒。④卧室应保持安静，减少噪音，光线宜暗，但空气要流通。⑤宜进低盐饮食。⑥禁烟、酒、咖啡及浓茶。

预后及转归 经过治疗，大部分患者眩晕可得到缓解，但部分患者容易复发；多次发作后，可遗留顽固性耳鸣及不可逆性耳聋，但一般不会危及生命；也有部分患者治疗后很少再发作。

（陈国春）

ěrmiàntān

耳面瘫（otogenic facial paralysis）

因耳部脉络痹阻所致的以口眼㖞斜为主要特征的疾病。中医古籍中又称卒口僻、㖞僻不遂、口㖞僻、偏风口㖞、口眼㖞斜、口面㖞僻等。为临床常见病，好发于成年人，单侧面瘫多见。西医学的贝尔面瘫可参考此病辨证治疗。

历史源流 早在《黄帝内经》中已有关于"卒口僻"的论述，如"卒口僻，急者目不合，热则筋纵，目不开。颊筋有寒，则急引颊移口；有热，则筋弛纵缓不胜收，故僻"（《灵枢经·经筋》），描述了此病的症状、病机以及与经筋的关系。东汉·张仲景《金匮要略·中风历节病脉证并治》称"㖞僻不遂"，提出其病机是气血虚弱，导致脉络空虚，卫外不固，风寒乘虚而入。晋·葛洪《肘后备急方》卷三称"口㖞僻"，并记载用灸法治疗。隋·巢元方《诸病源候论》卷一亦称"口㖞僻"，认为其病机是体虚受风，风夹寒入于足阳明、手太阳之经所致，这一观点为后世多数医家所引用，该书还特别记载《养生方》云："夜卧，当耳勿得有孔，风入耳中，喜令口㖞。"首先提出了耳部受风可引起口眼㖞斜的观点。唐代，孙思邈的《备急千金要方》《千金翼方》、王焘的《外台秘要》等著作多称为"口㖞僻""口面㖞僻"等，并记载了不少内服和外治方药。明清时代，医家们在继承前人足阳明、手太阳二经受风寒而导致口㖞僻之说外，也有一些新的解释。有的医家认为，气血不足、肝肾亏虚也可导致此病，如明·秦昌遇《医验大成》说："一少女素有带下症，经水愆期，此脾土不足也。秋初，忽患口眼㖞斜于左，而深秋末愈，此正亏邪炽也。"清·费伯雄《医醇賸义》卷一提出了"风痰相扰"的病机，与足阳明、足太阳相关，并列举了治疗方药。古代医家已经认识到此病的发生是气血虚弱，风邪乘虚入中脉络

而致病，故有"风中经络"的说法。1986 年何宗德等主编的《现代中医耳鼻咽喉口齿科学》称此病为风邪面瘫，王永钦主编的《中医耳鼻咽喉口腔科学》也沿用了此病名。2003 年出版的普通高等教育"十五"国家级规划教材《中医耳鼻咽喉科学》正式将此病命名为"耳面瘫"。

病因病机 多因正气不足，脉络空虚，风邪乘虚入中脉络，气血痹阻，筋脉迟缓而发病。①风邪阻络：风邪夹寒、热、痰等外袭，乘虚而入，痹阻耳部脉络，导致面部筋脉弛缓失用，发为面瘫。②气虚血瘀：素体虚弱或久病迁延不愈，气血不足，气虚血运无力，血瘀滞于耳部脉络，筋脉失于荣养，弛缓失用而成面瘫。

诊断与鉴别 此病以突然发生一侧口角㖞斜和闭眼障碍为主要症状，可伴有溢泪、喝水时嘴角漏水等症状。检查可见两侧面容不对称，患侧不能提额、皱眉、闭眼，患侧鼻唇沟变浅或消失，嘴角歪向健侧，患侧口角下垂，鼓腮、吹口哨漏气，口涎外流，不能自收。

耳面瘫与中枢性面瘫均可出现口角㖞斜，鼻唇沟变浅，鼓腮漏气等表现，应注意鉴别。鉴别要点在于眼裂以上部位是否瘫痪，中枢性面瘫主要是眼裂以下部分瘫痪，因此闭眼、提额、皱眉等动作不受影响；耳面瘫则累及眼裂以上，因此还出现一侧闭眼障碍、额纹变浅或消失等表现。

辨证分型 此病初起以邪实为主，病久则以正虚为主。常见辨证分型有两种。①风邪阻络：突然发生单侧口眼㖞斜，面部麻木，或伴完骨部疼痛，头痛拘紧，舌质淡红，苔薄白，脉浮。②气

虚血瘀：口眼㖞斜，病程日久，表情呆滞，眼干涩，舌质淡暗，或有瘀点，脉细涩。

治法　多采用内治法结合外治法、针灸及其他疗法等进行治疗。

内治法　①风邪阻络：宜祛风通络，可选用牵正散加减。偏风热者，宜合银翘散加减；偏风寒者，宜合荆防败毒散加减；偏风痰者，可用正容汤加减。②气虚血瘀：宜益气活血，化瘀通络，可选用补阳还五汤或当归四逆汤加减，一般可加白附子、僵蚕、全蝎以祛风化痰通络。

外治法　①穴位敷贴：马钱子粉 0.3~0.5g，撒于风湿止痛膏上，交替贴敷于下关、颊车、地仓、太阳、阳白、翳风等穴位，每 2~3 日 1 次。②涂敷法：取鲜鳝鱼血（或加少许云南白药）涂于患侧面部。每日 4~6 次，每次保留 30 分钟后洗去。此外，还可选用僵蚕全蝎敷治方、正容膏、祛风活络贴药方等调敷于局部。③耳部熨法：用麸皮、青盐各等份，或用白附子、川芎、羌活、藿香各等份，炒热，布袋装，熨四白、颊车、下关、地仓等面部穴位。可在局部来回推移，使皮肤均匀受热。

针灸疗法　①耳病体针疗法：取太冲、风池、翳风、翳明、阳白、迎香、地仓、合谷、攒竹、太阳、四白、水沟、听会、颊车等穴位，采取局部近取与循经远取相结合的方法，面部诸穴酌予斜刺或透穴。初期用泻法，后期用补法。每日或隔日 1 次，10 次为 1 个疗程。②灸法：灸患侧面部穴位，如四白、迎香、地仓、颊车、太阳等穴。③耳病水针疗法：取颊车、下关、地仓、曲池、翳风等穴，每次 1~2 穴，针刺得

气后注入药液 1~2ml，隔日 1 次。药物可选用丹参注射液、黄芪注射液或维生素 B₁、B₁₂ 注射液等。④皮肤针：用皮肤针叩刺阳白、太阳、四白、地仓、颊车、合谷等穴，以局部皮肤微红为度，每日或隔日 1 次，10 次为 1 个疗程。⑤耳病耳针疗法：主穴取面颊、肝、口、眼、皮质下，配穴取肾上腺、脾、枕、额。主配穴各选 2~3 穴，用王不留行或磁珠贴压，嘱患者每日自行压耳穴 3 次，3~5 日换压另一侧耳穴。

其他疗法　①颜面局部按摩：以行气活血，疏通经络。②表情动作训练：对着镜子进行皱额、闭眼、吹口哨、示齿等运动，训练时按体操节奏进行，每天进行 2~3 次。③可配合超短波理疗。

预防与调护　调畅情志，加强体育锻炼，提高机体抵抗力。因眼睑不能闭合，要对患眼进行防护，夜间睡觉时可涂眼膏，白天可戴眼镜或以纱布短期覆盖。每日自行按摩患侧，以免日久面部肌肉萎缩。

预后及转归　及时综合治疗，大多可痊愈，预后良好。但也有部分患者仅能部分恢复或恢复较差，其中部分患者可遗留连带运动、"鳄鱼泪"（味-泪反射，指吃饭或饮水时伴单侧流泪的症状）、面肌抽搐等后遗症。

（周家璇）

ěrsǔnshāng

耳损伤（auricular injury）　耳部遭受外力作用而致的损伤。常见有耳廓及外耳道损伤、鼓膜破裂、耳窍深部损伤等。

历史源流　明代以前的医著少有耳损伤的专门论述。至明代，王肯堂的《证治准绳·疡医》卷六"头目鼻耳伤"中载有"耳砍跌打落"，并记载了耳廓破损用药

外敷及用竹夹子固定的外治方法。清代，《医宗金鉴》卷八十八提出寿台骨、玉梁骨受伤的症状和内外治疗，认识到"伤重内连脑髓及伤灵明"可致眩晕、昏迷不省人事。寿台骨，即耳后完骨，也即颅骨乳突部；玉梁骨，即耳门骨，下颌骨的关节突，也即颞下颌窝处。钱秀昌的《伤科补要》卷二为伤科专著，在第十则专论"伤耳"，并论述了耳部重伤可致"内动脑髓，及伤灵明，昏沉不省"而危及生命，必须引起重视。1994 年王德鉴主编的《中医耳鼻咽喉口腔科学》首次将"耳损伤"作为病名。

病因病机　病因多为耳部遭受各种外力伤害。直接暴力如跌仆、撞击、切割、撕扯、噬咬、戳伤等，往往造成外耳的损伤；间接暴力如掌击、爆炸气浪等可引起鼓膜破裂；若遭受巨大暴力袭击或强烈震荡，则可波及耳窍深部的中耳、内耳，甚至颞骨损伤。损伤的病理变化和轻重各异。①血瘀耳窍：跌打闪挫，钝力碰撞，伤及耳廓，而致气滞血瘀，阻塞脉络，血溢脉外，停于皮下，故见耳廓青紫肿痛。②皮肉破损：切割撕扯，斫打噬咬，致使皮肉破损，血出骨露，甚则耳廓撕裂脱落；若瘀滞不散，郁久化火，复染毒邪，瘀热火毒，化腐酿脓，可致耳廓坏死畸形。③骨折脉伤：暴力冲击，强烈震荡，致使骨折脉伤，内耳受损，干扰清窍，失于濡养。清窍失用，可致耳鸣、耳聋、眩晕；失血伤津，内动脑髓，则病情危重。

诊断与鉴别　此病有明确的外伤史。其损伤部位、程度不同，症状各异。耳廓及外耳道损伤出现耳廓肿痛、耳窍出血、耳内堵塞感，检查可见耳廓青紫肿胀，

皮肤裂伤出血，软骨暴露或缺损，甚或耳廓撕脱、离断。鼓膜破裂表现为耳鸣、听力减退、耳痛、少量出血等，检查可见鼓膜表面见血迹或出血，听力检查呈传导性聋。耳窍深部损伤可出现听力减退、眩晕，甚至昏迷、全聋、面瘫、耳窍内流血、溢液等，检查可见耳窍深部损伤可见耳内流血、溢液，鼓膜呈暗蓝色等表现；X线或CT显示有颞骨骨折。

辨证分型 常见辨证分型有三种。①血瘀耳窍：耳廓青紫肿痛，外耳道及鼓膜表面有血迹，耳内堵闷感。②皮肉破损：耳廓破损裂口，或皮破骨露，或耳廓缺损，甚至撕脱离断，血肉模糊，疼痛较甚，若染毒则数日后耳廓漫肿，皮色变黑，跳痛；鼓膜破损，可出现耳鸣、听力减退、头晕等。③骨折脉伤：耳部损伤后突发听力减退、眩晕、耳痛、头痛、恶心呕吐，或面瘫，甚则昏迷，耳道或鼓膜后有血液或清水外溢；听力检查呈感音神经性聋或混合性聋，X线或CT显示颞骨骨折。

治疗 多采用内治法结合外治法进行治疗。

内治法 血瘀耳窍者，治宜行气活血，散瘀止痛，可选用复元活血汤加减。皮肉破损者，治宜活血祛瘀，止血生肌，可选用七厘散加减。骨折脉伤者，治宜活血养血，祛瘀通窍，可选用桃红四物汤或补阳还五汤加减。

外治法 ①耳廓瘀肿积血处理：耳廓血肿小者，可在严格消毒下，用粗针头抽出积血，加压包扎48小时，必要时可重复抽吸；积血多者，应行手术切开，清除血块，缝合切口，加压包扎；瘀血斑块者可外敷七厘散或外涂万花油。②耳廓裂伤破损处理：

耳廓裂伤时，应尽快清创缝合，若有破碎软骨应予取出。③鼓膜破损处理：消毒外耳道，保持干燥，禁外耳道冲洗及使用滴耳剂；如鼓膜上有血块则不予取出，以利鼓膜裂口愈合。④耳窍深部损伤的处理：清除耳道积血及污物，严格消毒外耳道，注意观察和稳定生命体征，预防颅脑及耳部染毒。待生命体征稳定后再对症处理。

预防与调护 注重安全教育，加强防范意识，避免意外发生。戒除挖耳习惯，避免损伤耳道鼓膜，对预知的爆震声，应尽量避开或戴防声耳塞。耳廓瘀肿，应避免揉搓，防止再度出血、血肿增大；鼓膜破损，应禁止污水入耳，禁用滴耳剂，以防染毒。避免用力擤鼻。

预后及转归 耳损伤较轻者，处理得当，预后良好。耳廓瘀肿处理失当或不及时，可致增厚畸形。耳廓撕裂破损，伤口染毒，可致红肿溃烂疼痛，甚则变形，即为断耳疮。鼓膜破损，若继发染毒，可致脓耳。耳窍深部损伤，往往合并颅脑损伤，如处理不当或不及时，可危及生命，或遗留眩晕、面瘫、脑脊液耳漏等后遗症。

(陈国春)

ěrdòngchuāng

耳冻疮（auricular frostbite） 由寒冷所致的耳部肌肤损伤。又称冻耳。以耳廓肿胀、红紫疙瘩、痒痛难忍，甚则溃烂为特征。发病季节明显，多发于冬季寒冷之时，多见于妇女、儿童及老年人。

历史源流 隋·巢元方《诸病源候论》卷三十五已有"冻疮"的记载，认为因严寒侵袭，气血凝滞，血脉不通，皮肉损伤而致。宋代，《太平圣惠方》卷三

十六称"冻耳"："夫冻耳者，由肌肉虚软之人，冬时触冒于寒，为风冷所折，则令耳赤肿痒痛，或即成疮，因其风寒所伤，故谓之冻耳也"，明确指出耳冻疮的病因及症状特点，并介绍治冻耳成疮的外治诸方。明代，申斗垣的《外科启玄》卷九进一步指出因寒冷可导致面、耳及手足各部位发生冻疮，内因主要是元气虚弱之人不耐寒冷而致，内服补中益气汤，外用附子末楝树子肉捣搽。陈实功的《外科正宗》卷四设有独胜膏外搽，认为冻耳每逢冬寒则发，要提前在六月份择日，在遇冬所发之处搽之，预防复发。清代，医家们对冻耳的认识多依据前人之说，在外用药物方面有所补充，如沈金鳌的《杂病源流犀烛》卷二十三治"两耳冻疮，宜生姜汁熬膏涂"，王维德的《外科证治全生集》卷一则介绍用阳和解凝膏贴。

病因病机 外因是寒邪外袭，内因主要是气血虚弱。由于寒邪外袭，不胜其寒，阳气不能上达耳窍，寒凝肌肤，经脉气血运行阻滞，肌肤失养而发病。

诊断与鉴别 耳冻疮轻者，局部有大小不等的肿胀疙瘩，色暗红或青紫，局部有麻木冷感，继则发痒发胀，有焮热感，遇热更觉奇痒难忍；重者，于紫黑色的肿块上发生水泡、糜烂和溃疡，疼痛异常，疮口缠绵，必至春暖季节方能收口自愈，多于次年冬季原患处再发。

耳部红斑及破溃除可见于耳冻疮外，尚可见于多种疾病，如多形性红斑、类丹毒等，应加以鉴别。①多形性红斑：春秋季发病，有前驱症状，急性经过，2~3周可愈。②类丹毒：多见于肉类或渔业工人，有外伤史，常见

深红色肿胀，灼热疼痛，有游走性，不破溃。

辨证分型 此病初起以寒凝血瘀为主，破溃则寒化热毒多见，溃久不敛为气血不足。常见辨证分型有三种。①寒凝血瘀：麻木冷感，肤色青紫，肿胀结块，灼痛发痒，手足清冷，舌淡，苔白，脉沉细或沉涩。②寒郁化热：疮面溃烂，破流脓血，燉赤肿痛，兼见身热、口干、便结尿黄，舌红，苔黄，脉数。③气血不足：疮口溃烂，紫黯干塌，肉色灰白，滋流血水，久不收敛，肢冷，舌淡，苔薄白，脉细。

治疗 多采用内治法结合外治法、针灸及其他疗法等进行治疗。

内治法 寒凝血瘀者，治宜温经散寒，活血通络，可选用当归四逆汤或阳和汤加减。寒郁化热者，治宜清热解毒，活血止痛，可选用四妙勇安汤加赤芍、丹参、野菊花、紫草等。气血不足者，治宜补气养血，温经通络，可选用十全大补汤加毛冬青、鹿角霜、黄酒等。

外治法 ①疮面处理：轻证保持疮面清洁干燥，数日后可自愈。②红肿痛痒未溃破流水者，选用姜汁、辣椒汁轻柔按摩，每日2~3次。③有水疱者可挑破或用注射器抽吸，再以白玉膏外敷包扎。溃烂可用生肌玉红膏、生肌散、九一丹外敷。

其他疗法 ①按摩：以揉法、摩法、擦法等在患处局部操作，时间为5~10分钟。要轻快柔和，切忌生硬粗暴。如果局部发生了水疱或溃疡，在操作时要避开患处，先在其四周操作，待局部溃疡愈合、血脉流通后，再在局部进行按摩操作。②物理疗法：可选用红外线、紫外线、氦氖激光、特定电磁波谱治疗器等局部理疗。

预防与调护 应加强身体锻炼，增强体质，避免受风受凉。治疗期间注意局部和全身干燥保暖，以促进血液循环，保持局部清洁，避免碰伤，忌搔抓。受冻部位不宜立即烘烤和热水烫洗。

预后及转归 若早期治疗得当，可获痊愈。长期失治，则缠绵难愈，气候转暖后可自愈，多于次年冬季再发。

（李彦华）

ěrzhì

耳痔（auricular granulation） 外耳道内生长的良性肿物。因其堵塞耳窍，可出现耳堵塞感，听力减退，耳鸣或耳痒等症状。根据肿物的形状不同，古人有耳蕈、耳挺等不同的名称。西医学的外耳道乳头状瘤、耵聍腺瘤、鼓室或外耳道肉芽、息肉等病可参考此病辨证治疗。

历史源流 明代始有论述耳痔的记载，如王肯堂的《证治准绳·疡医》卷三较具体描述了耳痔、耳蕈的症状："有耳蕈耳痔则不作脓，亦不寒热，外无臃肿，但耳塞不通已，上缠绵不已，令人耳聋。"认识到有赘生物堵塞耳窍，可导致耳聋。陈实功的《外科正宗》卷四称为"耳挺"，提到内服栀子清肝汤，外用黄线药腐蚀治疗耳挺的方法。清代，一些外科医著对耳痔的论述大体一致，《医宗金鉴》卷六十五总结了耳痔的病因病机和症状特点，提出耳痔、耳蕈、耳挺均生于耳内，因形状不同而命名各异，耳痔形如樱桃或羊奶；耳挺形如枣核，细条而长；耳蕈形如初生的蘑菇，头大蒂小。认为其发生与肝、肾、胃火有关，治疗方面仍沿用《外科正宗》之法。古代医家所谈到

的耳痔、耳蕈、耳挺等，为生于耳窍内的赘生物，其特点是表面光滑，无流脓，无红肿。1985年《中国医学百科全书·中医耳鼻咽喉口腔学》明确指出"耳道深处生长的良性肿物，称为耳痔"。

病因病机 多因脓耳、耳疮、耳异物、挖耳损伤耳道而诱发，病机多为肝经郁热、肾经虚火、脾胃蕴热，由脏腑火热与邪毒结聚耳窍而致。①肝经郁热：肝气素盛，疏泄失常，气机阻滞不畅，郁而化火，或脓耳、耳疮脓液浸渍耳窍，肝火上犯与湿浊困结耳窍而为病。②肾经虚火：素体肝肾不足，肾阴亏虚致虚火上炎，若挖耳等损伤耳道，则耳窍易感邪毒，邪毒、虚火与气血结聚于耳窍而为病。③脾经蕴热：因脾虚脓耳、耳疮日久不愈，或饮食劳倦伤脾，脾失健运，运化失司，湿郁化热，上蒸耳窍，湿热痰浊气血互结而为病。

诊断与鉴别 此病初起，一般无明显症状，若肿物逐渐增大，则出现耳堵塞感、耳痒、耳痛、听力下降等症状。检查可见外耳道有赘生物，形状大小不一，表面凹凸不平，甚至肿物向外生长至耳门外，病理检查可明确诊断。

耳痔与耳菌形态相似，应相鉴别。耳菌呈结节状肿物，肿块溃烂易出血，渗流污秽脓血，疼痛剧烈，若癌肿侵犯，可出现眩晕、面瘫、张口困难、剧烈头痛等严重证候；耳痔为局限性肿物，不易出血，生长缓慢，无剧烈疼痛。病理检查有助于鉴别。

辨证分型 常见辨证分型有三种。①肝经郁热：患耳堵塞感明显，听力下降，耳痒痛，或耳出脓水或血水，耳痔鲜红或深红，触之痛甚，可伴口苦咽干，头晕目眩，舌质红，舌苔黄腻，脉弦

滑。②肾经虚火：患耳微痒微痛，堵塞感，耳内肿物淡红、质脆，可伴头晕不适，五心烦热，虚烦失眠，舌质红，少苔，脉细。③脾经蕴热：耳堵塞感明显，听力下降，或耳中流黄稠脓，耳疼痛，耳痔色红，可伴头重，口干口臭，脘腹闷满，舌质红，苔黄腻，脉滑数。

治法 多采用内治法结合外治法进行治疗。

内治法 肝经郁热者，宜疏肝解郁，清热散结，可选用栀子清肝汤或丹栀逍遥散加减。肾经虚火者，宜滋补肾阴，降火散结，可选用知柏地黄丸加减，可选加三棱、莪术、皂角刺等以活血化瘀散结。脾经蕴热者，宜清胃泻火，化痰散结，可选用加味二陈汤加减，可选加瓜蒌、贝母、枳实以化痰散结。

外治法 ①耳部涂敷法：可用鸦胆子油涂敷，一般清洁患处后涂药，每日2次，直至肿物消失。若染毒红肿，可用黄连膏涂敷。②手术治疗：手术摘除，适用于肿物较大而根部较小的耳痔。③其他疗法：如激光、微波或冷冻治疗。

预防和调护 根治脓耳、耳疮，及时取出耳异物。调畅情志，加强体育锻炼，提高机体抵抗力。注意耳部卫生，保护外耳道清洁，戒挖耳。治疗期间忌食辛辣之品。

预后与转归 大多预后良好。耳部的乳头状瘤，术后易复发。部分耳痔可能恶变而转为耳菌。

（周家璇）

ěrjūn

耳菌（auricular malignant tumor）发生于耳部的恶性肿瘤。以耳部肿块、耳疼痛、流污秽脓血为主要特征，甚则出现眩晕，口眼喝斜，张口困难等。西医学的外耳恶性肿瘤、中耳癌等病可参考此病辨证治疗。

历史源流 有关"耳菌"的病名及症状描述在清代的一些外科医著中始有记载，如许克昌、毕法的《外科证治全书》卷二记载"耳菌形如蘑菇，头大蒂小"，其病机为"肝肾湿热，郁于血分所致"。高秉钧的《疡科心得集》卷上"辨耳痈耳菌虚实论"中记载："耳菌，耳口中发一小粒，形红无皮，宛如菌状，不作脓，亦不作寒热，但耳塞不通，缠绵不已，令人耳聋。"古代医著对耳菌没有更深入的认识，其特点与耳痔相似，难以区分。1985年《中国医学百科全书·中医耳鼻咽喉口腔科学》明确将"耳菌"定义为"发于耳部的恶性肿瘤"，而"耳痔、耳蕈、耳挺，则属于良性肿瘤，宜加区别"。普通高等教育"十五""十一五"国家级规划教材《中医耳鼻咽喉科学》中明确将耳菌定义为"发生于耳部的恶性肿瘤，以耳部肿块、疼痛、流污秽脓血为主要特征"。

病因病机 多因湿毒困结、阴虚火旺或气滞血瘀而结为肿块。①湿毒困结：患脓耳日久，脾气虚弱，湿浊不化，脓汁长期浸渍耳窍，窍内血肉腐烂，血脉瘀阻，湿毒久困而致病。②阴虚火旺：素体阴虚者，又患脓耳日久，虚火上蒸耳窍，脉络瘀阻，久积而成肿块。③气滞血瘀：情志不遂，肝气郁结，气郁日久，致气血凝滞经络，结聚耳部而成肿块。

诊断与鉴别 耳菌患者多有长期耳内流脓史或有长期挖耳的习惯。耳部呈刺痛或跳痛，向颞枕部放射，耳流脓或脓血，可有耳胀闷、听力减退、眩晕和面瘫。晚期随着肿物浸润范围不同可出现复视、吞咽困难、声嘶、伸舌偏斜等症状。检查可见：①外耳道或耳廓见菜花样肿物，或鼓室内见肉芽样或息肉样新生物，质脆易出血，常合并有脓血性分泌物。②耳下或颈部有恶核，质硬，不易推动。③乳突X线或CT扫描，常提示肿块及骨质破坏，严重者可致颞骨及颅底骨质破坏。④取肿物组织行病理检查可确诊。

耳菌与耳痔形态相近，容易混淆，宜加区别。耳痔为局限性肿物，不易出血，生长缓慢，无剧烈疼痛；耳菌呈结节状肿物，肿块溃烂易出血，渗流污秽脓血，疼痛剧烈，若癌肿侵犯，可出现眩晕、面瘫、张口困难、剧烈头痛等严重证候。病理检查有助鉴别。

辨证分型 此病以实证多见，亦有虚实夹杂之证，耳分泌物的颜色、质地及耳内肿物的颜色、肿胀程度等可作为辨证依据。常见辨证分型有三种。①湿毒困结：反复耳流脓伴有秽臭，耳内肿物易出血，耳鸣耳聋，耳痛不止，或兼头重头晕，体倦，纳少腹胀，大便时溏，舌苔白或黄腻，脉濡缓。检查见耳内肿物色红，呈菜花样，耳内有较多脓血性污秽物。②阴虚火旺：耳内流脓日久，味腥秽，耳痛较轻，绵绵不止，眩晕耳鸣，五心烦热，虚烦失眠，舌质淡红，少苔，脉细。检查见耳内肿物潮红，质脆易出血，有脓血。③气滞血瘀：耳廓或外耳道肿块痒痛，甚则耳痛剧烈，张口困难，耳周或颈部恶核。耳内胀闷，耳鸣耳聋，或有面瘫，胸闷胁痛，舌质红或有瘀点、瘀斑，苔白或微黄，脉弦。检查见肿物色暗红质稍硬，触之易出血，有污秽脓血附着。

治疗 以手术治疗为主，术前和术后结合中医内治法和外治法进行治疗。

内治法 湿毒困结者，宜祛湿解毒，化痰散结，可选用清气化痰丸加减。阴虚火旺者，宜滋养肝肾，降火散结，可用知柏地黄汤加减。气滞血瘀者，宜活血祛瘀，行气散结，可选用丹栀逍遥散加减。

外治法 以手术治疗为主，早期手术对疾病的预后有很大的影响。如果臭脓多者，清洁外耳道后，滴清热解毒滴耳剂。若有手术禁忌者，亦可用耳部涂敷法：选用鸦胆子油、蟾蜍丸、六神丸、白降丹等涂敷于肿物上，每日1次。

预防与调护 积极治疗脓耳，戒除挖耳恶习，减少对外耳道的不良刺激。注意耳道清洁，保持脓液的引流通畅。注意饮食，少食引发邪毒的食物，禁烟酒，患病期间忌食辛辣食品。

预后及转归 多数预后不良。早期发现和治疗，有望争取较好的结局。

（周家璇）

bíkē

鼻科（rhinology） 运用中医基本理论和方法研究人体鼻的生理、病理及其疾病防治规律的临床科目。为中医耳鼻咽喉口腔科的分支科目。

源流 历代医学分科中没有鼻科的记载，但古代文献对鼻的生理病理及疾病有专门论述，如隋·巢元方《诸病源候论》卷二十九列有"鼻病"，记载了鼻衄、鼻衄不止、鼻齆、鼻生疮、鼻息肉等11个病种。唐·孙思邈《备急千金要方》将鼻病、口病、舌病、唇病、齿病、喉病、耳病归为七窍病，分部位论述。宋代，《太平圣惠方》卷三十七设有"鼻病治方"，严用和的《济生方》有"鼻门"。明代，《普济方》卷五十六、五十七为"鼻门"。清代，沈金鳌的《杂病源流犀烛》卷二十三有"鼻病源流"专述；《医宗金鉴》卷六十五有鼻部、耳部、口部、唇部、齿部，卷六十六有舌部、喉部。可见，古代医家对耳鼻咽喉口腔分部位的专门论述，内容归纳统一，科目清楚。中华人民共和国成立后，中医耳鼻咽喉科已成为独立的临床学科，并相应有了鼻病专科。

疾病防治概要 鼻为人体的官窍之一，居面部中央，有司呼吸、主嗅觉、助共鸣的功能。鼻为肺之外窍，并通过经络与其他脏腑发生密切联系，因此，鼻的正常功能有赖于肺、脾胃、肝胆、肾等脏腑功能的协调平衡。若外邪侵袭或饮食失节、情志失调等各种原因导致脏腑功能失调，清阳之气不能上达于鼻窍，或外邪停滞于鼻窍，则会导致各种鼻部病证，如鼻塞、鼻衄、鼻渊、鼻槁、伤风鼻塞、嗅觉障碍等。对于发生在鼻部的症状，要以中医整体观念为指导，通过望、闻、问、切四诊来收集临床资料，把鼻部症状与全身症状结合起来，并以八纲辨证、脏腑辨证为基础，结合气血津液辨证，将观察到的症状加以综合分析和归纳，做出诊断，据此进行治疗。鼻科疾病的治疗方法很多，如鼻病内治法、鼻病外治法、鼻病针灸法、鼻病按摩导引法等，各种治法都是通过调节脏腑的功能而作用于鼻部以达到治疗目的，其中内治法是通过口服药物的方法来进行治疗，外治法是将药物直接施用在鼻部患处来进行治疗，针灸法是通过针刺或灸法来进行治疗，按摩导引法是通过按摩或导引的方法来进行治疗。每种治法有不同的特点和适应证，应根据病情、医生对该治法的熟悉程度及患者的接受程度加以选择应用，或综合加以运用。治疗的同时，还应注意患者的饮食起居，根据不同病情选择合适的饮食，适当休息，调整不良生活习惯，以达到加速痊愈并防止复发的目的。

（刘 蓬）

bí

鼻（nose） 隆起于面部正中的呼吸及嗅觉器官。又称鼻窍、明堂，中医古籍中又称中岳、天牝、玄门、元门、神庐。人体五官七窍之一。

结构 鼻位居面部中央，形似一个基底向下的三棱型锥体，上窄下宽（图）。上端连额的部分名颏，又称鼻根、山根、王宫、下极、鼻茎；下端向前突起之顶部名鼻准，又称鼻尖；颏以下至鼻准的隆起部分名鼻背，又称鼻柱、鼻梁；鼻准两侧半圆形膨隆如翅翼的部分，名鼻翼，又称鼻翅；鼻准前下两孔名鼻孔；鼻孔内长有细毛，名鼻毛，又称鼻须；鼻孔内的通道名鼻隧，又称鼻道；

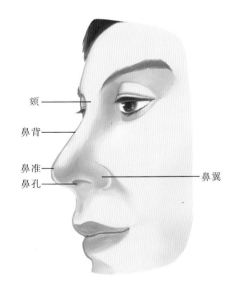

图　鼻的结构

分隔两侧鼻隧的结构名鼻隔；鼻隔前下方血管较丰富的区域名中血堂，是鼻衄的好发部位；鼻隧之后方名颅颏。

功能　鼻主要有三大功能。①司呼吸：鼻为肺之外窍，助肺行呼吸，为呼吸之气出入之门户，对吸入之气有温暖和湿润的作用，这是通过鼻内津液来实现的。另外，经鼻呼吸的过程中还有司清化的功能，对吸入之气有过滤和清洁的作用，有防御外邪之功。②主嗅觉：人体可通过鼻的嗅觉功能而辨别各种气味。脏腑功能正常，清阳之气上达鼻窍，则鼻可嗅闻各种气味；若清阳不能上达，鼻窍不通畅，常导致嗅觉障碍。③助共鸣：鼻有协发音、助共鸣的功能，鼻窍通畅时，对经咽喉发出的声音可产生共鸣，从而使传出的声音更加悦耳。

临床意义　呼吸为人立命之本，经鼻呼吸可明显提高呼吸的质量，有助于防止外邪入侵。嗅觉为人体重要的感觉之一，对提高人的生活质量有重要意义。鼻的功能失常可导致嗅觉障碍及鼻塞、流涕、喷嚏等，并易招致外邪入侵而产生多种病证。鼻突出于面部中央，其外形和轮廓高低对人的容貌有重要影响。五脏六腑与鼻部有对应关系，如颏部属心，颏之上属肺，鼻梁属肝，鼻准属脾，鼻两旁属肾等（《灵枢经·五色》），故观察鼻的形态和色泽有助于判断脏腑气血之盛衰，在中医望诊上有一定参考价值。

（王士贞　刘蓬）

bí yǔ zàngfǔ

鼻与脏腑（nose and zang-fu viscera）　用中医基础理论阐发、揭示鼻与脏腑之间生理、病理的内在联系。鼻为人体孔窍之一，是协助肺行呼吸、主嗅觉及协助发音的器官。鼻位于面部中央，属阳中之阳，是清阳交会之处，清阳之气从鼻窍出入，鼻又是血脉多聚之处，故属清窍。脏腑是人体生理活动、病理变化的基础，五脏与六腑配合，并通过经络的传递和散布而运行气血，协调阴阳，联络四肢百骸、皮毛筋骨、肌肉血脉、五官九窍等，使机体成为一个统一的整体。鼻与脏腑关系的论述，由《黄帝内经》开始就奠定了基础，其从整体出发，以五脏为中心，通过经络的作用说明全身各部分是有机联系的整体，鼻并不是孤立的器官，而是与五脏六腑有着密切的关系。《素问·阴阳应象大论》首次提出了肺与鼻的所属关系："肺主鼻……在窍为鼻"，指出了鼻的功能活动是由肺主管的，肺在外的孔窍为鼻，在生理关系上，认为"肺气通于鼻，肺和则鼻能知香臭矣"（《灵枢经·脉度》），说明肺对鼻的嗅觉功能起着重要作用。由于鼻与肺的所属关系和生理关系，肺脏的病变也就成了鼻病发生的主要因素，"肺气虚则鼻塞不利"（《灵枢经·本神》），说明肺气耗伤，则不能宣发肃降而上逆，气郁于肺而壅塞鼻窍致鼻塞不通。同时，通过经络的联系，鼻与脾、胆、肾、心等脏腑也有密切的关系。鼻准属脾土，鼻又为血脉多聚之处，脾统血，是气血生化之源，脾的盛衰可直接影响到鼻的生理功能和病理变化。胆之经脉循至鼻之两旁，胆之经气上通于脑与鼻相联系，胆腑有热可循经移热于脑而下犯于鼻，实证热证鼻病多与胆腑热盛有关。鼻为呼吸之门户，鼻所吸入之气经肺之肃降而下纳于肾，故鼻的呼吸功能与肾有关。人体的生命活动，精神意识思维等都是在心的作用下发挥其功能的，鼻的嗅觉功能亦与心的活动功能相联系。这些理论，成为鼻与脏腑在生理功能和病理变化整体统一性上的理论基础，指导着鼻科疾病的病因病机分析和辨证论治。鼻生理功能的发挥，以及病理病证的发生，与五脏六腑均有关系，由于脏腑不同的生理功能、经络循行的路径不同，使鼻与不同脏腑发生不同程度的联系，出现各种不同的生理病理变化。总的来说，在生理功能与病理变化方面，与鼻较为密切的脏腑有肺、脾、胆、肾、心等，具体见鼻与肺、鼻与脾、鼻与胆、鼻与肾、鼻与心。

（王士贞）

bí yǔ fèi

鼻与肺（nose and lung）　用中医基础理论阐发、揭示鼻与肺脏之间生理、病理的内在联系。鼻为人体孔窍之一，位居面中，为阳中之阳，清阳之气从鼻窍出入，有助肺行呼吸、主嗅觉、协发音、司清化的功能。肺为人体脏腑之一，主气，司呼吸，为水之上源，朝百脉，主治节。鼻为肺之外窍，"鼻者，肺之官也"（《灵枢经·五阅五使》）。鼻与肺在生理和病理上有着密切的联系。①生理关系：五脏与五官具有相互对应的关系，其中肺主鼻，即肺开窍于鼻，鼻为肺之窍，又为肺之官。鼻为呼吸道的门户和通道，位于肺系的前端，连于喉，接气道，下通于肺与肺相连。肺气通于鼻，肺气贯通于整个肺系上达鼻窍，肺气宣畅，则肺系功能正常，肺鼻互相协调，才能完成其生理功能。肺气宣畅，则鼻窍通利，呼吸平稳。同样，鼻窍通畅，呼吸之气才能出入畅利，则肺气通利。肺主宣发肃降，肺气清利，则嗅觉灵敏，"肺气通于鼻，肺和则鼻能知臭香矣"（《灵枢经·脉度》）。喉属肺系，其发音要靠鼻窍的通利及肺气的充沛鼓动声门，声音才能清晰洪亮。此外，鼻有调节温度、湿度及过滤清洁、防御外邪保护肺系的作用。②病理关系：肺脏功能失调引起的鼻病，临床常见"肺脏为风冷所乘，则鼻气不和，津液壅塞而为鼻齆"（隋·巢元方《诸病源候论》卷二十九）；若风热之邪外袭，肺失宣降，风热上扰鼻窍，则致鼻塞，流涕黏稠，鼻痒焮热。肺气耗伤，则不能宣发肃降而上逆，致鼻窍壅塞不通。鼻为肺之外候，肺脏有病常反映于鼻部，故诊察鼻的气、色、形态改变可协助判断肺脏的病变，如"鼻头……色赤者为肺热""鼻孔煽张为肺气将绝之症"（清·程国彭《医学心悟》卷一）。一些鼻病在辨证基础上从肺论治，如宣肺通窍、益气固表、温补肺脏、养肺润燥等治法。

（王士贞）

bí yǔ pí

鼻与脾（nose and spleen） 用中医基础理论阐发、揭示鼻与脾脏之间生理、病理的内在联系。鼻为人体孔窍之一，有助肺行呼吸、主嗅觉、协发音、司清化的功能。脾为人体脏腑之一，主运化，统摄血液。鼻与脾在生理和病理上有着密切的联系。①生理关系：鼻的鼻准部位与脾有所属关系，鼻准居面之中央，而中央属土，故鼻准属脾土。鼻为阳中之阳，为一身血脉多聚之处，脾统摄血液，又是气血生化之源，脾的盛衰，关系到鼻部血脉的盈虚与血液的运行情况，鼻的正常生理功能有赖于脾气的健旺。脾主运化，输布水谷精微，脾的升发作用，使清气上达鼻窍，鼻窍得到精气津液的滋润和濡养，则

能发挥正常功能。从五行关系来讲，脾属土，肺属金，脾为肺之母，"脾气散精，上归于肺"（《素问·经脉别论》），肺气得到脾气的不断补充才能充盈，肺主气的功能才能正常发挥。故鼻虽为肺窍，但也有赖于脾气的濡养。②病理关系：脾脏功能失调引起的鼻病，临床常见脾气虚弱，气血生化之源不足，则鼻失所养，易为邪毒滞留而致病；脾不统血，可致鼻衄；脾胃湿热，可致鼻红赤烂、鼻疮。鼻准属脾，临床上可通过诊察鼻来判断脾的病变，"脾热病者，鼻先赤"（《素问·刺热论》），鼻前庭红肿赤烂或鼻涕黄浊者，多为脾经湿热。一些鼻病在辨证基础上从脾论治，如益气摄血、温肺补脾、健脾祛湿、化浊通窍、清泻脾胃积热等治法。

（王士贞）

bí yǔ dǎn

鼻与胆（nose and gallbladder） 用中医基础理论阐发、揭示鼻与胆腑之间生理、病理的内在联系。鼻为人体孔窍之一，有助肺行呼吸、主嗅觉、协发音、司清化的功能。胆为奇恒之腑，为人体脏腑之一，具有贮藏和排泄胆汁、主决断的功能。鼻与胆在生理和病理上有着密切的联系。①生理关系：鼻与胆主要由经络相联。足少阳胆经起于目外眦，曲折布于脑后，循经头额至眉心鼻之两旁（眼眶下方鼻之窦窍处）。胆之经气上通于脑，脑为精髓之海，下通于頞（鼻根），頞下为鼻，故胆通过髓海与鼻相互联系。胆气平和，则脑、頞、鼻俱得安康。②病理关系：胆腑功能失调引起的鼻病，若胆腑有热，火热可循经直犯鼻窍，或循经移热于脑，下犯頞与鼻而致鼻病，"胆移热于脑，则辛頞鼻渊，鼻渊者，浊涕

下不止也"（《素问·气厥论》）。肝胆热盛，火热上迫可致鼻衄。一些鼻病在辨证基础上从胆论治，可用清泻胆热之法。

（王士贞）

bí yǔ shèn

鼻与肾（nose and kidney） 用中医基础理论阐发、揭示鼻与肾脏之间生理、病理的内在联系。鼻为人体孔窍之一，有助肺行呼吸、主嗅觉、协发音、司清化的功能。肾为人体脏腑之一，主藏精、主水、主纳气。鼻与肾在生理和病理上有着密切的联系。①生理关系：鼻与肾主要由经络相联，督脉循行于鼻柱到鼻头，肾之经脉交会于督脉而连接于鼻。又根据五脏生克关系，肺肾相生，鼻为肺之窍，故鼻与肾亦有密切联系。一方面，肺之气津濡养卫护鼻窍，依赖于肾之精气充养；另一方面，"肺为气之主，肾为气之根，肺主出气，肾主纳气，阴阳相交，呼吸乃和"（清·林珮琴《类证治裁》卷二），肺肾协调，共同调节呼吸气体出入、升降，因而鼻窍才能通畅。②病理关系：肾脏功能失调引起的鼻病，临床多表现为肾虚，"肾为欠，为嚏"（《素问·宣明五气论》），肾气虚，肺失温煦，易为外邪所犯而致鼻鼽。一些鼻病在辨证基础上从肾论治，如温补肾阳、滋补肾阴等治法。

（王士贞）

bí yǔ xīn

鼻与心（nose and heart） 用中医基础理论阐发、揭示鼻与心脏之间生理、病理的内在联系。鼻为人体孔窍之一，有助肺行呼吸、主嗅觉、协发音、司清化的功能。心为人体脏腑之一，主血脉、主藏神。鼻与心在生理和病理上有着密切的联系。①生理关系：鼻

的山根部位（指两目内眦间的部分）属心，鼻为心肺之门户，心与肺位于上焦，心主血，肺主气，心肺相互配合，气血运行正常。心主神明，又主嗅，鼻主嗅觉的功能是在心的主宰之下，"心主嗅，故令鼻知香臭"（《难经·四十难》）。②病理关系：心脏功能失调引起的鼻病，临床常见鼻疔火毒炽盛，可致毒入营血，犯及心包，内扰心神之疔疮走黄危候；"心主血，肺主气而开窍于鼻，邪热伤于心故衄"（隋·巢元方《诸病源候论》卷十）；气虚血少，鼻窍失养，鼻窍不利、流涕不止。一些鼻病在辨证基础上从心论治，如清心泻火、补益气血、活血祛瘀等治法。

（王士贞）

bí yǔ jīngluò

鼻与经络（nose and channels）

用中医基础理论阐发、揭示鼻通过经络与脏腑及全身各部位之间的内在联系。经络，包括经脉和络脉。经脉是气血运行的主要通道，内属于脏腑，外络于肢节；络脉是由经脉分出的网络全身的分支（参见针灸学卷经络）。因此，经络纵横交贯，遍布全身，将人体内外、脏腑、肢节联成为一个有机整体。人体经络中的阳脉都上于头面或起于头面、交会于头面。鼻居面中，为阳中之阳，是血脉多聚之处，又是清阳交会之所在，许多经脉与络脉均循经于鼻及鼻旁，通过直接或间接关系，形成了鼻与五脏、六腑及全身各部位的广泛联系。《灵枢经·邪气脏腑病形》说："十二经脉，三百六十五络，其血气皆上于面而走空窍……其宗气上出于鼻而为臭。"全身经脉直接或间接循经于鼻，与鼻的生理功能及病理变化密切相关。直接循行至鼻的经

脉有6条，多属阳经。①手阳明大肠经：其支脉，从缺盆上走颈部通过颊部入下齿龈，还出至上唇，左右两脉交会于人中，自此左脉右走，右脉左走，上行挟于鼻孔两侧。其经筋直行者，从肩髃上行至颈，由此分出的支筋，上行至颊，结聚于颧部。若见鼻塞、流涕、鼻衄等，常与手阳明大肠经有关，辨证多为肠胃积热，针灸治疗常取二间、合谷、偏历、口禾髎、迎香等手阳明大肠经穴位。②足阳明胃经：其经脉起于鼻旁，由此上行，左右相交于鼻梁上端凹陷处，缠束旁侧的足太阳之脉，下行，沿鼻外侧入上齿龈。足阳明经脉别出而行的正经，上行沿咽喉部出于口，再上行至鼻根及眼眶下方，联系目系，与足阳明本经相合。其经筋直行者，上行至缺盆部结聚，再上颈挟口合于颧部，继而下结于鼻，从鼻旁上行与太阳经筋相合。若见鼻塞、鼻衄、流涕等，常与足阳明胃经有关，辨证多为脾胃蕴热，火热上犯鼻窍，针灸治疗常取足三里、巨髎、解溪、内庭、厉兑等足阳明胃经穴位。③手太阳小肠经：其支脉，从颊部别出走入眼眶下而至鼻部，再至眼内角，与足太阳膀胱经相联。若见鼻塞、流涕、嗅觉不灵等，常与手太阳小肠经有关，小肠与心相表里，故辨证多为心肺不和，鼻窍不利，针灸治疗常取后溪、小海等手太阳小肠经穴位。④足太阳膀胱经：起于目内眦，上行额部交会于头顶。其经筋从项部直行的一支，向上结聚于枕骨，上行头顶，由头的前方下行到颜面，结聚于鼻。若见鼻塞、多涕、头痛、鼻衄等，常与足太阳膀胱经有关，辨证多为肾气不足，鼻失温煦（肾与膀胱相表里），针灸治疗常取攒竹、

眉冲、曲差、承光、通天、玉枕、天柱、肺俞、肝俞、胆俞、脾俞、肾俞、飞扬、昆仑、申脉等足太阳膀胱经穴位。⑤足少阳胆经：其支脉，从眼外角下走大迎，会合手少阳三焦经至眼眶下方。足少阳经脉别出而行的正经，其别出一脉，上行挟咽喉两旁，出于腮部及颊中，散于面部。其经筋，直行的一支，上出于腋部，穿过缺盆，出行于足太阳经筋的前面，沿耳后绕上额角，交于巅顶上，从头顶侧面向下走至颔部，又向上结聚于颧部。若见鼻渊、鼻衄、头痛等，常与足少阳胆经有关，辨证多为胆经火热，上炎鼻窍，针灸治疗常取颔厌、曲鬓、头窍阴、阳白、头临泣、目窗、承灵、风池等足少阳胆经穴位。⑥督脉：起于小腹内，下出于会阴部，向后行于脊柱的内部，上达项后风府，进入脑内，上行巅顶，沿前额下行鼻柱。若见鼻衄、鼻渊、头痛等，常与督脉有关，辨证多为肾不纳气，针灸治疗常取后顶、百会、前顶、囟会、上星等督脉穴位。

此外，手少阴心经，其支脉挟咽经面部，沿鼻旁上联目系；任脉，环绕口唇，上至龈交，分左右循鼻旁到目内眦；阳跷脉，从颈外侧上颊口，循鼻外侧到达目内眦。由于阴经与阳经、经脉与络脉相互交汇，虽然六阴经不直接入鼻，但都通过经别与阳经相合，而与鼻联系。因此，人体的十二经脉都直接或间接上达于鼻，致使鼻通过经络与脏腑、肢节及全身各部位有着密切联系。

（王士贞）

bíbìng bìngyīn bìngjī

鼻病病因病机（causes and mechanism of nose diseases）

导致鼻部疾病的各种因素及病理机制变化的总称。包括鼻病病因和鼻病

病机两方面。

病因 鼻病的发生大致有外因和内因两类。

外因 主要有外感邪毒、外力创伤、异物所伤等。①外感邪毒：外邪多为风、热、寒、湿、燥邪及异气的侵袭。鼻为呼吸气体出入之门户，位于肺系前端，易为外邪直接侵犯，首先内传于肺引起病变。外邪以风邪为先，常从肌肤或口鼻而入，常见风热、风寒、风湿之邪合犯。寒邪致病，多因疏于防寒保暖，感受寒邪，寒伤于肌表，阻遏阳气而致病。热邪致病，病初起，常以风热上犯为主，若外感火热之邪，往往可兼夹湿邪；此外，火热之邪，常易伤津耗液，致脏腑功能失调。湿邪致病，长期阴雨、居住潮湿、污水浸渍等易致湿邪外袭鼻窍，导致鼻前孔皮肤红肿、赤烂、黄水淋漓等；湿邪多与热邪相兼为患，且湿性黏滞，故使疾病缠绵难愈。燥邪致病，外感燥邪而发病，多从口鼻而入，如干旱地区、干燥高温的工作环境等致燥邪耗伤肺津，肺气宣发与肃降功能失健而致鼻病。异气致病，异气是指污浊气体，如汽车废气、工业排出的废气、各种有毒的化学气体及粉尘、花粉等，均可直接从口鼻而入，导致鼻病。②外力创伤：鼻突出于面部正中，易遭外力直接所伤，如跌仆、撞击、金刃、弹击、爆炸等，轻者皮肉破损，重者可致鼻骨骨折。若为弹击爆炸，常为异物穿透，残留于内。此外，手术创伤、激光、微波、烧灼等理化因素亦可导致鼻病。③异物所伤：异物误入鼻腔，滞留鼻内，可致鼻塞、流秽臭脓血涕、头痛等。

内因 多为饮食所伤、劳倦内伤、脏腑功能失调等。①饮食所伤：过食肥腻炙煿，或过食生冷、过用寒凉，均可损伤脾胃，导致鼻病。②劳倦内伤：劳逸失调、久病劳损或急性热性病耗伤气血，鼻失濡养而致鼻病。③脏腑功能失调：多见于肺、脾、胆、肾等脏腑的病变。

病机 由各种致病因素引起脏腑功能失调，导致鼻病发生的病理机制，有实证、虚证两类。实证者，常见于病变的初期或中期，以邪毒外袭鼻窍、脏腑火热犯鼻、湿热上蒸鼻窍多见；虚证者，常见于疾病后期和一些慢性疾病，以肺、脾、肾的虚损为多见，如气虚邪滞鼻窍、阴虚鼻窍失养等。

（王士贞）

xiédú wàixí bíqiào

邪毒外袭鼻窍（external evil attacks the nose） 因感受六淫等外邪而发生鼻窍功能失调导致鼻病的病理机制。鼻为人体气体出入之外窍，位于肺系前端，易为外邪直接侵犯，四时不正之气侵犯人体多从皮毛侵入，或自口鼻而入，继而内传于肺，导致肺脏不调。肺的宣发、肃降功能失常，就会导致邪毒内郁，肺经不利。邪毒外袭主要有风、热、寒、湿、燥之邪。①风热邪毒外袭，伤于鼻窍，邪壅鼻窍，或肺受风热，失于宣肃，邪热壅盛，循经上扰鼻窍。鼻为内外邪毒侵犯，邪郁鼻窍，清道失利，出现鼻塞、流黄涕、喷嚏、鼻黏膜红肿等。②风寒邪毒外袭，从口鼻而入，外束肌表，内犯于肺，风寒郁遏肺窍，清肃失宣，邪滞鼻窍，出现鼻塞、流清涕、喷嚏频频、鼻黏膜肿胀色淡等。③风热湿三邪外袭，直袭鼻窍，或引动肺经郁热，内外邪毒困结鼻窍，或湿邪外犯，脾受湿困，湿热蕴结，循经上逆，郁蒸鼻窍，出现鼻窍糜烂、潮红焮肿、涕脓稠黄、鼻黏膜红肿等。④燥邪外袭，多从口鼻而入，如干燥季节、干旱地区、干燥高温的工作环境等侵袭，鼻为肺窍，肺为娇脏，喜润恶燥，燥邪外袭，耗伤肺津，肺气宣发与肃降功能失健，津不上承，鼻窍失养，出现鼻窍肌膜干燥，或枯萎结痂，或鼻出血等。

（忻耀杰）

zàngfǔ huǒrè fànbí

脏腑火热犯鼻（excessive heat of zang-fu viscera burns the nose） 因脏腑火热炽盛、火热循经上犯于鼻而致鼻病的病理机制。是鼻病实证的主要病理机制之一。脏腑火热犯鼻，以肺、脾胃、胆等脏腑火热为多。①肺脏壅热：多为肺脏素有火热，或外邪入内化热，以致肺脏火热壅盛，循经上犯鼻窍，出现鼻塞、鼻流黄涕、鼻红肿疼痛，或鼻出血等。②脾胃湿热：多为脾胃素有蕴热，复为湿热邪毒所犯，湿热内蕴，热为阳邪，升腾上炎，随经上犯鼻窍，熏蒸肌膜，瘀阻脉络。若火热偏盛，出现鼻窍肌膜红赤为甚，或红肿高突，疼痛较剧，涕黄而稠，或涕带血等；若湿热偏盛，出现鼻窍肌膜肿胀，或糜烂潮红渗液、鼻涕黄稠、量多，或不闻香臭等。③胆腑火热：胆为中清之腑，有升发清阳之功。当邪热壅盛，内犯胆腑，胆腑火热亢盛，失去升发清阳之功，火热上犯鼻窍，蒸灼鼻窍肌膜，出现鼻窍肿胀红赤、鼻阻塞，流涕黄浊量多，味臭或带血，兼有发热头痛、口苦咽干等。

（忻耀杰）

shīrè shàngzhēng bíqiào

湿热上蒸鼻窍（dampness-heat steams the nose） 因湿热邪毒

循经上犯、熏蒸鼻窍而致鼻病的病理机制。主要有两方面。①外感湿热之邪：如经常挖鼻、拔鼻毛等不良习惯，湿热之邪外袭，困结于鼻窍，或因鼻疾脓涕浸渍鼻部肌肤，出现鼻下两旁红赤、湿烂、结痂或流溢脂水等。②脾胃湿热郁蒸：多因饮食不节，酿成湿热，湿热随经上壅鼻窍而成鼻病，出现鼻头红赤、鼻涕黄浊而量多、鼻部皮肤浸淫湿烂、鼻窍堵塞、不闻香臭等。

(忻耀杰)

qìxū xiézhì bíqiào
气虚邪滞鼻窍 (evil stagnation in nose due to qi deficiency)

因脏腑正气虚弱、无力祛邪外出，邪毒滞留于鼻窍而致鼻病的病理机制。是鼻病虚证的主要病理机制之一。脏腑正气虚弱以肺、脾、肾三脏为多。①肺主气，若肺气虚弱，不能宣发卫气及输布精气，卫表不固，邪毒易于乘虚侵袭而不散，或肺气虚弱，鼻失温养，邪滞鼻窍，出现鼻病，鼻塞，流涕，不闻香臭等。②脾气虚弱，气化无权，升降失常，湿浊内停，滞留不散，上泛鼻窍，出现鼻窍肌膜肿胀，鼻塞，涕白黏稠而量多等；或脾气虚弱，失去统摄之功，血不循经而外溢，致鼻衄。③肾虚精气不足，无以上濡鼻窍，鼻窍失于温养，则易邪滞鼻窍，或气之根不固，摄纳无权，肾不纳气，气浮于上，而出现鼻塞，流涕，涕清量多，喷嚏频频等。

(忻耀杰)

yīnxū bíqiào shīyǎng
阴虚鼻窍失养 (innourishment of nose due to yin deficiency)

因阴液亏虚，鼻窍失于滋养、功能失常而致鼻病的病理机制。是鼻病虚证的主要病理机制之一。阴虚是指机体阴分不足、津血亏损。阴虚则虚热内生，常出现低热，手足心热，午后潮热，消瘦，盗汗，口燥咽干，尿短赤，舌质红，少苔或无苔，脉细数无力等。鼻与脏腑气血关系十分密切，由于经脉气血皆上走于鼻窍，鼻才能司其正常的生理功能，脏腑阴血亏虚，鼻窍也必因失养而功能失常。阴虚致鼻病，主要为肺、肾二脏阴液虚损。如燥热之邪易伤肺脏，耗伤阴液，津液枯涸，鼻窍失于滋养，故鼻内干燥、灼痛，鼻内肌膜萎缩、结痂，鼻气秽臭，嗅觉不灵或鼻衄；肾阴亏损，水不济火，虚火作祟，灼伤鼻窍脉络，可致鼻衄。

(忻耀杰)

yángluòshāng zé nǜxuè
阳络伤则衄血 (epistaxis due to injury of yang collaterals)

因各种原因损伤在表在上的络脉导致血外溢而致鼻出血的病理机制。《灵枢经·百病始生》说："阳络伤则血外溢，血外溢则衄血。"阳络的含义有三：①指手足三阳经分出的络脉。②指位于体表或上行的络脉。③专指足阳明胃经的络脉。隋·杨上善《黄帝内经太素》卷十五说："阳气微盛则内伤络脉，络脉伤则上下出血，阳络伤则上衄血，阴络伤则下泄血也。"此处所说的阳络是指位于体表或上行的络脉。衄血包括两个含义：①指非外伤所致的头部诸窍及肌表出血，表现为齿衄、耳衄、目衄、鼻衄、舌衄、肌衄等。②专指鼻出血。临床上，衄血常用来专指鼻出血，如隋·巢元方《诸病源候论》卷八明确指出"衄者，鼻血出也"，并认为其发病机理是"五脏热结所为也"。阳络受伤而致鼻衄的病理机制可分为实证和虚证两类。实证者，多因火热气逆，迫血妄行而鼻衄，常见于肺经风热、胃热炽盛、肝火上逆及心火亢盛。虚证者，多因肝肾阴虚和脾气虚弱而致。①肺经风热：多为外感风热或燥热之邪犯肺，致肺失宣降，邪热循经上犯鼻窍，损伤阳络，血溢清道而为衄，出现鼻出血。②胃热炽盛：多为胃经素有积热，或因暴饮烈酒，过食辛辣，致胃热炽盛，火热内燔，循经上炎，损伤阳络，迫血妄行而为鼻衄。③肝火上逆：多为情志不舒，肝气郁结，郁久化火，或暴怒伤肝，肝火上逆，灼伤鼻窍脉络，血溢脉外而为鼻衄。④心火亢盛：多因情志之火内生，或气郁化火，致使心火亢盛，迫血妄行，发为鼻衄。⑤肝肾阴虚：多为素体阴虚，或劳损过度，久病伤阴，而致肝肾阴虚，水不涵木，肝不藏血，水不制火，虚火上炎，损伤鼻窍阳络，血溢脉外而为鼻衄。⑥脾气虚弱：多因饮食不节或劳倦过度，损伤脾胃，或久病脾胃虚弱，导致气虚不能统摄血液，血不循常道而外溢鼻窍，出现鼻衄。

(忻耀杰)

shèn wéiqiàn wéitì
肾为欠为嚏 (yawning and sneezing due to kidney disorders)

因肾功能失调而导致打呵欠、喷嚏的病理机制。欠，即打呵欠；嚏，即打喷嚏。《素问·宣明五气论》首先提出"肾为欠，为嚏"，说明肾的病变可导致频繁打呵欠及打喷嚏。金·刘完素《素问玄机原病式·六气为病》指出："嚏，鼻中因痒而气喷作于声也。"肾脏病变而致喷嚏有两种病理机制。①嚏生于鼻，鼻为肺之窍，肾之经脉入肺中，肾脏有病则肺易感受外邪，从鼻窍表现出来即为打喷嚏。②肾阳为阳气之本，督脉为"阳脉之海"，其脉从头额循经鼻部，若肾阳不足，督脉虚损，摄纳失职，阳气不固，耗散于外，气不下纳而上浮，亦可致鼻痒、喷嚏频频等。打喷嚏常伴有流涕，肾虚导致流涕的病理机制有二。①脑为髓海，肾主藏精，生髓而通于脑，脑为肾精所生，故鼻流涕与肾有一定关系，如《素问·解精微论》说："泣涕者，脑也，脑者，阴也，髓者，骨之充也，故脑渗为涕。"②肾为一身阳气之本，肾阳虚，阴寒内生，不能温化水液，以致津液停滞鼻窍而为涕。肾阳虚导致频繁打呵欠的机理是："阳者主上，阴者主下，故阴气积于下，阳气未尽，阳引而上，阴引而下，阴阳相引，故数欠。"（《灵枢经·口问》）。

（王士贞）

bíbù sìzhěn

鼻部四诊（four examinations for the nose） 运用望、闻、问、切四种基本诊察方法获取鼻部疾病辨病及辨证资料的诊察方法。包括鼻部望诊、鼻部闻诊、鼻部问诊、鼻部切诊四个方面，是了解鼻部疾病发生原因、发展过程、病情轻重、当前病理状态的重要方法，是对鼻部疾病进行诊断及辨证，从而确立治疗原则与方法的前提。望、闻、问、切四诊所运用的方法不同，搜集资料的内容不同，因此不可偏废。鼻部望诊，是通过视觉观察患者鼻部、面部气色与神态、舌象以获得辨病及辨证资料的方法，应当重点观察鼻的形态、鼻部皮肤、鼻前庭状态，并借助鼻内镜以观察鼻腔通畅状态、鼻甲形态、鼻分泌物等，从而了解鼻病所在部位及其性质；鼻部闻诊，是以听觉与嗅觉对患者进行诊察，包括闻鼻

息声音与嗅鼻分泌物、鼻息气味两个方面，以了解鼻病的性质；鼻部问诊，是采用语言询问方式对鼻病患者或其陪护人进行病史及症状了解，以掌握病情及症状特征的方法，重点在于详细询问当前鼻病的发病经过，与鼻病可能相关的耳、咽喉伴随症状及全身情况等，从而为诊断与辨证提供基本依据；鼻部切诊，是以触觉对患者进行诊察的方法，重点对患者鼻部进行触、摸、按、压，以了解局部反应及病变部位、轻重，同时还包括对患者进行切脉诊察。临床运用时须有机结合、分析四诊所搜集到的资料，即"四诊合参"，做到全面系统地了解病情，掌握病证特点，并运用辨证理论综合分析，以辨析病证、推断病情，作为诊断和拟定治疗方案的依据。随着现代科技的发展，鼻部四诊在继承传统四诊的基础上，利用了现代先进的声、光、电等检测手段及计算机智能化的检测设备，如应用纤维镜、电子镜、X线、CT、MRI等检查方法以了解鼻腔、鼻窦、鼻骨的病变情况，利用涂片检查法以了解鼻黏膜上皮组织变化情况，扩充了传统望诊的内容；利用嗅觉检查法以了解嗅觉情况，扩充了传统闻诊的内容；利用局部免疫指标检测法以了解鼻的免疫功能状态等，从而丰富了传统的鼻部四诊方法，为诊治鼻科疾病提供了更广泛的依据。

（李凡成）

bíbù wàngzhěn

鼻部望诊（nose inspection） 通过视觉观察患者鼻部、面部气色与神态、舌象等以获得鼻部疾病辨病及辨证资料的方法。鼻部四诊之一。主要包括望鼻部、望面部及望舌象。

望鼻部 观察鼻部既有利于明确鼻病的诊断，也有利于明确局部辨证。

望鼻的形态 观察鼻的形态是否正常及有何种异常，如鼻背塌陷，可见于鼻损伤、鼻槁；鼻背隆起，可见于鼻损伤、鼻菌；鼻背增宽，可见于儿童鼾眠病变较重或先天性发育异常者；鼻根增宽，形如"蛙鼻"者，可见于鼻息肉较大者；鼻背歪斜，可见于鼻损伤，或鼻骨发育异常；鼻翼或鼻尖增大，多见于酒渣鼻；鼻翼或鼻尖缺失，可见于鼻损伤等；鼻翼溃烂、鼻背崩塌，可见于麻风鼻溃或杨梅鼻烂。

望鼻部皮肤 如鼻尖、鼻翼皮肤增厚、血管扩张，可见于酒渣鼻；鼻尖、鼻翼皮肤红肿、疮疖、溃疡等，可见于鼻疔、鼻疳。

望鼻前庭 如有红肿、皮肤溃疡、渗液、皲裂、粗糙、结痂、分泌物胶结、鼻毛脱落等，可见于鼻疳等；鼻唇沟饱满，可见于鼻疾包等。

望鼻腔 可借助前鼻镜，必要时以棉签蘸1%麻黄碱滴鼻液插入中鼻道、下鼻道5分钟以收缩鼻黏膜，或清除鼻内分泌物后再进行观察。应当注意观察鼻道是否通畅、有无新生物或异物。凡鼻腔或鼻窦病变者，均易引起鼻道阻塞不通畅，若有鼻腔粘连，多见于手术后遗症。注意观察鼻甲形态，若鼻甲肿胀，可见于多种鼻腔或鼻窍的急慢性病变；鼻甲肥厚多为痰浊凝结或气滞血瘀所致，最多见于鼻窒；鼻甲枯萎者，多由阴血不足所致，多见于鼻槁；鼻甲结节样变，多为痰浊凝结、气滞血瘀、邪毒久滞所致，可见于鼻窒或其他特殊性鼻腔疾病。注意观察鼻腔黏膜特别是鼻甲黏膜与色泽，色泽淡红者多属

于正常状态，潮红常见于急性外感鼻病，病机多属风热侵袭；红赤亦见于急性外感鼻病，病机多属热邪壅盛；暗红常见于鼻腔或鼻窦的慢性病变，病机多属气滞血瘀；色淡或淡紫、苍白，多见于鼻鼽，病机多属阳气亏虚；紫暗多见于鼻窒，病机多属气血瘀滞。注意观察鼻中隔前部及鼻甲黏膜，若有糜烂、结痂、出血，可见于鼻槁、鼻衄；鼻中隔若有偏曲、嵴突，属于鼻中隔偏曲；若有溃疡、穿孔，可见于某种特殊性鼻病，或手术后遗症。

望鼻分泌物 注意观察鼻腔是否有分泌物及所在部位（鼻底、中鼻道、嗅裂），鼻分泌物或鼻溢液的性质、色泽，对于鼻病辨病辨证具有重要参考价值。如水样涕可见于伤风鼻塞、鼻鼽以及脑脊液鼻漏，黏涕主要见于伤风鼻塞后期、鼻窒以及鼻腔或鼻窦的其他病变，脓涕多见于鼻渊，豆渣样涕可见于鼻腔某些特殊性疾病，脓血性涕多见于鼻菌。鼻分泌物无色、色白者病机多属于寒，色黄者病机多属于热。

望面部 观察面部气色与神态，对于辨证，特别是对于病情轻重、危急、预后等的分析具有重要参考价值。应观察患者有神与无神，若患者面色、表情、对外界反应、语言举止正常者为有神，虽有病亦不重；若面色苍白灰暗、神情萎靡、表情淡漠、反应迟钝、懒于言语等，多属于无神，其病往往较重或属于危急状态。注意观察面部色泽，若口唇、面色淡白或苍白、萎黄不华，多属于气血不足。

望舌象 观察舌象对于证候分析具有重要参考价值。舌质淡红多属正常，舌质淡多属气虚血少或阳虚，舌质红多属热，舌尖

红多属心火，舌质暗或有瘀点多属血瘀，舌质胖而有齿痕多属阳气虚。舌苔薄多属正常或病变较轻，苔厚多属病在脏腑或病变较重，无苔多属阴虚津亏，苔黄多属热证，苔白多属寒证，苔腻多属湿邪痰浊，苔燥多属津亏，苔光剥多属胃阴不足等。

(李凡成)

bíbù wénzhěn

鼻部闻诊（auscultation and olfaction of nose） 通过听觉与嗅觉观察患者鼻部以获得鼻部疾病辨病及辨证资料的方法。鼻部四诊之一。对于了解病情性质、病情轻重具有重要参考价值。主要包括四方面内容。①闻鼻息：听患者鼻息的强弱。气息平稳、均匀者属于正常或病变较轻；若气息急促，多属热邪内盛。小儿睡眠时呼吸音重，多属于鼻窍不通，或有腺样体肥大。②闻鼻音：听患者言语时有无闭塞性鼻音或开放性鼻音。由于鼻腔不通畅造成声音共鸣障碍所出现的沉闷窒塞样鼻音，称闭塞性鼻音，可见于各种鼻腔阻塞性病变，如伤风鼻塞、鼻窒、鼻渊、鼻息肉、鼻异物等。由于发声时咽腔与鼻腔气流方向异常造成声音共鸣障碍所出现的嗡嗡样鼻音，称开放性鼻音，常见于腭裂、软硬腭穿孔、软腭缩短、软腭麻痹等。③闻喷嚏声：听患者喷嚏声音的强弱及其他特征。喷嚏声音强者邪气盛，喷嚏声音弱者正气不足；喷嚏连续不断者示病情较重，反之病情较轻；喷嚏反复发作者多见于鼻鼽；受凉后打喷嚏多属风寒入侵的反应。④嗅气味：闻患者鼻部或鼻腔气息、鼻分泌物所发出的气味。如有腐臭味、腥臭味等多属于热邪壅盛。

(李凡成)

bíbù wénzhěn

鼻部问诊（inquiry about the nose） 在中医理论指导下采用语言询问方式对鼻病患者或其陪护人进行病史及症状了解，以掌握病情及症状特征的方法。鼻部四诊之一。鼻病及证候不同，其病史、症状各异，许多症状如鼻塞、嗅觉异常、头痛、流涕、鼻痒、鼻干燥等皆为患者的主观感受，其症状特征只有详细的问诊才能获得；其发病原因、病变经过、症状减轻或加重的诱因等均可作为辨病和辨证的依据，因此问诊是中医诊断和辨证必不可少的重要环节。临证问诊时首先要抓住主诉，即患者向医生提出的最需要解决的主要不适症状。问诊中要围绕主诉，按疾病诊断和辨证要求逐步深入询问；既要询问鼻部症状的情况，也要了解与鼻病可能相关的耳、咽喉伴随症状及可能相关的全身症状；既要了解现病史，也要了解既往史，以便全面掌握病情。对鼻部症状的问诊详见问鼻塞、问嗅觉、问头痛、问流涕、问鼻痒、问鼻干燥等。对现病史的问诊，应注意询问主诉所讲症状的发生时间，以往检查及诊断，治疗经过及疗效，目前症状特点等。对与鼻病可能相关的耳、咽喉伴随症状应当有针对性地询问，从而明确有无相关并发症的发生，为综合治疗方案提供依据。对既往史的问诊，应当根据主诉，注意询问既往是否有同样病史，有无家庭史，有无药物过敏史，以及有无其他疾病史等。对全身症状的问诊，应注意有序询问，主要项目如下述。①问寒热：有无畏寒发热，若有发热，体温升高者，多见于外感急性鼻病，病机多属于外邪侵袭，或内热壅盛；若常有手足不温，

肢凉怕冷，背部有寒，多属阳气亏虚；五心烦热，多为阴虚火旺。②问胸腹：胁肋胀痛不适，多兼肝气郁结；胸肺部胀满，多为肺气壅滞不宣；胃部胀痛不适或食后腹胀，多属脾虚或脾胃失调。③问四肢：若有疲劳乏力，多属脾气亏虚；若有腰痛腿软，多有肾精不足。④问情志：性情急躁易怒，多属肝火内盛；郁郁寡欢，多为肝气郁结。⑤问饮食：若食欲不佳，多属脾胃亏虚；口渴欲饮凉水，多属胃热；欲饮而不多，可见于肺胃阴虚。⑥问二便：大便稀溏，多属于脾虚；大便结燥，甚至几日一行，多属于胃热，或肺胃阴虚，或脾虚津亏。小便清长或常有夜尿，多属于肾阳亏虚；小便黄，多属于热邪内蕴。⑦问睡眠：睡眠难入，多属于阴虚火旺，或郁热内蕴，上扰心神；或心脾不足，心神失养。⑧对老人、儿童患者应当注意询问出汗：容易出汗多，多属于气虚、卫表不固。⑨对成年人酌情问性欲情况：性欲差，多属于肾虚不足。⑩对育龄期女性还应当问月经情况。

（李凡成）

wèn bísè

问鼻塞（inquiry of nasal obstruction） 针对患者鼻塞情况进行问诊的方法。鼻塞是各种鼻病最常见的一种自觉症状，对鼻塞的情况进行详细问诊对于鼻病的诊断与辨证都具有极为重要的参考价值。问鼻塞应重点了解以下情况。①鼻塞的病程：新病鼻塞多因外感所致，表证或实证居多，治疗较易；久病鼻塞或经常性鼻塞多属邪毒滞留、异物入鼻等所致。邪毒滞留者，多属虚实夹杂，治疗难度增加，疗程偏长。②鼻塞的特点：单侧鼻塞者，鼻塞固定于一侧（左侧或右侧），多见于鼻

异物、鼻中隔向一侧偏曲、单侧鼻息肉或肿物等；双侧鼻塞者，鼻塞同时或交替出现于双侧，交替性鼻塞者，左侧塞而右侧通，右侧塞而左侧通，主要见于鼻窒；间歇性鼻塞者，有时鼻塞，有时无鼻塞，常见于鼻窒、鼻渊；持续性鼻塞者，在一定时间内，或在一个较长的时间阶段内，鼻塞持续存在，前者可见于伤风鼻塞、鼻渊之急性者，后者可见于鼻息肉、鼻异物、鼻瘤、鼻菌等；渐进性鼻塞者，不仅有持续性鼻塞，而且鼻塞程度逐渐加重，多见于鼻息肉、鼻异物、鼻瘤、鼻菌等。因此，鼻塞的特点不同，其病变或病变程度多有不同。③鼻塞的诱因：是否因受凉或感冒引起，或头部外伤所致。若鼻塞遇冷则重，遇热则减，如早晚鼻塞重，或冬春鼻塞明显，多属于阳气不足，寒邪侵袭或久滞；或遇冷则减，遇热则重，如在室外凉爽则鼻塞轻，久处温室则鼻塞重，或夏季鼻塞明显，多属于内有蕴热；若在静坐后鼻塞明显或加重，在运动后鼻塞减轻等，多属于气滞血瘀。因此，鼻塞的诱因不同，其证候往往不同。④鼻塞的伴随症状：一是应了解伴随的局部症状，若局部伴有鼻痛、流涕或鼻内干痂、鼻出血、嗅觉障碍等不同症状，其病变多有不同。二是了解伴随的全身症状，伴随的全身症状不同，则证候不同。若伴有畏寒发热与周身疼痛、头痛等症，多属于急性鼻病，可见于伤风鼻塞、鼻渊之急性者，多属于风邪表证；若伴发热口渴等症，多属于肺胃热盛。

（李凡成）

wèn xiùjué

问嗅觉（inquiry of osphresis） 针对患者嗅觉障碍的情况进行问

诊的方法。嗅觉属于人体的感觉功能，问嗅觉对于鼻病的诊断与辨证具有重要参考价值，重点有以下内容。①嗅觉是减退、失嗅，还是幻嗅：嗅觉减退者，对具有气味的一般物质的嗅觉不敏感或较迟钝，一般来说病变尚轻；失嗅者，对各种具有气味的物质均不能嗅出气味，但对于具有强烈刺激性气味的物质，有可能感知到刺激而不能辨别是何种物质，一般来说病变较重；幻嗅者，患者自觉嗅到异常气味，但实际上并不存在此种气味的物质刺激。②嗅觉障碍与鼻塞的关系：鼻塞时嗅觉减退或消失，而鼻腔通畅时嗅觉恢复正常，其嗅觉障碍与鼻塞有关；鼻腔通畅状态下嗅觉消失，其嗅觉障碍与鼻塞无关；鼻塞时嗅觉明显减退或消失，而鼻腔完全通畅时嗅觉有所恢复但仍然减退，其嗅觉障碍的病变既与鼻塞有关，也不完全相关。③嗅觉障碍的病因：若存在鼻塞的病变，嗅觉减退的原因首先应当考虑与鼻塞有关；由于受到有害气体侵袭（如多种有毒气体）或长期有害气体（如抽烟）刺激引起嗅觉障碍者，有害气体的刺激属于病因；感冒病愈后遗留嗅觉减退或消失，感冒时的邪毒侵袭是病因；长期鼻槁，以致鼻腔内肌膜枯萎，鼻道宽大，嗅觉减退或消失，鼻槁是病因。此外，使用某些药物后，亦有可能发生嗅觉障碍或幻嗅。

（李凡成）

wèn tóutòng

问头痛（inquiry of headache） 针对患者头痛的情况进行问诊的方法。头痛是耳鼻咽喉疾病的常见症状，也是很多其他原因性或全身疾病性的常见症状，如颅脑疾病、内科疾病、眼科疾病、颈

部疾病及外伤疾病等。在耳鼻咽喉科临床上，最主要是明确头痛是否与耳鼻咽喉疾病有关。对头痛情况进行仔细询问，对明确疾病的诊断、辨证、预后等有重要参考价值。问头痛重点有以下内容。①头痛的部位：是一侧头痛、两侧头痛或全头痛；具体部位是面颊、额头、眉弓、颞部、枕部、头顶或其他部位。在耳鼻咽喉科，如伤风鼻塞、喉痹、乳蛾等急性外感病，均有可能出现头痛，一般以全头痛为主；鼻渊之新病或久病引起的头痛常以某一局部头痛更为明显，脓耳及脓耳变证引起的头痛常以患侧耳内及其同侧头痛为主。②头痛的性质：是否是闷痛、胀痛、刺痛、剧痛、搏动性疼痛、轻痛等。耳鼻咽喉疾病所引起的头痛，以闷痛、胀痛、轻度或中度疼痛为主。鼻渊急性发作时可引起较剧锐痛；鼻渊日久者头痛多为钝痛和闷痛；脓耳与脓耳变证有可能引起以患侧为主的头剧痛。③头痛的时间规律：是否在上午、中午、下午、晚上发生疼痛或更为明显。如额窦炎时，头痛多位于鼻根之额头处，以上午疼痛明显并伴该处压痛；上颌窦炎时，在颌面部有疼痛与触压痛，以下午疼痛明显。新病者其疼痛的程度和时间规律较明显，久病者疼痛程度轻，时间规律性不强。一般来说，新病头痛病程尚短，多属实证，容易治疗；久病头痛病程较长，多属虚证或虚实夹杂证，治疗较难。④头痛的诱因：是否有引起或加重头痛的原因，如受凉、情绪激动、饮酒、劳累、用脑或用眼过度、月经期及前后、头部外伤等。一般来说，鼻病引起的头痛往往在鼻塞时加重。⑤头痛的伴随症状：如头痛伴有畏寒发热、周身不适，

多与外感病有关；伴有鼻塞流涕等症，多与鼻病有关；伴有眩晕、耳鸣耳聋，或耳内黄浊脓多、黑腐臭脓等，往往与耳病有关；伴有视物模糊与眼胀，可能与眼病有关；伴有肩颈疼痛或上肢麻木感，多与颈部病变有关；伴有血压增高、情志改变等，多为内科疾病所致。临床上，头痛可见于五官疾病及其他多个学科的病变，因此需要通过上述问诊内容详细了解，进行初步判别，并结合进一步的检查以明确诊断与辨证。

（李凡成）

wèn liútì

问流涕 （inquiry of nasal discharge）　针对患者流涕的情况进行问诊的方法。流涕既是自觉症状，也是客观体征，可见于多种鼻病。问流涕对明确疾病的诊断、辨证具有重要参考价值，重点有以下内容。①鼻涕的性质：清涕如水样无色而清稀，多见于伤风鼻塞或鼻鼽，亦可见于脑脊液鼻漏；黏涕色白而黏浊，可见于多种鼻腔或鼻窍的病变；脓涕色黄而稠浊，或如豆渣样，主要见于鼻渊。因此，鼻涕性质不同，病变多有不同。②鼻涕的色泽与气味：鼻涕的色泽与中医病机和辨证关系密切。涕清无色多属于寒邪，涕黏白多属于气虚湿邪留恋，黄涕多属于热邪或湿热之邪。鼻涕腥臭多属于热邪或湿热之邪久蕴鼻窍。③鼻涕的量：涕量与中医的病机和辨证关系密切。鼻涕属于湿浊之邪，量多者邪气盛，量少者邪气退或邪毒留恋，但在鼻鼽中，清涕量多者往往属于阳气虚。④流涕的诱因：因受凉后流涕并伴打喷嚏及鼻塞者，多见于伤风鼻塞；因冷、热刺激或接触花粉、粉尘等异气而流清涕伴喷嚏连连者，多见于鼻鼽；因头

部外伤后出现鼻中如有清涕自流，多属于脑脊液鼻漏；偶然鼻腔冒出黄水数滴，间歇一定时日后可反复发生，多为鼻痰包破裂所致。

（李凡成）

wèn bíyǎng

问鼻痒 （inquiry of nasal itchness）　针对患者鼻痒的情况进行问诊的方法。鼻痒是自觉症状，常见于鼻疳、鼻鼽等疾病。问鼻痒对于鼻病的诊断与辨证具有重要参考价值，应重点了解以下情况。①鼻痒的部位：鼻部皮肤作痒，可见于鼻疳、鼻鼽；鼻前庭内作痒，可见于鼻疳、鼻槁；鼻腔内作痒，可见于伤风鼻塞、鼻鼽。因此，鼻痒的部位不同，病变往往不同。②鼻痒的诱因：刺激性气味（气体）引起鼻痒者常见于鼻鼽；鼻部皮肤接触某些物质引起鼻痒者常见于鼻疳；受凉或冷风刺激引起鼻痒者可见于鼻鼽或伤风鼻塞。③鼻痒的时间规律：如鼻鼽患者往往以早晚鼻痒较明显，多属于阳气不足。④鼻痒的程度：鼻痒多属于风邪，鼻痒症状越重，往往风邪之证越重。⑤鼻痒的伴随症状：鼻痒发作时，若伴有鼻塞、喷嚏、清涕，常见于鼻鼽，若同时还伴有头痛、周身不适等症，则多属外邪侵袭之表证，可见于伤风鼻塞；鼻痒时不自觉地以手揉鼻，多因鼻前庭内有干痂所致，可见于鼻槁；若前鼻孔处皮肤作痒，伴局部糜烂溢水或干燥疼痛者，可见于鼻疳。

（李凡成）

wèn bígānzào

问鼻干燥 （inquiry of nasal dryness）　针对患者鼻干的情况进行问诊的方法。鼻干燥是自觉症状，包括鼻腔内干燥与鼻前庭及其周围皮肤干燥，多因鼻窍肌膜津液敷布失调或津液濡润不足引起。

问鼻干燥对于鼻病的诊断与辨证具有重要参考价值，重点有以下内容。①鼻干燥的部位：以鼻前庭及其周围皮肤干燥为主，多见于鼻疳；鼻腔干燥为主，可见于鼻槁。②鼻干燥的诱因：如秋冬季节鼻干燥明显或加重，多属于阴津不足；南方人到北方后出现鼻腔干燥，多为阴津不足；进食辛辣、炙煿厚味后引起鼻内干燥感，多属内热伤阴；由于工作环境空气干燥、多灰尘引起或加重鼻腔干燥，多属阴液不足；月经期鼻干燥感加重，多属阴血亏虚。此外，某些内服药物、鼻腔用药亦可引起或加重鼻干燥感。③鼻干燥的伴随症状：鼻内干燥感在深吸气或吸入冷空气时鼻内有刺激感，多见于鼻槁；鼻内干燥感伴有鼻痒、揉鼻，并容易引起鼻衄，多属于鼻干燥症；鼻内干燥感伴有咽喉干燥感明显，多见于鼻干燥症、鼻槁；鼻前部干燥伴有鼻前庭皮肤瘙痒、皲裂等，多见于鼻疳；鼻内干燥感伴有长期大便秘结，病机多属于肺胃郁热熏蒸，阴虚津亏。

（李凡成）

bíbù qièzhěn

鼻部切诊（nose palpation） 通过对患者鼻部触、摸、按、压及切脉以获得鼻部疾病辨病及辨证资料的方法。鼻部四诊之一。主要内容如下。①鼻窦体表投影部位切诊：两手拇指向上，以拇指腹面按压上颌窦区（鼻翼两旁），其他四指前伸，自然触向患者颈部以做支撑，然后两拇指施压，如果患者有疼痛感，说明上颌窦有病变。以两手示指腹面按压筛窦区（鼻根部），其他四指屈曲，两示指施压，如果患者有疼痛感，说明筛窦有病变。两手拇指腹面前端触压额窦区（内眦内上方额骨），其

他四指前伸，自然触向患者头顶以做支撑，然后两拇指施压，如果患者有疼痛感，说明额窦有病变。鼻窦体表投影部位切诊时出现疼痛感多见于鼻渊，一般以急性病变或慢性病变急性复发致病情加重时较明显。上述检查时，两侧施压时的力度应一致，以便于双侧比较，何侧疼痛，即是何侧病变；同时力度应适中，若力度过重，正常情况下亦可引起疼痛。②鼻部肿痛时的切诊：一般以两手示指或中指腹面切诊，由病位周边开始，逐渐触及病变中心处，切诊时应观察是否引起疼痛加重或有硬结感；如果属于外伤，应观察是否存在捻发音或骨折位移。切诊时不可过度用力以免引起严重疼痛。③下鼻甲切诊：对于下鼻甲明显肿大者，先用1%麻黄碱棉纤插入下鼻道和中鼻道保留5分钟，取出后观察鼻甲是否缩小，如果鼻甲仍然处于肿大状态，即用探针触压下鼻甲前端内侧面使出现凹陷，移去探针后，若鼻甲凹陷能够很快复原者说明属于鼻甲肿胀；若不能立即复原者表明鼻甲黏膜有肥厚性改变。④鼻腔内切诊：对于鼻腔内有新生物、异物时可以进行切诊检查。一般用圆头探针或枪状镊触压，观察新生物或异物是柔软或硬实，有无金属音或擦石音，以判断新生物或异物的性质。如果鼻内分泌物多，宜先进行必要的清理再行切诊；若发现新生物呈暗红色，可能存在血管瘤时，不可贸然切诊，以免引起大出血。⑤切脉：可获得患者整体气血运行状况的信息，对于辨证有重要意义。

（李凡成）

bíbìng zhìfǎ

鼻病治法（treatment of nose diseases） 在中医整体观念指导下，

根据辨病与辨证的结果，选择恰当的治疗原则与手段以治疗鼻部疾病的方法。

源流 鼻病治法在殷商时代已有记载，随着医药的发展，隋唐时代，鼻病的治疗始有专门章节论述，如唐·孙思邈《备急千金要方》卷六上载有治疗鼻痛、鼻衄、鼻塞涕多、鼻生疮等方剂共61首，包括内治、外治、敷贴和灸法等不同治法所需的剂型；唐·王焘《外台秘要》卷二十三中又增加了许多养生导引的方法。宋元时代，鼻病的治疗和方药有了进一步发展，宋代《太平圣惠方》卷三十七将方剂增加到了113首，在治法上还增加了水淋法、淋项后宛中治疗鼻衄、灌鼻法等；元·危亦林《世医得效方》卷十中载入了熨斗火熨法。至明清时代，鼻病的治疗方法更加丰富，明代《普济方》卷五十六中治疗方剂达到了213首，还增加了治疗的方式，方药也更加详细；清·沈金鳌《杂病源流犀烛》卷二十三中将内治法概括成24法，内容简洁明了，给临床应用提供了参考依据；《辨证录》卷三、《证治汇补》卷四、《医林绳墨》卷七中都提出了不同治疗方法在应用时的注意点，可见在清代鼻病的治疗已得到相当的重视。现代医家在继承历代医家鼻病治法经验的基础上，主要采用内治、外治、针灸、按摩导引等方法来治疗鼻病。

分类 主要包括鼻病内治法、鼻病外治法、鼻病针灸法、鼻病按摩导引法四类。

鼻病内治法 通过口服药物对脏腑进行调理以作用于鼻部，为治疗鼻病的主要方法，适于绝大多数鼻病的治疗。鼻窍为病主要表现为鼻塞、嗅觉减退

及流涕，因此，鼻病内治法主要有通窍法及止涕法。常用的通窍法有宣肺通窍、芳香通窍、化浊通窍、滋润鼻窍等，常用的止涕法有渗湿除涕、温肾止涕、酸敛止涕等。

鼻病外治法 将药物制成适当的外用剂型直接施用于鼻部患处，便于直接发挥治疗作用，具有局部药物浓度高、起效快的优点。为治疗鼻病的主要方法，与内治法同等重要，是中医耳鼻咽喉科的特色治疗方法。根据外用药物的剂型不同可分为气体类、液体类和固体类三大类型：气体类是将药物变成气体通过鼻腔吸入以达到治疗目的，包括熏蒸疗法、鼻雾化吸入法等，用于治疗伤风鼻塞、鼻窒、鼻渊、鼻鼽、鼻槁、鼻息肉等；液体类是将选定的药物制成液体的剂型放入鼻腔内以达到治疗目的，包括滴鼻法、鼻冲洗法等，用于治疗伤风鼻塞、鼻窒、鼻渊、鼻鼽、鼻槁、鼻息肉、鼻衄等；固体类是将选定的药物制成固体的剂型如散剂、糊剂、膏剂等放在鼻部患处以达到治疗目的，包括吹鼻法、鼻内塞药法、鼻部涂敷法等，用于治疗鼻疔、鼻疳、鼻窒、鼻衄、鼻息肉等。

鼻病针灸法 通过针刺和灸法以疏通经络、运行气血、祛邪扶正、调和阴阳，以达到治疗鼻部疾病的目的。分为鼻病针法和鼻病灸法两大类，临床常用的鼻病针法包括鼻病体针疗法、鼻病水针疗法、鼻病耳针疗法、迎香穴埋线疗法等，主要用于伤风鼻塞、鼻窒、鼻鼽、鼻渊、鼻槁、鼻衄等鼻病及鼻部围手术期的治疗；常用的鼻病灸法包括悬起灸、间接灸、天灸法等，主要用于治疗鼻窒、鼻鼽、鼻渊、鼻槁等属

虚证寒证者。

鼻病按摩导引法 既能治疗，也能预防鼻病，是通过对人体体表的穴位、部位或患处施加按、揉等手法，以及患者通过特定的躯体运动并配合呼吸的自我调节，以疏通经络、运行气血、导邪外出、通利鼻窍，达到防治鼻病的目的。分为鼻病按摩法和鼻病导引法两类：鼻病按摩法是医生或患者自己在相关部位进行按摩，以疏通经气、调整局部气血运行，并通过调动与经络相连的脏腑功能，改变脏腑的病理状态而达到防治鼻病的目的，常用的有灌溉中岳、热指熨搓迎香穴、拇指指背搓鼻梁等，用于防治鼻塞、流涕、喷嚏、鼻衄、不闻香臭等；鼻病导引法是患者在医生指导下自行做相关的肢体运动或自我按摩，并配合气息的自我调整以达到防治鼻病的目的，常用的有鼻衄导引法、鼻塞导引法、鼻疮导引法等，用于防治伤风鼻塞、鼻窒、鼻鼽、鼻槁、鼻衄、鼻渊、鼻疮等鼻病所致的鼻塞、流涕、鼻出血、不闻香臭等。

临床应用 以上鼻病治法均有各自不同的特点和适应证，临床应根据不同鼻病的辨病与辨证结果，结合医生对各种治法的熟悉程度和患者对该治法的接受程度，加以选择应用。各种治疗方法可以单独使用，也可结合使用。临床上多数鼻病需选择两种以上的治疗方法，如鼻鼽，可用内治法配合滴鼻法等外治法进行治疗，还可配合鼻病针灸法、鼻病按摩导引法等多种方法进行治疗，以便取得更好的疗效。

（严道南 刘蓬）

bíbìng nèizhìfǎ

鼻病内治法（internal treatment of nose diseases） 通过口服药物

调理脏腑功能以治疗鼻部疾病的方法。是治疗鼻病的主要方法之一。

源流 早在春秋战国时代，《黄帝内经》就概括论述了鼻的生理功能，提出了鼻与脏腑经络关系的理论，总结了一系列重要的治疗原则，为鼻病内治法奠定了基础。隋唐时代，对鼻病治疗有了专章论述，如唐·孙思邈《备急千金要方》卷六上记载以补益肺气为主的羊肺散方治疗鼻中息肉；设有以凉血止血的药物如生地黄、蒲黄、黄芩等为主药组方的方剂多首，以治疗鼻衄。宋·严用和《济生方》专列"鼻门"，对鼻病内治法提出治疗原则："此皆肺脏不调，邪气蕴积于鼻，清道壅塞而然也。治之之法，寒则温之，热则清之，塞则通之，壅则散之。"其创制治疗鼻渊的苍耳散，治疗肺虚、风寒湿热外袭之鼻内壅塞，流涕不止、不闻香臭的辛夷散，两首芳香通窍方剂，一直沿用至今。金·李杲《兰室秘藏》卷上提出益气升阳通窍法治疗脾胃虚弱而致鼻窒，设有温卫汤、丽泽通气汤、温肺汤三方，对后世医家很有启发。明清时代，医家们对鼻病的认识及临床经验不断深入，对鼻病的治疗也积累了较丰富的经验。明代《普济方》卷五十六、五十七中载有治疗鼻病的用方，分析归纳其内治法大概有温肺散寒、疏风散热、芳香通窍、清泻肺热、益气固表、补肺敛肺、清热解毒等法。清·沈金鳌《杂病源流犀烛》卷二十三在"鼻病源流"中论述了鼻塞、鼻息肉、鼻渊、鼻内生疮等病的辨证治疗，如认为鼻息肉多因热痰流注、风热郁滞、湿热蒸于肺门等不同情况，治疗上有祛痰散结、清肺通窍和清热

祛湿之不同，并设有不同方药；治疗鼻渊则设有清胆泻热、疏风通窍的奇授藿香汤、辛夷消风散、辛夷荆芥散等。历代医家重视鼻病的辨证，辨病之寒、热、虚、实，审因论治而制定治法方药。这些鼻病内治法至今仍为临床所借鉴。

特点 鼻病内治法是在中医整体观念及脏腑经络学说指导下，确立鼻部病证合理的治疗原则及具体用药方法。鼻为清窍，须清阳之气上达鼻窍才能维持其正常的呼吸和嗅觉功能，鼻又为肺之外窍，容易受外邪侵犯，鼻窍为病主要表现为鼻塞、嗅觉减退及流涕，因此，鼻病内治法的特点主要表现在通窍法及止涕法两个方面。

通窍法 选用具有通利清窍作用的药物，根据辨证与有关药物配合进行组方，治疗以鼻窍不通为主要特征的鼻病。肺开窍于鼻，肺的功能正常则鼻窍通利。肺居人体上部，与口鼻相通，外邪侵袭，首先犯肺；鼻窍有多条经络循行交会，五脏六腑有病理变化，常循经上犯鼻窍。因外邪侵袭或者脏腑功能紊乱，邪毒、湿浊、气滞、血瘀犯于鼻窍，可导致鼻窒、鼻鼽、鼻渊、鼻息肉等病，症见鼻塞不通、嗅觉失灵等。治疗应针对疾病之病机，予以宣肺、除湿、化浊等各种方法，去除闭塞鼻窍的各种因素，以达到通利鼻窍的目的。常用的通窍法有宣肺通窍、芳香通窍、化浊通窍、滋润鼻窍等。某些药物具有通利鼻窍的特殊作用，如苍耳子、辛夷、白芷、薄荷、石菖蒲、鹅不食草等，临床在辨证选方用药的基础上，配合选用一两味通窍药物，可引药直达病所，起到事半功倍的效果。

止涕法 选用具有止涕作用的药物，根据辨证配合主方进行组方，治疗以流涕不止为主要特征的鼻病。鼻涕是通过脏腑的功能，由津液转化而成。正常鼻涕有濡润鼻腔、保护黏膜的作用。鼻涕量过多反映津液停滞于鼻部过多，鼻涕量过少则反映津液到达鼻部过少，均属病理状态。若脏腑湿热，循经熏蒸鼻窍，则致鼻流浊涕，量多不止；若肺气虚寒，肺失肃降，气不摄津，或肾阳虚，气化失职，寒水上泛于鼻，均可致津液外溢，清涕自流不收。因此，治疗应针对鼻病之病机，予以渗湿、敛肺、温肾等各种方法，以达到除涕止涕的目的。常用的止涕法有渗湿除涕、温肾止涕、酸敛止涕等。临证时应根据疾病缓急，鼻涕的颜色、气味、性质，鼻腔黏膜的色泽形态变化，结合全身的表现，辨别寒热虚实，在辨证的基础上选用相应的止涕法。

注意事项 ①辨证选方用药：在辨病的基础上，中医用药直接针对的是证候，因此，不宜针对疾病或症状而选用所谓"特效"方药。②掌握药物的利弊：药物皆有偏性，因此每一类药物皆有利有弊，如芳香通窍或化浊通窍类药物，多具辛温香燥之性，故气虚、阴虚者宜慎用；苦寒清热泻火之药多有损伤脾胃之弊，故脾胃虚寒者宜慎用；淡渗利湿之药多有伤阴之弊，故阴虚者宜慎用；甘寒养阴之药多有滋腻碍脾之弊，故脾胃虚弱者宜慎用等。③饮食合宜：中医认为药食同源，与药物一样，饮食也有寒凉与温热之分别，因此，在选用药物治疗的同时应注意患者的饮食，避免相互掣肘。如选用化浊通窍或渗湿止涕药物治疗的同时，应叮

嘱患者避免吃肥腻助湿的食物；选用温肾止涕药物治疗的同时，应叮嘱患者避免吃生冷、寒凉的食物；选用滋润鼻窍药物治疗的同时，应叮嘱患者避免吃辛辣燥热的食物等。

（严道南　刘　蓬）

xuānfèi tōngqiào

宣肺通窍（opening orifice by dispersing lung） 针对肺失宣降、邪犯鼻窍的病机，选用以疏风解表、宣利肺气为主要作用的药物进行组方，以治疗鼻部疾病的方法。常用鼻病内治法之一。鼻病初起，邪在卫表，多使用此法。风为百病之长，风邪侵袭机体，多有风寒、风热之不同，故治疗上有疏风散寒通窍和疏风清热通窍之别。①疏风散寒通窍：选用辛温解表、散寒通窍为主要作用的药物进行组方，适用于风寒外袭、肺失宣散、邪壅鼻窍而致的鼻病，症见鼻塞声重，喷嚏频频，鼻流清涕，鼻窍肌膜淡红肿胀，伴有头痛，恶寒发热，脉浮紧等。常用疏散风寒药如荆芥、防风、苏叶、葱白、生姜、白芷等，常用方如荆防败毒散、葱豉汤等。②疏风清热通窍：选用疏散风热、宣肺通窍为主要作用的药物进行组方，适用于风热外袭，肺失宣降，风热上扰鼻窍而致的鼻病，症见鼻塞，鼻流黏稠黄涕，喷嚏时作，鼻窍肌膜红肿，伴有发热，口渴咽痛，脉浮数等。常用疏散风热药如薄荷、蝉蜕、菊花、蔓荆子、柴胡、葛根等，常用方如银翘散、桑菊饮等。临床使用时应根据不同个体的局部症状和全身表现，做出相应的判断，辨别寒热，选取不同的治疗方法。

（严道南）

fāngxiāng tōngqiào

芳香通窍（opening orifice with

fragrant herbs) 针对鼻病鼻塞不通的症状，选用以气味芳香、轻清走窜为主要作用的药物配合主方进行组方，以治疗鼻部疾病的方法。常用鼻病内治法之一。适用于因邪毒壅阻鼻窍，或因脏腑功能失调而致各种鼻病，症见鼻塞不通、头痛、流涕、嗅觉不灵等。常用芳香通窍药如辛夷、苍耳子、白芷、细辛、石菖蒲、薄荷、鹅不食草等，常用方如苍耳子散等。中医学认为"肺开窍于鼻"，鼻的功能与肺气宣通有关，此类药物能宣发肺气、引药上行，驱除滞留于鼻窍的邪毒，使得鼻窍通利，气息顺畅。临床应用时应根据患者症状体征，辨别寒、热、湿的偏重，辨证地应用芳香通窍之法，适当选择应用上述药物。

(严道南)

huàzhuó tōngqiào

化浊通窍 (opening orifice by cleaning the turbid)

针对湿浊停聚于鼻窍的病机，选用以气味芳香、辛散辟秽、去湿化浊为主要作用的药物进行组方，以治疗鼻部疾病的方法。常用鼻病内治法之一。适用于湿浊内阻中焦，运化失职，升清无权，湿浊之邪停聚鼻窍而致的鼻病，症见鼻塞、鼻流浊涕量多，日久不愈，鼻内肌膜肿胀，头胀头重，呕恶等。常用化浊通窍药如藿香、佩兰、砂仁、陈皮、白豆蔻、草豆蔻等。此法运用时应根据湿困的不同情况进行适当配伍，如脾虚湿阻，涕浊而黏白，神疲乏力者，常配伍黄芪、党参、白术、茯苓等补气健脾药，方如香砂六君子汤等；如湿热内困，鼻涕黄浊量多，口渴而不多饮者，常配伍黄芩、滑石等清热利湿药，方如黄芩滑石汤等。临床使用时应注意，化浊

通窍类药物气味芳香，多具辛温香燥之性，易耗气伤阴，故气虚、阴虚者应慎用。

(严道南)

zīrùn bíqiào

滋润鼻窍 (nourishing nasal orifice)

针对津液亏损、鼻窍失养的病机，选用以滋养阴液为主要作用的药物进行组方，以治疗鼻部疾病的方法。常用鼻病内治法之一。津伤鼻窍失养而致鼻病与燥邪犯肺和肺肾阴虚有关，因此治疗上分清燥润肺与滋养肺肾以滋润鼻窍两个方面。①清燥润肺，滋润鼻窍：选用养阴清肺、生津润燥为主要作用的药物配合清宣肺热药进行组方，适用于燥热袭肺，循经上灼鼻窍，耗伤津液，鼻窍失养而致鼻病，症见鼻内干燥，灼热疼痛，涕痂带血，咽痒干咳，鼻内肌膜干燥，舌红，苔微黄而干，脉细数等。常用养阴清肺、生津润燥药如沙参、百合、麦冬、天冬、玉竹、明党参、太子参等，常用清宣肺热药如桑叶、枇杷叶、桑白皮、杏仁、石膏、芦根、天花粉等，常用方如养阴清肺汤、清燥救肺汤等。②滋养肺肾，滋润鼻窍：选用滋养肺肾、生津润燥为主要作用的药物进行组方，适用于肺肾阴虚，津不上承，鼻失滋养而致鼻病，症见鼻内干燥较甚、咽干燥、干咳少痰，或有鼻衄，鼻内肌膜干燥萎缩，鼻气恶臭，手足心热，舌红少苔，脉细数。常用滋养肺肾、生津润燥药如生地黄、熟地黄、石斛、黄精、旱莲草、女贞子、桑椹等，常用方如百合固金汤、六味地黄汤等。临床应用时须注意，滋润鼻窍之药大多较为滋腻，易伤脾胃，故脾胃虚寒者应慎用。

(严道南)

shènshī chútì

渗湿除涕 (eliminating dampness by diuresis to remove nasal discharge)

针对水湿停聚于鼻的病机，选用以利水渗湿为主要作用的药物进行组方，以治疗鼻部疾病的方法。常用鼻病内治法之一。鼻涕浊而量多，其病理变化有虚实之不同，实证者多为胆腑或脾胃之湿热，蒸灼鼻窍；虚证者多为脾气虚弱，湿浊内困，湿浊滞留鼻窍。因此，治疗上有清胆渗湿除涕、清脾渗湿除涕与健脾利湿除涕之不同。①清胆渗湿除涕：选用清泻肝胆湿热为主要作用的药物进行组方，适用于胆腑郁热，胆热循经上蒸鼻窍，熏腐肌膜而致鼻病，症见鼻涕黄浊量多，鼻内肌膜红肿，伴有头痛剧烈，口苦咽干，舌红苔黄，脉弦数等。常用清泻肝胆湿热药如车前子、通草、木通、冬瓜子、地肤子、栀子、泽泻、蒲公英、土茯苓、龙胆草、夏枯草、黄芩、黄连等，常用方如龙胆泻肝汤、清肝渗湿汤等。②清脾渗湿除涕：选用清利脾胃湿热为主要作用的药物进行组方，适用于脾胃湿热，湿浊滞鼻，壅阻脉络而致鼻病，症见鼻涕黄浊而量多，鼻内肌膜红肿，尤以肿胀更甚，伴有头重胀痛，胸脘痞闷，舌红苔黄腻，脉滑数等。常用清脾渗湿药如滑石、茵陈、灯心草、土茯苓、蒲公英、黄芩、黄连、栀子、鱼腥草等，常用方如清热泻脾散、除湿胃苓汤等。③健脾利湿除涕：选用甘淡利湿为主要作用的药物，配合健脾益气药进行组方，适用于脾气虚弱，健运失职，湿浊停聚鼻窍而致鼻病，症见鼻涕黏白或黏黄而量多，鼻塞重，鼻窍肌膜淡红肿胀，伴有头昏头重，肢困乏力，腹胀便溏，舌质淡胖，苔白，

脉弱无力等。常用甘淡利湿药如茯苓、猪苓、薏苡仁、泽泻、玉米须等，常用益气健脾药如黄芪、党参、太子参、白术、山药、炒扁豆等，常用方如参苓白术散等。临床使用时应注意，渗湿除涕药有可能伤阴，凡是阴虚证候、津液亏少的患者，慎用此类药物。

（严道南）

wēnshèn zhǐtì

温肾止涕（warming kidney to remove nasal discharge）　针对肾阳虚，鼻窍失于温煦的病机，选用以温肾助阳为主要作用的药物进行组方，以治疗鼻部疾病的方法。常用鼻病内治法之一。肾阳不足，摄纳无权，气不归元，温煦失职，鼻失温养，寒水上泛而致鼻病，症见鼻痒、喷嚏频频、清涕长流不止，鼻塞，常伴有面色苍白，形寒肢冷，神疲倦怠，腰膝酸软，小便清长，鼻窍肌膜淡白肿胀，舌淡苔白，脉沉细无力等。常用温肾助阳药如附子、肉桂、干姜、吴茱萸、鹿角霜、淫羊藿、巴戟天、益智仁、核桃仁等，常用方如真武汤、右归丸、肾气丸等。

（严道南）

suānliǎn zhǐtì

酸敛止涕（removing nasal discharge with sour-restraining herbs）　针对鼻病鼻流清涕、量多不止的症状，选用药味酸涩、药性收敛的药物配合主方进行组方，以治疗鼻部疾病的方法。鼻病内治法之一。鼻流清涕，量多不止，多由肺、脾、肾等脏腑虚损，正气不足，腠理疏松，卫表不固，风邪、寒邪或异气乘虚侵袭而致。若肺气虚寒，肺失清肃，气不摄津，津液外溢，则清涕自流不收；若脾气虚弱，水湿不运，停聚鼻窍，则清涕连连；若肾阳亏虚，

温煦失职，寒水上犯鼻窍，则清涕长流不止。临证时应在辨证基础上，配合酸敛止涕药进行组方，如乌梅、五味子、诃子、石榴皮等。此类药味酸，多归肺、大肠、肾等经，具有收敛固涩的作用，有固表、敛肺、涩肠、固精之功。因此，在主方中适当加一两味酸敛止涕药往往能增强方中止涕的作用，收到较快捷止涕的效果。鼻鼽发作期和缓解期均可使用，肺气虚弱者，可与补肺益气药合用；脾气虚弱者，可与健脾益气药合用；肾阳虚者，可与补肾纳气药或温肾药合用。临床应用时须注意，酸敛止涕药多属酸涩之品，故胃脘不适、嗳气吞酸者慎用；若属敛肺止咳之品，则痰多壅肺所致的咳喘鼻鼽慎用；若属涩肠止泻之品，则伤食腹泻者慎用。

（严道南）

bíbìng wàizhìfǎ

鼻病外治法（external treatment of nose diseases）　将药物制成适当的外用剂型直接施用于鼻部患处以治疗鼻病的方法。是治疗鼻病的主要方法之一，与内治法同等重要，是中医耳鼻咽喉科的特色治疗方法。

源流　东汉·张仲景《金匮要略·杂疗方》已有用"薤捣汁灌鼻"以救治猝死病人的方法，这是滴鼻法的最早记载。晋·葛洪《肘后备急方》卷一介绍用皂荚吹两鼻中取嚏，使患者通，以救猝死，这是吹鼻法的最早记载。唐代，鼻病的治疗有了专章论述，记载了不少鼻病外治法的方法和方药，如孙思邈的《备急千金要方》卷六上有治疗鼻病外治法方药约30首，多是用芳香通窍的药物研末绵裹或以蜜为丸塞鼻，治疗鼻室塞不闻香臭；用芳香通窍

的药物研末吹鼻治疗鼻室、鼻息肉；用清热解毒的药物以猪脂调和敷鼻，治疗鼻中生疮。宋代，《太平圣惠方》卷三十七记载用收敛止血的药物塞鼻、吹鼻或滴鼻的方法治疗鼻衄，还配合用敷贴法，即用药物涂帛上贴额以止鼻衄。治疗鼻塞气息不通，除用芳香通窍的药物塞鼻、吹鼻、滴鼻等方法外，还有用药涂囟上以通鼻窍等方法。至明清时代，鼻病外治法广泛应用于治疗多种鼻病。明代，《普济方·身形》卷五十六、五十七总结了前人经验，较全面记载了用外治法治疗鼻病，根据不同疾病辨证选方和灵活选用不同的外治法。如塞鼻法、吹鼻法、灌鼻法及滴鼻法主要用于治疗鼻塞、鼻室、不闻香臭、鼻息肉、鼻干等病症，涂敷法和敷贴法主要用于治疗鼻中生疮、疳虫蚀鼻生疮、酒渣鼻及鼻息肉，还有用嗅闻药物的气味治疗鼻室、鼻息肉、鼻闭塞疼痛等病症。清代，沈金鳌的《杂病源流犀烛》卷二十三也介绍了治疗鼻病的外治法和方药，如治疗鼻息肉，若肺气热极用辛夷膏塞鼻，风热郁滞用瓜矾散塞鼻；鼻鼽、鼻塞脑冷、清涕不止，用细辛膏塞鼻；口鼻生疮，用青锭搽患处；粉刺、酒渣鼻，用白龙散涂或洗患处。这些治方和治法至今仍很有参考价值。

特点　主要特点是药物直接接触鼻部患处，便于直接发挥治疗作用，具有局部药物浓度高、起效快的优点。根据外用药物的剂型不同可分为气体类、液体类和固体类三大类型。

气体类　将药物变成气体通过鼻腔吸入以达到治疗目的，包括熏蒸疗法、鼻雾化吸入法等。由于药物变成气体颗粒的过程离

不开加热，因此所吸入的含药物颗粒的气体带有一定的温度，且气体含有一定的水分，故这类外治法除了药物本身的作用外，还兼有温润鼻黏膜的作用。适用于治疗伤风鼻塞、鼻窒、鼻渊、鼻鼽、鼻槁、鼻息肉等。

液体类　将选定的药物制成液体的剂型放入鼻腔内以达到治疗目的，包括滴鼻法、鼻冲洗法等。滴鼻法是将液体药物滴入鼻腔内，使其与鼻黏膜充分接触，以发挥治疗作用，其特点是药物浓度较高，每次用药量较少，药物在鼻腔内停留的时间较长，适用于治疗伤风鼻塞、鼻窒、鼻渊、鼻鼽、鼻槁、鼻息肉、鼻衄等；鼻冲洗法是将含药物的冲洗液对鼻腔进行盥洗以达到治疗目的，其特点是药物浓度较低，每次用药量较多，药物在鼻腔内停留时间较短，有利于鼻腔的清洁，适用于治疗鼻内分泌物较多的鼻渊或鼻腔痂皮较多的鼻槁、鼻咽癌放疗后等。

固体类　将选定的药物制成固体的剂型如散剂、糊剂、膏剂等放在鼻部患处以达到治疗目的，包括吹鼻法、鼻内塞药法、鼻部涂敷法等。吹鼻法是将药物研制成极细的粉末吹入鼻腔以治疗鼻病；鼻内塞药法主要将药物粉末通过纱布包裹塞入鼻腔，或将药膏涂在纱条上塞入鼻腔以达到治疗目的；鼻部涂敷法是将药物调成糊状或膏状直接涂搽、贴敷于鼻部患处以达到治疗目的。这类方法的特点是药物直接接触鼻部黏膜或皮肤，作用时间较长，适用于治疗鼻疔、鼻疳、鼻窒、鼻衄、鼻息肉等。

注意事项　①辨证施治：鼻病外治法的运用同内治法一样，也是在中医整体观念指导下进行

辨证论治，应根据鼻部疾病的特点、病情的轻重缓急、寒热虚实等不同情况，灵活选用不同方药、剂型和合适的外治方法。②各种鼻病外治法既可单独使用，也可结合使用，如滴鼻法可配合熏蒸疗法或鼻雾化吸入法一起用于治疗伤风鼻塞、鼻窒、鼻渊、鼻鼽等。③鼻病外治法对药物的制作要求较高，液体剂型的 pH 值应与鼻腔黏膜的 pH 值相近，否则可能损伤鼻黏膜功能，进入鼻腔的粉末剂型应该是容易吸收的，且无刺激，否则亦可能损害鼻黏膜功能。④鼻病外治法大多需与鼻病内治法结合使用，或与针灸疗法、按摩导引法等结合使用，内外合治，效果较好。

（严道南　刘　蓬）

xūnzhēng liáofǎ

熏蒸疗法（fumigation and steaming therapy）

利用药物的气味或蒸汽对鼻部进行熏蒸以治疗鼻病的外治方法。鼻病外治法之一。包括熏法和蒸法。熏法是利用药物气味作用于人体达到治疗目的，蒸法是利用一定温度的蒸汽作用于人体达到治疗目的。两者可分别应用，也可合用，合用时则称为熏蒸疗法。熏蒸疗法能使药物直达患处，局部浓度高，起效快。熏蒸时患处加温、加湿，具有温润呼吸道的作用，使气血运行通畅，鼻纤毛运动加快，有利于病理产物排出和病变组织修复。适用于治疗多种鼻病或鼻病术后。

源流　中国现存最早的医书——马王堆汉墓帛书《五十二病方》中已有运用药浴、烟熏、蒸汽熏等外治法治病的记载。《素问·五脏别论》有"五气入鼻，藏于心肺"的记载，即自然界的臊、焦、香、腥、腐五气分别与肝、心、脾、肺、肾相关，五气

通过鼻窍进入体内并对人体产生影响。宋代，《太平圣惠方》卷三十五有治咽喉痛痒"以青布裹麻黄，烧以竹筒引烟，熏咽喉中效"的记载。金元时代，元·危亦林《世医得效方》卷十七治疗"风虫牙痛，肿痒动摇，牙龈溃烂，宣露出血，口气等疾"用"金沸草散熏漱"。清代，熏蒸疗法日臻完善，吴尚先的《理瀹骈文》记载熏法 50 余处，如治疗舌肿用"旋覆花煎汤熏舌，或蓖麻烧熏舌"；赵学敏的《串雅全书》内外编则列有"熏法门"和"蒸法门"。

临床应用　常用于治疗伤风鼻塞、鼻窒、鼻渊、鼻槁、鼻鼽、鼻咽癌放疗后及某些鼻病手术后，症见鼻塞、脓涕鼻痂多，或鼻干痒者。

辨证用药　临证时应根据所患疾病及局部症状特点辨证选方用药。①病初起，外邪袭肺，宜疏风解表、芳香通窍，可选用桑叶、菊花、荆芥、防风、辛夷、苍耳子、薄荷、紫苏叶、蔓荆子、柴胡、鹅不食草等药。②热毒壅盛，鼻黏膜红肿或咽喉红肿者，宜清热解毒消肿，可选用金银花、野菊花、鱼腥草、黄芩、桑白皮、毛冬青、桔梗、甘草等药。③痰涕、鼻痂多者，宜化痰排脓，可选用鱼腥草、土茯苓、桔梗、天花粉、薏苡仁、藿香、佩兰等药。④鼻黏膜瘀暗、肿胀者，宜行气活血通窍，可选用红花、川芎、白芷、郁金、赤芍等药。⑤鼻黏膜肿胀、淡暗或淡红，鼻涕清稀，宜除湿消肿，温散通窍，可选用苍术、羌活、鹅不食草、细辛、桂枝、石菖蒲等药。此外，也可利用内服中药煎煮时做鼻部或咽部熏蒸。

使用方法　此法既可在医院进行，也可由患者在家中自行治

疗，具体操作如下。①将中药浸泡，武火煮沸后改用文火，病人端坐，面部靠近药罐罐口，用鼻吸入药物蒸汽。②将中药浸泡，煮沸至香气出，将药液倒入容器中，面部靠近药液，吸入蒸汽，外用布巾包裹以保温。③将中药精制成浓缩液，使用时取药液置于药物蒸汽雾化器中，形成一定温度之药雾，用鼻吸入。以上各法依条件使用，治疗时间以每次20~30分钟为宜。

注意事项　药液放置要稳妥，鼻部与容器的距离约20~30cm，吸入药物蒸汽的温度以40℃为宜，避免温度过高发生烫伤。治疗时病人不可当风受冷，如有出汗用干毛巾拭去，治疗后要注意保暖。儿童治疗时要有成人看护，注意用火用电安全。

（王士贞）

bí wùhuàxīrùfǎ

鼻雾化吸入法（nasal aerosolization）

将药物加工制成溶液，通过雾化装置变成微小雾滴以气雾状吸入鼻内治疗疾病的方法。鼻病外治法之一。雾化吸入法是由古代熏蒸疗法发展而来，可使药物微细颗粒直接、均匀地分布于鼻腔局部而发挥治疗作用，雾化后有湿润和保护鼻腔黏膜的作用，副作用少，给药方便，药物容易吸收，患者易于接受，适用于治疗多种鼻部病证。

临床应用　普遍用于治疗各种鼻病而致的鼻塞、流涕、鼻干燥、嗅觉减退等症。

辨证用药　临证时宜根据所患疾病及局部症状特点辨证选方用药。①鼻塞，流黄涕，鼻黏膜充血肿胀等，治宜疏风清热、宣肺通窍，可选用金银花、连翘、荆芥、薄荷、苍耳子、辛夷等药。②鼻塞，鼻流大量脓涕，舌红、

苔黄，脉弦数等，治宜清胆泻热、利湿通窍，可选用柴胡、龙胆草、黄芩、栀子、鱼腥草等药。③鼻塞，流清涕，鼻甲淡白肿胀等，治宜补肺健脾、益气温阳，可选用黄芪、党参、白术、陈皮、干姜、桂枝等药。④鼻内干燥，鼻腔宽大，鼻内痂块多，鼻黏膜暗红等，治宜滋养肺肾、生津润燥，可选择玄参、生地黄、麦冬、赤芍、当归、葛根等药。此外，也可辨证选用一些中药注射液进行雾化吸入，如肺经风热证可选用鱼腥草注射液，胆热上犯证可选用柴胡注射液，气血亏虚证可选用黄芪注射液、当归注射液，气滞血瘀证可选用丹参注射液等。

使用方法　将中药煎水后反复过滤备用，或使用中药注射液，每次取药液20ml置于专门的超声雾化器中，打开电源开关，药液变成气雾状喷出，调整雾量，经鼻吸入，每次治疗时间约10~20分钟，每日1~3次。

注意事项　①观察患者有无呛咳和气喘，若雾量过大、雾化吸入时间过长，或某些药物对呼吸道有不良刺激，有可能引起支气管痉挛，导致患者出现呛咳，甚至呼吸困难。一经发现，应及时停止雾化吸入，或调整吸入雾量。②有哮喘病史者慎用。③药液过滤要干净，有效成分为水溶性，无强烈刺激，无毒，pH值接近中性。

（严道南）

dībífǎ

滴鼻法（nasal drops therapy）

将药物制成液体剂型滴入鼻内以治疗鼻病及危急重症的外治方法。常用鼻病外治法之一。能使药液进入鼻腔深部，与鼻黏膜广泛接触，直达患处，且局部浓度高，起效快，有利于鼻分泌物的排出

和病变组织修复，抑制鼻腔内病原微生物的繁殖，适用于治疗多种鼻部疾病。

源流　中医古籍中很早就有滴鼻法的记载，其治疗不局限于鼻窍病变，很多全身危急重症亦常使用。东汉·张仲景《金匮要略·杂疗方》有用滴鼻法抢救危重病人的记载，如救卒（猝）死方"薤捣汁灌鼻中"，这是滴鼻法较早的应用。唐·王焘《外台秘要》卷四用"瓜蒂、赤小豆、丁香捣末，以水一升，煮取四合，澄清，分二度滴入鼻两孔"，这是用滴鼻法治疗内科疾病。宋代，《太平圣惠方》卷三十七记载了不少滴鼻方，按不同病证辨证选用滴鼻方药，如治疗鼻衄"葱汁磨墨"或"浓研好墨"滴鼻，以收敛止血；鼻塞、不闻香臭，用蒺藜汁滴鼻，以通鼻窍；风热，鼻内生疮，用清热解毒的栀子仁煎方（栀子仁、苦参、木通）滴鼻。这些丰富的经验至今仍为临床所借鉴。明清时代，滴鼻法多用于鼻生疮、鼻塞、流脓涕、鼻出血等，如明代《普济方》卷五十七有用矾石煎滴鼻以治疗鼻中热气生疮、有臭脓兼有虫的记载，还有治疗伤风鼻塞、鼻衄等多首方剂。此外，亦有用于开窍通闭的滴鼻剂，如李时珍《本草纲目·主治》卷四介绍用马蔺根、艾叶、地松、马蹄香等十二味药捣汁灌鼻，以治疗风痰喉闭口噤。至今滴鼻法仍为鼻病治疗的重要手段。

临床应用　常用于治疗伤风鼻塞、鼻窒、鼻渊、鼻槁、鼻鼽、鼻衄、鼻咽癌放疗后及某些鼻病手术后，症见鼻塞、流涕、鼻痒、鼻痂多、鼻干燥或鼻出血者。

辨证用药　滴鼻药有消肿、通窍、除涕、排脓、祛腐、滋润、止血、收敛等各种治疗作用，临

证时应根据所患疾病及局部症状特点，选择使用。①病初起，外邪袭肺，宜用疏风解表、芳香通窍类的中药滴鼻，以改善通气引流，可选用桑叶、菊花、荆芥、防风、辛夷、薄荷、蔓荆子、鹅不食草等。②热毒壅盛，鼻黏膜红肿，可选用清热解毒消肿类的中药滴鼻，如金银花、野菊花、黄芩、鱼腥草、桑白皮、毛冬青等。③脓涕、鼻痂多者，宜选用化痰排脓、利湿通窍类的中药滴鼻，如鱼腥草、土茯苓、桔梗、薏苡仁、天花粉等。④鼻黏膜瘀暗、肿胀，宜选用行气活血通窍类的中药滴鼻，如川芎、红花、赤芍等。⑤鼻黏膜肿胀、淡暗或淡红，涕清稀，宜选用除湿消肿、温散通窍类的中药滴鼻，如鹅不食草、细辛、桂枝、石菖蒲等。⑥鼻黏膜干燥、出血，可用芳香通窍的中药配以麻油、液状石蜡制成滴鼻剂滴鼻，或用蜂蜜、芝麻油滴鼻。

使用方法 滴鼻法使用时应注意选择合适的体位。①仰卧，肩下垫枕或头后仰并悬垂于床边缘外，前鼻孔朝上。②侧卧，卧向患侧，头下垂于床边缘外，适用于单侧患者。③坐位，背靠椅背，头尽量后仰，前鼻孔朝上。体位选定后，经前鼻孔向鼻腔滴入药液，每侧1~2滴。

注意事项 滴鼻剂的酸碱度应与鼻黏膜的酸碱度相吻合，否则可能对鼻黏膜造成损害。有较强缩血管作用（如麻黄素类）的滴鼻剂不宜长期使用，以免导致药物性鼻炎或萎缩性鼻炎。

（周　凌）

bí chōngxǐfǎ

鼻冲洗法（nasal irrigation therapy） 将药液直接灌注到鼻腔以治疗鼻病的外治方法。鼻病外治法之一。既有药物作用，也有局部冲洗作用。药液直达患处，可温润鼻腔黏膜，恢复纤毛运动，有利于分泌物稀化排出和病变组织修复，适用于治疗多种鼻部病证。

源流 唐代已有用中药液盥洗鼻腔的记载，如孙思邈的《备急千金要方》卷六记述治疗"鼻塞多年，不闻香臭，清水出不止"用蒺藜捣烂，以水三升煎；或用蒺藜、黄连等份同煎取汁灌鼻，使用时"先仰卧，使人满口含，取一升灌鼻中"。除介绍方药外，还说明了灌鼻的方法。王焘的《外台秘要》卷二十二有用生地黄、胆汁灌鼻治疗鼻中息肉的记载。此后，宋代《太平圣惠方》卷三十七、明代《普济方》卷五十六等均有类似的记载。至今，鼻冲洗法仍广泛应用于鼻科临床。

临床应用 常用于治疗伤风鼻塞、鼻窒、鼻渊、鼻槁、鼻鼽、鼻咽癌等病，以及鼻病术前、术后的处理，症见鼻塞、脓涕痂块多者。

辨证用药 临证时应根据所患疾病及局部症状特点辨证选方用药。①鼻腔黏膜充血肿胀，鼻底及中鼻道有少量脓性分泌物，宜疏风清热、宣肺通窍，常选用金银花、连翘、荆芥、薄荷、桑白皮等药。②鼻黏膜充血肿胀，鼻腔内有多量脓性分泌物，宜清泻胆热、利湿通窍，常选用柴胡、龙胆草、黄芩、栀子、鱼腥草等药。③鼻黏膜淡红肿胀，中鼻甲肥大，鼻腔有白色黏性分泌物，宜宣肺化痰、化浊通窍，常选用半夏、茯苓、陈皮、甘草、白芷、辛夷、苍耳子、藿香等药。④术后鼻腔冲洗，宜清热解毒、消肿止痛、活血通窍，常选用金银花、连翘、黄芩、丹皮、赤芍、紫草、石菖蒲等药。⑤鼻咽癌放疗后，脓涕、痂块多，宜清热解毒、化浊排脓，选用金银花、野菊花、土茯苓、白芷、皂角刺、鱼腥草、蒲公英等药。

使用方法 将不同功效的中药浸泡30分钟，煎煮30分钟，反复过滤后备用。每次取药液250ml，冲洗鼻腔，每日2次。具体冲洗方法如下。①自行吸入冲洗：将药液盛于适当的容器中，用鼻轻轻吸入药液，再从口吐出。②鼻腔冲洗器冲洗：用特制的鼻腔冲洗器吸入药液，对准一侧鼻腔进行冲洗，冲洗液从另一侧鼻腔及口中排出。③加压冲洗：将药液置入吊瓶中，连接一橡胶管，一端塞入一侧鼻腔，将吊瓶挂在适当的高度，使之产生一定的压力，药液通过橡胶管流入鼻腔，再从另一侧鼻腔及口中排出。

注意事项 冲洗液温度要适宜，避免烫伤鼻黏膜。冲洗液过滤要干净，避免渣滓刺激鼻黏膜。冲洗时用力不可过大，避免冲洗液呛入气管、咽鼓管引起并发症。冲洗时不宜与患者说话，以免引起呛咳。患者初次冲洗可有不适感，多次之后即会适应。出现过敏反应者立即停用，并给予抗过敏处理。

（李彦华）

chuībífǎ

吹鼻法（nose-blowing therapy） 将研制成极细的药物粉末吹入鼻腔以治疗鼻病或全身疾病的方法。鼻病外治法之一。有通窍、止血、取嚏的作用，药物直接作用于鼻腔，有起效快、方法简便等优点，适用于治疗多种鼻病。

源流 吹鼻法是一种古老传统的外治法，古代医家不仅用于治疗鼻病，还用于开窍通关抢救危重病人。早在东汉·张仲景《金匮要略·杂疗方》就有"救卒死而目闭者方……吹皂荚末鼻中，立效"，"尸蹶脉动而无气，气闭不通"用"菖蒲屑，内鼻两孔中，吹之"的记载，为抢救急症的一种治疗方法。唐·孙思邈《备急千金要方》卷六下记载了不少吹鼻的方药，如治鼻窒气息不通用"瓜蒂末少许吹鼻中""炙皂角末如小豆，以竹管吹鼻中"。宋代，《太平圣惠方》卷三十七收集了吹鼻方药治疗鼻病，如治鼻塞不通用皂荚末吹鼻；鼻干无涕用吹鼻散方（龙脑、马牙消、瓜蒂）吹鼻。宋·严用和《济生方·鼻门》治疗时气鼻衄用龙骨散（龙骨研细末）吹鼻，鼻衄不止用山栀散（山栀子烧灰研末）吹鼻。明·陈实功《外科正宗》卷四提出鼻痔摘除术的术前术后用药，术前用茴香散（茴香草、高良姜晒干研末）吹鼻，意在术前止血，并有使鼻痔容易脱落的作用；术后用胎发灰，同象牙末等份，吹鼻内以止血。可见古代医家已十分重视鼻围手术期的止血，这种观念对当今临床仍很有启迪。清代，《医宗金鉴》卷三十九有用通关散（天南星、皂角、细辛、薄荷、生半夏）吹鼻取嚏治疗中风死候；卷五十五又有发灰散吹鼻治疗鼻衄的记载。在一些喉科专著中亦有介绍用吹鼻法治疗喉风痰涎壅盛、牙关紧急的急危重症，如《咽喉经验秘传·喉证方药》中的"搐鼻取痰一字散"（雄黄、生矾、藜芦、牙皂、全蝎）"吹鼻中治牙关紧闭"。古代医家应用吹鼻法，较多用于治疗鼻塞、鼻衄等病症。由于粉剂吹鼻，局部刺激较强烈，患者较难接受，因此目前临床应用较少。

临床应用 可用于治疗鼻窒、鼻渊、鼻槁、鼻鼽、鼻衄等病证，症见鼻塞、脓涕、鼻痂多、鼻出血者。

辨证用药 临证时应根据所患的疾病及局部症状特点进行辨证选方用药。①风热外袭，鼻黏膜红肿、鼻塞、涕黄者，治宜疏风清热、芳香通窍，可选用苍耳子散、冲和散等吹鼻；若风寒外袭，鼻黏膜肿胀色淡红、鼻塞、喷嚏、流清涕者，治宜疏风散寒、芳香通窍，可选用碧云散、苍耳子散等吹鼻。②脓涕、鼻痂多者，可选用苍耳子散、冰黄散等吹鼻。③鼻衄者，宜收敛止血，可选用三七粉、百草霜、血余炭、马勃、云南白药等。

使用方法 此法既可在医院进行，也可由病人在家中自行治疗。具体操作：清洗鼻腔后，用喷粉器或纸筒将药粉少量吹入鼻腔。每日3~4次。

注意事项 吹鼻法对药物的选材及制作要求较高，药物粉末应容易吸收，否则可能损害鼻黏膜的功能。吹药时应嘱病人屏住呼吸，以免将药粉喷出或吸入肺部，引起呛咳。粉末剂型吹鼻，其作用较强烈，局部有刺激，可引起头痛和周身不适，应严格控制用量，减少不良刺激。

（周　凌）

bínèi sāiyàofǎ

鼻内塞药法（nasal turunda therapy） 用纱布包裹药末或用医用药棉浸蘸药液或油膏塞入鼻内以治疗鼻病的外治方法。鼻病外治法之一。此法将药物直接与病变部位接触，具有施药部位准确、局部药效作用时间较长、方法简便等优点，适用于治疗多种鼻部病证。

源流 鼻内塞药法是一种传统古老的外治法，唐·孙思邈《备急千金要方》卷六记载了塞鼻方10余首，多用药物研成粉末，

绵裹塞鼻，如"治鼻齆方"用通草、细辛、附子各等份，研成粉末，以蜜和，"绵裹少许，内鼻中"；"治齆鼻鼻中息肉不得息方"用矾石、藜芦、瓜蒂、附子，研成粉末，取药如小豆，"著绵头，内鼻中"。宋代，《太平圣惠方》卷三十七中亦有较大篇幅记述塞药法治疗鼻病，如止鼻衄有"治鼻衄塞鼻散方"，用猬皮烧灰细研，绵裹纳鼻中；治鼻衄不止，用干姜削如莲子大塞鼻中；治鼻塞不通，有纳鼻膏药方、通鼻膏方、塞鼻皂荚散方、塞鼻菖蒲散方、塞鼻瓜蒂散方等；治鼻痈有纳鼻甘草圆方、雄黄圆方、治鼻痈气息不通方等；治鼻息肉有治息肉疼痛方、壅塞不通方等。至明清时代，塞药法应用更为广泛，如明·王肯堂《证治准绳·杂病》记载用细辛膏、通草丸、辛夷散、川椒散塞鼻治疗鼻衄；用蝴蝶矾、细辛、白芷为末绵裹塞鼻治疗鼻息肉；菖蒲散绵裹塞鼻治疗鼻内窒塞不通等。鼻内塞药法古代医家应用较多，因塞鼻法可产生鼻部异物感，难以被病人普遍接受，故目前临床应用较少。现代鼻内塞药法已有所发展，如鼻衄出血不止，用各种止血材料做鼻腔填塞以达到止血目的。

临床应用 可用于治疗伤风鼻塞、鼻窒、鼻渊、鼻息肉、鼻衄及某些鼻病手术后，症见鼻塞、流涕、嗅觉不灵、鼻出血等。

辨证用药 临证时应根据所患疾病及局部症状辨证选方用药。①鼻塞、不闻香臭，治宜芳香通窍、辛散邪毒，可选用鹅不食草、辛夷、石菖蒲、冰片等药物研末，纱布包裹塞鼻。②鼻息肉，治宜温阳化湿祛痰，可选用瓜蒂、枯矾、甘遂、附子等药物研末，麻油调匀，塞鼻内。③鼻出血，治

宜收敛止血，可选用马勃、田七、血余炭、云南白药等止血药，用凡士林纱条蘸药末塞鼻。

使用方法　药物可制成粉剂、滴剂或油膏剂，包裹药物材料可以用纱布、明胶海绵或无纺布等其他能通透药性的材料。具体方法：取大小适合的药条或药棉球，放置于鼻前庭或鼻腔较深部与鼻黏膜接触，每次塞鼻30~60分钟，每日1~2次。

注意事项　①用于塞药治疗的物体要与鼻腔大小基本相同，过小易致脱落，过大则鼻腔不适。若两侧均需治疗，可交替使用塞药。②小儿患者一般不宜使用塞鼻法。若使用塞鼻法则应由成人看管，防止塞药治疗物体脱落或吸进气管或食管而形成异物。③注意定时换药，以免染毒引起并发症。

(严道南)

bíbù túfūfǎ

鼻部涂敷法（nasal coating therapy）　将药物调成糊状或膏状直接涂搽、贴敷于鼻部患处以治疗鼻病的外治方法。鼻病外治法之一。将药物涂敷于鼻部患处，药效直达病所，直接起治疗作用。涂敷法配合内治法应用，可提高疗效，缩短疗程，适用于治疗多种鼻部病证。

源流　鼻部涂敷法是中医传统的外治方法，唐代就有应用敷贴、涂敷法治疗鼻病的记载，如孙思邈的《备急千金要方》卷六以"捣杏仁，乳傅之""烧牛狗骨灰，以腊月猪脂和傅之"治疗鼻中生疮。宋代以后，涂敷法较广泛应用于治疗鼻病，方药多为清热解毒、消肿止痛之剂。如《太平圣惠方》卷三十七记载治疗肺壅、鼻中生疮的外用涂敷方共8首，有用川大黄、黄连、麝香研

细末，以生油旋调，涂鼻；用黄柏、槟榔等份，捣罗为末，以猪脂调敷。明·陈实功《外科正宗》卷四介绍了涂敷法治疗鼻息肉，用砒砂散涂敷于息肉上，使其"自然渐化为水"而消失。至今，鼻部涂敷法仍为鼻病治疗的常用外治法。

临床应用　主要用于治疗鼻疔、鼻疳、鼻槁、鼻息肉、鼻衄等鼻病。

辨证用药　临证时应根据所患疾病及局部症状特点辨证选方用药。①鼻疔初起，鼻头红肿尚未化脓，治宜清热解毒消肿，可选用四黄散、如意金黄散、紫金锭等调水外涂，或者用野菊花、紫花地丁、鱼腥草等新鲜中草药捣烂外敷。②鼻前庭糜烂，渗出淡黄色液体，治以清热祛湿、解毒收敛，可选用青蛤散、青黛散等外涂。③鼻腔内干燥疼痛、出血，治疗宜解毒、润燥，可选用膏剂外涂，如金黄膏、玉露膏、黄连膏等。

使用方法　将膏剂、糊剂或散剂水调后药物直接涂敷于鼻部患处，也可用中草药捣烂外敷，但鼻腔内一般仅限于膏剂涂敷。局部分泌物、结痂较多者，应先将患处清洗干净后再涂敷药物。

注意事项　涂敷药物过程中需观察患者有无不适，如有不良反应则停止应用，并将药物清洗干净。

(严道南)

bíbìng zhēnjiǔfǎ

鼻病针灸法（acupuncture and moxibustion treatment of nose diseases）　运用针刺和灸法以治疗鼻部疾病的方法。包括鼻病针法和鼻病灸法两大类，有疏通经络、运行气血、扶正祛邪、平衡阴阳等作用，适用于治疗多种鼻

科疾病。

源流　长沙马王堆汉墓帛书中已有应用灸法治疗鼻病的记载，如《足臂十一脉灸经》灸足阳明脉治疗鼻鼽、鼻衄，这是针灸法应用于鼻病的最早记载。春秋战国时代，《黄帝内经》的经络学说和针灸理论为鼻病针灸治疗奠定了基础，如《灵枢经·口问》记载，人感于寒而致喷嚏，补足太阳经的荥穴通谷和眉本（即攒竹穴），以使阳气外达。《灵枢经·杂病》载有鼻衄的针刺治疗："衄而不止，衃血流，取足太阳，衃血，取手太阳，不已，刺宛骨下，不已，刺腘中出血。"晋·皇甫谧《针灸甲乙经》卷十二在"血溢发衄第七"中记载取穴上星、囟会、天牖、风池、迎香、素髎、口禾髎、承浆、委中等穴位，治疗鼻鼽、鼻衄、鼻窒及不闻香臭等病证，是鼻病针灸法的基础。明·杨继州《针灸大成》汇集历代医家针灸学术观点及实践经验，在卷八中记载了多种鼻病的针灸选穴，如鼻息肉取迎香；鼻塞取上星、临泣、百会、前谷、厉兑、合谷、迎香；鼻流清涕取水沟、上星、风府；鼻中臭涕取曲差、上星；鼻衄灸上星二七壮，针绝骨、囟会，又可灸项后发际两筋宛宛中，久病流涕不禁灸百会。这些宝贵经验至今仍为临床所常用。

注意事项　同耳病针灸法。

(谢慧 刘蓬)

bíbìng zhēnfǎ

鼻病针法（acupuncture treatment of nose diseases）　用针刺入选定的穴位以治疗鼻病的方法。属鼻病针灸法。包括鼻病体针疗法、鼻病水针疗法、鼻病耳针疗法及迎香穴埋线疗法等。鼻病体针疗法是传统的针刺方法，即用

毫针刺入人体经脉的穴位并施以必要的手法以治疗鼻病的方法，适用于伤风鼻塞、鼻窒、鼻鼽、鼻渊、鼻槁、鼻衄等鼻病及鼻部围手术期的治疗。鼻病水针疗法、鼻病耳针疗法与迎香穴埋线疗法是现代中医在传统针刺方法基础上逐渐发展起来的，其中水针疗法（又称穴位注射疗法）是将针刺入选定的穴位并施行提插手法，得气后再将药物注射液注入该穴位以治疗疾病的方法，通过针刺对穴位的刺激作用和药物的性能对穴位的渗透作用而发挥其综合效应（参见针灸学卷穴位注射法），适用于治疗鼻窒、鼻鼽、鼻渊等鼻病；耳针疗法是用针刺、埋针或贴压等方法刺激人体耳廓上的穴位（简称耳穴）以治疗疾病的方法（参见针灸学卷耳针疗法）。耳穴是现代医家发现的独立于传统经络穴位之外的一套穴位系统，全部穴位都位于耳廓上，对应于全身的各个部位，刺激耳穴的具体方法有毫针法、埋针法及贴压法等，适用于治疗伤风鼻塞、鼻窒、鼻鼽、鼻渊、鼻槁、鼻衄等多种鼻病；迎香穴埋线疗法是用针刺入迎香穴，并带入羊肠线埋留在皮下以治疗鼻病的方法，埋留的羊肠线可对穴位保持较长时间的刺激，发挥通鼻窍、除涕止嚏的作用，经若干时间后该线可自动吸收，适用于治疗鼻窒、鼻鼽、鼻渊、鼻槁等慢性鼻病。

（谢慧 刘蓬）

bíbìng tǐzhēn liáofǎ

鼻病体针疗法（body acupuncture for the treatment of nose diseases） 用毫针针刺人体经脉上的穴位以治疗鼻病的方法。属鼻病针法。鼻为阳中之阳，是血脉多聚之处，又是清阳交会之所在，

诸阳经脉多循经于鼻及鼻旁。直接循行于鼻的主要经脉有手、足阳明，手、足太阳，足少阳及督脉等，此外，手少阳的支脉、阳跷脉也循行于鼻。鼻通过经络与肺、脾、胆、肾、心发生密切的联系。因此，用毫针针刺有关穴位，可以疏通经络，调和气血，调整脏腑功能，纠正阴阳失衡状态，用于治疗多种鼻病。鼻病体针疗法的效果取决于两个方面：一是取穴是否恰当，二是针刺手法是否正确。

取穴原则 在中医理论指导下，采用局部或邻近取穴、远端取穴、随症取穴相结合的取穴原则。①鼻局部或邻近取穴：如口禾髎、迎香、四白、曲差、承光、通天、印堂、风府、风池、素髎、巨髎、天牖、翳风、百会、囟会、上星等，具有疏通鼻部及鼻旁脉络气血、宣通鼻窍、止嚏敛涕的作用。②远端取穴：从脏腑、经络辨证，紧密结合所属脏腑及经脉的循行，遵循"经络所通，主治所及"的治疗规律，选取与鼻有密切联系的脏腑及直接循行于鼻部经脉的穴位，如手阳明大肠经的二间、合谷、偏历等穴位；足阳明胃经的足三里、厉兑等穴位；手太阳小肠经的少泽、前谷、阳谷、支正等穴位；足太阳膀胱经的肺俞、肝俞、胆俞、脾俞、肾俞、昆仑、申脉、金门、足通谷等穴位；足少阴肾经的太溪，手厥阴心包经的郄门，手少阳三焦经的天井，足少阳胆经的阳辅、侠溪，足厥阴肝经的行间、太冲等穴位。③随症取穴：即经验取穴，为历代医家的临床经验，是临床常用有效的穴位，如迎香为手阳明经的终止穴，位于鼻旁，可通利鼻窍，治一切鼻病，为治鼻塞、不闻香臭等病症最有效之

穴位；印堂位于鼻根部，可散局部之郁热以通鼻窍；合谷为手阳明经原穴，善治头面诸疾，可疏通手阳明经气，清泻肺热而通鼻窍，故鼻塞、流涕、不闻香臭等症，随症常用迎香、印堂、合谷、通天等穴位；上星归属督脉，下行鼻柱，可泻诸阳经之热，清鼻窍之火而止鼻衄，故鼻衄常选用上星。此外，上迎香、内迎香二奇穴，有通鼻窍、止痛止涕之效，治疗鼻渊、鼻部疮疖等鼻病也常随症选用。

针刺方法 一般选取局部穴位（或邻近穴位）及远端穴位各2~3个，头面部穴位宜浅刺，多用斜刺或平刺。实证用泻法，得气后出针或留针10分钟；虚证用补法，得气后留针20分钟。

临床应用 适用于治疗伤风鼻塞、鼻疔、鼻疳、鼻窒、鼻鼽、鼻槁、鼻渊、鼻衄等多种鼻病及鼻部围手术期出现的鼻塞、涕多、不闻香臭等症。①治疗伤风鼻塞：鼻局部或邻近穴位，可取迎香、印堂、风池以疏通鼻窍经脉，清利头目，通鼻窍。若为风寒证，选加肺俞、风门以祛风散寒；风热证选加曲池、尺泽以疏散风热。发热、头痛较甚者，可随症选加大椎，大椎清泻热邪，为退热之要穴；选加太阳、风池止头痛。②治疗鼻渊：鼻局部或邻近穴位可选迎香、攒竹、上星、口禾髎、四白等穴位。若肺经风热，可加列缺、合谷以宣肺气，祛风邪，清泻肺热；胆腑郁热，可选加侠溪、太冲、胆俞、肝俞以清泻肝胆湿热；脾胃湿热，可选加合谷、二间、厉兑以清热利湿，化浊通窍；肺脾气虚，可选加肺俞、脾俞、足三里以温补肺脾，益气通窍。鼻渊头痛，应根据头痛的不同部位随症选穴，如前额眉棱骨

痛可选加印堂、攒竹、阳白等穴位；双颞侧头痛可选太阳、丝竹空等穴位；枕后头痛可选加风池、天柱等穴位。③治疗鼻衄：鼻局部或邻近穴位取穴可取迎香、上星、口禾髎、风池、风府、阳白、攒竹以通鼻窍，除涕止嚏。远端选穴，若肺气虚寒，可选加肺俞、风门以祛散风寒；脾胃虚弱，选加足三里、脾俞；肾虚者，选加肾俞、命门、三阴交等穴位。

注意事项 同耳病体针疗法。

（谢慧 王士贞）

bíbìng shuǐzhēn liáofǎ

鼻病水针疗法 （hydro-acupuncture for the treatment of nose diseases）

将药液注入人体经脉上的穴位以治疗鼻病的方法。又称鼻病穴位注射法。属鼻病针法。水针疗法是在传统针刺法基础上发展起来的治疗方法，通过针刺对穴位的刺激作用和药物性能对穴位的渗透作用，发挥其疏通经络、调和气血、调整脏腑功能、纠正阴阳失衡状态综合效应（参见针灸学卷穴位注射疗法），适用于治疗多种鼻部病证。

取穴及用药原则 取穴遵循局部取穴与远端取穴相结合的原则。鼻局部或头面部的穴位，如迎香、上迎香、四白、鼻通、攒竹、四白、太阳、风池等。远端取穴，如合谷、足三里、三阴交、丰隆等。每次选取局部和远端穴位各1~2个进行水针治疗。按疾病虚实不同，辨证选择不同的注射药物，如实证、热证可选用有清热解毒作用的注射液，如鱼腥草注射液、柴胡注射液、痰热清注射液等；虚证、寒证可选用补益气血类注射液，如黄芪注射液、当归注射液、胎盘注射液等；气滞血瘀证可选用丹参注射液、红花注射液、川芎注射液等。此外

根据病情亦可选用维生素类注射液。

操作方法及注意事项 同耳病水针疗法。

临床应用 适用于治疗鼻窒、鼻槁、鼻衄、鼻渊及鼻围术期所致的鼻塞、流涕、不闻香臭、头痛等病症。①治疗鼻衄、鼻窒：局部穴位可选迎香以疏通鼻窍；远端穴位可选足三里、肺俞、脾俞、肾俞等以健脾益肺。药物可选黄芪注射液、当归注射液、丹参注射液或维生素 B_{12} 注射液等。②治疗鼻渊、鼻手术后鼻塞、脓涕多：局部穴位可选迎香、四白以通鼻窍；远端穴位可选足三里、列缺以健脾利湿除涕。药物可选黄芪注射液或维生素 B_{12} 注射液。

（谢慧 王士贞）

bíbìng ěrzhēn liáofǎ

鼻病耳针疗法 （ariculoacupuncture for the treatment of nose diseases）

用针刺或贴压等方法刺激人体耳廓上的特定穴位以治疗鼻病的方法。属鼻病针法。运用耳针治疗疾病，有疏通经络、调和气血、调整脏腑功能，纠正阴阳失衡状态的作用。耳与脏腑、经络有着广泛的联系，人体各个部位和器官在耳廓上均有其相应的敏感点（耳穴），因此临床上可通过刺激耳穴治疗多种鼻病。参见针灸学卷耳针疗法。

取穴原则 在中医理论指导下，按相应部位取穴、脏腑经络辨证取穴及随症取穴相结合的原则进行取穴。治疗鼻病的主要耳穴，多为与鼻相对应部位的耳穴，如外鼻、内鼻、枕、颞、额、上耳根、耳迷根、上屏、下屏等耳穴，有疏通鼻窍经气、通利鼻窍、止嚏除涕、止衄的作用。备用耳穴则多为脏腑经络辨证取穴或随症选取的耳穴，如肺、心、肝、

脾、肾、肝阳、神门、皮质下、内分泌、肾上腺等耳穴。每次施治一侧耳，一般取3~5个耳穴，其中主要耳穴2~3个，备用耳穴1~2个。

操作方法 有毫针刺法、埋针法、耳穴贴压法三种操作方法，见耳病耳针疗法。

临床应用 适用于治疗鼻疗、鼻疖、伤风鼻塞、鼻窒、鼻槁、鼻衄、鼻渊、鼻鼽等多种鼻病。①治疗鼻疗、鼻疖、鼻部红肿疼痛：主要耳穴常选外鼻、额、下屏等相应部位的耳穴。配穴根据辨证选穴，若火毒炽盛，可选肺、胃、大肠等耳穴以清肺胃之火，通便泻火；鼻窍肌肤糜烂潮红，可选脾、肺等耳穴以清利湿热；鼻痛较甚，可随症选取屏间后、神门等耳穴以安神镇痛。②治疗鼻窒、鼻渊、鼻鼽：主要耳穴常选内鼻、上屏、下屏等相应部位的耳穴。配穴根据辨证选穴，若风邪外袭，鼻塞流涕，可选肺、额等耳穴以宣肺通鼻窍；肝胆湿热，脓涕黄稠量多，可选肝、胆、脾等耳穴以清湿热、除湿浊；鼻流清涕量多不止，可按脏腑之虚损辨证选肺、脾、肾等耳穴，以补肺、脾、肾之虚损，益气固表，固肾纳气，并可随症选加耳穴风溪以止痒止嚏敛涕；鼻塞甚者，可随症选耳迷根、肺等耳穴以增强通鼻窍之功；鼻渊头痛者，可按头痛的部位随症选穴，如前额头痛可选加额、屏间后等耳穴，枕后头痛可选加枕、脑干等耳穴，双颞侧头痛可选颞、胆、面颊等耳穴，以疏通头部经络，清利头目，止头痛。③治疗鼻衄：主要耳穴常选内鼻、外鼻、上耳根等相应部位耳穴。配穴可随症选加肺、神门、肾上腺、额等耳穴以安神镇静止血。

注意事项 ①施行耳针疗法应注意严格消毒，预防感染。②耳廓冻伤、耳部红肿热痛者及有习惯性流产史的孕妇禁用。③注意预防晕针，发生后应及时处理。

（谢 慧 王士贞）

yíngxiāngxué máixiàn liáofǎ

迎香穴埋线疗法（catgut implantation in LI 20） 在迎香穴部位皮下埋留羊肠线以治疗鼻病的方法。属鼻病针法。穴位埋线法是在传统针刺方法基础上发展起来的治疗方法。《灵枢经·终始》指出"久病者，邪气入深，刺此病者，深内而久留之"，认为久病迁延，邪气侵入必深，针刺宜深刺且久留针，以散其固结的邪气。迎香穴为手、足阳明经交会穴，位于鼻唇沟内，横平鼻翼外缘中点处，为治疗多种鼻病的要穴。迎香穴位埋线，可持续刺激腧穴，促进鼻窍的血液流通，有通鼻窍、除涕止嚏的作用。适用于治疗各种鼻病，如鼻窒、鼻鼽、鼻槁、鼻渊等病反复发作，出现鼻塞、不闻香臭、喷嚏连连、流涕不止等症状者。具体操作方法：按外科原则消毒后，铺小孔巾，在迎香穴局部注射1%普鲁卡因，每侧1~2ml，用经过灭菌处理的带有羊肠线的三角缝合针，穿过穴位内，埋线长约5mm，剪去露出皮肤外的线头，如有出血，稍加压迫止血，不必包扎。也可用9号腰穿针等作为埋线工具。每30天埋线1次。注意事项：术中应严格无菌操作，防止感染；应注意将线完全埋入皮下，线端不可露出皮肤；术后如有局部疼痛等反应，一般无需处理；操作动作宜轻巧，用力均匀，避免断针。

（谢慧）

bíbìng jiǔfǎ

鼻病灸法（moxibustion treatment of nose diseases） 用艾叶等可燃材料或其他热源在人体特定的穴位或病变部位进行熏熨、烧灼以治疗鼻病的方法。属鼻病针灸法。灸法属于温热疗法，通过温热的刺激作用于人体的经络穴位，有温经散寒止痛、温通经脉、调和气血、提升阳气、扶正祛邪等作用（参见针灸学卷灸法），适用于治疗多种鼻病属虚寒证者。

取穴原则 取穴采取局部取穴与远端取穴相结合的原则。鼻局部及邻近的穴位，如水沟、迎香、上迎香、风府、大椎、百会等穴位。远端辨证选穴，如肺虚加肺俞、太渊等穴位；脾虚加脾俞、胃俞、足三里、中脘等穴位；肾虚加肾俞、命门、涌泉等穴位。

操作方法 同耳病灸法。

临床应用 适用于治疗鼻窒、鼻槁、鼻鼽、鼻渊及鼻手术后出现鼻塞、涕多、不闻香臭等病症，证属虚寒者。①治疗伤风鼻塞外感风寒证：局部取迎香、印堂、上星等穴，以温通鼻窍；远端穴位取列缺、合谷，均用悬起灸。列缺为手太阴肺经之穴，有宣肺散风寒之功；合谷为手阳明经原穴，有祛风寒解表之功。②治疗鼻槁：用艾条悬起灸百会、足三里二穴，以温通经络，通窍除涕。③治疗鼻鼽：局部取百会、上星、身柱、印堂等穴位，以温通鼻窍。远端选穴，肺脾气虚选加肺俞、脾俞、足三里；肾虚选加肾俞、命门。一般用悬起灸或隔姜灸，也可用白芥子灸，即白芥子、延胡索、甘遂、细辛、半夏、麻黄各等份，研成粉末，加新鲜姜汁调匀成膏状，制成薄药饼，可选百劳、肺俞、风门；大椎、厥阴俞、脾俞；大杼、膏肓、肾俞三

组穴位中一组进行敷贴。还可用斑蝥灸，将斑蝥炒脆研成粉末，敷贴于印堂或内关穴上，24小时后揭去，可见穴位表皮出现水疱，待水疱自行吸收后，再做第二次治疗，3次为一疗程，必要时隔2周再做第二疗程，有温经散寒、固摄止涕的作用。④治疗鼻衄：可用蒜泥灸，将大蒜捣碎成泥糊状，取铜钱大，敷贴于涌泉穴。右鼻出血，敷贴左足涌泉穴；左鼻出血，敷贴右足涌泉穴；两鼻孔俱出血，敷贴两足涌泉穴。

注意事项 ①注意灸火温度和患者耐受情况，不可过热，避免烫伤。对小儿患者、知觉减退者和昏厥患者，为了防止烫伤，医生可用中、示两指分开，放在施灸部位的两侧，通过医生手指来测知受热程度，以便随时调节施灸距离，防止灼伤皮肤。②注意安全。用过的灸条应放在小口玻璃杯内盖严，以防复燃；灸后要擦净皮肤上的艾灰，并检查有无火星洒落，以免烧毁衣物；点燃的艾灸火红高热，因鼻部两侧上方邻近眼睛，应注意保护好眼睛，邻近眼睛的穴位不宜施灸。③施灸后，若皮肤出现小水疱，可不处理，任其自然吸收；如水疱过大，可用注射器将疱内液体吸出；如有化脓者，用敷料保护灸疮，待其吸收痊愈。

（谢 慧 王士贞）

bíbìng ànmó dǎoyǐnfǎ

鼻病按摩导引法（massage and daoyin for the treatment of nose diseases） 通过对人体体表特定的穴位、部位或患处施加按、揉等手法，以及患者通过特定的躯体运动并配合呼吸的自我调节，以防治鼻病的方法。分为鼻病按摩法和鼻病导引法两大类，有疏

通经络、运行气血、舒畅筋骨、导邪外出的作用，适用于防治多种鼻病。

源流 按摩导引是具有中医特色的传统医术。春秋战国时代，《黄帝内经》的经络学说理论，为鼻病按摩导引奠定了理论基础。隋唐时代，鼻病按摩导引已应用于临床，如隋·巢元方《诸病源候论》卷二十九对鼻窒、鼻生疮、鼻息肉等病证附有"养生方导引法"。唐代，孙思邈的《备急千金要方》卷二十七论及养生、按摩法及调气法，记录了鼻引清气、叩齿、摩眼、押头、拔耳等自我保健推拿方法。王焘的《外台秘要》卷二十二收录了防治鼻息肉、鼻生疮及痔虫蚀的养生导引法。宋代以后，医家们重视疾病的预防保健，手段更实用和多样化，如明·高濂《遵生八笺》是一部以养生保健为主体内容的著作，卷三载有陈希夷导引坐功图势，治疗鼻不闻香臭、鼻鼽衄、善嚏；卷五载有六气治肺法，治疗肺经劳热，气壅咳嗽、鼻塞等病症。明·龚居中《红炉点雪》卷四在"动功六字延寿诀"有"肺知泗气手双擎"，防治鼻流涕或鼻热成疮。清·王祖源《内功图说·分行外功》鼻功："两手大指背擦热揩鼻三十六次，能润肺。"清·汪启贤、汪启圣《动功按摩秘诀·鼻症》也载有治疗鼻衄及诸鼻症的按摩导引法。归纳古代医家鼻病按摩导引法，按摩主要部位是鼻背两旁，认为有润肺、通利鼻窍的作用，导引法多用于治疗鼻衄、鼻塞、鼻疮等病。其按摩手法及导引法的练功做法，方法简单易行，对临床有一定参考价值。

特点 不通过药物或其他工具而达到调理经络气血运行以防治鼻病的目的。

鼻病按摩法 医生在患者的相关部位进行推拿、按摩以防治鼻病的方法。按摩的部位包括相关穴位及鼻局部（或邻近部位），通过按摩手法，可疏通经气，调整局部气血运行，并通过调动与经络相连的脏腑功能，改变脏腑的病理状态而达到治疗目的，适用于防治鼻塞、流涕、喷嚏、鼻衄、不闻香臭等多种鼻部病症。如防治鼻出血，可选用以下的按摩法。①穴位按摩：患者或立、或坐、或卧，医者站于患者身后，取双侧风池、太溪穴，或头部入发际正中线5分～1寸处之神庭、上星穴，用拇指、示指按揉以上穴位，由轻按至重按适中，每穴按揉约1～2分钟。②指压耳屏：患者取坐位或站位，医者站于患者对面，用双手中指同时按压双侧耳屏，使耳屏紧贴外耳道，使耳道闭塞。指压强度以患者能够耐受为度，每次按压约2～3分钟。③指压少商穴：用拇指甲掐少商穴，由轻至重，至头面感到酸麻，如是多次，若火热亢盛者，应先重后轻（泻法）。又如指按合谷穴有疏解外邪、疏经通络、通鼻窍、止头痛的作用，可用于防治鼻塞、头痛、喷嚏、流涕等。

鼻病导引法 患者在医生指导下自行做相关的肢体运动或自我按摩，并配合气息的自我调整以防治鼻病的方法。适用于防治伤风鼻塞、鼻窒、鼻鼽、鼻槁、鼻衄、鼻渊、鼻疮等鼻病所致的鼻塞、流涕、鼻出血、不闻香臭等症。如鼻部按摩法，先将双手鱼际互相摩擦至发热，再以双手鱼际贴于鼻两侧，沿鼻根至迎香穴，往返按摩至局部觉热为止，然后再由攒竹穴向太阳穴推擦至

局部发热，每天2～3次。亦可用两手中指于鼻背两边揩擦20～30次，令表里俱热，每日早晚各揩擦1次，并以掌心按摩面部及项后、枕部，每次10～15分钟。此法有温通鼻窍的作用，可用于防治鼻塞、流涕、头痛等症。其他方法见灌溉中岳、热指熨搓迎香穴、拇指指背搓鼻梁、鼻衄导引法、鼻塞导引法、鼻疮导引法等。

注意事项 ①辨证施术：鼻病按摩导引法的运用同鼻病内治法、鼻病外治法及鼻病针灸法一样，是在中医整体观念指导下进行，应根据鼻部疾病特点、病情轻重缓急、寒热虚实等不同情况，选择合适的部位及不同方法进行按摩或导引术。②鼻病按摩法与鼻病导引法可结合运用。③预防鼻病时，可单独运用各种鼻病按摩导引法；治疗鼻病时，鼻病按摩导引法多与鼻病内治法、鼻病外治法、鼻病针灸法等治疗方法结合运用，以取得更好的疗效。

(王士贞 刘 蓬)

guàngài zhōngyuè

灌溉中岳（massaging nose）

按摩鼻背两侧以防治鼻病的方法。属鼻病按摩导引法。中岳即鼻的别称，灌溉即通过按摩促进局部气血流通之意。出自于清·沈金鳌《杂病源流犀烛》卷二十三引《养性书》："常以手中指于鼻梁两边揩二三十遍，令表里俱热，所谓灌溉中岳，以润于肺也。"具体操作方法：用中指端螺纹面，于鼻背两侧往返摩擦二三十遍，致局部有热感为度（图）。鼻背两侧有迎香穴和上迎香穴，二穴均有通利鼻窍之功，为治疗鼻塞、不闻香臭等病症最有效的穴位。按摩鼻背两侧有疏通经脉、温通

鼻窍的作用，适用于治疗各种鼻病如伤风鼻塞、鼻窒、鼻鼽、鼻渊等致鼻塞不通、喷嚏、流涕、不闻香臭等。

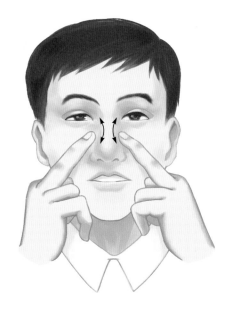

图　灌溉中岳

（王士贞）

rèzhǐ yùncuō yíngxiāngxué

热指熨搓迎香穴（ironing and rubing LI 20 with warm fingers）

用温热的手指反复揉擦两侧迎香穴以防治鼻病的方法。属鼻病按摩导引法。热指即通过摩擦使手指发热，熨搓即指反复揉擦。出自于明·曹士珩《保生秘要》卷三："用中指尖于掌心搓令极热，熨搓迎香二穴，可时搓时熨，兼行后功，此法并治不闻香臭。"具体操作方法：用中指螺纹面在掌心搓之极热，然后迅速按于迎香穴上熨搓（图），时搓时运，反复施行。迎香穴为通鼻窍的有效经验穴位，按摩迎香穴有疏通经络、温通鼻窍的作用，适用于防治各种鼻病如伤风鼻塞、鼻鼽、鼻窒、鼻渊等所致鼻塞不通、喷嚏、流涕、不闻香臭等症。

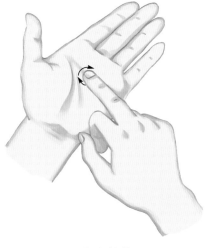

（1）热指

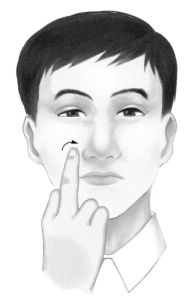

（2）熨搓

图　热指熨搓迎香穴

（王士贞）

mǔzhǐ zhǐbèi cuō bíliáng

拇指指背搓鼻梁（rubbing nasal brider with dorsum of thumbs）

用拇指指背搓揉鼻背两侧穴位以防治鼻病的方法。属鼻病按摩导引法。出自于清·王祖源《内功图说·分行外功》鼻功："两手大指背擦热揩鼻三十六次，能润肺。"具体操作方法：拇指弯曲，用指关节背外缘锐角，按揉鼻背两侧，沿鼻根至迎香穴，往返摩

擦至局部有热感为止（图），接着由攒竹穴向太阳穴推进，至局部有热，最后揉按太阳穴36次。鼻背两旁为手阳明经循经之处，迎香穴为手阳明经终止穴，位于鼻旁，是通利鼻窍的有效穴位；攒竹穴、太阳穴有疏导头部经气的作用。此法有温通鼻窍、疏经止痛的作用，可防治各种鼻病如伤风鼻塞、鼻窒、鼻鼽、鼻渊等所致鼻塞、头通、喷嚏、流涕、不闻香臭等症。

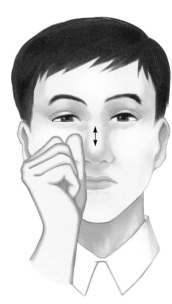

图　拇指指背搓鼻梁

（王士贞）

bínǜ dǎoyǐnfǎ

鼻衄导引法（daoyin therapy for epistaxis）

防治鼻衄的导引法。属鼻病按摩导引法。古代医著记载导引法防治鼻衄，方法有多种。①明·高濂《遵生八笺》卷三引"陈希夷季春二气导引坐功图势"记载："每日丑寅时，平坐，换手左右举托，移臂左右掩乳，各五七度。叩齿吐纳漱咽。"具体操作方法：于每日凌晨1～5时之间，盘腿而坐，以一足跟抵住会阴穴，

脊柱腰背宜挺直，双手高举，掌心朝天，两手中指相接触，呈"一"字形，手臂宜直，不可偏前或偏后，适在百会穴的上面。姿势固定后，先把左手伸直，与臂呈"一"字形，缓缓向外向下，掌心向下方，再向内收，将手掩按在右乳房上，约2~3次呼吸的时间，左手即外展，掌心向下，全臂连手向外向上，还原到原来的姿势。之后，右手也用同样方式进行。如此左右交替动作，各35次。接着，两手掌心向上放于大腿上，两手中指须相接触（图）。然后，上下叩齿36次，再将舌尖抵上腭，此时即有唾液潴积，当唾液潴积到一定量后，慢慢吞咽下去（吞咽唾液，亦称"鼓漱"），共7次。如此，一套导引法即告完成。②《遵生八笺》卷五引"陈希夷仲秋二气导引坐功图势"记载："每日丑寅时，正坐，两手按膝，转头推引，各三五度，叩齿吐纳咽液。"具体操作方法：正襟危坐，身体挺直，左右两掌心覆盖于左右膝盖上，然后，头向左转，头面的正中线恰在肩上，约2次呼吸时间后，头慢慢右转复回正中位。接着再转向右侧，动作如上，头向左右各转15次。最后叩齿、鼓漱。③清·沈金鳌《杂病源流犀烛》卷二十三引《保生秘要》载的鼻衄导引法："开二目，鼻朝天，吸气得法，吞咽，如此久吸久咽，血见津而自回，兼行后功，气脉自和也。"鼻衄导引法有安神定志、引血下行、宁血止血的作用。

（王士贞）

鼻塞导引法（daoyin therapy for rhinobyon）　防治鼻塞的导引法。属鼻病按摩导引法。出自于隋·巢元方《诸病源候论》卷二十九

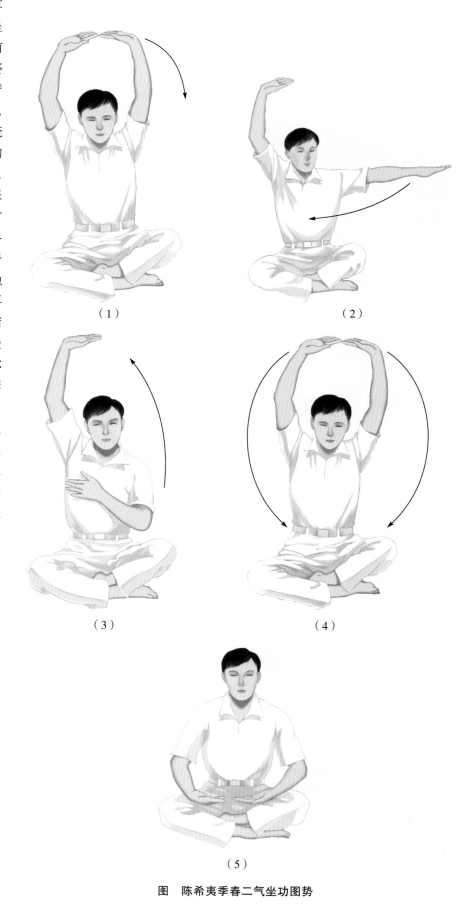

（1）

（2）

（3）

（4）

（5）

图　陈希夷季春二气坐功图势

引《养生方》记载："东向坐，不息三通，手捻两鼻孔，治鼻中患。交脚踑坐，治鼻中患……去其涕唾，令鼻道通，得闻香臭。"具体操作方法：面向东方，盘膝踑（脚背）坐，暂停呼吸约三次，再用手擤去鼻涕，令鼻腔畅通。又有"端坐伸腰，徐徐以鼻内气，以右手捻鼻，除目阇泪苦出，徐徐闭目吐气，鼻中息肉，耳聋亦能除。"具体操作方法：端坐，腰背挺直，闭口用鼻孔慢慢吸气，然后用右手捻按鼻孔，闭目张口缓缓吐气。以上两种方法有除鼻涕、通鼻窍的作用，可使潴留的积涕得以排出，恢复鼻窍、耳窍的通畅及使嗅觉、听觉灵敏，用于治疗鼻窒、鼻鼽、鼻息肉、鼻渊等鼻病所致鼻塞、多涕及鼻塞伴耳聋者。

（王士贞）

bíchuāng dǎoyǐnfǎ

鼻疮导引法（daoyin therapy for nasal furuncle）

防治鼻疮的导引法。属鼻病按摩导引法。出自于隋·巢元方《诸病源候论》卷二十九引《养生方》记载："踞坐，合两膝，张两足，不息五通，治鼻疮。"具体操作方法：席地而坐，两脚并紧，两膝平胸前，两踵、两胫、两膝紧紧靠拢，但两足足趾要尽量向外展开，使两足呈"V"字形（图），并暂停呼吸约5次。此法有去除壅积于肺中之积热以防治鼻疮的作用。

（王士贞）

bíbìng hùlǐ

鼻病护理（care of nose diseases）

在中医理论指导下对鼻病进行护理的方法。以中医辨证为基础，各项护理工作都在中医辨证的原则下开展，围绕中医治疗而实行辨证施护。具体可从起居护理、观察病情、精神护理、饮食护理、服药护理、治疗操作护理等方面实施。

起居护理 包括舒适的环境和合理的作息时间。除了要求病房或居住环境整洁宽敞、清静、光线调和及室温适宜外，还要针对病情，给予适当的环境护理，如鼻病术后及鼻衄、鼻塞严重的患者，一般应采取头高卧位；鼻鼽患者，应保持居室的空气新鲜、保温、保暖、远离致敏物，起床时间可稍迟以免受早晨冷空气影响；鼻槁患者，应保持居室湿润，避免干燥、高温及有害化学气体刺激。

观察病情 除注意神色、形态、呼吸、体温、饮食、睡眠、二便等情况外，鼻部疾病还应重点观察呼吸、流涕、鼻衄、嗅觉的情况，亦不能忽视头痛、耳鸣、耳聋、复视等症状。若高热、涕黄浊、鼻衄鲜红量多、口干口苦、尿黄、便结等，多属实证热证；涕清稀、鼻衄色淡红、口淡、小便清长、便溏等，多属虚证寒证。若鼻流涕渐减，发热、头痛、鼻塞症状随之减轻为顺证；若流涕减少，而鼻塞头痛加重，为引流不畅，病情加重；若鼻塞头痛或鼻衄者，出现复视，为病邪向深处发展，病情转重。鼻衄者，应注意患者的出血情况、出血量等，以及时发现病情变化。

精神护理 应注意患者情绪及精神面貌的改变，对患者应予关心和同情，态度热情和蔼，取得患者的信任。如正在鼻出血的患者，精神紧张而恐慌，应及时安抚患者，使患者获得安全感，解除紧张情绪。对于鼻腔或鼻窦肿瘤患者，要注意配合心理疏导，安定患者情绪，使之配合治疗，心情畅达，气机通利，脏腑调和以利于早日康复。

饮食护理 根据疾病寒热虚实不同，指导患者的饮食宜忌、饮食量及饮食方法等。如鼻鼽等表现为鼻黏膜苍白水肿，面色㿠白，畏寒、肢凉等虚寒证候者，应忌食生冷水果、萝卜、冬瓜、丝瓜、苦瓜、白菜、豆腐等性属寒凉之食物，还要忌食致敏的食物，以防鼻鼽发作。又如鼻槁、鼻衄患者，表现为鼻腔黏膜干燥，易出血等，宜多食水果和性属寒凉的食物，忌食烟酒、姜、葱、

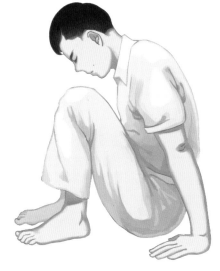

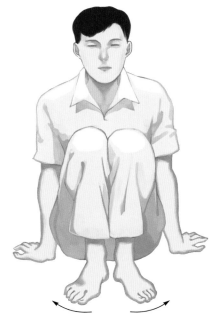

图 踞坐合膝张两足

蒜、辛辣，煎炒等辛热助火伤津之品。对于鼻渊、鼻疳等表现为脓涕量多或渗流脂水，舌红、苔黄腻等湿热之象者，宜食清凉甘淡的食物，如萝卜、生菜、丝瓜、冬瓜、苦瓜、白菜等，忌食酒、肥腻、蛋类、豆制品、虾、蟹、鲤鱼等发物及辛热助火之品。

服药护理 给患者内服药物时，应指导患者中药的煎煮方法及服用方法。如伤风鼻塞、鼻渊等属风邪外侵者，服用的药物多为发散解表药，煎药时间不宜过长，一般不超过 20 分钟为宜，某些含挥发油成分的药如薄荷、砂仁等宜后下；若为虚证患者，服用的药物多为补益药，煎药时间可相对长一些，若有人参等贵重药，宜另炖 1 小时以上。服药时间宜选在饭后 1~2 小时，不宜距吃饭时间过近。

治疗操作护理 鼻病外治法，应在操作者和患者双方的配合下完成，要求操作规范、动作轻柔、部位准确。例如施行滴鼻法时，应嘱患者仰卧，肩下垫枕或头后仰并悬垂于床边缘，或者坐位，头尽量后仰，向患侧鼻孔内滴入药水 1~2 滴。应用吹鼻法时，嘱患者暂停呼吸，以免药粉喷出鼻外或者吸入咽喉，引起咳嗽。施行鼻雾化吸入法时，治疗开始后要注意有无呛咳和支气管痉挛，治疗操作时嘱患者进行缓而深的吸气，吸气后稍停片刻，使雾滴吸入更深。施行鼻部涂敷法时，患处有分泌物、脂水、结痂者，应清洗干净后再涂药物，用药过程中，应观察有无过敏现象及其他不良反应，如出现不良反应，应立即停药，并行局部清洗。施行鼻内塞药法时，塞入鼻腔的物体应与鼻腔宽窄合适，儿童使用该法应在大人看护下进行，防止

塞入的药物体脱落，吸进气管或者食管导致伤害。使用鼻冲洗法时，冲洗液温度要适宜，避免烫伤鼻黏膜；冲洗时用力不可过大，以免冲洗液呛入气管或者咽鼓管。鼻窦手术或者鼻息肉摘除术后的护理，应注意观察出血情况。术后有渗血，可予以局部冷敷；若出血量多，应认真检查，必要时重新进行鼻腔、鼻窦的填塞。

（严道南）

bíbìng yùfáng

鼻病预防（prevention of nose diseases） 在中医理论指导下调养身体以防止鼻病发生、发展的方法。鼻病预防重点有以下几方面：①顺应四时，起居有常，调适寒暖，增强体质，谨防外感邪气，预防感冒。如注意预防和彻底治疗伤风鼻塞，以防病情发展而致鼻窒、鼻渊及咽喉疾病；冬季严寒时宜做好防护，如外出宜戴口罩，以防风寒之邪直接侵袭鼻窍而致病。②饮食有节，忌过食辛辣炙煿，肥甘厚味，以免内酿湿热，上攻鼻窍，致鼻疔、鼻疳或鼻痛、脓涕黄浊等。鼻流清涕，畏寒肢冷者忌生冷。禀赋过敏者，少食或不食易致敏食物，如虾、蟹之类。③加强卫生管理，改善工作环境，在高温、多尘的环境要采取降温、除尘、通风措施。居室内保持空气流通。常在大量粉尘、烟雾、空气污秽等不洁环境下工作的人员应当佩戴劳保口罩，加强个人防护。鼻鼽患者，春秋季节，为防止花粉过敏，宜戴口罩。④戒除不良挖鼻、拔鼻毛等习惯。教育小儿勿将玩具、豆类、纸团等放入鼻腔，以防导致鼻异物。

（严道南）

bísè

鼻塞（rhinobyon） 鼻通气受到

阻碍的症状。又称鼻室塞。是鼻科疾病最常见的症状，可出现在多种鼻科疾病中。

病因病机 主要是鼻通道发生阻塞性改变所致。外邪侵袭，或脏腑功能失调，可导致鼻黏膜肿胀，或鼻涕、涕痂壅堵鼻窍而出现鼻塞；各种原因致血瘀鼻窍，或湿浊困结鼻窍，可形成鼻息肉或新生物堵塞鼻窍，出现鼻塞；鼻内结构异常，如鼻中隔严重偏曲，外伤致鼻骨塌陷，鼻内异物等，均可导致鼻通道发生狭窄而出现鼻塞。此外，脏腑虚损致鼻黏膜萎缩，鼻通道过于宽大时，患者亦可有鼻塞的感觉，是为假性鼻塞。

临床表现与鉴别诊断 根据鼻塞的特点不同，大致上可分为间歇性鼻塞和持续性鼻塞。

间歇性鼻塞 鼻塞呈间歇性出现，间歇的时间可长可短，有时两侧交替鼻塞，也可两侧同时鼻塞。鼻塞的程度时轻时重，可单独出现，也可同时伴有流涕的症状。常由脏腑功能失调所致，鼻腔检查主要表现为下鼻甲肿胀，导致鼻通道变窄，用麻黄碱类血管收缩剂可使下鼻甲肿胀减轻，暂时解除鼻塞症状。若由鼻涕壅堵所致，则擤除鼻涕后鼻塞暂时解除。临床常见于一些病程较长的慢性鼻病，如鼻室、鼻渊、鼻鼽等。一般鼻室多为单纯的鼻塞，鼻鼽的鼻塞常伴有打喷嚏、流清涕，鼻渊的鼻塞常伴有流浊涕。

持续性鼻塞 鼻塞呈持续性出现，没有间断，可表现为单侧鼻塞，亦可表现为双侧鼻塞，病程可长可短。临床常见于以下几种情况：①双侧持续性鼻塞，起病较急者，常见于伤风鼻塞，多在受凉后出现。鼻腔检查可见到鼻黏膜充血肿胀，用麻黄碱类血

管收缩剂可暂时解除鼻塞，早期常伴有打喷嚏、流清涕，数天后则转为流黏性鼻涕，病程一般在1周左右。②双侧持续性鼻塞，病程较长者，常见于鼻窒或鼻息肉。鼻窒者，鼻腔检查可见到下鼻甲肥大、硬实，用麻黄碱类血管收缩剂不能使下鼻甲体积缩小，因而不能解除鼻塞；鼻息肉者，鼻腔检查可见到息肉堵塞。此外，鼻槁患者表现为长期鼻塞而干燥，鼻腔检查可见鼻腔过于宽大或有痂皮堵塞。③单侧持续性鼻塞，儿童常见于鼻异物，时间较长者，鼻塞的一侧常伴有流涕污浊并有臭味；成人则多见于鼻息肉、鼻菌或鼻中隔偏曲，鼻腔检查见异物、息肉、新生物或鼻中隔偏向一侧，即可明确诊断。④鼻损伤后出现鼻塞，常因鼻骨骨折、鼻背塌陷而致，可表现为单侧鼻塞，也可为双侧鼻塞。

治疗原则　对于间歇性鼻塞或伤风鼻塞、鼻槁导致的持续性鼻塞，以内治法为主。如外邪侵袭者，治宜疏风解表、散邪通窍；肺脾气虚者，治宜补益肺脾、益气通窍；肾阳不足者，治宜温补肾阳而通窍；湿浊困结者，治宜祛湿化浊、芳香通窍；气滞血瘀者，治宜行气活血通窍；肺肾阴虚者，治宜滋阴养血等。内治的同时，还可配合外治、针灸、按摩等治疗。对于持续性鼻塞，大多以外治（包括手术）为主，适当配合中药治疗以调理脏腑功能，促进康复。

（忻耀杰　刘蓬）

bítòng

鼻痛（rhinalgia）　外鼻或鼻窍内部疼痛的症状。常见于多种鼻科疾病。

病因病机　主要由各种因素导致鼻部经络不通所致。外感风热邪毒、脏腑火热，邪毒壅聚鼻窍；燥邪伤肺，上灼鼻窍；跌仆、撞击、金创、手术损伤等各种外伤引起的鼻伤瘀肿、皮肉破损、鼻骨骨折、鼻伤衄血等均可导致鼻部经络不通。此外，肝郁化火上攻鼻窍，腐灼骨肉，可导致气滞血瘀痰凝，阻滞鼻部脉络；异物入鼻及鼻窍结构异常如鼻中隔偏曲等，压迫阻滞鼻窍经络，亦易导致鼻部经气不畅而出现鼻痛。

临床表现与鉴别诊断　根据病因的不同，可将鼻痛分为疮痈类、外伤类和内伤类三大类。

疮痈类鼻痛　鼻窍疮痈引起的鼻痛可见于鼻疔、鼻疖、鼻渊等疾病，初起风热邪毒在表，鼻痛较轻，可伴有头痛、发热、全身不适等症；若治疗不及时，火毒壅盛，蒸灼鼻窍，则鼻痛较为剧烈，并可出现高热、头痛、口渴、便秘等症，甚则局部红肿灼痛，头痛如劈，鼻肿如瓶，眼睑合缝；若局部化脓，脓液引流通畅，则鼻痛可以减轻。鼻疔、鼻疖引起的鼻痛，是鼻窍外部的疼痛，部位表浅。鼻疖病在鼻前庭及其附近，常可见局部皮肤红肿、糜烂、渗液、结痂。鼻疔病在鼻尖、鼻翼及鼻前庭，可见局部红肿呈丘状隆起，周围发红发硬，成熟后，顶有黄白色脓点，若溃破，脓毒外泄，则疾病向愈；若见疮头紫暗，顶陷无脓，根脚散漫，鼻肿如瓶，眼睑合缝等，则为疔疮走黄，病情危重。鼻渊引起的鼻痛，一般疼痛部位较深，且有一定时间规律，可伴有鼻塞、鼻涕多、头痛、头昏等症，按压鼻部或鼻旁鼻痛可加重。

外伤类鼻痛　外伤所致的鼻痛随外伤类型的不同，表现各异。如鼻部单纯钝力挫伤者，表现为鼻窍外部肿胀青紫，可连及眼睑，局部疼痛和触痛明显；鼻部锐器损伤者，表现为鼻窍皮肉破损、裂开，甚至部分缺损；鼻部强力撞击，鼻背骨折者，表现为鼻窍畸形，触压疼痛明显，有骨擦音，往往合并瘀肿疼痛；鼻窍外伤，脉络破裂者，除鼻痛外，常伴有鼻孔内流血，其量可多可少，病情可轻可重；挖鼻不慎，伤及鼻内肌膜而致鼻痛者，鼻内可见少量出血，鼻内肌膜可见破损。见鼻损伤。

内伤类鼻痛　内伤所致的鼻痛见于鼻槁、鼻菌等疾病。鼻槁的鼻痛特点是鼻内焮热干燥疼痛，一般疼痛较轻，可伴见涕痂带血；鼻菌的鼻痛特点是初起疼痛较轻，后期疼痛多较剧烈，可连及头深部，兼有鼻塞、流脓血涕、鼻内有臭味、嗅觉减退，或面颊肿胀、突眼、视力减退、张口困难、耳鸣耳聋等症状，鼻窍内检查可发现有肿物。

此外，鼻中隔偏曲等鼻窍结构异常引起的鼻痛，常可在伤风鼻塞、鼻窒、鼻渊、鼻鼽等鼻病过程中鼻窍内肌膜肿胀时加重，肌膜肿胀消退则可减轻，鼻腔检查可发现鼻中隔偏曲等结构异常；异物入鼻而致鼻痛者，多为一侧鼻内疼痛，且可伴有鼻塞、流臭秽脓涕或带有血丝，鼻腔检查可见异物。

治疗原则　①疮痈类鼻痛：初起风热邪毒在表者，治疗以疏风清热、消肿止痛为主；脏腑火热炽盛者，治疗以清热泻火解毒为主；热毒化腐成脓者，治疗以清热、消肿、排脓为主。②外伤类鼻痛：鼻部单纯钝力挫伤者，治疗以行气活血为主；鼻部锐器损伤者，应尽快清创缝合，并防止风邪侵袭；鼻背骨折，无移位者，治疗以行气活血为主，有移位形成畸形者，应及早进行鼻骨复位；鼻窍外伤出血者，治疗以止血为主。可根据损伤程度不同酌情给予内治及外治处理。③内伤类鼻痛：燥邪伤肺，上灼鼻窍者，治宜清燥润肺、宣肺散邪，可用中药如清燥救肺汤加减治疗，并可配合鼻腔冲洗、滋阴润燥药物滴鼻、蒸汽及超声雾化吸入等外治。肝郁化火、痰瘀凝结者，治宜涤痰祛瘀、解毒散结；痰瘀互结为主者，治宜涤痰化浊、祛瘀散结；肝胆热盛为主者，治宜清肝泻胆、解毒散结。此外应根据肿物浸润范围不同采用相应的手术切除。至于异物入鼻者，应尽早取出异物；鼻中隔偏曲等鼻窍结构异常者，可酌情进行手术矫治。

(忻耀杰　刘蓬)

bíyǎng

鼻痒（rhinocnesmus）　鼻部感觉瘙痒的症状。常见于多种鼻科疾病。

病因病机　鼻痒的发生多与风有关。肺开窍于鼻，外合皮毛，气候突变，风邪入侵，机体抗邪于外，宣泄不畅，可导致鼻痒及打喷嚏；若风邪夹湿入侵，停聚鼻窍，则可导致鼻部瘙痒难忍；若肺脾气虚，或肾阳不足，则易招致风邪入侵，正邪相争，正不胜邪，邪欲外出而不达，则可出现阵发性鼻痒及打喷嚏；阴血亏虚日久，鼻窍失养，可以化燥生风，导致鼻部长期瘙痒，缠绵不愈。

临床表现与鉴别诊断　根据鼻痒的特点不同，可分为阵发性鼻痒和持续性鼻痒两类。

阵发性鼻痒　鼻痒呈阵发性发作，常为双侧鼻痒，来无影，去无踪，鼻痒发作时常伴随打喷嚏、流清涕及鼻塞，难以自行控制，可为常年性发作，也可为季节性发作。鼻痒发作时行鼻部检查，外鼻及鼻前庭多无异常，鼻黏膜多为色淡红甚至苍白、肿胀，也有部分患者表现为黏膜充血色红；若在鼻痒未发作时检查，外鼻及鼻腔多无明显异常。这类鼻痒常见于鼻鼽。此外，伤风鼻塞初期，亦可出现类似的阵发性鼻痒及打喷嚏，一般1~2天后鼻痒消失，代之以持续性鼻塞及流涕，甚至头痛，鼻腔检查多见鼻黏膜色红，肿胀明显。

持续性鼻痒　鼻痒持续存在，以致患者常常忍不住用手指做挖鼻、揉鼻等动作。可发生在单侧，也可发生在双侧，瘙痒的部位多在外鼻或鼻前庭，通常不伴随打喷嚏、流清涕、鼻塞等症状，病程可长可短。病程较短者，在外鼻或鼻前庭等处可见皮肤糜烂、渗液、结痂或红肿等改变；病程较长者，在外鼻或鼻前庭等处可见皮肤粗糙、结痂、干燥、脱屑、增厚等改变。这类鼻痒常见于鼻疳。

治疗原则　以祛风为总则。风邪入侵，可根据夹寒、夹热、夹湿的不同，分别予以疏风散寒、疏风清热、疏风祛湿之法；若肺脾气虚或脾肾阳虚致风邪侵袭者，宜健脾益气、温补肾阳为主，兼以祛风；血虚化燥生风者，治宜滋阴润燥、养血息风。若见外鼻或鼻前庭皮肤有糜烂、渗液、结痂、红肿等改变者，在内治的同时可配合适当的外治法。

(忻耀杰　刘蓬)

bígān

鼻干（nasal cavity dryness）　鼻内感觉干燥的症状。鼻科疾病常见症状之一。

病因病机　主要是鼻内津液减少，鼻窍失于濡润。鼻为肺窍，在金秋时节或气候干燥地区，燥邪犯肺，伤津耗液，鼻窍失于濡润，可致鼻干；素体阴虚，或病后失养，肺肾阴虚，虚火进一步灼伤津液，可导致鼻干；脾气虚弱，不能上承津液，濡养鼻窍，也可导致鼻干；鼻部肿瘤行放射治疗，可损耗津液，导致鼻干。

临床表现与鉴别诊断　根据鼻干发生的部位不同，可分为鼻孔干燥和鼻窍深部干燥两类。

鼻孔干燥　鼻孔内外干燥不适，可见于单侧，亦可见于双侧，常伴有局部瘙痒、焮热等不适，往往病程较长。检查可见一侧或双侧鼻前庭及其周围皮肤干燥、皲裂、结痂或增厚等改变。主要见于鼻疳等疾病。

鼻窍深部干燥　鼻窍深部发生干燥不适的感觉，一般为双侧，病程可长可短，常伴有鼻出血，多见于鼻槁、鼻部手术后或鼻咽癌放射治疗后等。鼻槁者，表现为鼻内干燥、焮热感，可伴少量鼻出血，若病程较久，则常伴有鼻塞、头痛、嗅觉减退、鼻涕腥臭等症状。前鼻镜或鼻内镜检查可见鼻黏膜干燥，甚至萎缩，鼻腔宽大，痂皮覆盖，痂皮下有腥臭脓涕积聚。若鼻部手术后出现鼻干燥，亦可见到鼻腔宽大，甚至痂皮覆盖，类似于鼻槁的改变。鼻咽癌放射治疗后常可出现鼻内干燥，其干燥不适发生的部位较深，可伴有鼻塞、涕痂腥臭、涕中带血，行鼻内镜检查可见鼻咽部黏膜干燥，易出血或见痂皮覆盖。

治疗原则　以保护津液为治疗原则。燥邪犯肺者，治宜清燥润肺、宣肺散邪；肺肾阴虚者，治宜滋阴降火、养血润燥；脾气虚弱，津不上承者，治宜健脾益气、补土生金等。若鼻内黏膜被痂皮覆盖者，在内治的同时，还可配合鼻冲洗法等外治法。

（忻耀杰　刘蓬）

liútì

流涕（nasal discharge）　鼻腔分泌物外溢的症状。又称流鼻涕。分泌物可经前鼻孔流出，也可向后流入鼻咽部经口腔吐出，是鼻科疾病常见症状之一。

病因病机　主要为水湿停聚鼻窍所致。肺为水之上源，脾主运化水湿，肾为水脏，主水液的排泄，各种原因致肺、脾、肾三脏功能失调，均可导致水湿停聚鼻窍而流涕。如风寒或风热之邪侵袭，则肺失宣降，不能通调水道；外邪不得宣泄，内犯少阳，胆经郁火上炎，木火刑金，或饮食失调，损伤脾胃，水湿不化，久而蕴热，均可致湿热蕴积鼻窍；肺脾气虚，不能运化水湿，或肾阳亏虚，阳气不能温化水液，可致寒湿停聚鼻窍。此外，异物久留鼻窍，亦可致气液通道受阻而化为浊涕。

临床表现与鉴别诊断　鼻涕属五液之一，正常鼻道内，分泌有少量涕液，有濡润鼻窍之功。倘若鼻涕增多，溢出鼻外，则属异常。根据鼻涕的性状可将流涕分为流清涕与流浊涕两类。

流清涕　表现为鼻涕如清水样，多从前鼻孔自行流出，难以控制，见于鼻鼽、伤风鼻塞、鼻痰包及鼻损伤等疾病。流清涕是鼻鼽最主要的症状之一，其特点是呈阵发性发作，双侧鼻孔清涕连连，常流不止，多同时伴有鼻痒、喷嚏频频及鼻塞，临床上极易与伤风鼻塞混淆。多数患者在晨起、出入空调房或季节转换时容易发作，部分患者在花粉季节易发作，发作时检查鼻腔多见鼻黏膜色淡甚至苍白、水肿，少数患者鼻黏膜可充血、肿胀，而在发作的间歇期检查鼻腔可无异常发现。伤风鼻塞初期，亦多见双侧流清涕，伴喷嚏、鼻塞，甚则头痛，与鼻鼽不同的是，一般2～3天后鼻涕渐转为黏稠，且喷嚏停止，1周左右鼻塞及流涕等症状消失，检查鼻腔，一般鼻黏膜呈充血、肿胀的改变。若单侧流清涕，且呈淡黄色，无明显鼻塞及打喷嚏等症状，多为鼻痰包，行鼻部影像学检查可确诊。若在头部遭受外伤或鼻部手术后，一侧或双侧流清水样涕，多属脑漏，行鼻内镜检查及影像学检查可确诊。

流浊涕　表现为鼻涕黏稠，可从前鼻孔流出，也可向后流入咽部，或停聚在鼻腔内需用力擤出才能排出鼻外，常见于鼻渊、伤风鼻塞、鼻异物、鼻菌等疾病。大量流浊涕是鼻渊最突出的症状之一，常伴有鼻塞、嗅觉减退，甚则头痛或头昏。病程短则数天，长则多年，鼻腔检查可在中鼻道、嗅裂或下鼻道见到黏稠鼻涕积留。伤风鼻塞的中后期鼻涕亦为黏稠浊涕，且伴鼻塞，与鼻渊相似，但鼻涕量相对较少，且多在1周左右鼻塞、流涕等症状消除。若单侧流浊涕且有腥臭味，或涕中带血，小儿患者应考虑鼻异物的可能，成人则应考虑鼻菌的可能。及时行鼻腔检查，发现鼻异物或肿块即可确诊，必要时可行鼻部影像学检查。

治疗原则　以祛除水湿为主，针对水湿停聚的不同原因分别施治。外邪侵袭，肺失宣降者，治宜疏散外邪、宣肺通窍；胆腑郁热者，治宜清泻胆热、利湿通窍；脾胃湿热者，治宜清热利湿、化浊通窍；肺气虚寒者，治宜温肺散寒、益气固表；脾气虚弱者，治宜益气健脾、升阳通窍；肾阳不足者，治宜温补肾阳、化气行水。若属鼻异物所致者，应行异物取出术。

（阮岩　刘蓬）

pēntì

喷嚏（sneezing）　鼻部受刺激后急剧吸气并迅速地由鼻孔喷出且发出声音的症状。又称打喷嚏。是临床上极为常见的症状。

病因病机　喷嚏是机体感受外邪时抗邪外出的保护性反应。鼻为肺窍，外感风邪时，首先犯肺，肺气宣发受阻，肺气起而抗争，导邪外出，故打喷嚏；若肺脾气虚或肾阳不足，则卫外失和，易招致风邪反复入侵，正邪屡屡抗争，争而不胜，故喷嚏反复发作不止。

临床表现与鉴别诊断　喷嚏往往与鼻痒、流清涕同时出现，是伤风鼻塞和鼻鼽的主要症状之一，二者在临床上容易混淆，需仔细鉴别。①病史：伤风鼻塞者，多在受凉后发病。喷嚏系首发症状，仅在发病早期出现，一般2～3天后喷嚏及流清涕现象便不再出现，代之以鼻塞、流浊涕为主，严重时可伴有恶寒发热、咳嗽、头痛等症状。多数患者在1周左右症状消除，且随后短期内不会反复发作。鼻鼽者，喷嚏呈阵发性发作，喷嚏连连，可连续数个或数十个，伴随清涕长流、鼻痒或鼻塞，症状可在短时间内自动消失，又可在短时间内重复出现，具有来无影、去无踪的特点。多在清晨起床后或出入空调房时易发作，不少患者在打扫卫生、有灰尘在空中飘扬时发作，部分患者可有季节性发作的特点。由于反复打喷嚏、流清涕及鼻塞，常被患者误以为反复"感冒"，但一般不兼有恶寒发热、头痛等症状。②检查：伤风鼻塞者，鼻腔检查多见鼻黏膜充血色红，鼻甲肿胀；鼻鼽者，症状发作时鼻腔检查多见鼻黏膜色淡，甚或黏膜苍白、水肿，少数患者可见鼻黏膜色红及鼻甲肿胀，症状消除的间歇期鼻腔检查可无异常。

治疗原则 总的治疗原则是扶正祛邪。外邪侵袭而正气不弱时，以疏散风邪、宣肺通窍为主；肺气虚寒者，治宜温肺散寒、益气固表；脾气虚弱者，治宜益气健脾、升阳通窍；肾阳不足者，治宜温补肾阳、固肾纳气；肺经伏热者，治宜清宣肺气、通利鼻窍。除内治外，尚可配合针灸、按摩等方法。

(阮 岩 刘 蓬)

bílóng

鼻聋（anosmia） 嗅觉减退或消失的症状。又称不闻香臭、失嗅。清·祁坤《外科大成》卷三："鼻聋者，为不闻香臭也。"临床上常见于多种鼻科疾病。

病因病机 鼻之嗅有赖五脏所藏之精气，若脏腑精气不能上达鼻窍，则香臭难闻。外邪侵袭，肺失宣降，邪滞鼻窍，或湿浊停聚鼻窍，可阻碍脏腑精气上达鼻窍而导致嗅觉失灵；脏腑虚损，如肺肾阴虚，或肺脾气虚，或肾阳不足，气血津液化生不足，不能濡养鼻窍，亦可导致嗅觉失灵。

临床表现与鉴别诊断 根据鼻聋兼夹的症状不同，大致可分为鼻聋而塞、鼻聋而干、单纯鼻聋三种类型。

鼻聋而塞 嗅觉减退的同时，兼有鼻塞，甚或流涕，是临床上最常见的一种类型，见于多种鼻部疾病，如伤风鼻塞、鼻窒、鼻渊、鼻鼽、鼻息肉、鼻菌、鼻异物等。这类疾病，或因鼻甲肿大，或因鼻涕、息肉、肿物阻塞鼻道，或因异物阻塞鼻道，使鼻腔气流受阻，故易出现嗅觉减退。其共同特点是嗅觉减退为暂时性，其程度与鼻塞程度相对应，即鼻塞越重，嗅觉减退越严重，当鼻塞缓解时，嗅觉可以恢复正常。

鼻聋而干 嗅觉减退的同时，兼有鼻内干燥，主要见于鼻槁。特点是嗅觉减退为持久性，逐渐加重，其程度与鼻内干燥程度相对应，即鼻干燥越严重，嗅觉减退越严重，且难以恢复，甚则完全失嗅。检查见鼻黏膜萎缩，鼻腔宽大，可有痂皮覆盖，痂皮下常有腥臭脓涕积留，但患者自己闻不到其腥臭气味。此外，鼻部某些手术或外伤后，损坏嗅区黏膜，亦可能出现嗅觉减退及鼻干燥。

单纯鼻聋 轻则嗅觉减退，重则完全失嗅，可猝然起病，嗅觉失灵，也可缓慢起病，病程可长可短，除嗅觉障碍外，无鼻塞、流涕、鼻干等鼻部其他伴随症状，鼻腔检查无明显异常。

治疗原则 以恢复脏腑精气上达鼻窍为治疗原则。外邪侵袭，阻滞鼻窍者，治宜疏散外邪、宣肺通窍；湿浊停聚鼻窍阻碍精气上达者，治宜调理脏腑、祛湿泄浊；肺肾阴虚，鼻窍失养者，治宜滋养肺肾、养血润燥；肺脾气虚或肾阳不足，鼻失温煦者，治宜健脾益气、温肾助阳。若鼻内结痂覆盖、阻碍气流者，在内治的同时，可配合鼻冲洗法等外治法。

(阮 岩 刘 蓬)

bíbìng tóutòng

鼻病头痛（rhinogenic headache） 鼻部疾病引起头部疼痛的症状。临床上常见于多种鼻科疾病。

病因病机 头为诸阳之会，需清阳之气上达温煦及濡养。鼻窍位于头部，若外邪、湿浊、瘀血停滞鼻窍致鼻部患病，可阻碍脏腑清阳之气上达头部而导致头痛。鼻为肺窍，与外界相通，为人体之藩篱，外邪侵袭人体，常首先经过鼻窍，若肺失宣降，易致外邪停滞鼻窍；肺失肃降，脾失健运，肾不化气，均可导致水湿不运，湿浊停聚鼻窍而成涕；肝失疏泄，易致气滞血瘀，鼻失通利。以上原因均可阻碍清阳上达而出现头痛。此外，气血阴阳亏虚，不能上奉鼻窍及头脑，亦可导致鼻病头痛。

临床表现与鉴别诊断 鼻病头痛的部位以前额及两侧太阳穴处疼痛为多见，且多与鼻塞、流涕或鼻干等鼻部症状伴随出现。根据其疼痛特点不同，大致可分为有时间规律的头痛和无时间规律的头痛两类。

有时间规律的头痛 头痛有明确的时间规律，如晨起渐重，午时最烈，午后渐减，入夜消失；或上午重，下午轻；或晨起较轻，午后加重等。这类头痛多见于鼻渊，除头痛有时间规律外，还具有以下特点：①头痛的程度较重，往往呈剧痛，难以忍受。②疼痛的部位较明确，多见于前额部、眼眶内侧、面颊部或太阳穴处，可为一侧头痛，也可为两侧头痛。③多伴有鼻塞、浊涕量多，且头痛的程度与鼻塞、流涕的程度相关，即鼻塞越重，头痛越明显；当鼻塞缓解时，头痛可减轻或消失。④鼻腔检查可见中鼻甲肿胀或息肉样变，中鼻道或嗅裂有脓涕潴留。

无时间规律的头痛 头痛无明确的时间规律，这类头痛多见于伤风鼻塞、鼻窒、鼻槁等疾病。一般来说疼痛程度较轻，多为钝痛、闷痛或头昏沉感、头重感，头痛的部位亦不甚明确，可在前额、两太阳穴处，也可在全头部，或说不清头痛的具体部位。一般多伴有鼻塞、流涕或鼻干燥等鼻部症状，且头昏头痛与鼻部症状的出现有相关性，当鼻部症状减轻或消除时，头痛亦随之减轻或消除。鼻腔检查多可见鼻甲肿胀或肥大，或鼻中隔偏曲，或鼻黏膜萎缩、鼻腔宽大等改变。此外，鼻菌或鼻咽癌亦可出现无时间规律的头痛，这种头痛往往呈持续性，且呈渐进性加重的趋势，难以自行缓解，行鼻腔或鼻咽部检查可发现肿物而确诊。

治疗原则 以疏通鼻窍、畅达清阳为总的原则。外邪阻滞鼻窍者，治宜疏散外邪、宣肺通窍；湿浊停聚鼻窍者，治宜调理脏腑、祛湿化浊；瘀血阻滞鼻窍者，治宜疏肝理气、活血化瘀；肺肾阴虚者，治宜滋阴润燥、养血通窍；肺脾气虚者，治宜健脾益气、升阳通窍；肾阳不足者，治宜温肾助阳、通利鼻窍。

（阮 岩 刘 蓬）

bídīng
鼻疔（nasal furunculosis） 以外鼻部局限性红肿疼痛为主要特征的疾病。中医古籍中又称鼻生疮、白丁、白刃疔、鼻尖疔、迎香疔、迎香毒、发髭、鼻环疔等。若邪毒壅盛，正气虚弱，疔毒内陷，出现鼻肿如瓶、眼睑合缝、头痛如劈、高热神昏等症者，称为疔疮走黄。

历史源流 早在汉代《中藏经》卷中已有记载："白丁者，起于鼻下，初起如粟米，根赤头白，或顽麻，或痒痛，使人憎寒头重，状如伤寒，不欲食，胸膈满闷，喘促昏冒者死，未者可治，此疾不过五日，祸必至矣，宜急治之。"指出了鼻疔的临床症状特点

及其预后，并提出以泻肺解毒立法的内治方"治白丁憎寒喘急昏冒方"及外敷用白丁方，基本确立了以清热解毒为主治疗鼻疔的方法。后世医家在此基础上，对鼻疔的认识不断深入。隋·巢元方《诸病源候论》卷二十九称为"鼻生疮"，认为是肺经有热上冲于鼻而致，并介绍了防治鼻疮的养生方导引法。宋代《太平圣惠方》卷三十七提出脏腑不调，阴阳痞塞，气血壅滞，上焦生热，伏留不散，上攻于鼻而致鼻生疮；设有前胡散方、栀子仁煎、肿痛方等治疗方剂。明·陈实功《外科正宗》卷二称"白刃疔"，认为是毒气发于肺经而致；卷四"鼻疔生于鼻内，痛引脑门，不能运气，胀塞鼻窍，甚者唇腮俱肿"，指出鼻疔毒邪内陷，转为逆证的危重证候。明·王肯堂《证治准绳·疡医》卷三称"发髭"，明确指出此病多因拔鼻毛，外感风邪而发，若治疗不当，可致口噤如痉，角弓反张等重症。可见，此时期医家们对鼻疔已有了较全面的认识。清代，各医家对鼻疔的诊治积累了丰富的临床经验，如《外科大成》卷三、《增订治疗大全》卷上、《医宗金鉴》卷六十五、《外科证治全书》卷二、《疡医大全》卷十二均有较详细的论述，重视鼻疔的辨证治疗，强调"须急治之""宜急治之"，否则易生逆证。

病因病机 多因邪毒外袭，火毒上攻鼻窍而致，病机多与肺、胃功能失调有关。①因挖鼻、拔鼻毛等损伤鼻窍肌肤，风热邪毒乘机外袭，内犯于肺，郁而化火；或因恣食膏粱厚味、辛辣炙煿，肺胃积热，以致火毒结聚，循经上犯鼻窍而为病。②邪毒久恋，火毒势猛，正气虚弱；或早期失

治、误治，导致邪毒内陷营血或心包，而成疔疮走黄之危证。

诊断与鉴别 此病多有挖鼻或拔鼻毛病史，部分病人可有消渴病史。以外鼻部红肿疼痛为主要症状，初起鼻部痒痛，疼痛加剧，触痛明显，成脓时可有明显跳痛。轻证常无全身伴随症状；重者可伴有头痛、发热、周身不适等。局部检查可见鼻前庭或鼻尖、鼻翼处丘状隆起，周围红肿发硬，成脓后，顶部有黄白色脓点。病情重者，可引起同侧上唇、面部、下睑等处肿胀。如疔疮走黄，则见疮头紫暗、顶陷无脓、根脚散漫、鼻肿如瓶、眼睑合缝等症。

鼻部肿痛除见于鼻疔外，尚可见于鼻疖等病，应加以鉴别。鼻疖的病变部位多为整个鼻前庭，或延及鼻前庭之外，表现为表皮潮红、糜烂，可有渗出、结痂、灼痒或疼痛，一般不化脓；而鼻疔主要表现为外鼻部局限性的红肿疼痛，可化脓。

辨证分型 此病多为实证、热证。常见辨证分型有两种。①邪毒外袭，火毒上攻：病初起表现为外鼻部局限性潮红、疼痛，继则渐次隆起，状如粟粒或椒目，根脚坚硬，触之痛甚。3～5天后，疮顶现黄白色脓点。一般全身症状不明显，或伴头痛、恶寒、发热、全身不适等症。舌质红，苔白或黄，脉数。②邪毒炽盛，内陷营血：疮头紫暗，顶陷无脓，根脚散漫，鼻肿如瓶，眼睑合缝，头痛如劈。可伴有高热、烦躁、呕恶、神昏谵语、痉厥、口渴、便秘等症。舌质红绛，苔厚黄燥，脉洪数。

治疗 多采用内治法结合外治法、针灸及其他疗法等进行治疗。

内治法　邪毒外袭，火毒上攻者，治宜清热解毒、消肿止痛，可选用五味消毒饮加味。若病情严重，可配合用黄连解毒汤加减。邪毒炽盛，内陷营血者，治宜泻热解毒、清营凉血，可选用黄连解毒汤合犀角地黄汤加减。如出现神昏谵语，加服安宫牛黄丸、至宝丹或紫雪丹，以清心开窍，镇痉息风；若病程日久，气阴耗伤，脉象虚弱，宜用生脉散以益气养阴。

外治法　①鼻部涂敷法：鼻疔初起，或已成脓而未溃者，可用内服中药渣再煎，纱布蘸汤热敷患处；或用紫金锭、四黄散等水调涂敷患处；或可用野菊花、仙人掌、芙蓉花叶、苦地胆等捣烂外敷。②排脓法：脓成疮顶软者，局部消毒后，用刀片或粗针头挑破脓头，排出脓栓，注意切开时不可切及周围浸润部分，切忌挤压。

针灸疗法　①鼻病体针疗法：主穴取身柱、灵台、合谷，配穴取委中、商阳、曲池等，用泻法。②刺血疗法：取同侧耳尖、耳背或耳垂，用三棱针点刺放血，或少商、商阳、中冲点刺放血，以泻热解毒。

其他疗法　用超短波治疗仪，以微热量照射鼻部上迎香及素髎穴15分钟，每日1次，3~5次为1个疗程。

预防与调护　忌早期切开引流及挤压、挑刺、施灸，以免脓毒扩散，入侵营血，内犯心包，引起疔疮走黄之危证。戒除挖鼻及拔鼻毛的不良习惯，积极治疗各种鼻病，保持鼻部清洁，以防染毒。忌食辛辣炙煿肥甘之品，保持大便通畅。消渴病患者，应积极治疗。屡次发作患者，应加强身体锻炼，加强营养，提高机体抗病能力。

预后及转归　如及时恰当治疗，多可痊愈。若出现疔疮走黄之重证，则可危及生命。

（李彦华）

bígān

鼻疳（nasal malnutrition；lingering nasal sore）　以鼻前庭及其附近皮肤红肿、灼痒、糜烂、渗液、结痂或皲裂为主要特征的疾病。中医古籍中又称疳鼻、鼻疮、赤鼻、蠚鼻、鼻䘌疮、鼻下赤烂、鼻䘌疮、疳虫蚀鼻、肺疳、气疳等。多见于小儿，可反复发作。西医学的鼻前庭炎、鼻前庭湿疹等病可参考此病辨证治疗。

历史源流　隋·巢元方《诸病源候论》卷四十八最早论述此病，称为"蠚鼻""赤鼻""疳鼻"："蠚鼻之状，鼻下两边赤，发时微有疮而痒是也，亦名赤鼻，亦名疳鼻。然鼻是肺气所通，肺候皮毛，其气不和，风邪客于皮毛，次于血气，夫邪在血气，随虚处而入停之，其停于鼻两边，与血气相搏成疮者，谓之蠚鼻也。"论述了此病的症状表现及风邪滞于鼻而致病的病因病机，后世医家多在此基础上不断加深认识。唐·孙思邈《备急千金要方》卷六上提出此病与疳虫蚀鼻有关，治疗以外治法为主。唐·王焘《外台秘要》卷二十二提出是肺热上冲于鼻所致，除记载了多首外治的疳虫蚀鼻方外，还提出用养生方导引法。宋代《太平圣惠方》卷八十七称"鼻疳"，认为小儿患此病是乳食不调，上焦壅滞所致，指出局部病变发展可累及于唇，并收集了不少内服和外治鼻疳的药方，内服方如雄黄圆方、甘草散方，外治如吹鼻蝉壳散、芦荟散、石胆散等。明清时代，各医家对此病又有了进一步认识，

如明·张介宾《景岳全书》卷四十一、王肯堂《证治准绳·幼科》卷八均称"肺疳""气疳"，进一步观察到此病除了"鼻下两旁赤痒疮湿""汁所流处，随即生疮"及"鼻疮流涕"的特点外，还有咳嗽、喘逆，壮热恶寒等全身症状，治疗主张补脾生肺。清·祁坤《外科大成》卷三称"鼻䘌疮"，《医宗金鉴》卷六十五称"鼻䘌疮"，两书均有内服泽泻散以清热除湿，外搽青蛤散以除湿敛疮的记载。历代医家对鼻疳有较全面的认识，其丰富的临床经验至今仍常用于临床。

病因病机　外因多为风、热、湿邪侵袭，内因多与肺脾二脏功能失调有关。①肺经蕴热，邪毒外袭：肺经素有蕴热，又因起居不慎，复受风热邪毒所袭，或挖鼻损伤肌肤，或患鼻病脓涕经常浸渍，风、热、湿邪毒乘虚侵袭，外邪引动肺热，上灼鼻窍，熏蒸鼻前孔肌肤而为病。②脾胃失调，湿热郁蒸：饮食不节，脾失健运，以致湿浊内停，湿郁化热；或因小儿脾胃虚弱，易积食化热，疳热上攻，致使湿热之邪循经上犯，熏蒸鼻窍肌肤而为病。③阴虚血燥，鼻窍失养：患病日久，邪热留恋不去，浸淫流水，内耗阴液，阴虚血燥，血虚生风，虚热上攻，久蒸鼻窍，致鼻疳久治不愈。

诊断与鉴别　此病的发生，多与过敏、挖鼻及长期流涕等病史有关。以前鼻孔、上唇肌肤灼热疼痛，或瘙痒，或漫肿潮红、溃烂、浸淫流水为主要症状。可反复发作，时轻时重，缠绵难愈。小儿可有纳呆、腹胀、便溏、啼哭不安等表现。检查可见鼻前庭及其周围皮肤潮红糜烂、结痂，或见水泡、浸淫流水，或皮肤皲裂、粗糙，鼻毛脱落。

鼻部灼热疼痛除见于鼻疳外，尚可见于多种鼻病，如鼻疔等，应加以鉴别。鼻疔为鼻尖、鼻翼、鼻前庭部位的疔疮疖肿，局限性红肿，形如粟粒，根脚坚硬，有若钉之状，3～5日后疮顶出现黄白色脓点，自溃脓出，肿消而愈。

辨证分型　实证多为肺热、脾胃湿热，虚证则为阴虚血燥，详细观察局部皮肤的色泽、荣枯、脂水的颜色等可作为辨证的参考。常见辨证分型有三种。①肺经蕴热，邪毒外袭：鼻前庭及周围皮肤灼热干燥，微痒微痛，一般无明显全身症状，重者可见头痛发热、咳嗽气促、便秘；小儿可见啼哭躁扰，搔抓鼻部，甚至血水淋漓。舌质红，苔黄，脉数。②脾胃失调，湿热郁蒸：鼻前庭及周围皮肤糜烂，潮红燥胀，瘙痒，常溢脂水，色黄量多，或结黄浊厚痂，甚则堵塞鼻窍，病情经久不愈或反复发作；小儿可伴有纳呆、腹胀、大便溏、啼哭易怒等。舌质红，苔黄厚腻，脉滑数。③阴虚血燥，鼻窍失养：鼻前孔及周围皮肤瘙痒，灼热干痛，皮肤粗糙、增厚、皲裂或脱屑，鼻毛脱落，或有口干咽燥、面色干燥乏泽，大便干结，舌质红，少苔，脉细数。

治疗　多采用内治法结合外治法、针灸及其他疗法等进行治疗。

内治法　肺经蕴热，邪毒外袭者，治宜疏风散邪、清肺泻热，可选用黄芩汤加减。脾胃失调，湿热郁蒸者，治宜清热燥湿、解毒和中，可选用萆薢渗湿汤加减；小儿脾虚，腹胀便溏者，可合用参苓白术散健脾以消积除湿。阴虚血燥，鼻窍失养者，治宜滋阴润燥、养血息风，可选用四物消风饮加减。

外治法　①外洗：可用内服中药渣再煎水外洗；也可用苦楝树叶、桉树叶各30g煎水；或苦参、苍术、白鲜皮各15g煎水；或菊花、蒲公英各60g煎水。②鼻部涂敷法：局部红肿糜烂渗液，可用青蛤散调敷；糜烂、浸淫流水多者，可用瓦松或五倍子适量，烧灰研细末，敷于患处；干燥、皲裂、脱屑者，可用黄连膏涂敷；灼热疼痛者，可用辰砂定痛散以生地黄汁或麻油调敷。

针灸疗法　①鼻病体针疗法：可选用二间、曲池、内庭、口禾髎、合谷、外关等穴，用泻法。②鼻病耳针疗法：取鼻、肺、胃、下屏间等耳穴，或埋针，或用王不留行贴压，经常用手轻按贴穴，维持刺激。

其他疗法　局部可配合红外线、氦氖激光照射、离子透入法等。

预防与调护　积极治疗鼻腔、鼻窦疾病，避免涕液浸渍鼻窍肌肤。保持鼻部清洁，忌用热水烫洗或肥皂水洗涤。戒除挖鼻、拔鼻毛等不良习惯。患病期间忌食辛辣炙煿之品及鱼、虾、蟹等发物。小儿患者，应注意饮食调养，并应防治各种寄生虫，以防疳热上攻。

预后及转归　若及时恰当治疗，预后良好。若迁延不愈，可因外来刺激而急性发作，症状时轻时重，偶有数年不愈者。

（李彦华）

shāngfēng bísè

伤风鼻塞 (stuffy nose due to mild common cold)　因感受风邪所致，以鼻塞、流涕、打喷嚏为主要特征的疾病。俗称伤风、感冒。为临床上最常见的疾病之一，男女老幼、一年四季均可发病。西医学的急性鼻炎等病可参考此病辨

证治疗。

历史源流　古代医家对此病论述多散载于"伤风""鼻塞""嚏""流涕"等病证中。《黄帝内经》已认识到风邪致病，如《素问·骨空论》记载"风从外入"可出现汗出头痛、身重恶寒等症状。隋·巢元方《诸病源候论》卷二十九提出肺脏为风冷所伤，而致鼻塞不通。唐代，医家们拟定了不少治疗伤风鼻塞的内服和外用方药，如孙思邈的《备急千金要方》卷六上设有辛温解表通鼻窍的"治鼻塞脑冷清涕出方"，王焘的《外台秘要》卷二十二的"疗人鼻塞不通，皂荚散方"是祛风散寒、宣通鼻窍的外用吹鼻方。金元时代，元·危亦林《世医得效方》卷十设有"茶调散治伤风鼻塞声重，兼治肺热涕浊"，首次提出"伤风鼻塞"一词。元·朱震亨《丹溪心法》卷一认为"伤风属肺者多，宜辛温或辛凉之剂散之"，提出了辛温解表与辛凉解表两法，成为后世医家在临床上常用的治疗大法。明·张介宾《景岳全书》卷十一、二十七对伤风鼻塞的病因病机的论述较详，认为外感风邪，即为伤风，在外则表现为鼻塞声重。风寒鼻塞，宜用辛散解表之法，并提出了感风兼湿、兼火等方面的治疗方药。明·方隅《医林绳墨》卷七也认为"触冒风邪，寒则伤于皮毛，而成伤风鼻塞之候，或为浊涕，或流清水"，治宜先解寒邪，后理肺气，提出用桂枝汤、参苏饮之类。清·沈金鳌《杂病源流犀烛》卷十二提出伤风一病虽属肺，但亦与脾有关，认为肺脾气虚，腠理疏松，风邪由皮毛、口鼻而入，则致伤风感冒；卷二十三又强调感受风寒或风热均可致鼻塞声重，风寒者用参苏饮、

羌活冲和汤，风热用抑金散、川芎茶调散。历代医家治疗伤风鼻塞的丰富经验，至今仍应用于临床。

病因病机 外因主要是感受风邪，多发生于气候变化、寒暖失常之时，内因则往往与正气的强弱、肺卫调节功能失健有关。如生活起居失常，或过度疲劳之后，易为外邪所客，内外因相引而为病。由于四季气候的变化，风邪有夹寒、夹热之不同，故有风寒、风热之分。①风寒犯鼻：风寒之邪外袭，皮毛受邪，内犯于肺，肺为寒邪所遏，清肃失常，邪毒上犯壅塞鼻窍而为病。②风热犯鼻：风热之邪，从口鼻而入，首先犯肺；或因风寒之邪束表，郁而化热犯肺，以致肺失清肃，治节失常，肺气不宣，邪毒壅聚鼻窍而为病。

诊断与鉴别 此病发病前多有受凉或疲劳史，初起鼻痒、灼热感，或打喷嚏，鼻塞，流涕清稀；随病情发展，鼻塞渐重，清涕渐呈黏黄涕，嗅觉减退，语声重浊，或周身不适，发热、恶风、头痛等。检查可见鼻黏膜充血肿胀，鼻腔内有较多鼻涕，初期为清水样涕，后渐转为黏性。

临床上，时行感冒与鼻鼽均可出现鼻塞、流涕、打喷嚏等症状，应加以鉴别。时行感冒传染性强，寒战、高热、四肢关节及肌肉疼痛等全身症状明显，甚则可有恶心呕吐、腹泻等肠胃症状，而鼻腔症状较轻。鼻鼽的发病特点是阵发性鼻痒，喷嚏频作，鼻塞，流清水样涕，反复发作，发作过后则如常人，无外感表证。

辨证分型 多为风邪侵袭鼻窍而为病。因风常夹寒、夹热侵袭人体，故此病之发，又有风寒、风热之分。详细观察鼻涕的颜色、质地及下鼻甲的颜色、肿胀程度等可作为辨证的参考。常见辨证分型有两种。①风寒犯鼻：鼻塞声重，喷嚏频作，流涕清稀，头痛，恶寒发热，舌淡红，苔薄白，脉浮紧。检查见鼻黏膜淡红肿胀，鼻内积有清稀涕液。②风热犯鼻：鼻塞较重，鼻流黏稠黄涕，鼻痒气热，喷嚏时作，发热，头痛，微恶风，口渴，舌质红，苔薄黄，脉浮数。检查见鼻黏膜色红肿胀，鼻内有黄涕。

治疗 多采用内治法结合外治法、针灸及其他疗法等进行治疗。

内治法 风寒犯鼻者，治宜辛温解表、散寒通窍，可选用通窍汤、荆防败毒散或葱豉汤加减。风热犯鼻者，治宜疏风清热、宣肺通窍，可选用银翘散、桑菊饮加减。若鼻塞甚者，加辛夷、苍耳子以加强散邪通窍之功；若头痛较甚者，加蔓荆子、菊花以清利头目。

外治法 ①滴鼻法：用芳香通窍类的中药滴鼻剂滴鼻，改善通气引流。②鼻雾化吸入法：用内服中药煎煮时的蒸汽或用薄荷、辛夷煎煮时的蒸汽熏鼻；亦可用疏风解表、芳香通窍的中药煎煮过滤后行超声雾化吸入。

针灸疗法 以局部取穴与循经取穴相结合为主。局部取穴，如取迎香、印堂、上星、攒竹等。循经取穴，风寒鼻塞，取列缺、风门、风池、合谷等，毫针浅刺，用泻法，体虚者平补平泻，或可用灸法；风热鼻塞，取大椎、曲池、合谷、鱼际、外关等，毫针浅刺，用泻法。

其他疗法 鼻塞较甚，还可配合局部穴位按摩。风寒鼻塞者，可配合在肺俞、风门穴拔火罐。

预防与调护 适当休息，多饮开水，清淡饮食，疏通大便。鼻塞时，勿强力擤鼻，以防邪毒窜入耳窍，引发耳疾。锻炼身体，适当户外运动，增强机体抵抗力。感冒流行期间尽量不出入公共场所，注意居室通风。

预后及转归 经适当休息，及时治疗，多能痊愈，病程一般5~7天。若感邪过重，治疗不及时，可并发鼻渊、喉痹、耳胀等。少数患者，因失于治疗，病情迁延不愈，可致鼻窒。

(李彦华)

bízhì

鼻窒（nasal blockade） 以经常性鼻塞为主要特征的慢性鼻病。中医古籍中又称鼻塞、鼻齆、鼻窒塞等。临床上十分常见，各种年龄均可发病。西医学的慢性鼻炎可参考此病辨证治疗。

历史源流 首见于《素问·五常政大论》："大暑以行，咳嚏鼽衄，鼻窒。"这里"鼻窒"是指鼻塞的症状，其病因病机为肺金受暑热之邪所侵而致。《灵枢经·本神》提出鼻塞的病机主要是肺气虚。可见，《黄帝内经》认为鼻塞主要与肺的功能失调有关。东汉·张仲景《金匮要略·痉湿暍病脉证并治》提出头中寒湿可致鼻塞，并且记载了"内药鼻中"的外治法。隋·巢元方《诸病源候论》卷二十九、四十八多次阐述肺之阳气不足，风冷邪气乘虚袭肺、客于脑，停滞鼻间导致鼻塞、鼻齆。唐·孙思邈《备急千金要方》卷六上和唐·王焘《外台秘要》卷二十二多以"鼻窒塞"或"鼻塞气息不通""鼻齆"称之，治疗上多用塞鼻法、针灸、按摩等方法以改善鼻塞、不闻香臭等症状。宋代对鼻窒的认识已经比较全面，陈言《三因极一病证方论》卷十六提出导致鼻病发生的"三因论"和内外治法方药，《圣济总录》卷一百一十六对"鼻塞气息不通者"强调与鼻息肉的鉴别，《圣济总录》《太平圣惠方》记载了大量治疗鼻塞的内外治方。金元时代，金·刘完素《素问玄机原病式·六气为病》指出了鼻窒的主要症状特点："但见侧卧则上窍通利，下窍窒塞。"迨至明清，医家们对鼻窒的认识，多在前人的基础上加以阐述，并十分重视鼻窒的辨证，如明·李梴《医学入门·杂病分类》强调"鼻塞须知问久新"，明·张介宾《景岳全书》卷二十七认为"常塞者多火，暴塞者多风寒，当以此辨之"。20世纪80年代初，全国中医院校第4版规划教材《中医耳鼻喉科学》中明确将鼻窒定义为"以经常性鼻塞为主要表现的疾病"。

病因病机 病因多为正气虚弱，伤风鼻塞反复发作，余邪未清而致；鼻窍及其邻近病灶的影响、不洁空气、过用血管收缩剂滴鼻等亦可导致此病的发生。其病机多与肺、脾功能失调及气滞血瘀有关。①肺经蕴热，壅塞鼻窍：伤风鼻塞失于调治或反复发作，迁延不愈，邪热伏肺，久蕴不去，邪热壅结鼻窍而为病。②肺脾气虚，邪滞鼻窍：久病肺气虚弱，邪毒滞留鼻窍，或饮食不节，劳倦过度，致脾胃虚弱，运化失健，湿浊滞留鼻窍而为病。③邪毒久留，血瘀鼻窍：邪毒久留鼻窍，阻于脉络，气血运行不畅而为病。

诊断与鉴别 此病以鼻塞为主要症状，多呈间歇性或交替性鼻塞，甚者呈持续性鼻塞，鼻涕较少，久病者可有嗅觉减退。检查可见早期鼻黏膜色红或暗红，下鼻甲肿胀，表面光滑，触之柔

软、弹性好，对血管收缩剂敏感。久病者见下鼻甲肥大，呈桑葚状或结节状，触之有硬实感，弹性差，对血管收缩剂不敏感，部分患者可见严重的鼻中隔偏曲。有条件者可行鼻内镜检查，有助于排除其他原因引起的鼻塞。

鼻塞除可见于鼻窒外，尚可见于多种鼻病，如伤风鼻塞、鼻渊、鼻息肉等，应加以鉴别。①鼻窒与伤风鼻塞均以鼻塞为主要症状，且均可伴有流涕、嗅觉减退等，但鼻窒病程长，常表现为间歇性、交替性鼻塞，流涕较少，无明显全身症状；伤风鼻塞病程短，早期流清涕且打喷嚏，1~2天后才转为黏涕及黄涕，鼻黏膜多鲜红，可伴有恶寒发热、头痛等全身症状。②鼻渊以流大量浊涕为主，可兼有鼻塞，头痛部位及时间有一定规律性，检查见中鼻甲肿大或息肉样变，中鼻道及嗅裂有分泌物或息肉；而鼻窒鼻涕较少，检查见下鼻甲肿大，中鼻道无分泌物引流。③鼻息肉亦常出现鼻塞，但多呈持续性鼻塞及渐进性加重，鼻腔检查可见鼻道内有半透明样赘生物。

辨证分型 虚者多为肺脾气虚；实者为肺热或血瘀。详细观察鼻涕的颜色、质地及下鼻甲的颜色、肿胀程度等可作为辨证的参考。常见辨证分型有三种。①肺经蕴热，壅塞鼻窍：鼻塞时轻时重，或呈交替性，遇热加重，鼻涕黄黏量少，鼻气灼热，常有口干，咳嗽痰黄，舌尖红，苔薄黄，脉数。检查见鼻黏膜色红，下鼻甲肿胀，表面光滑、柔软有弹性。②肺脾气虚，邪滞鼻窍：鼻塞时轻时重，或呈交替性，涕白而黏，遇寒冷时症状加重。可伴有少气懒言，恶风自汗，咳嗽痰稀，纳差便溏，头昏头重，舌

淡苔白，脉浮无力或缓弱。检查见下鼻甲淡红肿胀，柔软有弹性。③邪毒久留，血瘀鼻窍：鼻塞较甚或持续不减，鼻涕黄黏或白黏，常有语声重浊或有头胀头痛，耳闭重听，嗅觉减退，舌质暗红或有瘀点，脉弦或弦涩。检查见鼻黏膜暗红肥厚，鼻甲肥大质硬，表面凹凸不平，呈桑葚状。

治疗 多采用内治法结合外治法、针灸及其他疗法等进行治疗。

内治法 肺经蕴热，壅塞鼻窍者，治宜清热散邪、宣肺通窍，可选用黄芩汤加减。肺脾气虚，邪滞鼻窍者，治宜补益肺脾、散邪通窍。肺气虚为主者，可选用温肺止流丹加减；脾气虚为主者，可用补中益气汤加减；易患感冒或遇风冷则鼻塞加重者，可合用玉屏风散以益肺固表。邪毒久留，血瘀鼻窍者，治宜行气活血、化瘀通窍，可选用通窍活血汤加减。鼻塞甚、嗅觉迟钝者可选加辛夷、白芷、石菖蒲、丝瓜络；头胀痛、耳闭重听者，加柴胡、蔓荆子、菊花以清利头目。

外治法 ①滴鼻法：可选用具有芳香通窍作用的中药滴鼻剂滴鼻。②鼻内塞药法：可选用具有芳香通窍作用的中药研成细粉，用药棉裹之交替塞鼻。③吹鼻法：可选用芳香通窍作用的中药，如苍耳子散、碧云散或鹅不食草、藿香、荜茇、辛夷等研细末，每次取少许吹鼻。④熨法：可用荜茇、天南星各等量，研细末炒热，用纱布包裹，温熨囟前，有温经散寒通窍的作用。⑤蒸汽吸入：可利用内治法中药，在煎煮药液的过程中，将其蒸汽吸入鼻内；亦可用中药注射剂做蒸汽吸入，如丹参注射液、柴胡注射液、痰热清注射液适用于肺经蕴热和气

滞血瘀者，当归注射液、黄芪注射液适用于肺脾气虚者。⑥下鼻甲肥大者，可选用当归、川芎、黄芪、丹参注射液等做下鼻甲注射。

针灸疗法 ①鼻病体针疗法：肺经蕴热证，主穴取迎香、上迎香、印堂，配穴取太阳、风池、尺泽、合谷；肺脾气虚证，主穴取迎香、巨髎、水沟，配穴取百会、风池、印堂、足三里。实证用泻法，虚证用补法。②鼻病耳针疗法：取鼻、内鼻、肺、脾、胃、肾上腺等耳穴，用王不留行贴压，每日自行加压按摩 2～3 次。③鼻病灸法：肺脾气虚证取水沟、迎香、风府、百会；肺虚加肺俞、太渊，脾虚加脾俞、胃俞、足三里，温和灸；也可悬起灸迎香、百会、悬钟等穴。

其他疗法 可采用按摩疗法，通过对鼻部周围的穴位按摩，以疏通经络、散邪通窍。先将双手鱼际互相摩擦至发热，再以双手鱼际贴于鼻两侧，沿鼻根至迎香，往返按摩至局部发热为止，然后再由攒竹穴向太阳穴推擦至局部发热；亦可用两手中指于外鼻两侧上下揩擦，令表里俱热；还可以掌心按摩面部及颈后、枕部，匀力轻揉。

预防与调护 应加强锻炼身体，增强体质，避免受风受凉，积极预防伤风鼻塞。戒除烟酒，注意饮食卫生和环境保护，避免粉尘长期刺激。避免局部长期使用血管收缩剂，鼻塞时，不可强行擤鼻，以免邪毒入耳产生并发症。

预后及转归 若早期治疗得当，可获痊愈。长期失治，则缠绵难愈，并可引发鼻渊、耳胀、喉痹等疾病。

(王士贞)

bígǎo

鼻槁（withered nose；atrophic rhinitis） 以鼻内干燥、黏膜萎缩，甚或鼻腔宽大为主要特征的慢性鼻病。中医古籍中又称鼻槁腊、鼻干、咽鼻干焦、鼻塞干燥、鼻燥、鼻干无涕等。鼻气腥臭者，又称臭鼻症。有一定地域特点，以气候干燥地区多见。西医学的干燥性鼻炎、萎缩性鼻炎等病可参考此病辨证治疗。

历史源流 首见于《灵枢经·寒热病》："皮寒热者，不可附席，毛发焦，鼻槁腊，不得汗。取三阳之络以补手太阴。"其中"槁腊"是同义复词，"鼻槁腊"即鼻中干燥的意思，是皮寒热病症状之一。《黄帝内经》《金匮要略》及后世医家亦有鼻槁、鼻燥等记录，但多指病变中的症状，如东汉·张仲景《金匮要略·黄疸病脉证并治》中提到的"鼻燥"，属过饮醇酒所致酒疸病之症状。宋代，对鼻干无涕始有较具体的论述，如《太平圣惠方》卷三十七曰："夫鼻干无涕者，由脏腑壅滞，内有积热，攻于上焦所致也。"认为鼻干无涕，皮毛干燥的病因病机多为肺脏积热，夹风热上攻，内外邪热蒸灼，耗伤津液而成。治疗方面提出桑白皮散、木通散、犀角散等内服方药，并有外治用吹鼻散方吹鼻。元·危亦林《世医得效方》卷十载有"治久患鼻脓极臭者，以百草霜末冷水调服"，并提出灸囟会、通天两穴位以去臭脓。说明此时已有对鼻脓极臭病证的认识与治疗方法。明·李梃《医学入门》卷四有"四时鼻塞干燥，不闻香臭"的记载，指出可出现不闻香臭的症状。清代，对咽鼻干燥病证的病因病机及治疗多归于燥证中论述，如沈金鳌的《杂病源流犀烛》

卷十七认为燥病"皆阳实阴虚，血液衰耗所致"，在上则表现为"咽鼻干焦"，治疗宜清上部，用清凉饮。李用粹的《证治汇补》卷一提出"治燥须先清热，清热须先养血，养血须先滋阴，宜甘寒之品，滋润荣卫"，同时还提出治疗燥证用药"切忌香燥动火及发汗、渗湿、利便、通导之药"等禁忌。其所强调清热、养血、滋阴的治疗大法及用药忌宜，至今仍为临床所遵循。总的来说，"鼻槁"一名始于《黄帝内经》，历代医家对此病没有专门的论述，也没有用"鼻槁"作为病名，而多描述此病的症状特点，故多归于燥证中论述。1975 年中医学院试用教材《五官科学》首次提出"鼻藁"一词，认为萎缩性鼻炎中医称之鼻藁。1980 年高等医药院校试用教材《中医耳鼻喉科学》（第 4 版）中以"鼻藁"作为病名。之后，高等医药院校教材《中医耳鼻喉科学》（第 5 版）根据《黄帝内经》中"鼻槁腊"之论，将其改称为"鼻槁"，自此，以中医病名为主的教科书或专科著作中，均以此名出现。

病因病机 病因与燥邪、阴虚、气虚等有关，病机主要是津伤而鼻窍失养。①燥邪犯肺：气候干燥，或多尘干燥、高温的工作环境，燥热之邪伤肺，循经上灼鼻窍，耗伤津液，鼻窍失养，发为鼻槁。②肺肾阴虚：久病伤阴，肺阴不足，津液不能上输于鼻，鼻失滋养，甚则肺虚及肾，肺肾阴虚，虚火上炎，灼伤鼻窍黏膜，致使鼻干，黏膜枯萎而为病。③脾气虚弱：久病体弱，或饮食不节，劳倦过度，损伤脾胃，致脾胃虚弱，气血精微生化不足，无以上输充养鼻窍，鼻失气血滋养而为病。若脾不化湿，湿蕴化热、湿热上蒸，熏灼鼻窍黏膜，亦可导致此病。

诊断与鉴别 此病以经常鼻内干燥感为主要特征。可伴有鼻出血、鼻塞、嗅觉减退或丧失、头昏、头痛等症状，严重时鼻内有腥臭气味、脓涕鼻痂多。检查可见鼻黏膜干燥，甚至萎缩，鼻甲缩小，尤以下鼻甲为甚，鼻腔宽大，有时可直接从鼻孔望及鼻咽部，有时可见鼻黏膜表面有大量黄绿色脓痂覆盖，清除痂皮后见黏膜糜烂出血。若病变向下发展，可累及鼻咽部甚至口咽或喉部。自幼发病者，可致鼻背平塌凹陷，形成鞍鼻。

经常性鼻塞、流脓涕等症状，尚可见于多种鼻病，如鼻窒、鼻渊、杨梅鼻烂、麻风鼻溃等，应加以鉴别。①鼻槁与鼻窒均可出现经常性鼻塞，且病程较长。鼻槁的鼻塞是一种假性鼻塞，即通气实际上是正常的，但因鼻黏膜干燥、萎缩或痂皮覆盖，致鼻黏膜表面感觉迟钝，感觉不到空气的进入而产生"鼻塞"的错觉，必定还有鼻内干燥的症状；鼻窒的鼻塞是由于下鼻甲肿大堵塞鼻腔，以致空气进入鼻腔减少而产生鼻塞的症状，一般无鼻内干燥感。②鼻槁与鼻渊均可出现经常流脓涕的症状，也要加以鉴别。鼻槁早期一般无流涕现象，仅在发展到后期严重时才会有脓涕，且有特殊的腥臭味，同时还有鼻内干燥的症状，检查可见鼻腔内有较多黄绿色痂皮覆盖；鼻渊以大量流浊涕为最主要症状，一般无特殊腥臭味，亦无鼻内干燥感，常伴有鼻塞，检查鼻腔多见中鼻甲肿大或息肉样变，中鼻道或嗅裂有分泌物引流或息肉，一般无痂皮覆盖。③鼻槁与杨梅鼻烂、麻风鼻溃均可出现鼻塞、鼻黏膜糜烂、嗅觉减退或丧失、流脓涕等症状，有时也易混淆。鼻槁主要是鼻干燥感，鼻黏膜萎缩干燥，而没有外鼻溃烂和骨质破坏；杨梅鼻烂者，外鼻有溃疡、硬结，血清康华氏试验及快速血浆反应素环状卡片实验可确诊；麻风鼻溃者，早期即出现鼻塞、鼻出血、鼻毛脱落，分泌物呈黏脓性，鼻中隔和鼻甲黏膜多呈结节性浸润、糜烂，继而鼻部麻木，麻风分枝杆菌检查、病理组织学检查可确诊。

辨证分型 此病实者多为燥邪犯肺；虚者多为肺肾阴虚和脾气虚弱。详细观察鼻部症状和体征，结合全身状况等可作为辨证参考。常见辨证分型有三种。①燥邪犯肺：鼻内干燥，灼热疼痛，涕痂带血，咽痒干咳，舌尖红，苔薄黄少津，脉细数。检查见鼻黏膜充血干燥，或有痂块。②肺肾阴虚：鼻干较甚，鼻衄，嗅觉减退，咽干燥，干咳少痰，或痰带血丝，或兼见腰膝痠软，手足心热，舌红少苔，脉细数。检查见鼻黏膜色红干燥，鼻甲萎缩，或有脓涕痂皮积留，鼻气恶臭。③脾气虚弱：鼻内干燥，鼻涕黄绿腥臭，头痛头昏，嗅觉失灵，常伴纳差腹胀，倦怠乏力，面色萎黄，唇舌色淡，脉缓弱。检查见鼻黏膜淡暗，干萎较甚，鼻腔宽大，涕痂积留。

治疗 多采用内治法结合外治法、针灸及其他疗法等进行治疗。

内治法 ①燥邪犯肺者，治宜清燥润肺、宣肺散邪，可选用清燥救肺汤加减。②肺肾阴虚者，治宜滋补肺肾、生津润燥，可选用百合固金汤加减；肺阴虚明显者，亦可选用养阴清肺汤加减。③脾气虚弱者，治宜健脾益气、祛湿化浊，可选用补中益气汤加减。

外治法 ①鼻冲洗法：用生理盐水或中药煎水冲洗鼻腔，以清除鼻内痂块，减少鼻腔臭气，每天1～2次。②滴鼻法：宜用滋养润燥药物滴鼻，如用蜂蜜、芝麻油加冰片少许滴鼻，每日2～3次，或用液状石蜡、复方薄荷油滴鼻。③鼻雾化吸入法：可用内服中药渣再煎水，或用清热解毒排脓中药煎水，或用鱼腥草注射液，做蒸汽或超声雾化吸入，每日1～2次。④下鼻甲注射：可选用当归注射液或丹参注射液做双下鼻甲注射，每侧0.5～1ml，3～5天注射1次。⑤鼻部涂敷法：冰片3g研细，溶于蜂蜜100g中，搅匀，装瓶，每日以少许涂鼻腔，每日3次，10次为1个疗程；鼻中隔有糜烂者，可用黄连膏局部涂敷，每日1次。

针灸疗法 ①鼻病体针疗法：取迎香、口禾髎、足三里、三阴交、肺俞、脾俞、肾俞等穴，中弱刺激，留针，10次为1个疗程。②鼻病耳针疗法：取内鼻、肺、脾、肾、内分泌等穴针刺，或用王不留行贴压上述耳穴。③鼻病灸法：选百会、足三里、迎香、肺俞等穴，悬起灸至局部发热，呈现红晕为止，每日或隔日1次。④迎香穴埋线疗法：通过羊肠线对穴位的持续刺激作用疏通经络，畅达气血，活血生肌，宣肺除涕。

其他疗法 可采用局部按摩、穴位点压等疗法，通过对鼻部周围的穴位按摩，以疏通经络、散邪通窍。①鼻外法：拇指、示指夹住鼻根两侧，用力向下拉，由上而下连拉12次。②鼻内法：将拇指、示指伸入鼻腔内，夹住鼻中隔软骨，轻轻下拉12次。③点按迎香：以左右两手中指或示指点按迎香穴（鼻翼旁的鼻唇沟凹陷处）12 次。④点按印堂：用拇指或示指、中指的指腹点按印堂穴（两眉中间）12 次，也可用两手中指的指腹，一左一右地交替按摩印堂穴。

预防与调护　保持鼻腔清洁湿润，及时清除积留涕痂，禁用血管收缩剂滴鼻。加强营养，多食蔬菜、水果、动物肝脏及豆类食品，忌辛辣炙煿燥热之物，戒烟酒。积极防治各种鼻病及全身慢性疾病。加强卫生管理，注意劳动保护，改善生活与工作环境，减少粉尘吸入，在高温、粉尘多的环境，要采取降温、除尘通风、湿润空气等措施。

预后及转归　此病病程长，缠绵难愈。部分病人可并发喉痹、耳鸣及听力减退。年幼患病，病程长期不愈者，可致外鼻畸形。

（毋桂花）

bíqiú

鼻鼽（allergic rhinitis）　以突然和反复发作的鼻痒、打喷嚏、流清涕、鼻塞等为主要特征的疾病。中医古籍中又称鼽嚏、鼽鼻、鼽水等。为临床上十分常见的疾病。西医学的变应性鼻炎、血管运动性鼻炎、非变应性鼻炎伴嗜酸粒细胞增多综合征等病可参考此病辨证治疗。

历史源流　有关鼻鼽的症状记载，最早见于西周《礼记·月令》："季秋行夏令，则其国大水，冬藏殃败，民多鼽嚏。""鼻鼽"一名首见于《黄帝内经》，《素问·脉解》："所谓客孙脉，则头痛、鼻鼽、腹肿。"认为阳气盛于上部的客孙脉，可发生鼻鼽。此外，在《素问·气交变大论》《素问·六元正纪大论》《素问·五常政大论》《素问·至真要大论》中均有论及，认识到鼽、嚏

与气候的变化有密切关系，在《素问·宣明五气论》还提出"肾为欠，为嚏"，认为肾气不足，则呵欠、喷嚏。《黄帝内经》对鼽、嚏的论述对后世医家有很大的指导作用。隋·巢元方《诸病源候论》卷二十九列有"鼻涕候"，认为内因在于肺脏有冷，冷气上乘于鼻，致鼻流清涕不止。唐代，孙思邈的《备急千金要方》卷六上载有鼻塞脑冷清涕出方，王焘的《外台秘要》卷二十二载有"治疗鼻塞多年，不闻香臭，清水出不止方"及"治疗老小鼻塞常流涕方"，这些均为外用方，多以辛散、芳香通窍的药物为主。宋代，对鼻鼽的病因病机及治疗又有进一步认识，如《圣济总录》卷一百一十六指出因感受寒气，肺失清肃，寒邪上犯鼻窍，而致鼻流清涕不能自收，并列有塞鼻及滴鼻的方药，卷一百八十又载有健脾补气的人参汤及前胡汤方。《太平圣惠方》卷三十七列有"治疗鼻流清涕方"，如温肺祛寒的内服方有诃黎勒方、细辛散方、白术散方等，通窍止涕的塞鼻方有清涕出不止方、桂膏方等。金元时代，对鼻鼽的病因病机，各医家有不同的见解，如金·刘完素《素问玄机原病式·六气为病》对"鼽"和"嚏"做了解释："鼽者，鼻出清涕也""嚏，鼻中因痒，而气喷作于声也"，认为因火热而致鼻鼽，并指出喷嚏可因某些刺激而发生。金·李杲《脾胃论·脾胃盛衰论》指出脾胃虚弱引起肺金受邪，肾气虚引起脾肾阳虚是鼻鼽的病因病机。明清时代，鼻鼽已作为以鼻流清涕为主症的疾病名，如明·李时珍《本草纲目·主治》卷四说："鼻渊，流浊涕，是脑受风热；鼻鼽，流清涕，是脑受风寒，包热在

内。"1980 年全国高等医药院校第 4 版教材《中医耳鼻喉科学》提出"鼻鼽的主要症状是突然发作鼻痒，喷嚏，流清涕"，正式提出了鼻鼽的定义。

病因病机　多由脏腑虚损，正气不足，卫表不固，风邪、寒邪或异气侵袭而为病。病机多与肺、脾、肾功能失调有关。①肺气虚寒，卫表不固，腠理疏松，风寒乘虚而入，邪聚鼻窍，邪正相搏，肺气不宣而为病。②脾气虚弱，化生不足，清阳不升，肺失宣降，鼻窍失养，外邪或异气从口鼻侵袭，停聚鼻窍而为病。③肾阳不足，摄纳无权，气不归元，温煦失职，腠理、鼻窍失于温煦，外邪、异气易侵而为病。④肺经素有郁热，肃降失职，邪热上犯鼻窍而为病。

诊断与鉴别　部分病人有过敏史或家族史。此病发作时以鼻痒、打喷嚏、流清涕、鼻塞为主要症状，具有突然发作和反复发作的特点，部分病人有哮喘、咽痒、眼睛发痒、嗅觉减退等症状。检查可见鼻黏膜多肿胀，颜色淡白或苍白，亦可充血色红，鼻腔有较多清水样分泌物。

鼻鼽与伤风鼻塞均有鼻塞、打喷嚏、流清涕等症状，宜加鉴别。伤风鼻塞常在受凉后起病，病程在 5～7 天，发病时伴有恶寒、发热、头痛等表证。病初起时，喷嚏频发，鼻流清涕，随着病情发展，鼻涕由清稀转为黄稠，鼻腔检查可见鼻黏膜充血肿胀，有黏性分泌物。鼻鼽的特点是症状突然发作，迅速消失，无恶寒、发热等全身症状，清稀涕不转为黄稠，鼻腔黏膜苍白水肿。

辨证分型　虚者多为肺脾气虚，肾阳不足；实者多为肺经伏热。常见辨证分型有四种。①肺

气虚寒，卫表不固：突发性鼻痒，喷嚏频频，鼻流清涕，鼻塞，平素畏风怕冷，自汗，咳嗽痰稀，气短，面色苍白，舌质淡，苔薄白，脉虚弱。检查见鼻黏膜肿胀淡白，鼻涕呈水样。②脾气虚弱，清阳不升：鼻痒，喷嚏连连，鼻塞较甚，面色萎黄，形态消瘦，或伴有食少纳呆，四肢困倦，少气懒言，腹胀，大便溏，舌质淡，舌体胖，边有齿印，苔薄白，脉细弱。检查见鼻黏膜颜色淡白，肿胀明显。③肾阳不足，温煦失职：鼻痒，喷嚏频频，清涕长流难止，鼻塞不通，形寒肢冷，夜尿清长，神疲乏力，舌质淡，苔白，脉沉迟。检查见鼻黏膜苍白水肿，较多水样清涕。④肺经伏热，上犯鼻窍：突发性鼻痒，喷嚏，流清涕，鼻塞，伴有咳嗽，咽痒，口干，烦热，舌质红，苔白或黄，脉数。检查见鼻黏膜充血肿胀。

治疗　多采用内治法结合外治法、针灸及其他疗法等进行治疗。

内治法　肺气虚寒，卫表不固者，治宜温肺散寒、益气固表，可选用温肺止流丹或小青龙汤加减，也可以用玉屏风散合苍耳子散加减。脾气虚弱，清阳不升者，治宜益气健脾、升阳通窍，可选用补中益气汤合苍耳子散加减。肾阳不足，温煦失职者，治宜温补肾阳、固肾纳气，可选用肾气丸或真武汤加减。肺经伏热，上犯鼻窍者，治宜清宣肺气、通利鼻窍，可选用辛夷清肺饮加减。

外治法　①滴鼻法：可选用具有芳香通窍作用的中药滴鼻剂滴鼻。②鼻内塞药法：可选用具有芳香通窍作用的中药研成细粉，用药棉裹之交替塞鼻，如细辛膏。③吹鼻法：可选用芳香通窍作用的中药，如苍耳子散、碧云散或鹅不食草等研细末，每次取少许吹鼻。

针灸疗法　①穴位敷贴：用生白芥子、附子、甘遂、麻黄等研粉，用生姜汁调和，取少许放在胶布上，敷贴于百劳、大椎等穴上。②鼻病耳针疗法：选神门、内分泌、内鼻、外鼻、风溪、肺、脾、肾等耳穴，以王不留行贴压以上穴位。③鼻病水针疗法：可选取迎香、合谷、风池等穴，药物可选黄芪注射液、丹参注射液或维生素 B_1、维丁胶性钙、胎盘组织液等，进行穴位注射每次 1 穴（双侧），每穴 0.5~1ml，每 3 日 1 次，10 日为 1 个疗程。④鼻病体针疗法：主穴取迎香、印堂、风府、足三里，配穴取上星、合谷、口禾髎、百会、阳白、攒竹、脾俞、肺俞、肾俞等，针用补法。⑤鼻病灸法：选足三里、涌泉、三阴交、百会、合谷等穴，悬起灸或隔姜灸。

其他疗法　可采用按摩疗法，以疏通经络，散邪通窍。先将双手鱼际互相摩擦至发热，再以双手鱼际贴于鼻两侧，沿鼻根至迎香，往返按摩至局部发热为止，然后再由攒竹穴向太阳穴推擦至局部发热；亦可用两手中指于外鼻两侧上下揩擦，令表里俱热；还可以掌心按摩面部及颈后、枕部，匀力轻揉。

预防与调护　保持环境清洁卫生，避免或减少粉尘、花粉刺激。避免接触或服用易引起过敏反应的物品，如鱼虾、海鲜、羽毛、蚕丝等。加强锻炼身体，增强体质，预防感冒。

预后及转归　此病经积极防治，可控制症状，但容易反复。部分病人可并发鼻息肉、哮喘等疾病。

（阮　岩）

bíyuān

鼻渊（acute and chronic sinusitis）　以鼻流浊涕、量多不止为主要特征的疾病。中医古籍中又称脑漏、脑崩、脑渗、脑泻等。为临床上十分常见的疾病。西医学的鼻窦炎可参考此病辨证治疗。

历史源流　最早见于《黄帝内经》，《素问·气厥论》："胆移热于脑，则辛頞鼻渊。鼻渊者，浊涕下不止也。"指出"浊涕下不止"是鼻渊的主要症状，并认为其病因病机是胆热移于脑。后世医家对鼻渊的认识，多在这一基础上加以论述和发展。隋·巢元方《诸病源候论》卷四十八在谈到小儿鼻病时提出"若气虚受风冷，风冷客于头脑，即其气不和，令气停滞，搏于津液，脓涕结聚，即不闻香臭"，认为肺气虚弱，再受风寒之气侵袭，则使肺气不和，导致鼻流脓涕，不闻香臭，首次从肺气虚寒角度提出了鼻渊的病因病机。宋金元时代医家们对鼻渊的认识也多循《黄帝内经》的观点，《圣济总录》卷一百一十六进一步解释了《黄帝内经》提出的"胆移热于脑，则辛頞鼻渊"这一论述："夫脑为髓海，藏于至阴，故藏而不泻，今胆移邪热上入于脑，则阴气不固，而藏者泻矣，故脑液下渗于鼻，其证浊涕出不已，若水之有渊源也。"并提出了治疗脑热鼻渊涕多的方剂，如前胡汤方、鸡苏丸方及防风散方等。宋·严用和《济生方·鼻门》用苍耳子散治疗鼻渊，被历代医家认为是治疗鼻渊的要方，一直沿用至今。元·朱震亨《丹溪心法》卷四提出治疗鼻渊以辛散通窍、除痰止涕的药物为主，如南星、半夏、苍术、白术、神曲、黄芩、辛夷、荆芥等。明代，一些医家对鼻渊有了进一步的认识，认为胆热、肺热可致鼻渊，但若久病体虚，脏腑功能失调，亦可致鼻渊之虚证。如张介宾《景岳全书》卷二十七指出"此证一见即宜节戒早治，久则甚难为力也""故新病者多由于热，久病者未必尽为热证，此当审察治之"。并指出鼻渊日久，可出现"头脑隐痛及眩运不宁等证"，治疗上用十全大补汤、补中益气汤之类。又如戴原礼《秘传证治要诀及类方》卷十认为鼻渊由肾虚所生，不可过用凉药。清代各医家对鼻渊的论述，多是在历代医家的基础上加以发展，更明确具体。如《医宗金鉴》卷六十五、《医醇賸义》卷二、《杂病源流犀烛》卷二十三等对鼻渊的病因及辨证治疗都有较具体的论述。

病因病机 实证多因外邪侵袭，引起肺、脾胃、胆之病变而发病；虚证多因肺、脾脏气虚损，邪气久羁，滞留鼻窍，致病情缠绵难愈。①肺经风热：风热侵肺，或风寒外袭，郁而化热，内犯于肺，肺失宣降，邪热循经上壅鼻窍而为病。②胆腑郁热：情志不遂，胆失疏泄，气郁化火，胆火循经上犯，移热于脑，伤及鼻窍，或邪热犯胆，胆热上蒸鼻窍而为病。③脾胃湿热：饮食失节，过食肥甘厚味，湿热内生，郁困脾胃，运化失常，湿热邪毒循经熏蒸鼻窍而为病。④肺气虚寒：久病体弱，或病后失养，肺脏虚损，肺卫不固，易为邪犯，正虚抗邪无力，邪滞鼻窍而为病。⑤脾气虚弱：久病失养，或疲劳思虑过度，损及脾胃，致脾胃虚弱，运化失健，气血精微生化不足，鼻窍失养，加之脾胃不能升清降浊，湿浊内生，困聚鼻窍而为病。

诊断与鉴别 此病可有伤风鼻塞病史，以脓涕量多为主要症状，常伴有鼻塞，嗅觉减退，症状可局限于一侧，也可双侧同时发生。部分病人伴有明显的头痛，头痛的部位常局限于前额、鼻根部、颌面部、头顶部等，并有一定的规律性。检查可见鼻黏膜充血肿胀，中鼻甲肥大或呈息肉样变，中鼻道、嗅沟、下鼻道或后鼻孔可见脓涕。前额部、颌面部或鼻根部可有红肿及压痛。影像学检查可协助诊断。

鼻流脓涕除可见于鼻渊，尚可见于多种鼻病，如鼻窒、鼻菌、鼻异物等，应加以鉴别。①鼻窒病变在鼻腔，症状以鼻塞为主，鼻涕黏而量少，鼻甲淡红或暗红，鼻甲肿胀，以下鼻甲为甚，中鼻道无脓涕，鼻底可见黏涕；而鼻渊则以脓涕量多为主要症状，中鼻道或嗅沟有脓涕，鼻腔或见鼻息肉。②鼻菌以鼻塞，鼻流污秽浊涕，鼻衄，头痛，颈部恶核为主要症状，鼻塞常为单侧，渐进性，鼻流污秽浊涕，鼻气腥臭，鼻衄常反复发作。检查可见鼻腔内肿物，表面粗糙，颈部恶核质硬固定，活体组织病理检查可以明确诊断。③对儿童患者，如是单侧流脓涕且有臭味，持续加重，应注意是否为鼻异物。

辨证分型 实证多为肺、胆、脾热盛为主，虚证主要是肺、脾两脏的虚损。根据发病的急缓，病情的长短，详细观察鼻涕的质地及下鼻甲颜色、肿胀程度等可作为辨证参考。常见辨证分型有五种。①肺经风热：鼻塞，鼻涕量多而白黏或黄稠，嗅觉减退，头痛，可兼有发热恶风，汗出或咳嗽痰多，舌质红，苔薄白，脉浮数。检查见鼻黏膜充血肿胀，尤以中鼻甲为甚，中鼻道或嗅沟可见黏涕或脓涕，头额、眉棱骨、颌面部叩痛或压痛。②胆腑郁热：鼻涕稠浊，量多，色黄或黄绿，或有腥臭味，鼻塞，嗅觉减退，头痛剧烈，可兼有烦躁易怒，口苦咽干，小便黄赤等全身症状，舌质红，舌苔黄或腻，脉弦数。检查见鼻黏膜充血肿胀，中鼻道、嗅沟或鼻底可见黏涕或脓涕。③脾胃湿热：鼻塞重而持续，鼻涕黄浊而量多，嗅觉减退，头昏闷，或头重胀，倦怠无力，胸脘痞闷，纳呆食少，小便黄赤，舌质红，苔黄腻，脉滑数。检查见鼻黏膜红肿，尤以肿胀更甚，中鼻道、嗅沟或鼻底可见黏涕或脓涕，颌面、眉棱骨压痛。④肺气虚寒：鼻塞或轻或重，鼻涕黏白，遇冷风则鼻塞加重，鼻涕增多，喷嚏时作，嗅觉减退，头昏头胀，气短乏力，语声低微，面色苍白，自汗畏风寒，咳嗽痰多，舌质淡，苔薄白，脉缓弱。检查见鼻黏膜淡红肿胀，中鼻甲肥大或息肉样变，中鼻道可见黏涕。⑤脾气虚弱：鼻涕白黏或黏黄，量多，嗅觉减退，鼻塞较重，食少纳呆，腹胀便溏，脘腹胀满，肢困乏力，面色萎黄，头昏重，舌淡胖，苔薄白，脉细弱。检查见鼻黏膜淡红，中鼻甲肥大或息肉样变，中鼻道、嗅沟或鼻底可见黏涕或脓涕。

治疗 多采用内治法结合外治法、针灸及其他疗法等进行治疗。

内治法 肺经风热者，治宜疏风清热、宣肺通窍，可选用银翘散加减。胆腑郁热者，治宜清泻胆热、利湿通窍，可选用龙胆泻肝汤加减。脾胃湿热者，治宜清热利湿、化浊通窍，可选用甘露消毒丹加减。肺气虚寒者，治宜温补肺脏、散寒通窍，可用温肺止流丹加减。脾气虚弱者，治宜健脾利湿、益气通窍，可用参苓白术散或补中益气汤加减。

外治法　①滴鼻法：可选用具有芳香通窍作用的中药滴鼻剂滴鼻。②熏蒸疗法：可选用具有芳香通窍、行气活血的药物熏鼻，如苍耳子、辛夷、薄荷、川芎、白芷各10g，煎水，令病人趁热用鼻吸入蒸汽。③熨法：可用芳香通窍的药物，如姜、葱、橘皮各等份或细辛5g，砂仁、陈皮、川芎各10g，炒热袋装，或可用内服中药煎煮后的药渣用布包裹，趁热熨百会、印堂、大椎、肺俞等穴位。④物理疗法：可配合局部超短波或红外线等物理治疗。⑤置换疗法：用负压吸引法将鼻窦内的脓液吸引出来，再将适宜的药物置换进入鼻窦，达到治疗的目的。⑥鼻窦穿刺冲洗法：用于上颌窦炎者，穿刺冲洗后，可选用适宜的药液注入。⑦手术治疗：病久经保守治疗无效者，可考虑采用手术治疗。

针灸疗法　①鼻病体针疗法：以局部取穴与远端取穴相结合，远端穴位主要选用肺、脾、肾三经的穴位。主穴：迎香、攒竹、上星、口禾髎、印堂、阳白等；配穴：合谷、列缺、足三里、三阴交等。实证用泻法，虚证用补法。②鼻病耳针疗法：用针刺或王不留行贴压，常用耳穴如内鼻、额、肺、肝、胆、内分泌等。③鼻病灸法：虚证多用灸法，主穴取迎香、风府、百会、上星、囟会、前顶等；配穴，肺虚加肺俞、太渊，脾虚加脾俞、胃俞、足三里，肾虚加肾俞、命门，温和灸；也可悬起灸迎香、百会、悬钟等穴。④穴位按摩：可取迎香、合谷，自我按摩，或用两手大鱼际沿两侧迎香穴上下按摩至发热，每日数次。

预防与调护　及时彻底治疗伤风鼻塞及邻近器官疾病。保持鼻腔通畅，以利鼻窦内分泌物排出。注意正确的擤鼻方法，以免邪毒窜入耳窍致病。注意饮食有节，加强锻炼身体，增强体质。

预后及转归　急性起病者，经及时、恰当的治疗，可获痊愈。病程较长者，易致迁延难愈，可诱发喉痹或乳蛾。若擤鼻方法不当，可诱发耳胀或脓耳。

（阮　岩）

bíxīròu

鼻息肉（nasal polyp）　鼻内光滑柔软、状如葡萄或荔枝肉样的赘生物。中医古籍中又称鼻痔、鼻瘜、鼻齆息肉、鼻茸等。常与鼻渊或鼻鼽合并出现。

历史源流　首见于《灵枢经·邪气脏腑病形》："若鼻息肉不通"，原指鼻塞的症状。隋·巢元方《诸病源候论》卷二十九将鼻息肉列为病名，认为因感受风冷，冷搏于气血而致，提出用导引法治疗。唐代，孙思邈《备急千金要方》卷六、王焘《外台秘要》卷二十二等记载了治疗鼻息肉的方药。宋·陈言《三因极一病证方论》卷十六首次谈到六淫、七情及饮食劳倦为鼻息肉的致病三病因。元·朱震亨《丹溪心法》卷四认为是"胃中有积热，热痰流注"而致。明清时代，对鼻息肉的病因病机及治疗论述较多，如明·虞抟《医学正传》卷五已认识到鼻息肉的发生与鼻渊有关，指出鼻渊"久而不已"则为息肉等证。明·陈实功《外科正宗》卷四首次记载了鼻息肉的手术疗法，并一直沿用至今。清·沈金鳌《杂病源流犀烛》卷二十三记载了外用瓜矾散，内服辛夷消风散等治疗风湿郁滞所致鼻息肉。这些理论为此病的研究增加了内容。

病因病机　鼻息肉常为鼻渊、鼻鼽的并发病，因鼻涕长流，鼻窍肌膜肿胀，渐大下垂而形成。其病机与肺脏的功能失调有关。①寒湿凝聚鼻窍：肺气素虚，卫表不固，腠理疏松，易受风寒异气的侵袭，肺气虚寒则鼻塞不利，寒湿凝聚鼻窍，日久则形成息肉。②湿热蕴积鼻窍：湿热邪毒侵袭，肺经蕴热，失于宣畅，湿热邪浊壅结积聚于鼻窍，日久形成息肉。

诊断与鉴别　此病多有鼻鼽或鼻渊病史。主要症状是一侧或两侧鼻窍渐进性鼻塞，逐渐呈持续性，嗅觉减退，多涕，头闷头痛。检查可见一侧或双侧鼻腔单个或多个表面光滑、灰白色或淡红色的半透明赘生物，可移动，鼻内镜检查可明确鼻息肉的部位和范围。

此病应与鼻菌、鼻腔良性肿瘤鉴别。①鼻菌以鼻塞，鼻流污秽浊涕，鼻衄，头痛，颈部恶核为主要症状，鼻塞常为单侧，渐进性加重，鼻气腥臭，鼻衄常反复发作，多有鼻内疼痛，颈部恶核质硬固定。鼻息肉亦常出现渐进性鼻塞，但多无鼻衄，无颈部恶核，鼻腔检查可见鼻道内有半透明样赘生物。②鼻腔良性肿瘤，如纤维血管瘤，亦常一侧或两侧鼻窍渐进性鼻塞，逐渐呈持续性，嗅觉减退，常鼻衄。而鼻息肉无鼻衄，需仔细分辨，病理学检查可以明确诊断。

辨证分型　常见辨证分型有两种。①寒湿凝聚鼻窍：渐进性或持续性鼻塞，嗅觉减退或丧失，流涕清稀或白黏，喷嚏多，易感冒，畏风寒，舌质淡，苔白腻，脉缓弱。检查见鼻黏膜色淡或苍白，鼻息肉色白透明。②湿热蕴积鼻窍：持续性鼻塞，嗅觉减退，涕液黄稠，或有头痛头胀，纳呆腹胀，大便黏滞，口干，舌质红，苔黄腻，脉滑数。检查见鼻黏膜色红，息肉灰白、淡红或暗红，鼻道有稠脓涕。

治疗 以外治法为主，结合内治法进行治疗。

外治法 ①滴鼻法：可选用具有芳香通窍作用的中药滴鼻剂滴鼻。②鼻部涂敷法：可用有腐蚀收敛作用的中草药末，敷于息肉根部或表面，使息肉缩小或脱落，如硇砂散。③熏蒸疗法：可选用芳香通窍作用的中药煎水做蒸汽喷鼻或超声雾化喷鼻，如当归、川芎、香附各10g，细辛、辛夷各6g或用白芷、藿香、苍耳子、藁本各10g，薄荷6g。④手术治疗。

内治法 寒湿凝聚鼻窍者，治宜温化寒湿、散结通窍，可用温肺止流丹加减。湿热蕴积鼻窍者，治宜清热利湿、散结通窍，可用辛夷清肺饮加减。

预防与调护 积极防治各种慢性鼻病，如鼻鼽、鼻渊等。加强锻炼身体，增强体质。注意饮食起居，戒烟酒，忌辛辣厚味。

预后及转归 此病病程较长，内治难获速效，手术可迅速去除息肉，但术后有复发的可能。

(阮 岩)

bínǜ

鼻衄（epistaxis） 鼻内出血。又称鼻出血，中医古籍中又称衄血、衄蠛、鼻沥血等。是多种疾病的症状之一，同时也可单独成为一种疾病，为临床常见病症。其中血从口、鼻俱出，量多不止者，称为鼻大衄或脑衄；鼻出血时间较长、反复发作、经久不止者，称为鼻久衄；在外感热病过程中发生少量鼻出血，且随着血出而热退病愈者，称为红汗或自衄；妇女每月定时发生鼻出血，或随着月经的来潮而有规律地发生鼻出血者，称为经行鼻衄或倒经、逆经。

历史源流 早在《黄帝内经》中已有衄血的记载，如《灵枢经·百病始生》："阳络伤则血外溢，血外溢则衄血。"东汉·张仲景《伤寒论·辨太阳病脉证并治中》指出伤寒后，外邪不得汗解，必得衄解，故伤寒鼻衄为病解之兆。隋·巢元方《诸病源候论》卷二十九中按鼻衄的病情轻重，分为鼻衄不止、鼻大衄、鼻久衄，对各种鼻衄的病因病机进行了较为详细的论述；并分别在该书的卷四、卷八、卷九及卷十中根据不同疾病，论述了虚劳鼻衄、伤寒鼻衄、时气鼻衄、热病鼻衄及温病鼻衄等，认为虚劳鼻衄是血虚气逆所导致，而伤寒鼻衄、时气鼻衄、热病鼻衄、温病鼻衄均以火热为主，是热迫血妄行而致。唐代，对鼻衄的治疗又有了进一步的发展，孙思邈《备急千金要方》卷六上记载有治疗鼻衄的内服方剂如治衄血方、治鼻出血不止方等，并配合外用吹鼻和灌鼻，还介绍了针刺法、灸法等止血方法。宋代，对鼻衄的病因病机、治疗进行了整理总结，陈言《三因极一病证方论》卷九中把鼻衄病因分为内因、外因、不内外因，论述了证治方药，对后人颇有启迪。《圣济总录》卷七十特别注重于治疗鼻大衄、鼻久衄的方药。金元时代，诸多医家明确提出鼻衄的病因病机为火热所致，如金·刘完素《素问玄机原病式·六气为病》认为鼻衄的病因以火热为主；元·朱震亨《丹溪心法》卷二强调鼻衄的治疗应以凉血行血为主，用犀角地黄汤为主方加减运用；刘完素《宣明论方·衄蠛证》指出鼻衄的病因病机为胃火炽盛，胆热上逆。明代，对鼻衄的证治有了更全面的认识和进一步的发展，李时珍的《本草纲目·主治》中列举了逐瘀散滞的止血药87味，滋阴抑阳的止血药88味，理气导血药21味，调中补虚药23味，并介绍了"从治"与"外迎"的治疗方法。张介宾的《景岳全书》卷三十指出因内热而致的鼻衄，多在阳明经，治疗时应以清降为主，并着重提出"阴虚者为尤多""阴虚之证，当专以补阴为主。"戴原礼的《秘传证治要诀及类方》卷四从因虚致衄、伤湿而衄、伤胃而衄、上膈热极而衄、饮酒过多及食物而衄等方面论述了鼻衄的证治。清·唐宗海《血证论》卷二详细地从辨证论治的角度分析了肺火壅盛、阳明热盛、肾经虚火所致的鼻衄，总结出止血、消瘀、宁血、补虚的血证治疗法则。鼻衄量多者，称为脑衄，若出现阴脱阳亡危急之候，提出用独参汤加附子等治法。

病因病机 实证多为气逆火盛，迫血妄行；虚证多为气不摄血或阴虚火旺。①外感风热或燥热之邪，邪热循经上犯鼻窍，损伤阳络，血溢脉外而为鼻衄。②胃经素有积热，或因暴饮烈酒，过食辛辣食物，从而导致胃热炽盛，火热内燔，循经上炎，迫血妄行而为鼻衄。③情志不舒，肝气郁结，郁久化火，循经上炎或暴怒伤肝，肝火上逆，灼伤脉络，血溢脉外而为鼻衄。④心火亢盛，循经上犯，迫血妄行，导致鼻衄。⑤久病伤阴或素体阴虚，而致肝肾阴虚，虚火上炎，损伤脉络，血溢脉外而致鼻衄。⑥久病不愈，忧思劳倦，脾胃损伤，导致脾胃虚弱，统摄无权，气不摄血，血溢脉外而致鼻衄。

诊断与鉴别 鼻腔出血是此

病主要症状，多为单侧出血，也可见双侧出血。病情轻重不一，轻者仅鼻涕中带血丝或点滴而出；重者血涌如泉，口鼻俱出，甚至可引起休克。鼻腔内任何部位均可引起鼻衄，常见的出血部位为鼻中隔前下方黎氏区。经前鼻镜或鼻内镜检查可发现鼻衄的发病部位，明确诊断。

鼻衄量多者可向后流经咽部从口吐出，应注意与咯血、吐血鉴别。咯血者为咳嗽时出血，多兼有咳痰；吐血者为呕吐时出血，血色多暗红，且兼有胃内容物；鼻衄流经咽部者，为鲜红色的血液，无痰液或胃内容物混杂，也无咳嗽及呕吐。

辨证分型 分为实证、虚证两大类，应根据鼻出血的颜色、出血量、出血时的缓急以及全身情况进行综合辨证。常见辨证分型有六种。①肺经风热：鼻衄点滴而出，色鲜红，多伴有鼻塞，鼻腔干燥，咳嗽痰少，身热口干，舌质红，苔薄白而干，脉浮数。②胃热炽盛：鼻衄常突然发作，血色鲜红，出血量多，多伴有口渴喜冷饮，口臭，大便秘结，舌质红，苔黄厚，脉洪数。③肝火上逆：鼻衄爆发，血色鲜红，出血量多，可伴有头痛眩晕，面红目赤，口苦咽干，胸胁苦满，烦躁易怒，舌质红，苔黄，脉弦。④心火亢盛：鼻衄血色鲜红，出血量较多，可伴有心烦失眠，面赤，身热口渴，口舌生疮，大便秘结，小便黄赤，舌尖红，苔黄，脉数。⑤肝肾阴虚：鼻衄时作时止，血色鲜红，出血量不多，可伴有头晕眼花，五心烦热，耳鸣，腰膝酸软，颧红盗汗，舌质嫩红，苔少或无苔，脉细数。⑥脾不统血：鼻衄渗渗而出，反复发作，血色淡红，血量多少不一，可伴

有面色无华，少气懒言，神疲倦怠，纳差便溏，舌质淡红，苔白，脉缓弱。

治疗 此病归属急症范畴，治疗时应遵照"急则治其标、缓则治其本"的原则，出血之时，优先用外治法止血，以防止失血过多，出血缓解后，再辨证内服中药治疗。

外治法 ①冷敷法：将冰袋或冷水浸湿的毛巾敷在患者前额或颈部，以达到止血目的。②压迫法：用手指按紧出血侧鼻翼10分钟，以达到止血目的。③导引法：患者双足浸在热水中，或将大蒜捣烂敷于同侧足底涌泉穴上，协助止血。④滴鼻法：用血管收缩剂滴鼻，对于小量渗血病人有效。⑤烧灼法：可分为化学烧灼法和物理烧灼法，适用于少量反复出血且能找到固定出血点的患者。化学烧灼法：分别选用硝酸银、三氯乙酸或铬酸珠烧灼出血点；物理烧灼法：可使用激光、微波、射频治疗仪等烧灼出血点。烧灼后均需在患处涂以软膏。⑥鼻腔填塞法：根据鼻出血的程度，可选用棉片、明胶海绵、止血气囊、高膨胀海绵以及凡士林纱条行鼻腔填塞。后鼻孔出血时，需使用后鼻孔栓进行后鼻孔栓塞，以治疗鼻腔大出血患者。

内治法 肺经风热者，治宜疏风清热、凉血止血，可选用桑菊饮加减。胃热炽盛者，治宜清胃泻火、凉血止血，可选用凉膈散加减。肝火上逆者，治宜清肝泻火、凉血止血，可选用龙胆泻肝汤加减。心火亢盛者，治宜清心泻火、凉血止血，可选用泻心汤加减。肝肾阴虚者，治宜滋补肝肾、养血止血，可选用知柏地黄汤加减。脾不统血者，治宜健脾益气、摄血止血，可选用归脾

汤加减。

针灸疗法 实证鼻衄，取手太阴肺经、手阳明大肠经、督脉经穴为主，毫针刺，用泻法。主穴取天府、合谷、大椎、上星，肺经风热者加尺泽、孔最；胃热炽盛者加内庭；肝火上亢者加太冲、行间；心火亢盛者加少冲、少泽。虚证鼻衄，取足少阴肾经、足太阴脾经、足厥阴肝经经穴为主，毫针刺，用补法。主穴取膈俞、气海、关元，肝肾阴虚，虚火上炎者加太溪、涌泉；脾不统血者加太白、足三里。

预防与调护 鼻出血时患者往往表现紧张、烦躁，要注意缓和病人情绪，使其安定，配合检查、治疗，必要时可使用镇静剂。鼻衄患者一般取坐位或半卧位，休克者应采用平卧低头位。勿食辛辣食品，不酗酒，以免滋生火热，导致出血。

预后及转归 如能妥善止血，必要时进行全身治疗，一般预后良好。长期反复出血或出血量大者可导致贫血，甚至危及生命。

(何建北)

bíyìwù

鼻异物（foreign body in the nose）外来物体误入鼻内导致的疾病。又称异物入鼻、鼻腔异物。多见于小儿。异物进入鼻腔可致鼻塞、流秽臭脓血涕、头痛等症状。

历史源流 隋·巢元方《诸病源候论》卷二十九"食诸物误落鼻内候"最早记述此病："颅颡之间，通于鼻道，气入有食物未及下喉，或因言语，或因嚏咳而气则逆，故食物因气逆者，误落鼻内。"描述了由于饮食不慎，食物由口呛入鼻内，而致异物入鼻。唐·孙思邈《备急千金要方》卷六上载有："治卒食物从鼻中缩入脑中，介介痛不出方。"是用牛脂

或羊脂如指头大小塞入鼻窍，使异物随油脂滑出。明代，《普济方》卷六十四有"误食物落鼻中，及入眼不出，用皂角末，吹取嚏即出"的记述。从上述分析，古代医家已观察到鼻异物可经颅颞（鼻咽部）入鼻，特别是食物因气逆呛入鼻内，亦有从前鼻孔抽吸而进入或从前鼻孔塞入。1985 年《中国医学百科全书·中医耳鼻咽喉口腔科学》称"异物入鼻"，全国高等医药院校教材第 4、5 版《中医耳鼻喉科学》称"鼻腔异物"，普通高等教育"十五""十一五""十二五"国家级规划教材《中医耳鼻咽喉科学》称"鼻异物"。

病因病机 异物可从前鼻孔而入，或从后鼻孔而入，亦可因意外事故由面部创口而入。儿童因无知或不慎将细小物件塞入鼻腔；进食不慎或呕吐时食物经鼻咽部进入鼻腔；因外伤、枪弹伤或爆炸伤异物留于鼻腔；因露宿野外，小昆虫偶然进入鼻腔；医源性异物遗留鼻内；精神病患者自行塞入异物等。常见异物有三类。①植物类：如黄豆、花生粒、玉米、瓜子、果仁等异物滞留鼻腔，可致鼻塞流涕。若滞留时间较长，异物遇水膨胀，则症状加重。②生物类：小昆虫、蚂蚁、水蛭等进入鼻腔，爬行骚动，可致疼痛、出血。③非生物类：纸团、橡皮、玻璃球、粉笔、纽扣、沙石、纱布、棉球、弹头、弹片等滞留鼻内，阻塞鼻窍，可致鼻塞流涕，甚者染毒溃烂。

诊断与鉴别 此病有异物入鼻史。因异物的种类、大小及滞留时间长短而有不同的临床表现。常见症状是患侧鼻塞不通，流黏脓涕或脓血涕，有臭味。昆虫类异物，常有骚动爬行感。若异物进入的位置较深，损伤部位较广时，可有出血、头痛、视力障碍等症状。儿童单侧鼻塞及流脓血涕且伴秽臭者，应首先考虑鼻异物。前鼻镜检查或鼻内镜检查多能发现鼻内异物，疑有金属异物时，可行 X 线检查协助诊断。

鼻异物常引起鼻塞、流涕，应与鼻窒、鼻渊、鼻息肉、鼻菌等引起的鼻塞、流涕鉴别。鼻窒多为双侧鼻塞或交替性、间歇性鼻塞；而鼻异物多为单侧持续性鼻塞。鼻渊常流浊涕伴鼻塞，与鼻异物的症状类似，详细检查鼻腔方可鉴别。鼻息肉、鼻菌亦多为单侧持续鼻塞，与鼻异物引起的鼻塞类似，但鼻息肉及鼻菌多见于成人，鼻异物多见于儿童，通过详细检查鼻腔不难鉴别。

治疗 以外治为主，根据异物的性质、形态、大小及存留的位置，采取适当的取出法。小儿不合作者，可考虑在全麻下取出。①细小异物：可用通关散吹鼻，借喷嚏将异物喷出。此法不适于幼儿，以免异物倒吸入咽喉。②圆形异物：如珠子、豆子、纽扣等，可用异物钩或小刮匙，绕至异物后方，由后向前拨出。不可用镊子夹取，以免将异物推向深处。③质软或条状异物：如纸团、纱条等，可直接用镊子夹取。④形态不整或体积较大的异物：可夹碎分次取出。如经前鼻孔难以取出之异物，可取仰卧低头位，将异物推向鼻咽部，经口腔取出。⑤动物性异物：须先将其麻醉或杀死后再用钳取出。⑥较深的金属异物：需在 X 线荧光屏观察下手术取出。异物取出后，如局部黏膜有糜烂、破损者，可用减充血剂滴鼻，以防粘连；若已有粘连，则分离后填入明胶海绵或凡士林纱条。

预防与调护 教育儿童不要将异物塞入鼻内；提高对儿童鼻异物的警惕性，发现鼻塞、流臭秽涕等症状，要及时到医院诊治，以免贻误时间，加重病情。医务人员在取出鼻腔填塞物后，应仔细检查，并清点填塞物，以免有所遗留。发现异物，不要慌张，尤其是小儿患者，要防止异物滑入气管，引起窒息。嘱病人不可盲目用手或其他不恰当器械自行挖取异物，以免将异物推向深处，造成不必要的损伤。

预后及转归 及时处理，预后良好。如黏膜红肿甚，不做适当处理，可致粘连；异物停留日久，可并发鼻窒、鼻渊等病证；异物留置日久可形成鼻石，鼻石压迫，可致鼻甲萎缩。

（毋桂花）

bísǔnshāng

鼻损伤（nasal injury） 鼻部遭受外力作用而致的损伤。由于外力作用大小及受力方向不同，其表现形式也不同，常见有鼻伤瘀肿、皮肉破损、鼻骨骨折（亦称鼻背骨折）、鼻伤衄血等。

历史源流 明代以前的医著，有关鼻损伤的内容散见于跌仆损伤、金创伤、从高处跌落等论述中。至明代始有专论鼻损伤，如王肯堂《证治准绳·疡医》卷六："凡鼻两孔伤凹者，可治，血出无妨，鼻梁打扑跌磕凹陷者，用补肉膏敷贴，若两鼻孔跌磕伤开孔窍或刀斧伤开孔窍，用封口药掭伤处，外以散血膏贴之退肿。"论述了外鼻损伤、鼻背骨折的症状及外治方法。清代，《医宗金鉴》《伤科补要》《救伤秘旨》《伤科汇纂》等伤科医著都较详细论述了鼻损伤，如钱秀昌《伤科补要》卷二提出了外鼻损伤、皮肉破损、鼻背骨折、鼻伤衄血的症状及内外治法、方药。

病因病机 多为外力直接损伤鼻部所致，常见于跌仆、撞击、拳击、弹击、爆炸等事故中。由于外力的性质、大小及受力方向不同，损伤的病理变化和轻重程度各异。①鼻伤瘀肿：单纯钝力挫伤，受力面积广而分散，皮肉未破，表现为外鼻软组织肿胀和皮下瘀血。②皮肉破损：多为锐器损伤，致皮肉破裂，甚至部分缺失。③鼻骨骨折：拳击殴打、跌仆冲撞等较强外力的作用，致鼻骨骨折，多伴有外鼻畸形、软组织肿胀和皮下瘀血。④鼻伤衄血：鼻部受外力的作用，皮肉破损，伤及脉络，血溢脉外。此外，枪弹与爆炸弹片等飞物所伤，常为穿透性，易造成异物残留，严重者，还可波及颅脑。

诊断与鉴别 此病有明确的鼻外伤史，可有不同程度的鼻部疼痛，或有鼻塞、衄血，甚至头痛头昏、意识丧失。检查可见鼻部瘀肿或鼻衄，触诊或有皮下气肿、捻发音，皮肉破损，脱落缺失，鼻中隔膨隆、紫黯、光滑柔软。鼻背歪斜，或鼻背塌陷如马鞍状。CT检查或鼻骨X线侧位片有助于诊断。

辨证分型 常见辨证分型有四种。①鼻伤瘀肿：鼻部肿痛，触痛明显，皮下青紫，或连及眼睑，可有鼻塞、额部胀痛、鼻背压迫感。或见鼻中隔膨隆、紫黯、光滑柔软，若继发染毒，则形成脓肿，出现发热、局部疼痛加重或跳痛等。②皮肉破损：轻者鼻部表皮擦伤，重者皮肉破损撕裂，甚至脱落缺损，局部出血、疼痛。③鼻骨骨折：骨折无移位者，鼻部青紫肿痛，触痛明显；骨折移位者，鼻背歪斜，或鼻背塌陷如马鞍状，触诊有摩擦音，如有皮

下气肿，触之有捻发音。严重者，可有鼻塞，鼻中隔偏向一侧鼻腔，鼻道变窄。④鼻伤衄血：鼻衄，其量或多或少，出血量多者，持续难止，甚至面色苍白，脉微欲绝；亦可见伤后数日仍反复出血者。

治疗 多采用外治法结合内治法进行治疗。

外治法 ①鼻伤瘀肿：伤后24小时以内，冷敷止血，减少瘀血形成；24小时以后，热敷散瘀，消肿止痛，亦可用内服中药渣再煎汤热敷，或外涂万花油或玉龙油。②皮肉破损：轻者只需用等渗盐水或双氧水清洗伤口；伤口较深较长者，应仔细清理创口，取出异物，尽可能保留皮瓣，再予缝合，并注射破伤风抗毒素；皮肤缺损严重者应予植皮。③鼻中隔血肿：血肿小者，可穿刺抽吸；血肿大者，可在表皮麻醉下于血肿下缘切开引流，吸尽瘀血后行鼻腔填塞，压迫止血。同时注意预防感染。④鼻中隔脱位：应予复位。用鼻中隔复位钳伸入两侧鼻腔夹住鼻中隔，将其扶正复位后，双侧鼻腔填塞凡士林纱条。若难以复位者，日后择期行鼻中隔黏膜下矫正术或黏膜下切除术，以矫正其偏曲。⑤鼻骨骨折：骨折无移位者，可参考"鼻伤瘀肿"的外治法；骨折有移位形成畸形者，应及早进行复位。若因鼻肿严重而复位有困难者，待肿胀消退后再行复位，但不宜超过14天。⑥鼻伤衄血：可用鼻腔填塞等止血方法，见鼻衄。

内治法 ①鼻伤瘀肿：治宜活血通络、行气止痛，可选用桃红四物汤加减。②皮肉破损：治宜活血祛瘀、消肿止痛，可选用桃红四物汤加减。③鼻骨骨折：初期治宜活血祛瘀、行气止痛，

可选用活血止痛汤加减；中期治宜行气活血、和营生新，可选用正骨紫金丹或续断紫金丹加减；后期治宜补气养血、坚骨壮筋，可选用人参紫金丹加减。④鼻伤衄血：治宜祛瘀止血、养血和血，可选用四物汤或失笑散加减；面色苍白，脉微欲绝者，须益气回阳固脱，用独参汤或生脉散合参附龙牡汤。

预防与调护 鼻伤瘀肿者，忌触碰揉擦，避免加重损伤或引起出血。皮肉破损者，注意保持清洁，避免染毒。鼻骨骨折者，忌碰撞或按压，避免骨折畸形愈合。加强安全教育，避免意外事故发生，是预防此病的关键。

预后及转归 此病伤势较轻者，预后较好。若伤势较重或延误治疗，则可遗留畸形，影响面容或呼吸功能。若合并邻近器官如眶壁、牙槽突、颅底、硬脑膜损伤或脑震荡等，则可遗留其他功能障碍，甚至危及生命。

（陈国春）

bídòngchuāng

鼻冻疮（nasal frostbite） 由寒冷所致的鼻部肌肤损伤。俗称鼻冻伤。以鼻部肿胀、红紫疙瘩、痒痛甚至溃烂为主要特征。有明显的地域性和季节性，多发于北方寒冷地区的寒冷季节，且多见于妇女、儿童和老人。

历史源流 隋·巢元方《诸病源候论》卷三十五"冻烂肿疮候"："严冬之月，触冒风雪寒毒之气，伤于肌肤，血气壅涩，因即瘃冻，嫩赤疼肿，便成冻疮，乃至皮肉烂溃，重者肢节堕落。"明确指出冻疮因寒邪外袭，气血凝滞，血脉不通，皮肉损伤而致。明代，申斗垣的《外科启玄》卷九认为面耳手足均可发生冻疮，其症状"初痛次肿，破出脓血，

遇暖则发烧"，认为多是元气虚弱之人不耐寒冷而致，内服补中益气之剂，外用附子末练树子肉捣搽。陈实功的《外科正宗》卷四称"冻风"，指出因肌肉寒极，气血不行，导致紫斑，久则变黑，腐烂作脓，外用生肌敛口的碧玉膏，用独蒜捣膏涂搽预防复发。清代，《医宗金鉴》卷七十五、《外科大成》等对冻疮的认识多在前人的基础上加以论述。

病因病机 外因是寒邪侵袭，内因为气血虚弱，寒邪乘虚外袭，体虚不胜其寒，阳气不能上达鼻窍，寒凝肌肤，经脉阻隔，气血瘀滞所致。

诊断与鉴别 冻疮初起，鼻部皮肤苍白发痒，肿胀质硬，后转青紫肿胀，知觉迟钝，不知痛痒，继则灼热疼痛，发生水疱，破裂后溃烂疼痛，甚则皮肤紫黑，肌肉坏死。病程缓慢，气候转暖后可自愈，多于次年冬季再发。

红斑及破溃除可见于鼻冻疮外，尚可见于多种疾病，如多形性红斑、类丹毒等，应加以鉴别。①多形性红斑春秋季发病，有前驱症状，一般 2 ~ 3 周可痊愈。②类丹毒多见于肉类或渔业工人，有外伤史，常见出现深红色肿胀，灼热疼痛，有游走性，不破溃。

辨证分型 此病初起以寒凝血瘀证为主，破溃则寒郁化热证多见，溃久不敛为气血不足证。常见辨证分型有三种。①寒凝血瘀：鼻部麻木冷感，肤色青紫，肿胀结块，灼痛发痒，手足清冷，舌淡，苔白，脉沉细或沉涩。②寒郁化热：疮面溃烂，破流脓血，焮赤肿痛，兼见身热、口干、便结尿黄，舌红，苔黄，脉数。③气血不足：疮口溃烂，紫黯干塌，肉色灰白，滋流血水，久不收敛，肢冷，舌淡，苔薄白，脉细。

治疗 多采用内治法结合外治法、耳针疗法及其他疗法等进行治疗。

内治法 寒凝血瘀者，治宜温经散寒、活血通络，可选用当归四逆汤或阳和汤加减。寒郁化热者，治宜清热解毒、活血止痛，可选用四妙勇安汤加赤芍、丹参、野菊花、紫草等。气血不足者，治宜补气养血、温经通络，方选十全大补汤加毛冬青、鹿角霜、黄酒等。

外治法 主要采用鼻部涂敷法。红肿痛痒未溃破流水者，选用姜汁、辣椒汁轻柔按摩，每日 2~3 次；有水疱者可挑破或用注射器抽吸，再涂敷白玉膏；溃烂时用生肌玉红膏、生肌散、九一丹外敷。

耳针疗法 取神门、交感、肺、皮质下等耳穴，用王不留行贴压，每日自行按压数次。

其他疗法 可选用红外线、紫外线、氦氖激光、特定电磁波谱治疗器等局部理疗。

预防与调护 对于此病应注重预防，在严寒环境下工作、生活，要注意保暖防寒；加强锻炼身体，增强体质。患病期间应保持局部清洁，避免碰伤，忌搔抓；受冻部位不宜立即烘烤和热水烫洗；加强营养，多吃豆类、肉类及蛋类等食品，可有助于提高耐寒能力。

预后及转归 若早期治疗得当，可获痊愈。长期失治，则缠绵难愈，气候转暖后可自愈，多于次年冬季再发。

(李彦华)

bí tánbāo

鼻痰包（nasal cyst） 以鼻前孔处隆起，或鼻腔有淡黄色液体滴出为主要特征的疾病。又称鼻部痰包。多见于成年人，无季节与地域性。西医学的鼻前庭囊肿、鼻窦囊肿等病可参考此病辨证治疗。

历史源流 古代医籍中并无"鼻痰包"的记载，只有"痰包"的论述，指的是发于舌下的一种疾病。如明·陈实功《外科正宗·痰包》："痰包，乃痰饮乘火流行，凝注舌下，结而胞肿，绵软不硬，有害言语，作痛不安，用利剪刀当包剪破，流出黄痰，若蛋清稠黏难断，揉尽，以冰硼散搽之，内服二陈汤加黄芩、黄连、薄荷数服，忌煎炒、火酒等件"。认为痰包是痰邪为患，痰热互结而致，其特点是结肿如包，绵软不硬，内有蛋清样液体的一种疾患。现代医家根据古人对痰包的论述，将发生于其他部位的类似于痰包的病变亦称为痰包。王永钦主编的《中医耳鼻咽喉科临床手册》、中医药高级丛书《中医耳鼻咽喉口腔科学》称"鼻部痰包"。普通高等教育"十五""十一五"国家级规划教材《中医耳鼻咽喉科学》称为"鼻痰包"。

病因病机 多为痰浊凝聚，困结于鼻所致，多属实证。由于饮食劳倦伤脾，运化失常，津液停聚，痰浊内生，复遇邪热外犯，痰热互结，循经流注鼻窍，逐渐积聚而成包块。

诊断与鉴别 此病发病缓慢，多在无任何症状时偶然发现。痰包小，可无明显不适；较大时或有局部轻微胀满感，若发生在鼻前庭，可出现鼻塞；若发生在鼻窦可出现间歇性鼻流黄水、头痛，甚至视力障碍。发生在鼻前庭者检查可见一侧鼻孔出现以鼻翼或上唇底部为中心的隆起，并逐渐增大，按压时有明显的囊样弹性感，严重者可致鼻翼变形；发生在鼻窦者，X 线检查显示为囊性改变。

鼻前庭痰包须与牙源性囊肿鉴别：鼻前庭痰包穿刺可抽出淡黄色透明或半透明液体，而牙源性囊肿有上列牙病，如缺牙或龋齿，囊液姜黄色、酱色、黄褐色，X线显示上颌骨牙槽突骨质破坏或囊内含牙。鼻窦痰包应与鼻窦肿瘤鉴别：鼻窦肿瘤有脓血涕，鼻窦CT扫描和病理检查可明确诊断。

辨证分型　此病辨证为痰浊凝滞，困结于鼻。初起时多无明显症状，较大可出现一侧鼻前庭底部隆起或鼻翼变形，鼻塞，间有鼻流黄水，头痛，甚至视力障碍等症，舌苔微腻，脉滑。

治疗　多采用内治法结合外治法进行治疗。

内治法　治宜除湿化痰，散结消肿，可用二陈汤加减。可酌加枳壳、瓜蒌仁加强祛痰浊之功。局部焮热微胀者，加黄芩、黄连；胃纳差，可加神曲、麦芽、谷芽；局部红肿疼痛、舌红苔黄者，可合五味消毒饮。

外治法　①鼻部涂敷法：发生于鼻前庭者，可用芒硝30g，溶水100ml，用纱布浸湿敷于患处，日3~4次。局部红肿者可用黄连膏或如意金黄散敷患处。②物理疗法：微波治疗仪局部照射，日一次。③手术疗法：囊肿较大致面部畸形，或引起鼻塞、发生感染者，应手术切除。

预防与调护　忌辛辣肥甘厚腻之品，戒烟忌酒；注意鼻腔及口腔清洁，以防感染。

预后及转归　经过积极治疗，预后良好，但可能复发。

(毋桂花)

bíjūn

鼻菌（nasal malignant tumor）发生于鼻腔及鼻窦的恶性肿瘤。

以鼻塞、鼻流污秽浊涕、鼻衄、头痛、颈部恶核为主要特征。以中老年为多，男性发病多于女性。

历史源流　历代医著对此病无专门论述，有些文献描述的鼻渊、脑漏、控脑砂等，有鼻塞、流浊涕、脓血涕等症状，与鼻菌症状相似。如《素问·气厥论》说："胆移热于脑，则辛頞鼻渊，鼻渊者，浊涕下不止也，传为衄蔑、瞑目。"清代，《医宗金鉴》卷六十五说："鼻中淋沥腥秽血水，头眩虚晕而痛者，必系虫蚀脑也，即名控脑砂。"这些症状的描述，其中也可能包括了鼻菌鼻流腥浊涕、血水的症状。1985年出版的《中国医学百科全书·中医耳鼻咽喉口腔科学》始用"鼻菌"这一病名。

病因病机　多因脏腑功能失调，复受邪毒侵袭，搏结于鼻窍而致，与肺、脾、肾关系较为密切。①痰郁互结，凝聚鼻窍：肺素有痰热，复加邪热壅肺，肺热久郁，炼液为痰，痰热交阻，结聚鼻窍；或脾胃素虚，又饮食不节，或劳倦损伤，运化失健，湿浊内蕴，结聚成痰，上渍于肺，滞留鼻窍。痰浊停聚鼻窍，日久痰瘀互结，凝聚而为肿块。②肝胆热盛，火毒内攻：因情志不畅，肝失疏泄，气郁化火，肝胆火热循经上犯，移热于脑，伤及鼻窍，燔灼气血，煎炼津液，腐蚀骨肉，痰浊瘀热互结鼻窍而为肿块。

诊断与鉴别　此病以鼻塞、鼻流污秽浊涕、鼻衄，头痛为主要症状。常为进行性，一侧鼻塞。鼻涕污秽且带脓血，鼻气腥臭。鼻衄反复发作，初期常涕中带血，或少量出血，晚期反复鼻衄而量多。鼻内疼痛，头痛头胀，或可出现流泪、复视、张口困难、眼球突出、牙痛、面部麻木等症状。

检查鼻腔，可见菌状、菜花状或息肉样肿物，色红，触之易出血，或有溃烂、坏死，鼻部或面部隆起变形。鼻部X线、CT或MRI检查可明确肿块的大小和浸润范围。取活体组织进行病理检查可明确诊断。

此病应与鼻渊、鼻痔、鼻痰包等鉴别。①鼻菌早期与鼻渊均有鼻塞、流浊涕、鼻涕腥臭及同侧上列牙痛等症状，易相混淆，须注意鉴别。鼻菌患者，一侧脓血涕较多，且鼻衄反复发作，检查可见鼻腔内有菜花样肿块，X线、CT或MRI检查可显示肿块浸润范围及骨质破坏性改变，鼻腔肿块组织病理检查可明确诊断。鼻渊患者，鼻涕黄浊而量多，一般无反复发作鼻衄，X线、CT或MRI检查，显示鼻窦炎性改变。②鼻菌与鼻痔均可见鼻腔有肿块。鼻痔为非真性肿瘤，常与鼻渊并发，检查见鼻窍内有单个或多个圆形或椭圆形、半透明、表面光滑、质软有弹性的新生物，鼻窍有清稀或脓性涕。与鼻菌呈菜花状、溃烂、坏死，有秽臭脓血涕显著不同，组织病理检查可明确诊断。③鼻菌与鼻痰包均可出现鼻部或面部隆起变形。鼻痰包多见于青年人，发展缓慢，较大时可见鼻旁皮下隆起，呈半球形，表面光滑，触之有弹性，与周围组织界限清楚，多见于筛窦和上颌窦。如巨大痰包，可出现与鼻菌相似的临床表现，如面颊膨隆、眼球外突移位等，X线、CT或MRI检查可见骨壁压迫性吸收变薄，边缘光滑，而无浸润性破坏。而鼻菌多发于40岁以上，发展较快，肿物呈菜花状，溃烂，易出血，X线、CT或MRI检查显示骨质破坏。两者在发病年龄、发展情况、症状及检查等方面都有显著不同。

辨证分型 此病多为痰瘀及胆火，应详细观察肿块及痰涕的颜色，并结合全身症状及舌脉，进行辨证。①痰瘀互结，凝聚鼻窍：鼻塞，流脓血腥臭秽涕，头痛头重，或面颊麻木疼痛，张口困难，或有咳嗽痰多，胸闷不舒，体倦身重，胃纳差，舌质淡或暗红，舌体胖或有齿印，舌苔白或黄腻，脉弦滑。检查见肿块色较淡，鼻内污秽浊涕较多，颈部或有恶核。②肝胆热盛，火毒内攻：鼻塞，鼻流污浊血涕，鼻内恶臭，时有鼻衄，头痛，或见面颊肿胀，突眼或视力减退，张口困难，口干口苦，渴而喜饮，心烦易怒，便秘尿赤，舌质红，苔黄或黄燥，脉弦滑或滑数。检查见鼻腔肿块色红或暗红，溃烂，触之易出血，颈部或有恶核。

治疗 多采用内治法结合外治法、针灸疗法等进行治疗。

内治法 痰瘀互结，凝聚鼻窍者，治宜涤痰化浊、祛痰散结，选用清气化痰丸合桃红四物汤加减。肝胆热盛，火毒内攻者，治宜清泻肝胆、解毒散结，可选用龙胆泻肝汤加减。

外治法 ①手术治疗。②脓涕多者，可用清热解毒的滴鼻剂滴鼻，以清洁鼻窍，排除脓涕。③鼻衄者，应按鼻衄的外治法处理。

针灸疗法 出现头痛或局部疼痛等情况可选用以下疗法。①鼻病体针疗法：主穴取风池、下关、上星、大迎。配穴取臂臑、手三里、合谷。用泻法，每次选主穴、配穴各1~2穴。②鼻病水针疗法：药物可选当归注射液、柴胡注射液、川芎注射液等，做上述穴位注射，每穴0.5ml，每次1~2穴。

预防与调护 改善工作环境条件，减少含致癌物粉尘、气体的吸入。注意饮食卫生，避免过食辛辣炙煿之品，忌食发霉、有毒食品。应加强对病人心理的调护，解除病人因心理负担、缺乏信心而导致全身系统抗病能力及全身免疫功能衰退而加速病情恶化。

预后与转归 预后多数不良。

(李彦华)

bíxuèliú

鼻血瘤（nasal hemangioma）生长于鼻腔、鼻窦或鼻咽的血瘤。以鼻塞，反复出血为主要特征。西医学的鼻腔与鼻窦血管瘤、出血性息肉、鼻咽血管纤维瘤等病可参考此病辨证治疗。

历史源流 古代文献中无"鼻血瘤"的病名及有关论述。血瘤为六瘤（筋瘤、血瘤、肉瘤、气瘤、脂瘤、骨瘤）之一，明·陈实功《外科正宗》卷二记载："血瘤者，微紫微红，软硬间杂，皮肤隐隐，缠若红丝，擦破血流，禁之不住。"此描述与血管瘤的临床表现颇相类似。明·申斗垣《外科启玄》卷八有"血瘤赘"的记述，其形与茄子相似，治疗"以利刃割去，以银烙匙烧红一烙即不流血"，提出用手术割除，烙治法以止血。清代，《重楼玉钥续编·诸证补遗》说："鼻生一条红线如发缠，一黑泡大如樱桃，垂挂咽门。"与鼻咽血管瘤的表现有相似之处。在1985年出版的《中国医学百科全书·中医耳鼻咽喉口腔科学》中始有"鼻及鼻咽血瘤"之名。

病因病机 此病与鼻窍脉络受伤及情志因素有关，病机主要是肺、肝等脏腑功能失调。①肺经蕴热，脉络瘀阻：肺经素有蕴热，热灼鼻窍，又因挖鼻，鼻窍脉络损伤，反复染毒，则脉络受阻，日久脉络瘀阻而致。②肝气郁结，气滞血瘀：青春期生机旺发，肝气偏盛，情绪易于波动，或因情志所伤，致肝气郁结，肝失疏泄，气机阻滞不畅，久则气滞血瘀，阻塞脉络，日久气血相凝而致。

诊断与鉴别 此病以鼻衄、鼻塞为主要症状。①鼻腔血瘤：血瘤较小者，无明显鼻塞，随着瘤体增大，可有一侧或两侧鼻塞，鼻衄反复发作。检查可见鼻腔肿物呈紫红色，柔软，触之易出血。②鼻咽血瘤：绝大多数发生于青年男性，故有"男性青春期出血纤维瘤"之称。初期瘤小，可无明显症状，或时有涕血。瘤体长大，则出现鼻塞、耳鸣、耳聋、耳痛、张口呼吸困难，甚则引起视觉障碍，眼球突出等症，或骤然引起口鼻大量出血。检查可见鼻咽部有红色或暗红色呈圆形或结节状肿物，表面光滑，血丝相裹，手指触诊光滑质硬且易出血。肿物可突入鼻腔，此时前鼻镜下可见鼻腔后段之肿物。X线、CT、MRI检查可显示肿瘤所在部位及浸润范围，血管造影可显示肿瘤基部的供血动脉及其分支情况。血瘤极易出血，一般不做活检。

此病须与鼻咽部恶性肿瘤及其他良性肿瘤鉴别。①鼻咽部恶性肿瘤与鼻咽血瘤均可有鼻塞、涕血的症状，两者须注意鉴别。鼻咽部恶性肿瘤多呈菜花样，溃烂、污秽脓血腥臭，恶性肿瘤发展快，早期多发生颈淋巴结转移，X线、CT、MRI检查可见有骨质破坏，活组织检查可明确诊断。而鼻咽血瘤表面光滑，血丝缠绕，无污秽脓血附着。②鼻咽部其他良性肿瘤，如后鼻孔息肉呈白色或灰白色、半透明、质软、不易出血；鼻咽部瘤包呈淡黄色隆起，质软光滑，不易出血。两病与鼻咽血瘤血丝缠绕，容易出血有明显不同。

辨证分型 此病多见于肺热与肝郁，应结合全身症状及脉、舌进行辨证。①肺经蕴热，脉络瘀阻：鼻衄反复发作，色红量多，鼻塞涕多，鼻腔干燥，或见咽痒咳嗽痰多，或干咳少痰，舌质红，舌苔薄白或微黄，脉数。血瘤色红，血丝相裹。②肝气郁结，气滞血瘀：鼻衄反复发作，量多色深红，口苦咽干，胸闷不舒，胁肋胀痛，或头痛耳鸣，耳内胀闷，舌质红或暗红有瘀点瘀斑，脉弦滑或数。鼻腔或鼻咽血瘤色暗红，血丝相裹。

治疗 多采用内治法结合外治法进行治疗。

内治法 肺经蕴热，脉络瘀阻者，治宜清肺泻热、祛瘀散结，可选用泻白散合会厌逐瘀汤加减，或芩连二母丸加减。肝气郁结，气滞血瘀者，治宜疏肝散结、凉血止血，可选用柴胡清肝汤加减，如肝火亢盛，鼻衄量多，可选用龙胆泻肝汤加丹皮、白茅根、茜草根等。

外治法 ①鼻出血时，应遵循"急则治其标"的原则，先做局部止血处理，方法见鼻衄的外治法。②发生于鼻中隔的小血瘤，可采用烙治法。③手术治疗。

预防与调护 此病应争取早期治疗，防止发生多次反复出血。饮食宜清淡，忌食辛辣炙煿助火动血之品。避免激烈活动，以防大出血。

预后与转归 经治疗多数能够治愈，预后大多良好。治疗不当，可引起大出血，甚则危及生命。

（李彦华）

jiǔzhābí

酒渣鼻（brandy nose） 以鼻准与鼻旁甚至连及面颊等处红赤、油腻光亮，或鼻头紫红色小丘疹、脓疱，甚则鼻头皮肤增厚粗糙如橘皮样为主要特征的疾病。俗称酒糟鼻。中医古籍中又称赤鼻、糟鼻子、酒皶鼻、酒齄鼻、酒齇鼻、酒渣鼻、酒皶赤鼻、鼻齇、鼻皶等。多发于壮年或中年男性。

历史源流 酒渣鼻的有关描述在《黄帝内经》已有记载，如《素问·刺热》说："脾热病者，鼻先赤"，指出其病因病机是"脾热"，症状特点是"鼻赤"。晋·葛洪《肘后备急方》卷六："疗面及鼻酒皶方"，方用珍珠、胡粉、水银等份，猪脂和涂。这是此病外治方的较早记载。隋·巢元方《诸病源候论》卷二十七："酒皶候，此由饮酒，热势冲面，而遇风冷之气相搏所生，故令鼻面生皶，赤炮币币然也。"提出了此病与饮酒关系密切。唐·孙思邈《备急千金要方》卷六下载有治疗酒渣鼻炮方两首，内服栀子丸方，外敷薄鼻疱方，运用内外治法治疗此病。宋代，陈言《三因极一病证方论》卷十六："粉黄膏，治肺热，鼻发赤瘰，俗谓酒皶。"认为酒渣鼻与肺热有关。《太平圣惠方》卷四十列有治疗酒渣鼻方12首，其内服方多根据症状、病程之不同而运用不同的方剂，外治多用凉血、活血、祛风止痒的药物膏剂外敷。金元时代，医家们对此病的论述较为详细，如元·朱震亨《丹溪心法》卷四在鼻病七十六中载："酒瘰鼻是血热入肺，治法用四物汤加陈皮、红花，酒炒黄芩煎，入好酒数滴，就调炒五灵脂末同服"，外治"用桐油入黄连末，以天吊藤烧灰，热敷之"，其在《格致余论》《金

匮钩玄》等著作中也有类似论述，元·危亦林《世医得效方》卷十介绍了治疗酒渣鼻方9首。明代，各医家对酒渣鼻的认识，多在前人的基础上加以论述，如张介宾《景岳全书》卷二十七称为"酒皶赤鼻"，其病因病机"多以好酒之人，湿热乘肺熏蒸面鼻，血热而成，或以肺经素多风热"。王肯堂《证治准绳·杂病》谈到"鼻赤，一名酒齄鼻，乃血热入肺也……邪热熏蒸肺叶伏留不散"而致。李时珍《本草纲目·主治·百病主治药·鼻》提出"鼻齇，是阳明热及血热，或脏中有虫"，列有内、外治方多以活血祛瘀、清热解毒、杀虫为主。陈实功《外科正宗》卷四提出"齇鼻属脾，总皆血热郁滞不散"，设内服枇杷叶丸、黄芩清肺饮。清代，医家们对酒渣鼻有了进一步认识，如祁坤《外科大成》卷三认为"酒皶鼻，先由肺经血热内蒸，次遇风寒外束，血瘀凝结而成"，治疗"须宣肺气，化滞血，使荣卫流通以滋新血"，设有麻黄宣肺散、调荣化滞汤、黑参丸。《医宗金鉴》卷六十五认为酒渣鼻治疗难迅速取效，设有内服的麻黄宣肺酒、凉血四物汤，外用颠倒散。王清任《医林改错》卷上提出"糟鼻子……红色是瘀血"，治以活血祛瘀之法，方用通窍活血汤。总结历代医家对酒渣鼻的认识，主要观点是：①饮酒致肺热、脾胃积热。②酒热与风冷之气相搏。③血热，脏中有虫。

病因病机 病因多为饮食不节、外感风冷，其病机与肺脾功能失调，血热、血瘀有关。①脾胃积热，蕴热上攻：饮食不节，如嗜酒、喜食炙煿辛辣之品，肺脾积热，熏蒸面鼻，血热壅滞，伏留不散而致病。②血热遇寒，

血瘀凝滞：病变日久不愈，血热壅滞，一旦遇寒，则血瘀凝结，滞而不行，致鼻部阳气阻塞，血脉凝滞，而出现鼻赤或紫黑如橘皮状。

诊断与鉴别 此病早期鼻准及鼻翼红色或暗红色皮疹，表面脂腻油光，在饮酒、进餐、冷热刺激或情绪紧张时加重；中期鼻准及鼻翼皮肤潮红不退，血络扩张如红丝缠绕、皮肤增粗，可出现针头大或黄豆大丘疹脓疱，压之可有脂液溢出，微痒微痛；后期鼻部皮肤增厚，表面凹凸不平，呈橘皮样或结节样如榴状，色暗红或紫红。

酒渣鼻与粉刺都可见颜面中部或面颊部皮肤红赤，起小丘疹及脓疱，宜加以鉴别。酒渣鼻多发生于壮年或中年男性，主要发病部位在鼻准及鼻翼两旁，以鼻准、鼻翼红斑，有血丝缠绕为特征。粉刺多发生于男女青年青春期，发生部位以颜面为多，亦见胸背部及肩胛部，并有典型的黑头粉刺，用手挤压有米粒样白色粉汁，有时顶部发生小脓疱，有的可形成脂瘤或疖肿。

辨证分型 此病以脏腑郁热，气滞血瘀为主，一般以局部皮肤色泽、形态辨证为主，结合舌象、脉象及其他全身症状辨析。常见辨证分型有两种。①脾胃积热，蕴热上攻：鼻准及鼻两旁皮肤潮红，或有暗红色斑点，表面油腻光亮，当饮酒或寒冷刺激后，鼻部色泽更加明显，或见鼻部出现小丘疹脓疱，挤压有脂液溢出，鼻头红斑血丝缠绕，状如树枝、蛛网，呈紫暗色。自觉鼻部微痒微痛，全身可伴有口干口臭，大便秘结，舌质红，苔薄白或微黄，脉弦略数。②血热遇寒，血瘀凝滞：患病日久，缠绵不愈，鼻部

微痒微痛、重胀不适、鼻部皮肤增厚，粗糙不平，犹如橘皮，或呈结节状增生如榴状，舌质暗红或有瘀点，脉弦或弦涩。

治疗 多采用内治法结合外治法、针灸及其他疗法等进行治疗。

内治法 脾胃积热，蕴热上攻者，治宜清泻肺脾积热，可选用黄芩清肺饮或枇杷叶丸加减。血热遇寒，血瘀凝滞者，治宜活血化瘀，可选用通窍活血汤或凉血四物汤加减。若兼痰浊凝结者，可合消瘰丸。

外治法 主要采用鼻部涂敷法。用具有清热解毒、散瘀消肿、敛湿止痒、杀虫散结的药涂敷于局部，如颠倒散、硫黄膏、百部酊、蛤粉膏之类涂鼻部。

针灸疗法 ①鼻部体针疗法：以鼻准、印堂、迎香为主穴，曲池、合谷、足三里、口禾髎、巨髎为辅穴。平补平泻。②刺血疗法：点刺鼻准出血每周2~3次。③皮肤针：点刺鼻部，隔日1次。④鼻病水针疗法：取迎香、迎香上五分处，药物可选用丹参注射液、川芎嗪注射液或红花、当归注射液等，做穴位注射，隔日1次。⑤鼻部耳针疗法：取肺、鼻、脾、神门、屏间等耳穴，针刺，或用王不留行、小磁珠贴压。

预防与调护 宜戒烟酒，忌辛辣炙煿及肥甘厚味，多食蔬菜、水果之类，保持大便通畅。避免外界过冷过热的刺激，冬天宜戴口罩，保护鼻部皮肤。对已患有酒渣鼻者，局部经常用温水洗涤，或每次敷药前，应先用温水洗脸。注意个人卫生，勿与他人共用毛巾洗脸；保持心情舒畅，避免精神刺激。

预后及转归 此病病程长，缠绵难愈，每遇冷、热刺激，症

状加重，影响面容美观。

（李凡成）

bíjū

鼻疽（farcinia） 以鼻柱肿胀、坚硬色紫、麻木疼痛、日久不消，甚则溃疡难愈为主要特征的疾病。中医古籍中又称鼻管疽。西医学的鼻结核可参考此病辨证治疗。

历史源流 最早在晋·皇甫谧《针灸甲乙经·血溢发衄》卷十二载有"鼻管疽"之名："鼻管疽，发为厉，脑空主之。"而"鼻疽"病名首见于明·王肯堂《证治准绳·疡医》卷三："鼻柱上生疽何如？曰：是名鼻疽。属手太阴肺经风热及上焦郁火所致，宜千金漏芦汤、活命饮，加栀子、木通、薄荷、桔梗。"认为是肺经风热及郁火，上循结聚鼻窍而致，并提出治疗方药。此后，清代的《医宗金鉴·外科心法要诀》《疡医大全》《郑氏彤园医书·外科病症》均有论述。

病因病机 多因肺经郁火外发，邪毒结聚鼻窍，深陷营血，羁留不去，以致缠绵难愈。

诊断与鉴别 多有肺结核病史或结核患者接触史。病程往往较长，症见鼻柱肿胀麻木，鼻塞，鼻痛，或有鼻内恶臭气。检查见鼻柱硬肿，色暗滞，稍有触痛，鼻腔前部浅表性糜烂、溃疡，边缘不齐，表面覆有薄痂，溃疡底部有苍白肉芽，触之容易出血。病变严重者，可致鼻背轻微红肿疼痛、头痛、鼻中隔穿孔、鼻翼塌陷、眼睑肿痛溢泪。

此病应与麻风鼻溃、杨梅鼻烂鉴别。鼻疽、麻风鼻溃与杨梅鼻烂均可出现鼻部溃烂肿痛、鼻中隔穿孔、鼻背下塌等改变。但各自感染的邪毒不同，病理不同，故需要病理切片以资鉴别。

辨证分型 此病多因肺经郁

火外发，毒聚鼻窍，羁留缠绵。症见鼻柱硬肿、麻木、疼痛、色暗滞，鼻塞，鼻内有恶臭气，鼻腔前部或有糜烂、溃疡；伴口咽干燥少津，大便秘结，舌质红，少苔，脉细数。

治疗 多采用内治法结合外治法进行治疗。

内治法 此病证属肺经郁火，治宜泻火解毒、扶正祛邪。初起宜清解郁毒，可选用千金漏芦汤或仙方活命饮加减，可加百部杀虫驱痨；若肿痛不减，已酿脓之势则宜托里透脓，可选用托里透脓汤加减；脓溃后则宜补托祛腐，可选用中和汤加减。

外治法 主要采用鼻部涂敷法。局部肿痛为主，用紫金锭研末，醋调外敷；局部溃疡有脓，用二味拔毒散外敷；局部溃烂无脓，用生肌散调涂外敷，或外贴生肌玉红膏。

预防与调护 ①避免与结核患者密切接触，以预防传染。②结核患者，应当积极治疗，以免产生传变，发生此病。③注意局部护理，勿搔抓患处，若局部有溃烂结痂时，可适当用麻油之类点涂滋润。④注意戒烟酒、忌食辛辣香燥等物，以免助火而加重局部病变。

预后及转归 此病病程虽然较长，但若方法得当，可以治愈；病情重者，愈后可遗留鼻中隔前端穿孔、鼻翼塌陷。

（李凡成）

yángméi bílàn

杨梅鼻烂（nasal syphilis） 以鼻部溃烂为主要特征的杨梅疮。中医古籍中又称杨梅风、杨梅结毒、霉疮、棉花疮等。西医学的鼻梅毒可参考此病辨证治疗。

历史源流 明代以前的医著无杨梅疮的记载。至明代，因海

外贸易发达，此病由国外传入中国，并自南而北传播，以此开始引起众医家的关注。明·陈司成《霉疮秘录》为现存最早论述杨梅疮的专著，书中对杨梅疮的成因、证候、治法用药罗列甚详，其病"初起岭表，湿热之邪，蓄积既深，发为毒疮，遂互胥传染，自南而北"。认识到杨梅疮由男女淫猥，湿热之邪困结日久而致，甚或传染妻孥，并有杨梅疮传入五脏可致"形损骨枯，口鼻俱废""渐蚀鼻梁"等记载，治疗方面提出以解毒、清热、杀虫为主要治法。明·李时珍《本草纲目·主治》有"土茯苓治杨梅疮及杨梅风……为必用之药"的记述。清代，各医家对杨梅疮的认识进一步加深，如《医宗金鉴》卷七十三论述了"杨梅结毒"，认识到其毒积久可致"脑顶塌陷，腮唇鼻梁损坏，穿喉蚀目，手足拘挛等患"，治疗提出"若结毒攻于口鼻者，宜五宝散主之。年久臭烂，鼻破损坏者，宜服紫金丹"。

病因病机 为疫毒所致，传播方式主要是精化传染（直接传染）、气化传染（间接传染）和胎中染毒。因杨梅邪毒聚毒日久，入髓沦肌，流经走络，内攻脏腑，腐蚀孔窍而致杨梅鼻烂。其病机多与肺、脾及肝肾功能失调有关。①毒伤肺脾，风湿热结：杨梅结毒，由外而入，毒伤肺脾，风湿热毒困结于鼻窍。②毒伤肝肾，蚀筋腐骨：杨梅结毒久而不愈，湿热毒结，损及肝肾，蚀筋腐骨，致鼻崩溃烂。

诊断与鉴别 此病以鼻部结肿溃烂，鼻塞，鼻内疼痛，脓涕秽臭，嗅觉减退为主要症状。检查可见外鼻皮肤结节肿起、结块如橡皮有弹性。肿块将溃时皮色转为暗红，溃破后疮口凹陷，腐

臭不堪，经年累月难以收口，重者鼻中隔穿孔露出死骨，往往形成鼻背塌坏。梅毒螺旋体血清试验阳性，取病变部位渗出物在暗视野显微镜下查到梅毒螺旋体，可明确诊断。

鼻部溃烂除可见于杨梅鼻烂外，尚可见于麻风鼻溃，应加以鉴别。两者主要根据病史、血清学试验等，可资鉴别。杨梅鼻烂患者有不洁性交史或与杨梅疮病人接触史，麻风鼻溃是感受麻风疠气所致；杨梅鼻烂者梅毒螺旋体抗原血清试验阳性，病损皮肤、黏膜损害的表面分泌物显微镜下查到梅毒螺旋体，麻风鼻溃者病变处分泌物或活体组织检查发现麻风分枝杆菌。

辨证分型 因患病日久，体质虚弱，但邪毒久困，深入筋骨，形成正虚邪实，虚实夹杂之证，辨证分型如下。①毒伤肺脾，风湿热结：鼻塞，鼻痒痛，鼻涕黄稠量多，鼻部皮肤结节肿起，鼻黏膜溃烂暗红，或伴口干咽燥，小便黄赤，舌红，苔黄腻，脉弦滑。②毒伤肝肾，蚀筋腐骨：鼻塞重，鼻内疼痛，鼻流臭脓血或结痂，鼻部皮肤肿块溃腐，鼻中隔穿孔，鼻翼、鼻背塌陷，鼻与口相通。兼见肌肉消瘦，腰膝痠软，疲倦乏力，小便困难，舌质淡红，苔白，脉沉细弱。

治疗 多采用内治法结合外治法进行治疗。

内治法 毒伤肺脾，风湿热结者，治宜祛风清热、解毒除湿，可选用七贴方加减，或土茯苓500g，辛夷9g，水8碗煎至5碗，为1日量，分10次服，每次加五宝散0.3g和匀服。毒伤肝肾，蚀筋腐骨者，治宜解毒活血、除湿祛腐，可选用五虎汤合地黄饮子加减。

外治法 ①外洗：可用土茯苓、蛇床子、川椒、蒲公英、莱菔子、白鲜皮煎汤外洗。或可用苍术 30g、点红川椒 9g，用水 5 碗，煎至 4 碗，入罐内，将患处对罐口，以热气熏之。半热，倾药盆内，淋洗局部患处，以洁净布拭干，后搽解毒紫金膏。②鼻部涂敷法：肿块未溃可用冲和膏外敷，溃后用冬青树枝制末掺之，或外用鹅黄散。脓尽用生肌散收口。

预防与调护 加强杨梅疮危害及其防治常识的宣传教育。杜绝传染途径，严禁卖淫、嫖娼，对旅馆、浴池、游泳池等公共场所加强卫生管理和性病监测，做好孕妇胎前检查工作，对高危人群定期进行检查，做到早发现，早治疗。坚持查出必治，治必彻底的原则。患病后忌食海鲜、牛羊肉及辛辣煎炸之品，戒烟酒、戒房事。

预后及转归 采用中西医结合方法治疗，可以缩短病程，减少病损。杨梅鼻烂者，易形成鞍鼻、鼻中隔穿孔、咽部畸形等。

（周 凌）

máfēng bíkuì

麻风鼻溃（nasal leprosy） 以鼻部溃烂、鼻背崩塌、损形变色为特征的麻风。又称鼻麻风。麻风，中医古籍中又称疠风、大风恶疾、大风病、大麻风、癞病、肺风等。

历史源流 最早见于《素问·风论》："疠者，有荣气热胕，其气不清，故使其鼻柱坏而色败，皮肤疡溃。风寒客脉而不去，名曰疠风。"隋·巢元方《诸病源候论》卷二中称"大风""疠风""癞"，认为"淫邪散溢，故面色败，皮肤伤，鼻柱坏，须眉落"，并指出此病难治，预后差。元·朱震亨《丹溪心法》卷四在疠风

六十四中论述大风病，"以其病发于鼻，从俗呼为肺风也"，其症状"鼻准肿大而为疮""肉烂而生虫也"，设有治方升麻汤送服泻青丸、黄精丸、凌霄花散等。明·沈之问《解围元薮》是中国最早论述"疠病"的专著，指出此病病因为"四时酷烈暴悍贼邪风也""皆煞疠之邪气也"，对于麻风在颜面部的表现观察甚详，"由毒入肺经，不久眉睫脱落，三年鼻柱崩倒，眼翻唇断"。此外，《疮疡经验全书》《证治准绳》《外科正宗》等医著也有专篇介绍。清·萧晓亭的麻风病专著《疯门全书》，对此病的病因病机、症状特点及预后等也有较深入的讨论，认为此病有很强的传染性，与体虚有很大关系，"必气虚，邪始乘之而入；血虚，邪始乘之而凝"，其症状"初则血滞不行，渐生麻痹，日久渐大，不知痛痒，针之不痛……久则伤形变貌……口眼㖞斜，鼻塌唇翻，不早治，成废疾矣"。

病因病机 主要是由于正气虚弱，或经常接触麻风患者及其污染的厕所、床、被、衣服、用具等，感受疠风苛毒，邪毒内侵血脉，上干清窍，毒损鼻窍血络，腐膜蚀骨所致。

诊断与鉴别 此病多有麻风病接触史，表现为慢性病程，潜伏期较长，平均 2~5 年，最长可超过 10 年。早期常因症状不明显，易被忽略而贻误治疗，应引起注意。早期可出现鼻塞，鼻干燥刺激感，有黏液或脓性分泌物，恶臭，日久有痂块，鼻部皮肤感觉减退或消失，随之发生弥漫性瘤样结节性肿胀。结节溃烂后经久难愈，溃烂发展，可引起鼻翼溃烂，鼻中隔穿孔而发生鼻背崩塌。后期溃烂处愈合，则产生瘢

痕收缩、鼻内肌膜枯萎、苍白、干燥，瘢痕收缩可引起鼻孔狭窄甚至闭锁。鼻黏膜或皮疹部涂片检查或病理学检查可找到麻风分枝杆菌。

麻风鼻溃可出现鼻涕脓痂、鼻部溃烂等症状，应与鼻槁、杨梅鼻烂鉴别。①麻风鼻溃与鼻槁均可以出现鼻内肌膜枯萎、干燥、鼻内结痂等症状，都具有病程长的特点。但麻风鼻溃有麻风病史，由于鼻内肌膜长期溃烂、血性分泌物与结痂等病损，终至鼻窍肌膜枯萎、干燥等改变，此时多伴有鼻中隔穿孔、鼻尖塌陷、鼻孔狭窄等改变；鼻槁病程亦较长，鼻内干燥、结痂，自小发病者，成年后可以出现鼻背下塌的鞍鼻畸形，与麻风鼻溃的鼻尖塌陷不同，亦无鼻内肌膜经久不愈的结节性溃烂病变史，无鼻中隔穿孔、鼻孔狭窄等改变。根据病史、病理组织及血清学检查可资鉴别。②麻风鼻溃与杨梅鼻烂后期均可出现鼻中隔穿孔、鼻背下塌、鼻内肌膜枯萎等改变，两者主要根据病史、血清学试验等检查明确诊断。

辨证分型 主要为疠风侵袭，血脉痹阻，邪毒久恋，症见鼻塞，干燥，嗅觉障碍，伴鼻部麻木，不知冷热痛痒。检查见鼻腔溃烂、萎缩，鼻内有恶臭脓血涕与鼻痂，甚则鼻中隔穿孔，鼻柱蚀烂，鼻背崩塌，唇翻。全身可兼见脾虚或肾虚之证。

治疗 主要采用内治法结合外治法进行治疗。

内治法 治以祛风化湿，活血杀虫，可选用万灵丹、神应消风散、磨风丸、苦参丸等久服。并根据患者的全身症状辨证，予以健脾或补肾，运用"扶正攻毒"的治疗原则，辨证施治。

外治法 ①鼻冲洗法：可选用清热解毒排脓的中药如土茯苓、野菊花、苦参等煎成药液，冲洗鼻腔，清除鼻内脓涕痂块。②滴鼻法：可用 1.5% 氨苯砜甘油、2%~4% 链霉素液状石蜡或复方薄荷油滴鼻。③下鼻甲注射：用链霉素做下鼻甲注射。④对局部顽固性溃疡，可用 50% 硝酸银或 30% 三氯乙酸烧灼，或用电烙、激光、微波等治疗，以促进愈合。

预防与调护 ①避免与麻风病人及其污染物接触，以预防传染。②对患者实施隔离治疗，以切断传染源，其生活用具须固定个人专用，用后消毒，生活废品应加以焚毁处理。③患者应加强营养，戒烟酒，忌房事，忌食辛辣香燥、膏粱厚味及鸡、鹅、羊肉、蚌蛤、河豚、虾、蟹等发物。④加强宣传教育，以利早期发现病人，并加强现有病人的防治。

预后及转归 此病是麻风病的局部表现，治疗得力，可以完全治愈，但有可能引起某些后遗症。

（李凡成）

yānhóukē

咽喉科（laryngology） 运用中医基本理论和方法研究人体咽喉的生理、病理及其疾病防治规律的临床科目。为中医耳鼻咽喉口腔科的分支科目。

源流 宋代以前的医学分科中没有咽喉科的记载，但古代文献对咽喉的生理病理及疾病有专门论述，如隋·巢元方《诸病源候论》卷三十列有"咽喉病"，记载了喉痹、喉中生谷贼、咽喉疮候、尸咽喉、咽喉肿痛、喉痈、咽喉不利等 9 个病种。唐代，唐政府设立医学校，医学课程有体疗、少小、疮肿、耳目口齿、角法等 5 个科目，其中耳目口齿科学习 4 年，口齿包括咽喉科内容。

孙思邈的《备急千金要方》将鼻病、口病、舌病、唇病、齿病、喉病、耳病归为七窍病，分部位论述，喉病已与口齿病分开，王焘的《外台秘要》卷二十三设有咽喉病专治方药。宋代，加强了医事管理，学习科目由唐代的 5 个分为 9 个，其中有口齿兼咽喉科，如《太平圣惠方》卷三十五专论咽喉，《圣济总录》卷一百二十二至一百二十四 3 卷均为"咽喉门"，严用和的《济生方》设"咽喉门"，杨士瀛的《仁斋直指方论》卷二十一有"咽喉论"，这些著作从理论到临床论述咽喉病，资料十分丰富。金元时代，医学分科由宋代的 9 科扩大为 13 科（即大方脉、杂医科、小方脉、风科、产科、眼科、口齿科、咽喉科、正骨科、金疮科、针灸科、祝由科、禁科），正式将口齿科与咽喉科分开。明代，医学分科仍设 13 科，其中有口齿科和咽喉科。清初沿袭明末制度，后由明代的 13 科又分为 9 科，咽喉与口齿再度合并，称喉科，包括口齿在内，至于民间的实际情况，则咽喉大多独立成科。清代的咽喉科取得很大发展，喉科专著陆续问世，如《尤氏喉科秘书》《喉科指掌》《咽喉经验秘传》《经验喉科紫珍集》《重楼玉钥》等，此外还有白喉专著和喉疫痧专著，对咽喉病的认识不断深入，阐明了咽与喉解剖部位及生理的重要性，在咽喉病的诊断、预后、预防、治疗等方面，都很有参考价值，为咽喉科的发展打下了良好基础。1958 年开始，部分中医学院成立了喉科教研室，其附属中医院亦开设喉科，为了教学的需要，中医学院先后编写和修订出版了教材，随着学科的不断发展，中医耳鼻咽喉科学成为独立的临

床学科，咽喉病专科的发展亦趋向成熟。

疾病防治概要 咽喉位于头颈之间，为人体饮食及呼吸的重要通道，有吞咽、呼吸、发声、御邪的功能。咽喉通过经络与五脏六腑发生密切联系，因此，咽喉的正常功能有赖于脾胃、肺、肾、肝等脏腑功能的协调平衡。若外邪侵袭或饮食失节、情志失调等各种原因导致脏腑功能失调，则会导致各种咽喉病证，如喉痹、乳蛾、喉痛、喉瘤、梅核气等。对于发生在咽喉的症状，要以中医整体观念为指导，通过望、闻、问、切四诊来收集临床资料，把咽喉症状与全身症状结合起来，并以八纲辨证、脏腑辨证为基础，结合气血津液辨证，将观察到的症状加以综合分析和归纳，做出诊断，据此进行治疗。咽喉科疾病的治疗方法很多，如咽喉病内治法、咽喉病外治法、咽喉病针灸法、咽喉病按摩导引法等，各种治法都是通过调节脏腑的功能而作用于咽喉部以达到治疗目的，其中内治法是通过口服药物的方法来进行治疗，外治法是将药物直接施用在咽喉患处或在咽喉部施术来进行治疗，针灸法是通过针刺或灸法来进行治疗，按摩导引法是通过按摩或导引的方法来进行治疗。每种治法有不同的特点和适应证，应根据病情、医生对该治法的熟悉程度及患者的接受程度加以选择应用，或综合加以运用。治疗的同时，还应注意患者的饮食起居，根据不同病情选择合适的饮食，适当休息，调整不良生活习惯，以达到加速痊愈并防止复发的目的。

（王士贞 刘 蓬）

yānhóu

咽喉（throat） 人体饮食及呼吸

的重要通道。中医所称的咽喉有狭义与广义之分：狭义者，咽与喉分别指两个不同的部位，其功能也有区别，咽又称嗌、咽嗌、食喉、胃管、软喉，其位置在喉之后，为软管，主吞咽；喉又称喉头、喉道、喉嗌、气喉、肺管、硬喉，其位置在咽之前，为硬管，主呼吸与发声。如清·刘序鹓《增删喉科心法·咽喉部位》说："喉在咽前，主气，通肺，即肺管，俗名气喉，又名硬喉。咽在喉后，主食，通胃，即胃管，俗名食喉，又名软喉。"广义者，咽与喉合起来成为一个部位，笼统地称为咽喉，又称喉咙，或单以一个喉字来泛指咽喉。如《灵枢经·忧恚无言》："咽喉者，水谷之道也；喉咙者，气之所以上下者也。"这里咽喉、喉咙皆是广义咽喉的含义。又如喉关、喉核、喉底、喉痈、喉风、喉瘩、喉瘤、耳鼻喉科等中医专有名词中的"喉"皆是指广义的咽喉部位。

结构 咽喉位居头颈之间，上起于口鼻之后方，下接食管与气管（图1）。其与口腔相连接部名喉关（图2）；喉关正中上方软腭游离缘向下悬垂的指状突起名悬雍垂，又称蒂丁、小舌；悬雍垂两旁突起的肉球样组织名喉核；喉核前后方的柱状结构分别称为咽前柱和咽后柱；喉关之下方为舌根；喉关之底部名喉底，又称斗底；喉底之上方连接鼻隧的部位名颃颡；喉底之下方连接食管的部位名咽门；喉底之前方有能开阖的扁平状结构名会厌；会厌至气道之间名吸门；颈前正中较硬的突起名喉结，又称结喉。

功能 咽喉主要有四大功能。①吞咽：咽的本义就是吞咽。水谷经过口腔的咀嚼和消磨后，须通过咽喉的一系列相互协调的动作才能被送入胃腑，咽喉为饮食必经之通道。②呼吸：喉的本义就是候气，即等候呼吸之气。咽喉为鼻与肺之间必经的重要通道，外来的空气经鼻处理后须经咽喉才能到达肺部，经肺呼出的废气也须经咽喉才能通过鼻排出体外，故咽喉的通畅对于呼吸功能极为重要。③发声：喉咙内有声门，是发声的重要器官，由肺气推动声门并经会厌的开阖动作才能发出声音，再经咽、口齿唇舌及鼻腔的辅助而构成语言。④御邪：

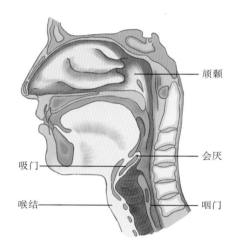

图1 咽喉的结构

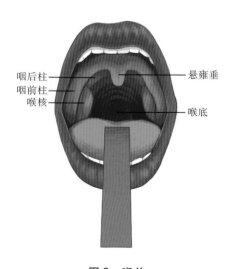

图2 喉关

喉关如同人体的关隘，守护着出入人体之气，是抗御外邪的藩篱，若喉关失守，外邪容易入侵；会厌的正常开阖有助于防止食物误入气道。

临床意义 咽喉为连接头部与躯干的通道，为饮食及呼吸之气必经之要道，饮食与呼吸是维持人体生存的基本条件，故咽喉对于维持生命具有特别重要的意义。一旦咽喉发生严重病变而影响吞咽及呼吸，往往病情发展迅速，容易导致生命危险，古代医家常以"走马看咽喉"来形容咽喉的重要地位及病变进展之迅速。

（熊大经 刘　蓬）

yānhóu yǔ zàngfǔ

咽喉与脏腑（throat and zang-fu viscera） 用中医基础理论阐发、揭示咽喉与脏腑之间生理、病理的内在联系。咽喉是呼吸、饮食之要道，分而为二，合则为一。咽喉与脏腑关系的论述，由《黄帝内经》开始就奠定了基础，其从整体出发，以五脏为中心，通过经络的作用说明身体各部分是有机联系的整体，咽喉并不是孤立的器官，而是与五脏六腑有着密切的联系。《灵枢经·忧恚无言》说："咽喉者，水谷之道也。喉咙者，气之所以上下者也。"这里的咽喉是指咽部，喉咙是指喉部，说明了咽与喉不同的部位与不同的生理功能。咽喉是经络循行交会的要冲，十二经脉中除手厥阴心包经和足太阳膀胱经外，其余10条经脉皆直接循经咽喉。因此，通过经络的联系，咽喉与脏腑有密切的关系，五脏六腑的病变，容易反映于咽喉，咽喉的病变，亦易循经影响于各脏腑。后世医家在此理论基础上，进一步说明咽为胃系，咽与胃共同协调完成司饮食，腐熟水谷的生理功能；喉为肺系，为肺呼吸之门户，肺与喉相互协调，才能完成其行呼吸、发声音的生理功能，阐述了咽与胃、喉与肺的所属关系、生理关系（清·郑梅涧《重楼玉钥·喉科总论》）。通过经络的联系，咽喉与肾、咽喉与肝等脏腑也有密切的联系。肾精充沛，咽喉得精气的濡养而生理功能健旺，声音洪亮，呼吸均匀。而肝之经气上达咽喉，肝的疏泄功能正常，则咽喉通利。这些理论成为咽喉与脏腑在生理功能和病理变化整体统一性上的理论基础，指导着咽喉科疾病的病因病机分析和辨证治疗。咽喉生理功能的发挥，以及病理病证的产生，与五脏六腑都有关系，由于脏腑不同的生理功能、经络循行的不同途径，使咽喉与不同脏腑发生不同程度的联系，出现各种的不同生理病理变化。总的来说，在生理功能与病理变化方面，与咽喉较为密切的脏腑有肺、胃、脾、肾、肝等，具体见喉与肺、咽与胃、咽喉与脾、咽喉与肾、咽喉与肝。

（王士贞）

hóu yǔ fèi

喉与肺（larynx and lung） 用中医基础理论阐发、揭示喉与肺脏之间生理、病理的内在联系。喉为人体孔窍之一，上通口鼻，下接气管至肺，是呼吸的重要通道，有行呼吸、发声音、护气道的功能。肺为人体脏腑之一，主气，司呼吸，朝百脉，主治节。"喉应天气，乃肺之苗"（《经验喉科紫珍集·原序》），喉与肺在生理和病理上有着密切的联系。①生理关系：喉下接气道，与肺相通，为肺系之所属，是肺呼吸空气的门户，是肺的苗窍，属于肺系的一部分；在经络联系上，手太阴

肺经入肺脏，上循至咽喉，构成了肺与喉的互相联系。肺与喉互相配合，共同完成行呼吸、发声音的生理功能。喉腔通畅，才能协助肺使呼吸气体流通，"喉者空虚，主气息出入呼吸，为肺之系，为肺气之通道也"（《重楼玉钥·喉科总论》）；同样，肺气充沛，宣发舒畅，喉的功能才得健旺，呼吸方能通顺，声门得肺气鼓动，语音才能洪亮。②病理关系：肺脏功能失调引起的喉病，临床常见肺气虚弱，或肺经热盛，会发生"金破不鸣"或"金实不鸣"的病理变化，出现声嘶失音、声音低弱，或咽喉红、肿、疼痛，呼吸困难等。一些喉病在辨证基础上从肺论治，如风邪袭肺或肺经热盛所致的喉病，常用疏风宣肺、清泻肺热等治法；肺气虚弱或阴虚肺燥导致的喉病，常治以补肺敛气、养阴清肺之法。

（王士贞）

yān yǔ wèi

咽与胃（pharyx and stomach） 用中医基础理论阐发、揭示咽与胃腑之间生理、病理的内在联系。咽喉为人体孔窍之一，咽上连口腔，下经食管通胃腑，为胃系之所属，是气息出入及饮食的共同通道，有司饮食吞咽、助言语、御外邪的功能。胃为人体脏腑之一，为"水谷之海"，主受纳腐熟水谷，"咽者咽也，主通利水谷，为胃之系，乃胃气之通道"（《重楼玉钥·喉科总论》）。咽与胃在生理和病理上有着密切的联系。①生理关系：咽上接口腔，下连食管，直贯胃腑，为胃之所属。咽与胃共同协调完成司饮食、腐熟水谷的主要生理功能。咽喉通调，饮食、吞咽正常，胃气才得健旺；同样，胃的功能健旺，胃气通降，咽"主通利水谷"之功

能才能正常。②病理关系：脾胃脏腑功能失调引起的咽病，临床常见胃腑热盛，循经上炎，灼于咽喉，可致咽喉红、肿、热、痛、吞咽困难等。一些咽喉疾病在辨证基础上从胃论治，如清胃泻火、利膈通便等治法。

（王士贞）

yānhóu yǔ pí

咽喉与脾（throat and spleen） 用中医基础理论阐发、揭示咽喉与脾脏之间生理、病理的内在联系。咽喉为人体孔窍之一，为饮食呼吸之通道，上通口鼻，下连肺胃。咽司饮食吞咽，喉通于气息，呼吸出入，主肺气之流通，咽与喉位置毗邻，呼吸纳食同出一腔。脾为人体脏腑之一，为后天之本，主运化。咽喉与脾在生理和病理上有着密切的联系。①生理关系：咽与脾具有所属关系，"咽主地气，属脾土"（《重楼玉钥·诸风秘论》）；从经脉的循行来讲，咽喉与脾由经络相联。足阳明胃经，其支者，从大迎前下人迎，循喉咙入缺盆；足太阴脾经，从脾脏上络于胃，横过膈，上行挟于食管两旁，循经咽喉连于舌根。从脏腑关系来讲，脾胃互为表里，在五行中皆属土，两者同为气血生化之源，咽为胃系之所属，因此咽喉与脾有密切的联系。脾胃主消化吸收、输布精气的功能正常，咽喉得到脾气的充养而健旺，吞咽呼吸顺畅，声音洪亮。同样，咽喉的功能正常，饮食呼吸通畅，水谷经咽而输入胃腑，脾才能完成它的生理功能。②病理关系：脾脏功能失调引起的咽喉疾病，临床常见脾胃有热，火热上攻咽喉，致咽喉肿痛；痰热上壅咽喉，阻于咽喉、气道，可致咽喉红肿疼痛、声音嘶哑、甚则呼吸困难；肺脾气虚，无力

鼓动声门，致声嘶失音。"喉咙者，脾胃之候"（《备急千金要方》卷六下），临床上可以察喉来判断脾胃病变。一些咽喉疾病在辨证基础上从脾论治，如清脾泻火、健脾利湿、补中益气等治法。

（王士贞）

yānhóu yǔ shèn

咽喉与肾（throat and kidney）用中医基础理论阐发、揭示咽喉与肾脏之间生理、病理的内在联系。咽喉为人体孔窍之一，上通口鼻，下连肺胃。咽司饮食吞咽，喉通于气息，呼吸出入，主肺气之流通，咽与喉位置毗邻，呼吸饮食同出一腔。肾脏为人体脏腑之一，主藏精，肾气封藏则精气盈满，人体生机旺盛。咽喉与肾在生理和病理上有着密切的联系。①生理关系：咽喉与肾主要由经络相联，肾足少阴之脉，其直者，从肾上贯肝膈，入肺中，循喉咙，挟舌本，在经络上有直接联系。肾为藏精之脏，肾精充足，咽喉得精气濡养，则饮食、吞咽功能健旺，呼吸均匀；肺为气之主，肾为气之根，人体的呼吸运动，亦需肾的纳气功能协助，"故声音之出，实由肾生"（《血证论》卷六），肾气旺盛，则声音洪亮。②病理关系：肾脏功能失调引起的咽喉疾病，临床常见肾阴虚，则虚火上炎灼于咽喉；或肾阳虚，无根之火上越咽喉；或肾气虚，摄纳无权，喉失所养等而致咽喉疼痛、咽干燎痒、咽喉哽哽不利、声嘶等。一些咽喉疾病在辨证基础上从肾论治，如滋养肾阴、温补肾阳、补肾纳气、引火归原等治法。

（王士贞）

yānhóu yǔ gān

咽喉与肝（throat and liver）用中医基础理论阐发、揭示咽喉与肝脏之间生理、病理的内在联系。咽喉为人体孔窍之一，是饮食呼吸之道，上通口鼻，下连肺胃。咽司呼吸吞咽，喉通于气息，呼吸出入，主肺之气流通，咽与喉位置毗邻，呼吸纳食同出一腔。肝为人体脏腑之一，主疏泄，主藏血。咽喉与肝在生理和病理上有着密切的联系。①生理关系：咽喉与肝主要是由经络相联，肝足厥阴之脉，上贯膈，布胁肋，循喉咙之后，上入颃颡，在经络上有直接联系。肝主疏泄，肝气疏泄正常，气机畅达，气血和调，经络舒畅，肝之经气上达咽喉，则咽喉通利。又肝肾同源，肾精肝血旺盛，濡养咽喉，则咽喉功能健旺。②病理关系：肝脏的疏泄功能失常引起的咽喉疾病，临床常见肝气郁结，肝气上逆咽喉或肝郁脾虚，痰气互结咽喉，而致咽喉哽哽不利；肝郁化火，上炎咽喉，或肝肾阴虚，咽喉失养，而致咽喉疼痛、咽干燎痒、声嘶等。一些咽喉疾病在辨证基础上从肝论治，如清肝泻火、疏肝解郁、行气化痰等治法。

（王士贞）

yānhóu yǔ jīngluò

咽喉与经络（throat and channels）用中医基础理论阐发、揭示咽喉通过经络与脏腑及全身各部位之间的内在联系。经络，包括经脉和络脉。经脉是气血运行的主要通道，内属于脏腑，外络于肢节；络脉是由经脉分出的网络全身的分支（参见针灸学卷经络）。因此，经络纵横交贯，遍布全身，将人体内外、脏腑、肢节联成为一个有机整体。咽喉是人体的要冲，是经脉循行交会之处，在十二经脉中，除手厥阴心包经和足太阳膀胱经间接通于咽喉外，其余经脉皆直接通达于咽喉内外，

形成了咽喉与五脏六腑的广泛联系。①手太阴肺经：起于中焦，向下联络大肠，回绕胃口，上贯膈膜，入属肺脏，再从肺系（指肺与喉咙相联系部位）横行出走腋下。手太阴肺经脉别出而行的正经，别出入于渊腋部手少阴经之前，入肺，散行于大肠，上行出缺盆，沿喉咙，再与手阳明经相合。若见咽喉肿痛、声音嘶哑等，多与手太阴肺经有关，辨证多为风邪犯肺、肺气虚弱或肺阴不足，针灸治疗常取列缺、经渠、太渊、鱼际、少商等手太阴肺经穴位。②手阳明大肠经：其支脉从缺盆上走颈部，经咽颊入下齿。手阳明经脉别出而行的正经，从手上行至侧胸、乳之间别行出于肩髃穴，入于柱骨，而后向下走入大肠，向上联属于肺脏，再向上沿喉咙出缺盆，与手阳明本经相合。若见咽喉肿痛、颈项肿痛等，多与手阳明大肠经有关，辨证多为肠胃积热，上灼咽喉，针灸治疗常取商阳、三间、合谷、温溜、曲池、天鼎、扶突等手阳明大肠经穴位。③足阳明胃经：其支者，从大迎前下走人迎穴，沿喉咙入缺盆。足阳明经的别出络脉，其别出而上行的，沿着胫骨的外侧，络于头项，与诸经经气会合，向下绕络于喉嗌。足阳明经脉别出而行的正经，上行髀关，其内行者，进入腹里，入属胃腑，散行至脾脏，上通于心，上行沿咽部出口，再上行至鼻梁及眼眶下方，联系目系，与足阳明本经相合。若见咽喉肿痛、吞咽不利、声音嘶哑、颈项肿痛等，多与足阳明胃经有关，辨证多为胃火炽盛，上蒸咽喉，针灸治疗常取人迎、水突、气舍、丰隆、足三里、内庭、厉兑等足阳明胃经穴位。④足太阴脾经：直入腹

内，联络脾和胃，再上膈膜，挟行咽喉，联舌根，散舌下。足太阴经脉别出而行的正经，别行至髀部，与足阳明经脉别行的正经相合而向上偕行，络于咽部，贯入舌本。若见咽喉肿痛、吞咽难下等，多与足太阴脾经有关，辨证多为脾胃火热，上灼咽喉或脾气虚弱，咽喉失养，针灸治疗常取三阴交、血海、阴陵泉等足太阴脾经穴位。⑤手少阴心经：其支者，从心系上行挟咽喉。手少阴经脉别出而行的正经，走入腋下三寸足少阳经渊腋穴处两筋之间，入属心，上走喉咙，出面部。若见咽喉干燥、咽喉哽哽不利、咽痛等，多与手少阴心经有关，辨证多为心经积热，上炎咽喉或水火不济，咽喉失养，针灸治疗常取神门、通里、少冲等手少阴心经穴位。⑥手太阳小肠经：其支者，从缺盆循颈侧经咽喉上颊。若见咽痛、颈部肿痛等，多与手太阳小肠经有关，辨证多属心与小肠积热，上攻咽喉，针灸治疗常取少泽、阳谷、天窗、天容等手太阳小肠经穴位。⑦足少阴肾经：其直者，从肾上贯肝膈，入肺中，循喉咙，挟舌本。足少阴经脉别出而行的正经，其直行的，从肾上行系于舌根，复出绕行颈部，与足太阳经相合。若见咽干、咽痛、声音嘶哑等，多与足少阴肾经有关，辨证多为肾阴虚，虚火上炎或肾阳虚，虚阳上越，针灸治疗常取涌泉、太溪、照海等足少阴肾经穴位。⑧手少阳三焦经：其支者，从膻中上出缺盆，再上走颈，过咽喉，至耳上角到颊部。若见咽喉肿痛、咽喉哽哽不利等，多与手少阳三焦经有关，辨证多为肺经热盛或脾胃火热，针灸治疗常取关冲、液门、中渚、支沟、三阳络、四渎等手少阳三

焦经穴位。⑨足少阳胆经：其支脉，从目外眦下循至颊车，下行颈部经咽喉至缺盆。足少阳经脉别出而行的正经，其别出一脉入季胁间，沿胸里入属胆腑，散行于肝，向上贯穿心部，上行挟咽喉两旁，出于腮部及颔中，散于面部，系于目系，与足少阳本经会合于外眦。若见咽喉肿痛、颈项肿痛等，多与足少阳胆经有关，辨证多属肝胆火热，上炎咽喉或肝郁气滞，气机不利，针灸治疗常取完骨、脑空、风池、阳交、外丘、丘墟等足少阳胆经穴位。⑩足厥阴肝经：向上穿过膈膜，散布于胁肋，再沿喉咙后面，上入颃颡（即鼻咽部）。若见咽喉干痒、咽喉哽哽不利、声音嘶哑等，多与足厥阴肝经有关，辨证多为肝郁化火，上炎咽喉或肝郁脾虚，痰气互结咽喉，针灸治疗常取太冲、行间等足厥阴肝经穴位。⑪任脉：从胸部正中上循咽喉，到达下唇。若见咽喉哽哽不利、子瘖、产后瘖等，多与任脉有关，辨证多为胞络受阻，阴液不能上荣咽喉或心肾气虚，咽喉失养，针灸治疗常取天突、廉泉、华盖、玉堂、关元等任脉穴位。

此外，冲脉，起于小腹内，下出于会阴部，向上行于脊柱之内，其外行者沿着腹部两侧，上达咽喉，环绕口唇；阳跷脉，起于足根外侧，沿外踝上行，从腋缝后上肩，沿颈部上挟口角；阴跷脉，起于足舟骨的后方，上行内踝的上部，向上沿胸部进入缺盆，上行结喉旁人迎之前；阳维脉，起于足跟部，向上出于外踝，沿足少阳经上行，从腋后（经咽喉）上肩，到前额，再到项后，合于督脉；阴维脉，起于小腿内侧，沿大腿内侧上行到腹部，与足太阴经相合，沿着胸部，与任

脉会于颈部。因此，人体的十二经脉都直接或间接的上达于咽喉，致使咽喉通过经络与脏腑、肢节及全身各部位有着密切联系。

（王士贞）

yānhóubìng bìngyīn bìngjī

咽喉病病因病机（causes and mechanism of throat diseases）

导致咽喉疾病的各种因素及病理机制变化的总称。包括咽喉病病因和咽喉病病机两方面。

病因 咽喉病的发生主要有外因、内因两类。

外因 主要有六淫邪毒侵犯、外力创伤、异物所伤等。①六淫邪毒侵犯：咽喉为呼吸饮食之要道，易为六淫之邪所犯发生病证。所犯之邪，多为风、热、寒、湿、燥邪，疫疬之邪及异气粉尘的侵袭。风为百病之始，入侵咽喉常夹寒、夹热、夹湿，不同外邪所犯，引起不同脏腑病变，发生不同病理变化和病证。如风热之邪侵犯，先犯肺卫，引起肺经病变，出现风热表证咽喉病；风寒之邪侵犯，束于肺卫，清肃失常，引起风寒束肺病变，出现风寒表证咽喉病；风热湿邪侵犯，伤及肺脾，肺脾失职，可出现湿热壅盛上蒸咽喉的病症；燥邪致病，秋冬季节久晴不雨，气候亢燥，或长期处于高温燥热工作环境，燥热易耗津伤阴，阴津无以上承咽喉，则见咽喉干燥痒咳、声音不扬等病症；感受时行疫毒，疫疬邪毒从口鼻而入，搏结咽喉，侵蚀肌膜，内犯肺胃，出现疫毒犯咽喉之疫喉病；此外，异气、粉尘致病，长期在有毒的化学气体、工业废气、油漆及粉尘环境中工作，均可直接从口鼻吸入，而致咽喉病变。②外力创伤：外力损伤咽喉者，以自缢、刀伤、手术、酸碱等化学物质灼伤为多，可表

现颈部瘀肿、破损、咽喉溃烂、出血、喉部关节脱位、声音嘶哑、吞咽或呼吸困难等。此外大声叫喊、高歌，耗伤肺气，气血失调或损伤脉络，而致咽喉声音嘶哑等病症。③异物所伤：误吞异物，如鱼刺、骨片、果核、针、钉、钱币、小玩具、义齿（假牙）、果冻、肉块等，异物哽于咽喉，阻于水谷之道，或刺伤黏膜，或压迫局部脉络，致咽喉疼痛、肿胀、出血、吞咽困难，并可出现呼吸困难等。

内因　多为饮食不节、情志所伤、劳累过度、病后失养等而致脏腑功能失调，犯及咽喉。①饮食不节：嗜食辛辣炙煿烟酒，以致脾胃受伤，受纳腐熟及运化功能失健，遂致热邪蕴积，久积化火，脾胃火热上蒸，可循经直犯咽喉。②情志所伤：如因情志不遂，恼怒伤肝，或其他因素影响，以致肝失疏泄，气机不调，产生肝气郁结，气结于咽喉或郁而化火，上炎于咽喉。③劳累过度、病后失养：劳累过度，或久病不愈，失于调养，而致肺肾亏损，若肺气不足或肺阴不足，则咽喉失于濡养，易为邪毒停滞及虚火上炎。若肾脏亏损，可出现肾阴不足或肾阳不足而阴虚火旺上炎于咽喉，或虚阳上越于咽喉而致咽喉疾病。

病机　咽喉上通口鼻，下连肺胃，是饮食呼吸之要道，又是经络循行交会之要冲，易为外邪直犯，循经内入脏腑，或脏腑功能失调，咽喉失养。咽喉疾病的病机变化，是以脏腑病理变化为基础，其病理变化的结果，特点是多属于火。火有实火、虚火之分，实火如风邪外袭咽喉、火热结聚咽喉；风邪由表入里，肺胃火热上攻咽喉；饮食不节，脾胃

湿热上蒸咽喉；肝郁化火上灼咽喉。虚火如肾阴亏虚，虚火上炎咽喉；或阴虚肺燥，燥火蒸灼咽喉。故历代医家有"咽喉诸病皆属于火"之说。但亦有非火证者，如痰气互结咽喉、阳虚咽失温煦等。

（朱祥成）

fēngxié wàixí yānhóu

风邪外袭咽喉（external evil attacks the throat）

因受风邪侵袭而致咽喉疾病的病理机制。是咽喉疾病实证的主要病理机制之一。风为百病之长，在咽喉疾病中，入侵之风邪外袭咽喉，常夹寒、夹热、夹热湿为患，因此常有三种病理机制。①风寒之邪外犯：风寒侵袭，内遏于肺。风寒束肺，阳气不宣，肺失宣降，清肃失常，寒邪凝聚于咽喉，咽喉失利而致病，出现咽喉微红、微肿、微痛或咽喉哽哽不利、声嘶等风寒表证。②风热之邪侵袭：先犯肺卫，肺气不宣，邪热壅肺，循经上蒸咽喉，出现咽喉红肿、咽喉疼痛、咽干燥痒、咽喉哽哽不利、咳嗽有痰等风热表证。若邪热不解，反而壅盛，则可由表内传于里，以致肺胃壅热，上蒸咽喉，咽喉红肿疼痛、燥热、吞咽难下，病情加重。③风热湿所犯：风热犯肺，肺壅邪热，肺之通调水道失职，影响脾脏健运，湿与热结，风易上升，风热湿上扰咽喉，出现咽喉红肿疼痛、声带红肿、声嘶等。

（朱祥成）

huǒrè shànggōng yānhóu

火热上攻咽喉（excessive heat of zang-fu viscera burns the throat）

因脏腑热盛、火热循经上攻咽喉而致咽喉疾病的病理机制。是咽喉疾病实证的主要病理机制之一。火热上攻咽喉致病常

有两种机制。①肺经热盛上攻：咽喉乃肺胃之门户，肺之经脉从肺连于咽喉，若外邪侵袭，首先犯肺。肺经邪热壅盛，热壅化火，循经上攻咽喉；或因肺经素有蕴热，复为风热邪毒所犯，失去清肃之功，内外邪热壅结，不得宣降，循经上攻，蒸灼咽喉而为病。出现咽喉疼痛、咽喉哽哽不利、声嘶、咳嗽痰黄等。②脾胃积热上灼：咽为胃系，胃气直通于咽喉，脾胃经脉均循经咽喉。若病邪由表入里，犯及脾胃，脾胃热盛，热盛化火，上攻咽喉；或因平素过食炙煿辛辣，脾胃受损，运化失职，热蕴脾胃，久蕴化火，火性上炎，循经直犯咽喉；或复感外邪，外邪不解，入里化火，引动脾胃蕴热，内外火热上攻咽喉等，出现咽喉红肿疼痛剧烈、喉核红肿、喉痛等。若火热势猛，气血壅滞，或炼津成痰，或蒸灼肌膜，可出现咽喉红肿较甚、腐烂或成脓，疼痛剧烈，痰涎壅盛，吞咽难下，甚则呼吸困难等里热壅盛之证。

（朱祥成）

tánqì hùjié yānhóu

痰气互结咽喉（phlegm and qi tangles in the throat）

因气机不利，气郁与痰浊困结于咽喉而致咽喉疾病的病理机制。与七情郁结，气机不利，肝脾二脏功能失调关系密切，常有两种病理机制。①七情所伤，致肝气不舒，气机阻滞。肝郁则气结，又郁则生痰，致痰气互结，上逆阻结于咽喉而致病。②思虑伤脾，或肝病乘脾，以致脾失健运，升降失常，聚湿生痰，痰阻气机，痰气互结上逆结聚于咽喉而致病。二者均可出现咽喉哽哽不利，时时清嗓，痰黏，咳吐不出，声音嘶哑等。若痰气互结，久则气滞血瘀，阻塞

咽喉脉络，而致咽喉部息肉、声带小结，甚则可导致咽喉肿瘤发生。

(朱祥成)

tánrè yōngbì yānhóu

痰热壅闭咽喉（phlegm-heat blocks the throat）

因痰热壅盛上犯、阻闭于咽喉而致咽喉疾病的病理机制。是热性咽喉病发生和发展的主要病理机制之一。痰热之由来，外因多见于风热之邪，内因多为肺脾之热。脾为生痰之源，肺为贮痰之器，其病理机制主要有两种。①风热外邪犯肺，肺经壅热，阻遏气机，升降失常，津液内停，火热灼熬成痰；或邪盛入里，肺脾壅滞，气逆痰结，则痰热壅盛。②肺及脾胃素有蕴热，运化失职，湿浊不化，积久火炼成痰，痰热壅盛；或复感邪热，痰热相搏，则痰热壅盛。肺脾胃热盛是发生痰热病理变化的基础，痰热壅盛，闭阻咽喉，阻滞于咽喉、气道和经脉，可助长火热之邪，促进病情的发展。若痰热壅闭咽喉于声门，则声门开合不利，发为喉瘖、喉风，可出现声音嘶哑，甚则气道受阻，痰鸣如锯，呼吸困难等。若痰热壅闭于喉关内外，发为喉痹、喉痈，甚则化腐成脓，可出现咽喉红肿疼痛、吞咽困难、水浆不入、言语不清、张口困难等。若痰热壅闭于喉核，发为乳蛾，出现咽痛、咽喉哽哽不利、喉核红肿或化脓腐烂等。

(朱祥成)

yīnxū yānhóu shīyǎng

阴虚咽喉失养（innourishment of throat due to yin deficiency）

因脏腑亏损、阴液不足，不能滋养咽喉而致咽喉疾病的病理机制。是咽喉病虚证的主要病理机制，常有两种。①肺阴亏损：素体阴虚、久病耗阴、邪热伤阴、燥邪伤阴等因素，皆可致肺阴亏损。肺阴虚，津液不足，咽喉失于滋养，功能紊乱，而为邪毒停滞；且肺为娇脏，不耐寒热，阴液不足，易虚热内生，虚火上炎。咽喉失于肺阴的滋养，加以虚火上炎咽喉，可出现咽喉微红、微痛、干痒咳嗽、声嘶等症。②肾阴亏损：久病或过劳所伤，或情志内伤，或过服温燥伤阴，皆可致肾精亏耗。阴精不足，不能上注咽喉，咽喉失于滋养，功能衰减，易为邪毒所犯或病后余邪滞留。或肾阴不足，水不制火，虚火循经上炎于咽喉，均可出现咽喉微红肿痛，咽喉哽哽不利或声音嘶哑等。

(朱祥成)

yángxū yān shī wēnxù

阳虚咽失温煦（failure of the throat to be warmed due to yang deficiency）

因脏腑亏虚、阳气不足，咽喉失去温养而致咽喉病变的病理机制。阳虚指人体阳气虚衰，即机体阳气虚损，机能减退或衰弱，代谢减缓，产热不足的病理状态。肾阳为一身阳气之本，肾阳虚损，则命门火衰，不能温运脾土；脾为后天之本，脾阳不足则生化乏源，故阳虚的脏腑病变，主要为脾肾二脏，可因多种因素导致，如先天禀赋不足、后天失养、劳倦内伤、久病损伤阳气或过用寒凉之品，皆可致脾肾亏虚，阳气不足，失去温运固摄功能，致寒邪凝闭咽喉而为病。阳虚咽失温煦导致咽喉疾病常有两种机制。①脾肾之阳亏虚，阳气不能升发、上达咽喉，使咽喉失于温煦，祛邪功能减弱，邪易滞留咽喉，导致咽喉不适、哽哽不利、微痛，咽部色淡，恶心欲呕，痰多稀白或呃逆反酸，腹胀纳呆，形寒肢冷，腰膝痠冷等症。②阴寒内盛，格阳于上。因肾阳严重亏虚，阴寒内盛，无根之火上浮于咽喉，可致咽喉不适，咽痛或微痛，声嘶，口干不欲饮或喜热饮等。

(朱祥成)

yānhóu sìzhěn

咽喉四诊（four examinations for the throat）

运用望、闻、问、切四种基本方法获取咽喉疾病辨病及辨证资料的诊察方法。包括咽喉望诊、咽喉闻诊、咽喉问诊、咽喉切诊四个方面，是了解咽喉疾病发生发展经过、病情轻重、当前病理状态的重要方法，是对咽喉疾病进行诊断及辨证，从而确立治疗原则与方法的前提。望、闻、问、切四诊分别从不同的角度搜集临床资料，因此不可偏废。咽喉望诊，主要是通过视觉观察患者咽喉部以及整体的神态气色、舌象等以获得辨病及辨证资料的方法，重点是观察鼻咽、口咽、喉咽及喉腔的形态、色泽改变，以获取病变的信息；咽喉闻诊，主要是通过嗅觉和听觉来采集咽喉部病变的信息，如嗅患者呼出气体的气味和来自咽喉分泌物的气味，听患者的嗓音有无异常，呼吸时咽喉有无异常声响等；咽喉问诊，主要是围绕咽喉有关的症状以及发病经过、既往病史、全身情况等进行询问，以获取相关的信息；咽喉切诊，主要通过触、摸、按、压咽喉部位及颈部组织以获取局部形态学改变的信息，并结合切脉所得到的信息，为辨病及辨证提供依据。咽喉四诊分别从一个侧面获得病情的信息，临床运用时必须将从四个方面所得到的信息结合起来进行综合分析，才能对咽喉疾病进行全面的辨病和辨证。随着现代科技的发展，间接喉镜、纤维喉镜、电子喉镜、动态喉镜以及 CT、MRI 等影像学技术已在临床上广泛运用，扩充了传统的咽喉望诊的内容；嗓音分析仪的运用扩充了传统的咽喉闻诊的内容；颈部超声技术的运用扩充了传统的咽喉切诊的内容，这些现代技术的应用丰富了咽喉四诊的内涵，使临床诊断技术得到了提高。但是也应清醒地认识到，中医强调整体思维，咽喉局部的病变是整体脏腑失调的反映，分析咽喉局部的病变不能脱离整体的脏腑。因此，整体的神态气色、舌象、脉象的改变以及饮食、睡眠、大小便等全身情况依然是咽喉四诊中必须重视的内容。

(刘大新)

yānhóu wàngzhěn

咽喉望诊 (throat inspection) 通过视觉观察患者咽喉部、神态气色及舌象等以获得咽喉疾病辨病及辨证资料的方法。咽喉四诊之一。主要包括望咽喉、望神态气色及舌象。

望咽喉 观察咽喉的形态、色泽变化，可为咽喉疾病的诊断及辨证提供重要信息。望咽喉包括望鼻咽、望口咽、望喉咽、望喉腔及望颈部。除口咽部及颈部可直接通过肉眼进行望诊外，其他部位的望诊常需要借助特殊的设备才能进行，如间接鼻咽镜、间接喉镜、纤维或电子喉镜、动态喉镜等，必要时还可借助 CT、MRI 等设备进行望诊。

望鼻咽 鼻咽位于鼻腔后方及软腭的上方，一般情况下不易看到，必须借助间接鼻咽镜或纤维、电子鼻咽镜才能进行望诊。主要观察鼻咽顶后壁、咽隐窝、咽鼓管咽口、腺样体及后鼻孔等部位的形态及黏膜色泽。正常情况下鼻咽两侧结构对称，黏膜光滑，无新生物隆起，儿童时期鼻咽顶部可见不同大小的腺样体，只要不妨碍呼吸即可视为正常，若过于肥大妨碍呼吸，即为小儿鼾眠的常见原因之一。若鼻咽两侧结构不对称，一侧咽隐窝饱满、隆起，多见于鼻咽癌。若鼻咽顶部隆起，表面黏膜粗糙或糜烂、溃疡，多见于鼻咽癌；表面黏膜光滑、充血明显且易出血者，多见于鼻咽纤维血管瘤。

望口咽 口咽位于口腔后方，患者张口即可看到，有时患者舌背拱起妨碍观察，可用压舌板轻压舌背以便于观察。正常时口咽黏膜呈淡红色，光滑润泽，两侧对称，软腭活动自如，悬雍垂自然下垂，在口咽两侧可见大小不等的喉核（扁桃体），通常将喉核的大小分为Ⅲ度：Ⅰ度为喉核不超出腭咽弓。Ⅱ度为喉核超出腭咽弓。Ⅲ度为喉核接近中线。儿童期喉核一般较大，只要不妨碍进食吞咽及呼吸，且表面无明显充血及分泌物，即可视为正常。若喉核表面充血，或隐窝口有脓性分泌物渗出，多见于乳蛾；若咽部两侧不对称，一侧软腭或咽侧壁红肿隆起，多见于喉痈；若口咽部黏膜充血，喉底淋巴滤泡增生或咽侧索充血肥厚，多见于喉痹；若喉底隆起，多见于喉痈；若一侧喉核上见新生物，表面粗糙，或有溃疡，多见于喉核菌；若口咽部黏膜见白膜覆盖，不易拭去，多见于白喉；若口咽部黏膜有溃疡或腐烂，多见于喉疳或喉癣。

望喉咽 喉咽位于口咽下方、喉的后方，一般情况下不易窥视，需借助于间接喉镜或纤维喉镜、电子喉镜等设备进行望诊。正常时喉咽黏膜淡红色，表面光滑，会厌谷及两侧梨状窝对称，无异物及新生物，会厌无红肿，活动自如。若会厌明显红肿增大，多见于喉痛（会厌痈）；若会厌谷或梨状窝有异物停留，多见于骨鲠；若喉咽黏膜有溃疡或腐烂，多见于喉疳或喉癣；若喉咽部有新生物，表面黏膜粗糙或溃烂，多见于喉菌。

望喉腔 喉腔位于口咽下方、喉咽前方，需要借助于间接喉镜或纤维喉镜、电子喉镜进行望诊，还可借助动态喉镜观察喉腔黏膜动态变化情况。正常时喉腔黏膜呈淡红色，光滑而润泽，两条声带呈瓷白色，富有光泽，呼吸时声带向两侧分开，形成一个前尖后宽的三角形裂隙；发声时两侧声带向中线靠拢，使声门缩小或关闭，活动自如。若喉腔及声带黏膜充血色红，或声带肿胀、肥厚、边缘见小结或息肉，多见于喉瘖；若一侧或两侧声带不能内收或外展，多见于声带麻痹；若喉腔见新生物，表面粗糙或溃烂，多见于喉菌；若喉腔黏膜有溃疡，多见于喉癣；若喉腔黏膜有白膜覆盖，多见于白喉。

望颈部 咽喉大部分位于颈部，很多咽喉疾病可以在颈部表现出来，因此望颈部对于咽喉疾病的诊断有一定参考价值。正常时颈部两侧对称，活动自如，无局部隆起。若见颈部两侧不对称，某一局部明显隆起，多见于鼻咽癌、喉核菌、喉菌等病淋巴结转移或乳蛾、喉痛等病之瘰核。

望神态气色及舌象 观察整体的神态气色及舌象有助于了解患者的气血津液是否充足以及正邪的消长情况，对于咽喉疾病的辨证具有重要意义。神态气色主要通过观察面色及动作来做出判断，若面色红润，目光有神，肢体动作自如，多表示气血充足，正气旺盛；若面色晦黯，或苍白无华，多表示气血亏虚，正气不足；若面红目赤，多为热证；若面色黧黑，多为内有水湿或瘀血停留。舌象为咽喉望诊不可缺少的一部分，观察舌质、舌苔的变化有助于辨证，如舌质红，多为热证；舌质淡胖，或边有齿印，多为阳气虚；舌苔白多为寒证；舌苔黄多为热证；舌苔厚腻多为痰湿；舌苔光剥多为阴虚。

（刘大新）

yānhóu wénzhěn

咽喉闻诊（auscultation and olfaction of throat） 通过嗅觉和听觉观察患者咽喉部以获得咽喉疾病辨病及辨证资料的方法。咽喉四诊之一。主要包括嗅气味和听声响。

嗅气味 嗅来自咽喉的气味，有助于咽喉疾病的辨病及辨证。包括两方面内容。①自咽喉呼出气体的气味：正常情况下呼出的气体无异味，若有酸腐或腥臭味，提示有宿食、湿浊之气或有咽喉痛肿，亦或有恶性肿瘤。②自咽喉排出的分泌物的气味：如咳出的痰涎、来自喉核的分泌物或来自喉痈切开排出的脓液等。若分泌物腥臭，多见于热证，若分泌物无特殊气味，多见于寒证。

听声响 听来自咽喉的声响，对于咽喉疾病的诊断以及辨证均有重要意义。包括三方面内容。①听嗓音：正常时嗓音洪亮、清脆、圆润，若嗓音变粗或嘶哑，甚则发不出声音来，多见于喉痦、喉癣、喉菌等疾病；若嗓音低微，不能持久，多为中气不足的表现。现代通过嗓音分析仪将患者嗓音记录下来进行频谱分析，使听嗓音的方法更加客观。②听呼吸声：正常人呼吸时喉部没有明显的声

响，若喉部有阻塞性病变，则因吸气不顺畅，气流通过喉部狭窄的通道时可发出鸣响声，称为"喉鸣"，多见于喉风，是咽喉危急重症的表现之一，如处理不当有生命危险。③听咳嗽声：咳嗽声有力，说明正气充足，多见于实证；咳嗽声低微无力，多见于虚证。小儿若出现类似狗叫的咳嗽声，称为犬吠样咳嗽，多见于喉风，是咽喉危急重症的表现之一，须引起高度重视。

（刘大新）

yānhóu wènzhěn

咽喉问诊（inquiry about the throat） 在中医理论指导下对咽喉疾病患者进行病史及相关症状的询问以获得咽喉疾病辨病及辨证资料的方法。咽喉四诊之一。咽喉疾病的一些症状如咽痛、咽痒、咽干、咽部异物感、吞咽障碍等是患者的主观感受，只有通过询问才能详细了解；其发病经过及其过去治疗情况等信息都是诊断及辨证的重要依据，只有通过问诊才能得到。因此，问诊是咽喉疾病辨病及辨证过程中不可缺少的环节。内容主要有病史及症状特征两个方面：病史包括起病的诱因和时间、起病后至今的诊疗经过、既往史等，对于辨病及辨证均有参考价值；咽喉疾病的常见症状有咽喉疼痛、咽干燠痒、咽喉梗阻感、咳嗽、吞咽障碍、呼吸困难、声音嘶哑等，不同患者其症状特征各有不同，应注意详细询问，为辨病及辨证提供依据。不同症状的问诊要点见问咽喉疼痛、问咽干燠痒、问咽喉梗阻感、问咳嗽、问吞咽、问呼吸、问声嘶等。除咽喉局部症状外，患者的全身情况对于中医辨证有重要参考价值，亦应注意了解，对全身情况的询问要点详

见鼻部问诊。

（刘大新）

wèn yānhóu téngtòng

问咽喉疼痛（inquiry of throat pain） 针对患者咽喉疼痛的情况进行问诊的方法。咽喉疼痛是咽喉疾病最常见的症状之一，如喉痹、乳蛾、喉痈、喉瘤、喉风、喉癣、喉疳、骨鲠、咽喉损伤等疾病均可出现咽喉疼痛，是否存在咽喉疼痛常常是面对咽喉疾病患者首先要询问的内容之一，对咽喉疼痛的具体情况进行了解可为咽喉疾病的辨病及辨证提供参考依据。问咽喉疼痛的重点如下。①疼痛部位：咽喉疼痛包括咽部疼痛和喉部疼痛。咽痛部位在上，进食吞咽时疼痛加重，甚或因吞咽疼痛加剧而妨碍饮食，多见于喉痹、乳蛾等疾病；喉痛部位偏下，发声、咳嗽则疼痛加重，多无碍于吞咽，常见于喉瘤。②疼痛性质：主要有灼痛、刺痛、胀痛、跳痛、干痛、钝痛、隐痛等，如喉痹、乳蛾急性期主要表现为灼痛、胀痛、跳痛等，慢性期主要表现为干痛、钝痛、隐痛等，骨鲠主要表现为刺痛。另外，疼痛性质还可分为自发性咽痛和激发性咽痛，前者在咽部无任何动作的平静状态时出现，见于大多数咽喉疾病；后者由咽部各种活动如吞咽、进食或压舌板等器械的刺激所引起，多见于比较小的咽部异物。③疼痛程度：咽喉疼痛可轻可重，其程度有微痛、疼痛、剧痛等不同，重者疼痛可放射至耳部。一般来说，疼痛程度与病情严重程度一致，但咽喉疼痛程度还视疾病的性质和患者对疼痛的敏感程度而异，有时与病情的严重程度并不完全一致。④疼痛时间：夜间疼痛明显者，多见于阴虚或血瘀证；白日疼痛明显而夜

间减轻者，多见于阳虚证；昼夜疼痛不休者，多见于实证。⑤病程：病程短者，大多疼痛明显，多属实热证，易于治愈；病程长者，疼痛程度多较轻，需要较长时间调理。⑥诱因：注意询问在咽喉疼痛之前有无受凉感冒、吃燥热的食物等。⑦伴随症状：注意除咽喉疼痛外是否还有其他伴随症状，如恶寒、发热、咳嗽等。此外，患者的饮食、睡眠、大小便等全身情况对于中医辨证有重要意义，也需要全面了解。

（刘大新）

wèn yāngān xìnyǎng

问咽干㵏痒 (inquiry of throat dryness and itching)

针对患者咽干㵏痒的情况进行问诊的方法。咽干㵏痒是指咽干、咽痒、咽部㵏热感等不适的症状，是喉痹、乳蛾、喉咳、梅核气等咽喉疾病常见的症状之一，对咽干㵏痒的具体情况进行详细问诊有助于咽部疾病的辨病与辨证。问咽干㵏痒的重点如下。①发病缓急：注意咽喉干燥、灼热、发痒是突然发病、病程短，还是缓慢发病、病程长、症状轻。一般前者多属表证、实证、热证，后者多属里证、虚证、寒证。②病程：咽干㵏痒可以是急性咽喉疾病的前驱症状，病程短，如未及时治疗可能会引发咽喉剧烈疼痛等症状；也可以是慢性咽喉疾病的主要症状，病程长，缠绵难愈。③性质：咽干㵏痒常表现为咽部有毛刺、贴附、瘙痒、干燥等各种不适感觉，常因此而用力"咂""喀"或频频吞咽以期清除。应注意咽干者是否欲饮，饮水能否解除口干的症状，对于辨证有参考价值。若咽干不欲饮，多见于瘀血证或阳气虚、津不上承；若咽干喜饮，多见于阴津损伤。④程度：咽干㵏痒的程度大多较轻，可以忍

受，但患者可因长期的不适感而产生心理压力、抑郁、恐癌等不良情绪，此种情绪又会加重咽干㵏痒的症状或者增加其他症状，形成恶性循环。⑤与饮食、工作环境、生活习惯的关系：注意患者是否处于干燥的工作环境，有无烟酒嗜好、过食辛辣之品、熬夜、生活压力大等因素，有助于中医辨证。⑥全身情况：患者目前的饮食、大小便、睡眠状况及其他全身症状对于中医辨证有重要参考价值，均应详加询问。

（刘大新）

wèn yānhóu gěngzǔgǎn

问咽喉梗阻感 (inquiry of the feeling of laryngeal obstruction)

针对患者的咽喉梗阻感情况进行问诊的方法。咽喉梗阻感指咽喉部有异物梗阻的感觉，或如梅核，或如炙脔，或如痰阻，或如骨鲠，不一而足，以致吞咽不顺畅，是喉痹、乳蛾、梅核气、骨鲠等咽喉疾病常见的症状之一，对咽喉梗阻感进行详细了解有助于咽喉疾病的辨病与辨证。问咽喉梗阻感的重点如下。①部位：患者咽喉梗阻感的部位可以在咽部、喉部、胸骨上窝等处，可以偏左、偏右，也可以在中间部位。②性质：患者常描述为咽喉部贴叶感、梗阻感、痰黏感等，吐之不出，咽之不下。应注意患者是自觉在吞咽涎液时异物感明显，吞咽食物时反而不明显，还是吞咽食物时有梗阻感，前者多见于喉痹、梅核气等，后者多见于骨鲠或咽喉肿瘤。③病程：咽喉梗阻感的时间可长可短，短者可数天，长者可达数月或者数年。一般病程短者治疗较易，病程长者治疗需时较长，应有耐心。④伴发症状、生活状态：注意患者是否有焦虑、抑郁的症状，工作、

生活是否顺心等；还应注意咽喉梗阻感本身对患者的精神状态及生活、工作是否有不良影响，以判断病情的轻重及治疗的难易程度。⑤诱因：注意询问导致咽喉梗阻感减轻或加重的诱因，若患者在情绪不佳或空闲时症状加重，多见于肝气郁结。⑥相关病史：注意询问患者有无慢性咽喉炎、茎突过长、食管炎、食管癌、胃炎、心脏疾病、内分泌功能紊乱等相关病史，对于诊断有重要参考价值。

（刘大新）

wèn késou

问咳嗽 (inquiry of cough)

针对患者的咳嗽情况进行问诊的方法。咳嗽有多种原因，其中咽喉疾病为导致咳嗽的常见原因之一，对咳嗽的情况进行详细问诊有助于咽喉疾病的辨病与辨证。问咳嗽重点如下。①咳嗽时间：注意是白天咳嗽还是晚上咳嗽，亦或剧烈活动后咳嗽，是否与季节或体位有关。一般来说，白天咳嗽多见于实证，晚上咳嗽多见于虚证；寒冷季节咳嗽加重多见于寒证，暑热季节咳嗽多见于热证。②咳嗽性质：干咳无痰多见于阴虚，咳嗽痰多以痰湿内阻为多见；一连串无法抑制的咳嗽多见于风邪侵袭；平卧时咳嗽加重多见于胃气上逆。③伴随症状：询问咳嗽之前是否有咽痒，若有咽痒，多见于喉咳，以肺脾气虚或风邪侵袭为常见。还应注意询问是否伴有咯血、发热、咽痛、声嘶等症状。若伴有咯血，多见于肺部疾患；若伴有咽痛，多见于喉痹；若伴有声嘶，多见于喉瘖。④病程：咽喉疾病导致的咳嗽病程短则数天，长则数月甚至数年。一般病程短者易治，病程长者治疗相对较难。⑤相关病史：了解是

否有鼻窒、鼻渊、鼾眠、鼻衄等病史，或长期有嗳气吞酸、胃脘不适等，对于诊断有一定参考意义，因这些疾病均可出现鼻分泌物倒流入咽部或胃酸反流刺激咽部而引起咳嗽。此外，其他全身情况如饮食、睡眠、大小便等对于辨证均有重要参考价值，应注意询问。

（刘大新）

wèn tūnyàn
问吞咽 （inquiry of swallowing）
针对患者的吞咽情况进行问诊的方法。吞咽是咽喉的主要功能之一，是一系列复杂而协调的咽喉肌肉运动。当咽喉有病变时，可引起吞咽运动障碍，也可因咽喉疼痛、咽喉干燥而继发吞咽困难。因此，对吞咽的情况进行详细问诊有助于咽喉疾病的辨病与辨证。问吞咽主要问有无吞咽疼痛及吞咽困难，前者见 问咽喉疼痛，问吞咽困难的重点如下。①病程：注意是急性起病的吞咽困难，还是进行性吞咽困难。一般来说，前者多见于咽肌麻痹，后者多见于咽喉肿瘤。②程度：轻者仅吞咽不畅，需汤水辅之；进一步加重则吞咽普通食物困难；严重者进流质饮食亦困难，甚至滴水难进，口涎外流。一般来说，吞咽困难的程度越严重，表示病情越严重。③伴随症状：注意是否伴有咽喉疼痛。若因疼痛而导致吞咽困难，多见于喉痹、乳蛾、喉痈、喉风、骨鲠等；若无疼痛而单纯出现吞咽困难或有饮食反呛的现象，多见于咽喉肿瘤或咽肌麻痹。④诱因：注意有无咽喉异物梗阻史、情志抑郁史等诱因，有助于鉴别诊断。如吞咽困难发生之前有咽喉异物梗阻史，多考虑骨鲠。

（刘大新）

wèn hūxī
问呼吸 （inquiry of breath）
针对患者呼吸的情况进行问诊的方法。咽喉为呼吸之门户，咽喉疾病可导致呼吸困难，若呼吸困难处理不当可有生命危险，因此对呼吸情况进行问诊有助于咽喉疾病的诊断和及时治疗。一般咽喉梗阻导致的呼吸困难以吸气困难为主，轻者仅患者自觉吸气费力，活动后加重；重者吸气时可出现喉鸣及胸骨上窝、锁骨上窝、肋间隙凹陷（三凹征）等客观体征。因此，对咽喉疾病患者，严重的呼吸困难无需询问患者便可做出判断，轻度呼吸困难需要通过问诊才能了解。问呼吸的重点如下。①询问患者是否感到吸气费力，仅在活动后感到吸气费力还是在安静状态下亦感到吸气费力。若在安静状态下感到吸气费力，表示呼吸困难程度较重。②询问是否有其他伴随症状，如咽喉疼痛、吞咽困难、声嘶、咳嗽、心慌等，以判断导致呼吸困难的原因。③询问出现呼吸困难的时间长短，急性起病还是呈进行性加重，以判断治疗的难易程度。一般急性起病的呼吸困难，只要及时正确地治疗，预后多较好；进行性呼吸困难，多表示病情较重，预后较差。

（刘大新）

wèn shēngsī
问声嘶 （inquiry of hoarseness）
针对患者声嘶的情况进行问诊的方法。发声是喉的主要功能之一，咽喉发生病变常导致发声功能障碍，即声嘶，是喉瘖、喉菌、喉癣、咽喉瘤等咽喉疾病常见的症状之一，对声嘶的情况进行问诊有助于咽喉疾病的辨病与辨证。问声嘶的重点如下。①诱因：是否有过度用嗓或用嗓不当病史，

突然声嘶还是逐渐声嘶，是否有外感病史，有无情志抑郁史等。②患者的职业：患者从事的职业有助于分析病因，如教师、歌唱演员、售货员等职业用声较多，容易出现声嘶；此外，声乐工作者对嗓音要求高，可能声音出现轻微异常时就会就诊。③声嘶的程度：注意是轻微的声音变粗还是明显声嘶，甚至完全失音；是持续声嘶还是时轻时重；声休后是否好转；声嘶是否会突然好转或者恢复正常。④伴随症状：是否伴有发热、喉痛、咽喉不适、咳嗽等症状，对于诊断有参考价值。饮食、烟酒不良嗜好、睡眠、大小便等全身情况，对于辨证也有一定意义。⑤相关病史：有无气管插管等外伤史、甲状腺疾病及手术史、喉部肿瘤或肺部肿瘤史等，甲状腺手术可发生喉返神经损伤而导致声嘶。

（刘大新）

yānhóu qièzhěn
咽喉切诊 （throat palpation）
通过对患者咽喉、颈部触、摸、按、压及切脉以获得咽喉疾病辨病及辨证资料的方法。咽喉四诊之一。包括以下内容。①咽部切诊：对咽部切诊可借助压舌板、棉签等工具，如用压舌板或棉签触按喉核，观察其质地软硬，压之有无溢脓，有无压痛。咽部痈肿，可用手指触摸或用压舌板、棉签等工具触压咽部隆起处，若质硬、无波动感，表示尚未成脓；若柔软、有波动感，表示已成脓。咽部的脓点或白膜，可用棉签进行擦拭，若易于拭去且拭去后无出血，多为脓性分泌物；若不易拭去，勉强拭去后局部黏膜出血，多见于白喉。②喉部切诊：用手触摸喉外部并轻轻推移，正常时喉部可以推动，触摸按压时无疼痛，可有

轻微摩擦感及摩擦声。若喉体增大，不易推动，多见于喉菌；若喉部有触压痛，多见于咽喉损伤。③颈部切诊：用手指沿颈前及两侧从上到下进行触摸按压，正常时颈部柔软无抵抗，无明显肿块及压痛。若颈部某一局部触及肿块，按压时有疼痛感，多为瘰疬，可见于乳蛾、喉痹、喉痛等；按压时无疼痛，质地较硬且固定不移，多为恶核，可见于鼻咽癌、喉菌、喉核菌等。④切脉：脉象的变化反映整体气血的运行状况，对于咽喉疾病的辨证有重要参考价值，因此切脉是咽喉切诊的重要内容之一。如脉浮多为表证，脉沉多为里证，脉数多为热证，脉细弱多为虚证等。

（刘大新　刘　蓬）

yānhóubìng zhìfǎ

咽喉病治法（treatment of throat diseases）　在中医整体观念指导下，根据辨病与辨证的结果，选择恰当的治疗原则与手段以治疗咽喉疾病的方法。

源流　咽喉病的治疗，历代医家积累了丰富的经验。东汉·张仲景《伤寒杂病论》就论述了少阴咽痛证的辨证治疗，其设立的甘草汤、桔梗汤成为后人治疗咽喉诸病的常用基本方。隋唐时代，咽喉病的治法方药有了专章记载，如唐·王焘《外台秘要》卷二十三载有治疗方法14种，用法有水煎药服、散剂冲服、鲜药捣汁服、蜜丸含服、药液咽服等，外治法有含漱法、烙治法、药末掺咽喉，此外还有针灸等治法。宋元时代，咽喉病的治法有了进一步的发展，如宋代《太平圣惠方》卷三十五增加了药汁或药末点涂咽喉、熏咽喉、药液灌喉、吹药末、药液滴喉、取咽喉异物等方法。明清时代，《疮疡经验全

书》有切开排脓治疗咽喉脓肿的记载，《普济方》是历代医著中记载治疗咽喉病内容最丰富的一部文献，治疗方法多种多样，方剂达741首。清·程国彭《医学心悟》卷四指出"凡治咽喉口舌之证，初则疏风解毒，继则滋水养阴，若元气渐虚，急顾脾胃"，并记载了探吐法、刀针排脓法、针刺出血等外治法，可见当时已十分重视咽喉病的辨证治疗以及各种外治法的运用，同时还增添了不少防治咽喉病的按摩导引法。现代医家在继承历代医家咽喉病治法经验的基础上，主要采用内治、外治、针灸、按摩导引等方法来治疗咽喉病。

分类　主要包括咽喉病内治法、咽喉病外治法、咽喉病针灸法、咽喉病按摩导引法四类。

咽喉病内治法　通过口服药物对脏腑进行调理以作用于咽喉，为治疗咽喉疾病的主要方法，适于绝大多数咽喉疾病的治疗。咽喉疾病的主要表现是咽喉红肿疼痛、吞咽不利、呼吸不畅及声音嘶哑等，因此咽喉病内治法主要有利咽法和开音法。常用的利咽法有疏风利咽、清热利咽、化痰利咽、消肿利咽、养阴利咽、温阳利咽等，常用的开音法有宣肺开音、散结开音、润喉开音、益气开音等。

咽喉病外治法　将药物制成适当的外用剂型直接施用于咽喉局部患处或利用器具直接在咽喉患处施术以治疗咽喉疾病，为治疗咽喉病的主要方法之一，与内治法有同等重要的作用，是中医耳鼻咽喉科的特色治疗方法。主要有药物外用与局部施术两大类，前者如吹喉法、噙化法、含漱法、咽喉雾化吸入法等，用于治疗喉痹、乳蛾、喉痛、喉风、喉瘖等

各种急慢性咽喉病；后者如烙治法、啄治法、咽喉排脓法、咽喉探吐法等，其中烙治法与啄治法主要用于乳蛾慢性期的治疗，咽喉排脓法与咽喉探吐法主要用于喉痈、喉风等咽喉危急重症的治疗。

咽喉病针灸法　通过针刺和灸法以疏通经络、运行气血、祛邪扶正、调和阴阳，以达到治疗咽喉疾病的目的。分为咽喉病针法和咽喉病灸法两大类。临床常用的咽喉病针法包括咽喉病体针疗法、咽喉病水针疗法、咽喉病耳针疗法、咽喉病刺血疗法等，主要用于治疗喉痹、乳蛾、喉痛、喉瘖、梅核气、喉风等多种急慢性咽喉疾病，其中咽喉病刺血疗法有疏通经络、泻热祛邪、退热开窍、消肿止痛的作用，用于治疗实证热证的急性咽喉疾病。常用的咽喉病灸法包括悬起灸、间接灸、天灸法等，适用于治疗多种咽喉病属虚证寒证者。

咽喉病按摩导引法　既能治疗，也能预防咽喉疾病，是通过对人体体表的穴位、部位或患处施加按、揉等手法，以及患者通过特定的躯体运动并配合呼吸的自我调节，以疏通经络、运行气血、导邪外出，达到防治咽喉疾病的目的。分为咽喉病按摩法和咽喉病导引法两类：咽喉病按摩法是医生在患者的相关部位进行推拿、按摩，以疏通经气，调整局部气血运行，并通过调动与经络相连的脏腑功能，改变脏腑的病理状态而达到防治咽喉疾病的目的，用于防治喉痹、乳蛾、喉痛、喉瘖、喉风等多种咽喉病证，其中喉科擎拿疗法、咽喉病提刮法等常用于治疗咽喉红肿疼痛以致吞咽困难者；咽喉病导引法是患者在医生指导下自行做相关的

肢体运动或自我按摩，并配合气息的自我调整以达到防治咽喉疾病的目的，用于防治喉痹、乳蛾、梅核气等咽喉疾病出现的咽干、咽痛、声嘶、咽喉哽哽不利等症，临床常用于防治喉痹的有喉痹导引法，防治梅核气的有鼓呵消积滞法等。

临床应用 以上咽喉病治法均有各自不同的特点和适应证，临床应根据不同咽喉疾病的辨病与辨证结果，结合医生对各种治法的熟悉程度和患者对该治法的接受程度，加以选择应用。一些治疗方法可以单独使用，如烙治法或啄治法可单独用于乳蛾的治疗。多数疾病需选择两种以上的治疗方法，如乳蛾，急性期可用内治法配合吹喉法、噙化法、含漱法、咽喉雾化吸入法、咽喉病刺血疗法等进行治疗；慢性期可用内治法配合烙治法或啄治法、咽喉病针灸法、咽喉病按摩导引法等进行综合治疗。

（王士贞 刘蓬）

yānhóubìng nèizhìfǎ

咽喉病内治法（internal treatment of throat diseases） 通过口服药物调理脏腑功能以治疗咽喉疾病的方法。是治疗咽喉病的主要方法之一。

源流 先秦时代，在中国现存最早的医学集著——《五十二病方》中记载了白蔹治疗喉痛，说明当时对咽喉病的内治法已有了一定的实践经验。春秋战国时代，《黄帝内经》概括论述了咽喉的生理功能，提出咽喉与脏腑经络关系的理论，总结了一系列重要的治疗原则，为咽喉病内治法奠定了基础。东汉·张仲景《伤寒论·辨少阴病脉证并治》对少阴咽痛证进行辨证施治，设有甘草汤、桔梗汤、半夏散及汤、猪

肤汤、苦酒汤等不同方药治疗咽喉病，成为后人治疗咽喉病的常用方法，桔梗汤、甘草汤则为后世医家治疗咽喉病的基础方剂。东汉·张仲景《金匮要略·妇人杂病脉证并治》最先描述"妇人咽中如有炙脔"一证，即后世所称的梅核气，所创立的半夏厚朴汤一直沿用至今。自宋代以后，医家们对咽喉病理论的认识及临床实践不断深入，对咽喉病的治疗积累了丰富的经验。较有影响的医著有宋代《太平圣惠方》、明代《普济方》《景岳全书》、清代《杂病源流犀烛》和一些喉科专著，咽喉病内治法大概有疏风散邪解表、清热解毒消肿、通腑泄热消肿、利湿祛痰消肿、滋阴养液降火、补益气血、温中祛寒散邪、行气化痰散结等八个方面。如疏风散邪解表多用于咽喉病初起，风邪阻遏经络的咽喉病；清热解毒消肿、通腑泄热消肿常用于邪热入里，咽喉病之实证热证，多在清热解毒药的基础上加减处方，或加凉血药，或加祛痰散结药，大便秘结者则加通便药；利湿祛痰消肿和行气化痰散结两治法，则常用于湿浊困结于咽喉或痰气郁结之咽喉病；滋阴养液降火用于虚火上炎之咽喉病；而补益气血和温中祛寒散邪则分别用于气血不足及阳虚证咽喉病。以上治疗咽喉病的内治法，体现出历代医家重视咽喉病的辨证，辨病之寒热虚实，审因论治而制定治法方药，这些咽喉病内治法一直沿用至今。

特点 咽喉病内治法是在中医整体观念及脏腑经络学说指导下，确立咽喉病证合理的治疗原则与具体用药方法。咽喉病证常见的表现主要是咽喉红肿疼痛、吞咽不利、呼吸不畅及声音嘶哑

等，因此咽喉病内治法的特点主要表现在利咽法和开音法两个方面。

利咽法 选用具有利咽作用的药物，根据辨证与相关药物配合进行组方，治疗以咽喉肿痛、吞咽不利为主要特征的咽喉病证的治法。咽喉为肺胃之门户，是呼吸饮食之要道，容易受到外邪的侵袭，它又是经络循行之要冲，五脏六腑的病理变化，易循经上犯咽喉。因此，邪毒、痰浊、瘀血、气滞闭阻咽喉，常导致喉痹、乳蛾、喉痈、喉风、梅核气等病，主要表现为咽喉红肿疼痛、吞咽困难、呼吸不畅等，消除咽喉痹阻以恢复正常吞咽与呼吸的治法谓之利咽法。利咽法应针对导致咽喉痹阻之病机不同，分别予以疏解外邪、清热解毒、祛痰散结、滋养阴液、温经散寒等各种方法，去除闭塞咽喉的各种病理因素，以达到通利咽喉的目的。在辨证用药的基础上，配合适当的利咽药物，可引药直达病所，起到事半功倍的效果。常用的利咽药有桔梗、甘草、半夏、牛蒡子、射干、山豆根、蝉蜕、玄参等。临床常用的利咽法有疏风利咽、清热利咽、化痰利咽、消肿利咽、养阴利咽、温阳利咽等。临证时应注意病情的轻重缓急及咽喉黏膜的色泽形态变化，并按利咽药的特长辨证运用。

开音法 选用具有利喉开音作用的药物，根据辨证与相关药物配合进行组方，治疗以声音嘶哑为主要特征的喉部病证的治法。发声为咽喉的主要功能之一，咽喉疾病常见的症状之一便是声音嘶哑。去除声嘶的病因以恢复正常发声的治法谓之开音法。声音嘶哑之证大体上可分为虚、实两类，实证者多为风寒、风热、痰

热犯肺，肺气不宣，邪滞喉窍，声门开阖不利而致，即所谓"金实不鸣""窍闭而瘖"，治疗宜用散邪、清热、化痰、活血等治法；虚证者多因脏腑虚损，喉窍失养而致，即所谓"金破不鸣"，治疗宜用益气或养阴等治法。在辨证用药的基础上，配合适当的开音药物，可引药直达病所，起到事半功倍的效果。常用的开音药有蝉蜕、胖大海、木蝴蝶、木贼、诃子等。临床常用的开音法有宣肺开音、散结开音、润喉开音、益气开音等。临证时应根据发病的缓急、喉部黏膜色泽、声带形态及活动的变化，并按开音药的特长辨证选用。

注意事项 ①辨证选方用药：在辨病的基础上，中医用药直接针对的是证候，因此，不宜针对疾病或症状而选用所谓"特效"方药。②掌握药物的利弊：药物皆有偏性，因此每一类药物皆有利有弊，应用其所长，避其所短。如辛散之药有疏风散邪之功，却有耗气之弊；苦寒之药有清热泻火之功，却有损伤脾胃之弊；淡渗之药有利湿之功，却有伤阴之弊；甘寒之药有养阴之功，却有滋腻碍脾之弊等。③饮食合宜：中医认为药食同源，与药物一样，饮食也有寒凉与温热之分别。因此，在选用药物治疗的同时应注意患者的饮食，避免相互掣肘。如选用温阳利咽或益气开音药物治疗的同时，应叮嘱患者避免吃生冷、寒凉的食物；选用清热利咽或消肿利咽药物治疗的同时，应叮嘱患者避免吃辛辣、烧烤的食物；选用化痰利咽或散结开音药物治疗的同时，应叮嘱患者避免吃肥腻助湿的食物等。

（王士贞）

shūfēng lìyān

疏风利咽（removing sore throat through dispelling wind） 针对风邪外袭犯肺、上侵咽喉的病机，选用以疏风散邪为主要作用的药物进行组方，以治疗咽喉疾病的方法。常用咽喉病内治法之一。咽喉病初起，风邪外袭，邪在肌表，尚未传里，多用此法。常见侵犯咽喉之外邪有风热、风寒之不同，故治疗上有疏风清热利咽与疏风散寒利咽之别。①疏风清热利咽：选用性味辛凉、疏散风热为主要作用的药物组方，适用于风热外邪侵袭，邪在肺卫，症见咽喉疼痛，伴发热、头痛、鼻塞或咳嗽声嘶、脉浮数等。常用药如蝉蜕、薄荷、桑叶、菊花、牛蒡子、连翘、蔓荆子等，常用方如银翘散、桑菊饮等。②疏风散寒利咽：选用性味辛温、疏散散寒为主要作用的药物组方，适用于风寒之邪侵袭，邪束肺卫，症见咽喉微痛或哽哽不利，伴恶寒发热、头痛、鼻塞、流清涕、脉浮缓等。常用药如荆芥、防风、紫苏、羌活等，常用方如六味汤、桂枝汤等。临床应用时须注意，疏风利咽药多属辛散之品，易耗气，素体气虚者应配合补气药同用。

（王士贞）

qīngrè lìyān

清热利咽（removing sore throat through clearing heat） 针对肺胃热盛、上犯咽喉的病机，选用以清热泻火、利咽喉为主要作用的药物进行组方，以治疗咽喉疾病的方法。常用咽喉病内治法之一。适用于肺胃热盛，邪热上犯咽喉，症见咽喉红肿疼痛，发热头痛，咳嗽痰黄、口干、便秘、舌质红、苔薄黄、脉数等。常用的清热利咽药如桑白皮、桔梗、金银花、黄芩、岗梅根、牛蒡子、射干、

夏枯草等，常用方如黄芩汤、清咽利膈汤等。临床应用时须注意，清热利咽药大多属苦寒之品，易伤脾胃，故脾胃虚寒者应慎用。

（王士贞）

huàtán lìyān

化痰利咽（removing sore throat through eliminating phlegm） 针对痰涎结聚咽喉的病机，选用以化痰利咽为主要作用的药物进行组方，以治疗咽喉疾病的方法。常用咽喉病内治法之一。痰浊是咽喉诸病证病理变化的产物，又可为咽喉诸病证变化之因，故此法是咽喉病的基本内治法。痰有热痰、寒痰之不同，因此治疗上有清热化痰利咽、温化寒痰利咽之别。①清热化痰利咽：选用清热化痰利咽为主要作用的药物进行组方，适用于邪热内壅，煎熬津液，聚而生痰，痰液结聚咽喉，症见咽喉红肿疼痛，咳嗽，痰黄，舌红，苔黄厚等。常用药如射干、牛蒡子、瓜蒌、贝母、桔梗、马勃、竹茹、天竹黄、猫爪草等，常用方如贝母瓜蒌散等。②温化寒痰利咽：选用温化寒痰利咽为主要作用的药物组方，适用于因脾胃虚弱，水湿不运，聚而生痰，阻滞咽喉，或脾肾阳虚，阴寒内生，症见咽喉哽哽不利，痰涎稀白，恶心易呕，咽黏膜淡红，喉底颗粒较多或融合成片等。常用药如法半夏、陈皮、白前、天南星、细辛、干姜等，常用方如二陈汤等。临床应用时须注意，清热化痰利咽之品有寒凉伤脾之弊，脾胃虚寒者应慎用；温化寒痰利咽之品有温燥伤阴之弊，阴津不足者应慎用。

（王士贞）

xiāozhǒng lìyān

消肿利咽（removing sore and swelling of throat） 针对邪热壅

盛、蒸灼咽喉的病机，选用以清热解毒、消肿止痛为主要作用的药物进行组方，以治疗咽喉疾病的方法。咽喉病内治法之一。适用于肺胃邪热壅盛，循经上攻，蒸灼咽喉，症见咽喉红肿疼痛、饮食难下，声音嘶哑，呼吸气促，咽黏膜红肿，甚则腐坏成痈，高热，痰稠黄，口臭，大便干结等。常用药如山豆根、板蓝根、大青叶、射干、马勃、金果榄、锦灯笼、牛蒡子、穿心莲、土牛膝、白花蛇舌草、紫花地丁、黄连、黄芩等，常用方如普济消毒饮、黄连解毒汤等。临床应用时须注意，消肿利咽药多属苦寒之品，易伤脾胃，故脾胃虚弱者应慎用。

（王士贞）

yǎngyīn lìyān

养阴利咽（removing sore throat through nourishing yin）　针对阴津不足、虚火上炎于咽喉的病机，选用以养阴润燥为主要作用的药物进行组方，以治疗咽喉疾病的方法。咽喉病内治法之一。由于素体阴虚，或久病耗阴，或邪热伤阴，致阴液亏损，咽喉失于濡养，虚火循经上炎于咽喉，多用此法。阴虚咽喉失养有肺阴虚与肾阴虚之不同，因此治疗上有养阴清肺利咽和滋阴降火利咽之别。①养阴清肺利咽：选用养肺润燥、清利咽喉为主要作用的药物进行组方，适用于肺阴耗伤、阴虚肺燥，或阴虚内热、耗灼肺阴而燥，咽喉失于肺津的濡养，加之虚火循经上炎咽喉而致病，症见咽喉燉痛，干痒咳嗽，痰黏少难咳，咽喉哽哽不利，声音嘶哑，气短无力，咽黏膜红而干亮等。常用药如玄参、麦冬、天冬、沙参、天花粉、芦根、石斛、百合等，常用方如养阴清肺汤、沙参麦冬汤等。②滋阴降火利咽：选用滋养肾阴、

降火利咽为主要作用的药物进行组方，适用于肾阴不足、虚火上炎，或因久病、过劳耗伤肾精，阴精不足，不能上达咽喉，咽喉失于滋养而为病，症见咽干燉痒，咽喉哽哽不利，晨轻暮重，声音嘶哑等。常用药如玄参、生地黄、旱莲草、女贞子、龟甲、知母等，常用方如六味地黄丸、知柏地黄丸等。临床应用时须注意，养阴利咽药多属滋腻之品，有碍脾胃之运化，故脾胃虚弱者应慎用。

（王士贞）

wēnyáng lìyān

温阳利咽（removing sore throat through warming yang）　针对阳气亏损、无以上达温煦咽喉的病机，选用以温补脾肾之阳的药物进行组方，以治疗虚寒证咽喉疾病的方法。咽喉病内治法之一。适用于久病或劳伤，耗损脾肾阳气，阳气亏损，无以上达温煦咽喉，或肾阳虚、无根之火上越咽喉，症见咽喉微痛、哽哽不利，咽喉干而不喜饮，痰涎稀白，咽黏膜淡红，兼形寒肢冷，舌质淡胖，脉沉细弱等。常用药如附子、肉桂、桂枝、干姜等，常用方如附子理中汤、桂枝人参汤、四逆汤、白通汤等。

（王士贞）

xuānfèi kāiyīn

宣肺开音（sound producing through dispersing lung）　针对风邪外袭、肺气失宣、声门开阖不利的病机，选用以疏风散邪、宣肺开音为主要作用的药物进行组方，以治疗喉部疾病的方法。常用咽喉病内治法之一。常见侵犯咽喉之外邪有风寒、风热之不同，因此治疗上有散寒宣肺开音与清热宣肺开音之别。①散寒宣肺开音：选用性味辛温、疏散风寒为主要作用的药物，配合宣肺

开音药进行组方，适用于风寒束表，肺卫失宣，肺气壅遏，气机不利；或风寒之邪客于声门，致声门开阖不利，症见猝然声音不扬，甚则声嘶失音，声带淡红肿胀，咽喉微痛、哽哽不利等。常用药如荆芥、防风、紫苏、蝉蜕、石菖蒲、木蝴蝶、杏仁等，常用方如六味汤、三拗汤等。②清热宣肺开音：选用性味辛凉、疏散风热为主要作用的药物，配合宣肺开音药进行组方，适用于风热之邪侵袭，风热壅肺，肺失宣降，邪热结于咽喉，致声门开阖不利，症见猝然声音不扬，甚则声嘶失音，咽喉灼热疼痛，咳嗽痰黄等。常用药如蝉蜕、薄荷、桔梗、射干、胖大海、木蝴蝶等，常用方如银翘散、桑菊饮等。临床应用时须注意，疏风宣肺开音药多有辛散耗气之弊，故素体气虚者应慎用。

（王士贞）

sànjié kāiyīn

散结开音（sound producing through removing accumulation）　针对血瘀痰凝结聚于喉的病机，选用以活血祛瘀、化痰散结为主要作用的药物进行组方，以治疗喉部疾病的方法。咽喉病内治法之一。适用于喉痹日久，余邪未清，结聚咽喉，阻滞脉络；或用嗓太过，耗气伤阴，经气郁滞不畅，以致痰瘀互结于喉部而为病，症见声嘶日久，讲话费力，咽喉哽哽不利，痰黏难咳，舌质暗红，或瘀点瘀斑，声带见小结、息肉或赘生物隆起，声门开阖不利等。常用的活血祛瘀散结开音药如赤芍、桃仁、红花、三棱、莪术、鳖甲、丹参、王不留行、毛冬青、郁金等；常用的祛痰散结开音药如法半夏、橘红、贝母、胆南星、昆布、海藻、天竹黄、白芥子、

莱菔子、石菖蒲、胖大海、天花粉等。常用方如会厌逐瘀汤、通窍活血汤、二陈汤等。临床应用时须注意，散结开音药多属攻伐之品，有耗伤正气之弊，故不宜久用，素体虚弱者应慎用。

（王士贞）

rùnhóu kāiyīn

润喉开音 （sound producing through moistening throat）

针对阴津亏虚、咽喉失养的病机，选用以养阴润燥、利喉开音为主要作用的药物进行组方，以治疗喉部疾病的方法。咽喉病内治法之一。适用于阴津亏虚或阴虚火旺、虚火上炎，咽喉失于濡养，症见声嘶日久，咽喉干涩疼痛，喉痒干咳，痰少而黏，时时清嗓，舌红少津，脉细数，喉部黏膜微红微肿，或声带干燥变薄，声门闭合不全等。常用的养阴润喉开音药如沙参、麦冬、天门冬、百合、人参叶、太子参、天花粉、石斛、玄参等，常用方如清燥救肺汤、养阴清肺汤等；常用的滋阴降火、润喉开音药如旱莲草、生地黄、玄参、石斛、知母、山茱萸等，常用方如百合固金汤、知柏地黄丸等。临床应用时须注意，润喉开音药多属滋腻之品，有妨碍脾胃运化功能之弊，故脾胃虚弱者应慎用。

（王士贞）

yìqì kāiyīn

益气开音 （sound producing through tonifying qi）

针对肺脾气虚、无力鼓动声门的病机，选用以补中益气为主要作用的药物配合开音药进行组方，以治疗喉部疾病的方法。咽喉病内治法之一。适用于素体虚弱、过度用嗓、气耗太甚，或病后失调，或劳倦太过所致肺脾气虚，无力鼓动声门，发为喉瘖者，症见声嘶日久，语音低沉，讲话不能持久，劳则加重，少气懒言，声带松弛无力，声门闭合不全等。常用的补中益气药如黄芪、人参、炙甘草、白术等，常用的开音药如诃子、石菖蒲、五味子、木蝴蝶等，常用方如补中益气汤等。临床应用时须注意，此法所针对的患者多中气不足，因此服药治疗期间须尽量减少讲话，以免进一步耗气；同时饮食应避免生冷、寒凉及肥腻之品。

（王士贞）

yānhóubìng wàizhìfǎ

咽喉病外治法 （external treatment of throat diseases）

将药物制成适当的剂型直接施用于咽喉局部患处或利用器具直接在咽喉患处施术以治疗咽喉疾病的方法。为治疗咽喉疾病的主要方法之一，与内治法同等重要，是中医耳鼻咽喉科的特色治疗方法。

源流 东汉·张仲景《伤寒论·少阴病脉证并治》用苦酒汤含咽治疗咽部损伤，是噙化法的最早记载，说明当时已认识到药物含于口中可较长时间停留于咽喉患处而较快起效。晋·葛洪《肘后备急方》卷六首次记载了食管异物的处理方法，如用薤白取食管鱼骨刺、用磁石取食管钱币。隋唐时代，咽喉病的治疗开始有了专章记载。唐·王焘《外台秘要》卷二十三载有含咽、含漱、吹喉、热熨、烙治、药物掺咽喉、药物捣烂涂敷或敷贴肿胀处等治法，用以治疗喉痹、咽喉肿塞水浆不入、悬雍肿、咽喉生疮等咽喉疾病。宋代，咽喉病的治疗有了进一步发展，如《太平圣惠方》卷三十五收录咽喉病外治法有15种之多，较之《外台秘要》增加了药末或药汁点喉、烟熏喉、药液灌喉、取鱼骨鲠或误吞异物等多种方法。明代，《普济方》卷六十一至卷六十四记载治疗咽喉病的外治方700余首，多为治疗喉痹咽喉肿痛及喉风等急重病症的方药；并载有各种治法，除了最常用的噙化法、含漱法、吹喉法外，还有治疗咽喉急症用药液滴咽喉；喉闭不得开用搐鼻取嚏法、吹鼻法、咽喉灌药、烟熏咽喉等法；咽喉肿塞软疮及乳蛾塞喉提出用针挑；对咽喉生痈的治疗指出"辨其可刺，宜速破之"；咽喉肿结闭塞用探吐法，方法是"以鸡羽蘸药入喉中……吐出毒涎"；咽喉颈外肿痛，外治配合用敷贴法或熨法。陈实功的《外科正宗》卷二提出"凡喉闭不刺血，喉风不倒痰，喉痛不放脓，乳蛾、喉痹不针烙，此皆非法"，明确指出刺血法、探吐法、排脓法和烙治法为治疗咽喉疾病的重要方法。清代，咽喉科有了显著的发展，咽喉病外治法也得到很大发展。在喉科专著中吹喉方药大增，吹药的配伍、制作、运用水平不断提高，治疗咽喉急重病症疗效显著。如李纪方的《白喉全生集·用药法》中主张"白喉服药与吹药并重"，认为"毒气壅于喉，非吹药不能解其标也，若危险之证，必先吹药，扫去痰涎，而后可以服药"。轻症者只用吹药，无须服药。郑梅涧的《重楼玉钥》卷上治疗咽喉诸证，灵活配用针灸、吹喉、噙化、外敷及刀刺放血等外治法，其辨证治疗的独到之处受到后世医家的重视。不少医家用针烙法治疗乳蛾，烙具和烙法都在不断改进，在《咽喉经验秘传·喉症图形针药秘传》中用的烙具为针形，称火针。《焦氏喉科枕秘》卷一中用的烙具为匙形，名为烙铁，与现代所用的烙具形状已很接近。至今，咽喉病外治法仍为咽喉疾病治疗的重要手段。

特点 临床常用的咽喉病外治法主要有药物外用及局部施术两大类型。

药物外用 将药物制成适当的剂型直接施用于咽喉患处，以发挥治疗作用，其特点是药物可直接作用于患处，局部药物浓度高，若使用得当，见效较快。包括吹喉法、噙化法、含漱法、咽喉雾化吸入法等，适用于治疗各种急慢性咽喉病。吹喉法是将药物研制成极细的粉末喷吹于咽喉患处；噙化法是将药物制成丸剂或片剂含在舌根部，使其在咽喉部徐徐溶化后再慢慢咽下；含漱法是将药物制成液体剂型含在咽部进行漱涤，然后酌情吐出药液或将药液咽下，该法除了药物的作用外，还具有清洁咽喉口腔的作用，尤其适用于咽喉红肿疼痛、化脓、溃烂、口秽不洁等病症；咽喉雾化吸入法是将液体药物放在特定的超声雾化器中变成雾状，通过口吸入该气雾，使其在咽喉部发挥治疗作用。

局部施术 用合适的器具在咽喉部进行适当的操作施术以达到治疗目的的外治方法。包括烙治法、啄治法、咽喉排脓法、咽喉探吐法等。烙治法和啄治法都是主要针对乳蛾的一种外治法，其中烙治法是将烧红的烙铁直接烙在喉核上，啄治法是用尖锐的器械在喉核上进行割刺，通过反复的烙治和刺割使肿大的喉核逐渐缩小，二者均可在保留喉核组织的前提下达到消除症状的目的及解决乳蛾反复发作的问题，操作简单、方便，无需麻醉，非常适用；咽喉排脓法是针对喉痈的一种外治法，当喉痈形成脓肿后，采用适当的器具刺破脓肿，排出脓液，达到泻热消肿的目的；咽

喉探吐法是通过刺激咽喉引起呕吐以排除痰涎、畅通气道，从而达到治疗咽喉疾病的目的，主要用于喉风等咽喉危急重症。

注意事项 ①辨证施治：咽喉病外治法的运用同内治法一样，也是在中医整体观念指导下进行辨证论治，应根据咽喉疾病的特点、病情的轻重缓急、寒热虚实等不同情况，灵活选用不同方药、剂型和合适的外治方法。②各种咽喉病外治法既可单独使用，也可结合使用，如施行烙治法、啄治法或咽喉排脓法后，可配合使用噙化法、吹喉法等。③多需与咽喉病内治法结合使用，也可配合咽喉病针灸法、咽喉病按摩导引法等一起使用，内外合治，效果较好。

(李凡成 刘 蓬)

chuīhóufǎ

吹喉法（throat-blowing therapy）

将研制成极细的药物粉末喷吹于咽喉患处以治疗咽喉疾病的外治方法。常用咽喉病外治法之一。能使药物直达患处，直接作用于咽喉局部，局部药物浓度较高，易于黏膜吸收，起效快。可根据不同病证灵活选方用药，方法简便，适用于治疗多种咽喉病证。

源流 吹喉法是一种传统古老的外治法，特别在唐代之后，咽喉疾病已有专病专治的内服和外治方药。唐·孙思邈《备急千金要方》卷六上已有药粉敷喉的记载，如"治口傍恶疮方"用"乱发灰、故絮灰、黄连末、干姜末，四味等分和合为散，以粉疮上"，治口噤不开"以附子捣末内管中，强开口，吹口中"。为治疗咽喉疾病提出了吹喉的方法。宋代，《太平圣惠方》卷三十五又提出多种治疗咽喉病的吹喉方，如"喉痹气闷，白矾散方（白矾、硇

砂、马牙硝），纳竹管中，吹入喉内""治喉痹气欲绝，马牙硝散方（马牙硝、消石、硼砂），以竹管吹入喉中"。在《圣济总录》卷一百二十二至一百二十四"咽喉门"中，提出了不少吹喉药方，如"治咽喉卒肿、喉痹、胜金散方""治咽喉肿痛，咽物妨闷，丹砂散方""治脾胃热毒上攻心肺，咽喉有疮，并缠喉风，救命散方"。吹喉法应用有了很大的发展。明·薛己《口齿类要》载有"金钥匙""破棺丹""润喉散"等吹药方，治疗咽喉肿痛闭塞、水谷不下、痰涎壅盛。清代的喉科专著记载了较多应用吹喉药的经验和制作吹喉药的具体方法。如张宗良的《喉科指掌》公开了吹药的方剂及其秘制吹药的方法，吹喉方如"金不换吹药，治火症、痘疳、牙疳、喉间溃烂者"，"通关散吹药"治咽喉急症；制药法如"制西瓜硝""制人中黄"等的制作。随着吹药方的研制逐渐增多，吹药在咽喉病治疗地位上亦日显重要。郑梅涧的《重楼玉钥》一书中共收录咽喉内服、外用药方共58方，其中含内服24方、吹药28方。李纪方的《白喉全生集·用药法》主张外用吹药与内服药并重，提出"白喉服药与吹药并重，盖寒热伏于内，非服药不能治其本，而毒气壅于喉，非吹药不能解其标也，若危险之证，必先吹药，扫去痰涎，而后可以服药，至轻症初起，则吹药一二次即愈矣，并无庸服药也"。由于吹药疗效显著，所以在古代，吹喉法在咽喉疾病治疗上几与内治法有同等地位，是咽喉疾病的重要治疗方法之一。至今仍为咽喉疾病治疗的重要手段。

临床应用 主要用于治疗咽喉疾病，症见咽喉红肿热痛、脓

肿腐烂、痰涎不化、创口不敛、出血等。

辨证用药 吹喉药用法与内治法一样，必须根据临床病变性质、症状不同而灵活应用不同的吹药，辨证选方用药。①若咽喉微红或肿痛较轻，症在初起，属风热上扰，治疗宜疏风清热解毒，可选用冰片、硼砂、玄明粉、薄荷、白芷、西瓜霜等药组成的吹喉方药，方如珍珠散等。②若咽喉高肿或蔓肿，色深红，发病迅速，多是外感邪热或火热上蒸，搏结于咽喉，多属实热咽喉病证，治疗宜清热解毒、消肿止痛，可选用黄柏、黄连、甘草、鹿角霜、玄明粉、明矾、硼砂、冰片、牛黄等药组成的吹喉方药，方如冰黛散等。③若喉痛已成脓，热毒壅聚，治疗宜破坚穿透排脓，可选用消石、薄荷、硼砂、冰片、猪牙皂、雄黄、白矾等药组成的吹喉方药，方如消肿代刀散、二味拔毒散等。④咽喉红肿、痰涎壅盛，或喉间痰鸣、呼吸急促、声音嘶哑或牙关紧闭，治疗宜解毒涤痰，开关涌痰，可选用胆矾、僵蚕、消石、冰片、僵蚕、雄黄等药组成的吹喉方药，方如通关散、二圣散等。⑤咽喉部腐烂，呈点状或片状，色黄白或灰暗，或气味秽臭，邪毒壅盛，灼腐肌膜，治疗宜祛腐解毒，可选用人中白、儿茶、黄柏、薄荷、冰片、青黛、苦矾等药组成的吹喉方药，方如锡类散、人中白散等。⑥咽喉口齿疾病见有出血症状者，治疗宜凉血散瘀止血，可选用龙骨、珍珠、儿茶、三七、海螵蛸、百草霜、血竭、蒲黄、血余炭等药组成的吹喉方药，方如云南白药、珍珠散等。

使用方法 吹药前先漱涤口腔，或用消毒棉花将痰涎揩拭干净。将吹喉药装入专用的喷粉器内，对准咽部患处进行喷吹。用力要轻，要求药粉均匀布散于患处，不能用力直对咽腔喷吹，以免病人呛咳或恶心呕吐。一般每1~2小时吹药一次为宜，喷吹后半小时内不宜饮水或进食。

注意事项 吹喉药物的选择，必须质地优良，为道地质优而净的上品。制作吹喉药的各种药物，务必研成极细末，分别贮藏，不受潮，不霉变，不走气。吹药时患者应避免吸气，以免将粉末吸入气管内而发生呛咳。

(朱祥成)

qínhuàfǎ

噙化法（perlingual therapy） 将药物含于咽部徐徐溶化以治疗咽喉疾病的方法。能使药物直达病所，较长时间作用于患处，局部药物浓度较高，起效快，且具有内治和外治相结合的特点，患者易于接受，适用于治疗各种急慢性咽喉疾病。

源流 最早见于东汉·张仲景《伤寒论·辨少阴病脉证并治》苦酒汤证，以苦酒汤治疗咽部损伤，服用方法为"少少含咽之"，意在使药物直接持久作用于咽部，提高疗效。晋·葛洪《肘后备急方》卷一记载有救治"中恶者"用"捣生菖蒲根，绞取汁，含之，立瘥"；卷三中有"治卒风瘖不得语""煮大豆，煎其汁令如饴，含之"的记述。隋·巢元方《诸病源候论》卷三"虚劳少气候"中引"养生方导引法"："人能终日不唾，恒含枣核而嚥之，受气生津。"认为口干无津，含咽枣可益气生津。唐·王焘《外台秘要》卷二治疗伤寒咽痛用"微火煎甘草猪膏，令数沸，去滓，乃纳蜜，温令销相得如枣大，含化稍稍咽之"。宋元时代，《太平圣惠方》

《圣济总录》《太平惠民和剂局方》等医著均记载了大量以含咽为主要用法的方剂，用于治疗咽喉、口腔疾病以及咳嗽声哑等病症。明清时代，噙化法得到更加广泛的应用，一些喉科专著还记载了不少噙化方药治疗咽喉急重症，如清·许梿校订的《咽喉脉证通论·丸散方药》特别指出治疗"喉风痹闭"用牛黄解毒丸，"每噙一丸待其自化嚥下，一日夜须噙四丸"；治疗咽喉口舌颈项破烂诸痛，用玉屑散"挑少许置舌上，咀含片刻咽下，日用八九次"。清·尤乘《尤氏喉科秘书·用药法》介绍治喉癣、喉菌用碧丹，不时噙咽；治风热上壅，咽喉肿痛、口舌生疮用上清丸，不拘时含化。清·郑梅涧《重楼玉钥》卷上载有用摩风膏和角药调噙，取喉内痰涎，治疗叉喉风、鱼鳞风、重舌等病证。噙化法是一种简单而实用的外治法，两千年来一直在临床应用，即使在科学技术高速发展的现代，仍然是不可或缺的治疗方法。

临床应用 常用于治疗各种急慢性咽喉及口腔疾病，如喉痹、乳蛾、喉痛、喉瘤、口疮等疾病及咽喉手术后，症见咽喉红肿疼痛、咽喉哽哽不利、声音嘶哑、咽喉干燥、痰涎多者。

辨证用药 临证时应根据所患的疾病及局部症状特点进行辨证选方用药。①病初起，外邪袭肺，咽喉疼痛、声音嘶哑、口干咽燥者，治宜疏风清热，利咽开音，可选用西瓜霜润喉片、牛黄噙化丸等。②热毒壅盛，咽喉红肿剧痛、痰涎壅盛者，宜清热解毒消肿止痛，可选用六神丸、牛黄噙化丸等。③阴虚火旺，咽喉疼痛、咽干灼热或声音嘶哑者，宜养阴生津，利咽开音，常选用铁笛丸、润肺丸等。

使用方法 将选定的药物制成丸剂或片剂，每次取 1~3 丸（片）放入口中含化，含化时尽量使药物接近舌根部。急性病者，可每 2~3 小时噙化 1 次；慢性疾病，每天噙化 3~5 次。

注意事项 噙化药物一般性多寒凉，味多酸甜，过多应用则易损伤脾胃，故不宜大量或过多含用，对于脾胃虚寒及糖尿病患者更须注意。

（周 凌）

hánshùfǎ

含漱法（gargling therapy） 将药液含于口中，漱涤咽喉口腔以治疗咽喉、口腔疾病的方法。药物直接作用于咽喉患处，有清洁咽喉口腔、祛腐排脓、利咽止痛的作用，简单易行，患者易于接受，适用于治疗多种咽喉及口腔病证。

源流 含漱法是一种古老的外治法。隋·巢元方《诸病源候论》卷六已有用含漱法治疗口齿疾病的记载："或齿肿唇烂，齿牙摇痛，颊车噤，坐犯热不时救故也。当风张口，使冷气入咽，漱寒水即瘥。"唐·孙思邈《备急千金要方》卷六有用浓煮细辛汁、井花水漱口治疗口臭的记述。宋代，《太平圣惠方》卷三十四辨证选药含漱治疗牙齿疼痛，若龋齿疼痛，用清热解毒的葫芦子半升煎水含漱；若齿风，疼痛不可忍，用祛风散邪、散寒止痛的蛇蜕皮散方（蛇蜕皮、吴朱萸、蚕沙、柳枝、槐枝），除了列举方药外，还详细说明了煎煮和含漱须热含冷吐的方法。元·朱震亨《丹溪心法》卷二治劳瘵咳嗽日久，服太平丸，指出服药前先用薄荷水含漱，然后再将药丸嚼碎吞下。清代，不少喉科专著载有含漱方药，如张宗良的《喉科指掌》卷

四："肿烂喉风……连服二帖，兼用柏枝汁一盏，冲药漱之。"提出了内服加含漱治疗烂喉风的方法。郑梅涧的《重楼玉钥》卷上介绍服食人参茯苓粥前，"先以盐汤将口漱净，再食粥"，主要是起到预防疾病和养生保健的作用。含漱法至今仍广泛应用于临床。

临床应用 常用于治疗各种急慢性咽喉口齿疾病，如喉痹、乳蛾、喉痈、喉瘤、鼻咽癌放疗后、龋齿、口疮及咽喉部手术前后等，尤其适用于咽喉红肿疼痛、化脓、溃烂、口干、口臭、口秽不洁等。

辨证用药 临证时应根据所患的疾病及局部症状特点进行辨证选方用药。①病初起，外邪侵袭，咽喉不利，宜疏风散邪，宣肺利咽，可选用金银花、连翘、桑叶、菊花、荆芥、防风、紫苏叶、牛蒡子等药。②肺胃热盛，咽喉红肿疼痛，宜清热解毒，消肿利咽，可选用金银花、连翘、菊花、栀子、黄连、牛蒡子、山豆根等药。③阴虚火旺，咽喉干燥，宜养阴生津，降火利咽，可选用生地黄、麦冬、玄参、葛根、知母等药。④鼻咽癌放疗后，咽部干燥，吞咽不利，黏痰多，可在选用清热解毒、养阴生津药物的基础上，选加去秽化浊之品含漱，如薄荷、藿香、白芷等。此外，亦可用口服中药的药渣再煎后，去渣取药液含漱。

使用方法 ①含漱药液的制备：将中药浸泡、煎煮后放置冷却，使用时取药液漱口。或将中药精制成浓缩剂，使用时按比例加水稀释，取药液含漱。②含漱方法：将适当的药液含于口中，轻轻漱涤，数分钟后吐出，某些药液含漱后也可慢慢咽下。含漱次数可根据病情而定，一般急性

病，可每 2~3 小时含漱 1 次；慢性病，可早晚各含漱 1 次。

注意事项 含漱液浓度不易过高，以免刺激咽部加重病情。含漱的次数不可过于频繁，一般两次含漱间隔时间不小于 1 小时。

（周 凌）

yānhóu wùhuàxīrùfǎ

咽喉雾化吸入法（inhalation therapy by throat） 将药物加工制成溶液通过特制的雾化器使药液形成雾状，经口吸入咽喉部以治疗咽喉疾病的方法。咽喉病外治法之一。雾化吸入法是在古代熏蒸疗法基础上发展而来的一种现代治疗方法，可以使药物的微细颗粒直接、均匀地分布于咽喉局部而发挥治疗作用，通过雾化又有湿润和保护咽喉口腔黏膜的作用，副作用少，给药方便，患者易于接受，适用于治疗各种急慢性咽喉疾病。

临床应用 用于治疗喉痹、乳蛾、喉痈、喉瘤、鼻咽癌放射治疗后及某些咽喉部手术后，症见咽喉疼痛、吞咽不利、咽干不适、咽痒咳嗽、咽异物感、声音嘶哑等。

辨证用药 临证应用时应根据所患的疾病及局部症状特点辨证选方用药。①肺经风热，症见咽喉疼痛，咳嗽痰黏，声音嘶哑，咽喉部黏膜充血者，宜疏风清热、利喉开音，可选用金银花、连翘、菊花、荆芥、射干、薄荷、蝉蜕、牛蒡子、鱼腥草等。②热毒炽盛，症见咽喉疼痛剧烈，声音嘶哑，咳嗽痰黄，喉核或咽喉部黏膜红肿，甚至可见脓点者，宜清热解毒、消肿利咽，可选用金银花、黄芩、山栀子、黄连、野菊花、射干、胖大海、蝉蜕、牡丹皮、生地、玄参等。③肺肾阴虚，症见咽喉病反复发作，咽喉干痒不

适，咳嗽少痰，声音嘶哑，咽喉黏膜干亮者，宜滋养肺肾、生津润燥，可选用百合、生地黄、玄参、麦冬、枸杞子、菊花、蝉蜕等。④痰凝血瘀，症见咽喉哽哽不利，痰黏难咳，声音嘶哑，或咽喉黏膜暗红，喉核肿大，咽后壁颗粒状突起，或见声带小结、息肉等，宜理气化痰、活血祛瘀，可选用半夏、茯苓、陈皮、柴胡、厚朴、桃仁、红花、川芎等。此外，也可辨证选用热毒宁注射液、柴胡注射液、痰热清注射液、红花注射液、黄芪注射液等中药注射剂。

使用方法　将选定的药物煎水反复过滤后备用，或直接使用中药注射液。每次取药液 20ml，加入专门的雾化器中，打开电源，药液很快变成雾状喷出，调整雾量，然后将口对准喷出的药雾进行呼吸。每次治疗时间 10~20 分钟，每日 1~3 次。

注意事项　①治疗时雾量不宜过大，嘱病人进行慢而深的吸气、呼气，雾化时间不宜过长。②治疗中要注意观察病人情况，若出现呛咳，应调节吸入雾量，如出现支气管痉挛或过敏反应，应立即停止治疗并对症处理。③药液要过滤干净，有效成分为水溶性，无强烈刺激、无毒，pH值接近中性。

(韦子章)

烙治法（cautery therapy）　用特制烙铁加热后迅速烙于咽喉患处以治疗咽喉疾病的方法。咽喉病外治法之一。具有不出血，无疼痛，操作简便，患者易于接受等优点，适用于治疗乳蛾、喉痹等病证。

源流　烙治法最早可追溯到唐代，孙思邈的《千金翼方》卷

十一记载："治咽中肿垂肉不得食方：先以竹筒内口中，热烧铁从竹中柱之，不过数度愈。""肿垂肉"可能指肥大的扁桃体。其所用烙具，名谓烧铁，其形状和加热方法均无具体记载。孙思邈的《备急千金要方》卷六中记载有用"烧铁篦""烧铁钉"烙于患处以治疗舌部出血，说明烙治法已有一千三百多年的历史。明·陈实功《外科正宗》卷二记载："凡喉闭不刺血，喉风不倒痰，喉痈不放脓、喉痹、乳蛾不针烙，此皆非法。"说明五百多年前已明确地记述了应用针烙方法治疗乳蛾。清代，《咽喉经验秘传·喉症图形针药秘传》中有烙法治疗乳蛾的记载："年小者用火针，年大者或火针，或刮去下络。"说明其烙具为针形。《焦氏喉科枕秘》卷一记载："烙铁用纹银打茶匙样，用陈艾包烙铁外，以棉花包住，蘸桐油，灯火上烧尽无烟，搁在灯上，取圈撑住口，令人扶住，捺定舌根，使人刮净烙铁，看真患处，连烙一烙即出，不可缓慢，恐伤犯蒂丁。"说明所用烙具为匙形，并介绍了烙治的方法和注意事项，所用烙铁与现代所使用烙具形状接近。

临床应用　适用于乳蛾反复发作、久治不愈者；或喉核过于肥大影响吞咽、呼吸或导致鼾眠者；或喉痹反复发作，喉底颗粒状突起者。

使用时操作如下。①器具准备：烙治的器具主要有特制烙铁（平板方形、圆形或圆棒形）、金属压舌扳（直形或弯形）、酒精灯、麻油、烙铁架等。②体位：病人面对施烙者，端坐张口，儿童应有人在其背后扶住头。施烙者左手执握压舌板，将舌压下，使喉核充分暴露，不需任何麻醉

即可施烙。③烙治方法：施烙前先按喉核的肥大程度选择适当的同号烙铁 3~4 支，在酒精灯上（或在立型小电炉里）加热至通红，取一支烙铁蘸上麻油，迅速送进口腔到咽部，对准喉核施行烧烙（图）。当听到烙铁烙着的"嗞啦"声音后立即取出，另换一支烙铁，用同样的方法再烙，以3~4 支烙铁轮流使用。在施烙时让病人发"啊"音，能使软腭抬高，咽腔扩大，充分暴露喉核，便于施烙，又能避免误烙他处，同时患者在呼气，可以防止油烟被吸入而呛咳。④烙治的次数及

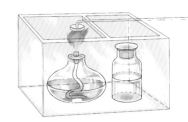

（1）加热烙铁

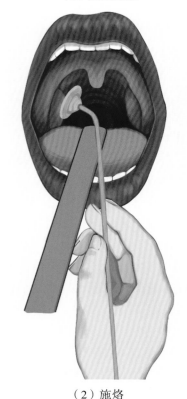

（2）施烙

图　烙治法操作方法

间隔时间：喉核Ⅰ度肥大，一般施烙 10~20 下，即每侧 5~10 下为宜；喉核Ⅱ度肥大，每次施烙 20 下，即每侧 10 下；喉核Ⅲ度肥大每次施烙 40 下，即每侧 20 下。一般间隔时间 3~4 天，即每周烙治 2 次。⑤疗程：烙治疗程根据喉核的肥大程度而定，Ⅰ度肥大需烙治 5 次左右，约需时间 2~3 周；Ⅱ度肥大需烙治 10 次左右，约需时间 3~4 周；Ⅲ度肥大需烙治 15 次以上，约需时间 4~5 周。由于病人情况和局部情况不同，疗程亦有差异。如年龄较大，局部无充血等改变，其烙次少，需时亦短；若年龄较小，局部有充血等改变，其烙次多，需时亦长。

注意事项 ①乳蛾、喉痹急性发作期，妊娠或哺乳期暂不宜施行。②喉核生理性肥大无症状者，不需烙治；不超出腭舌弓的埋藏型扁桃体不宜施行烙治。在烙前向病人说明烙治无痛，以解除其顾虑和恐惧。③在施烙前必须检查一下烙铁与柄的连接处是否活动，如已活动，不宜使用，以免在烧烙时烙铁掉入口腔、咽喉或气管，造成危险。烙铁必须烧至通红再蘸麻油，正在冒烟时最适宜进行烧烙，否则热度下降，起不到烧烙的作用。烧烙时，动作应迅速，烙铁一接触组织随即拿出，否则停留时间过长，可致局部充血肿胀，发生疼痛。烙铁进出口腔时，必须在压舌板的上面送进或拿出，送进前必须先将蘸完麻油的烙铁轻触一下压舌板，使其多余的热油粘去，以免烫伤口唇和口角等。④每次烙治必须均匀地烧烙，避免中心部多烙、周边部少烙而导致中心部形成陷坑，周边部隆起，这样将影响以后的周边部烧烙。烧烙周边时，必须分清喉核与腭舌弓和腭咽弓的关系，以免误烙两弓。⑤烙数少，烧烙面呈白色；烙数多，烧烙面呈焦黑色。不论呈白色或黑色，烙后第二天均形成一片白膜，应向病人讲解清楚，以免误解而恐惧。白膜与组织粘连紧密时，宜等待 1~2 天白膜脱落后再烙。

(孙海波)

zhuózhìfǎ

啄治法（pecking therapy） 用尖锐的器械在喉核（扁桃体）上做雀啄样动作，主要用以治疗乳蛾的方法。咽喉病外治法之一。在保留喉核组织的前提下解决乳蛾反复发作的问题，操作简便，无毒副作用，患者易于接受，适用于治疗乳蛾等病证。

源流 啄治法是在古代刺割法基础上研究创新的一种治疗方法。用刀、针刺割法治疗乳蛾，在明·陈实功《外科正宗》卷二中已明确提出"乳蛾不针烙，此皆非法"，认识到乳蛾、咽喉闭塞，应急用针刺割，以泻热消肿。清代，用刀刺割治疗咽喉疾病应用已较广泛，对于刺割的方法、时间、注意事项，也都有较详尽的论述。如高秉钧的《疡科心得集》卷上记载："生于一偏为单蛾，或生于两偏为双蛾，初起寒热渐渐胀大……至三四日后，胀甚、痰鸣、汤水难入，宜以刀刺喉间肿处……凡蛾有头如黄色样者，必以刀点之。或有不出黄头者，即不必点。"提出乳蛾骤发，红肿热痛，影响呼吸及饮食，有脓点，急用刀刺之法以泻热消肿。《重纂包氏喉证家宝·古代咽喉七十二证考》记述："死乳蛾，双单紧靠蒂丁，不甚痛，饮食有碍，劳则痛，日久咽塞，渐渐气闷，丧命。于蛾上划七八刀，令血出，吹药，逐日如是，患处乃止。"对反复发作之死乳蛾，用刀刺法治疗。啄治法借鉴了中医疮科破脓、刺血的经验，直接在扁桃体上放血、排脓，使邪热外出，祛散瘀血，疏通脉络，达到消肿止痛，预防复发的疗效。

临床应用 适用于乳蛾反复发作、久治不愈，或喉核过于肥大影响吞咽、呼吸或导致鼾眠者，以及扁桃体角化症等疾病。

使用时操作如下。①器械：常用器械为无菌一次性塑柄手术刀 12PCS（一次性扁桃体手术弯刀），普通无菌压舌板。②体位：患者取坐位，头部靠在椅子靠背上，儿童需家长抱扶，张口。③啄治操作：此法不使用任何麻醉。医生面对患者，左手持压舌板压住舌体，暴露好扁桃体，右手持扁桃体手术弯刀，在扁桃体上做雀啄样动作，视扁桃体大小确定进刀深度，每刀深度约 2~5mm，啄治后有少量出血。同法做对侧扁桃体，每侧 3~5 下。3~4 天 1 次，5 次为 1 个疗程，一般需要 2~3 个疗程。④疗程：啄治次数的多少一般按病人自觉症状与咽部体征而定，视扁桃体大小、充血程度、分泌物是否消失等来确定疗程。患者自感症状减轻，扁桃体充血减轻或消失即可停止，一般需 10~15 次。扁桃体Ⅲ度约需 3 个疗程；扁桃体Ⅱ度约需 2 个疗程。

注意事项 ①术前 2 小时最好不进食以防呕吐。②操作动作要迅速、轻柔，不可伤及喉核以外的组织。③喉核组织较大时，需循序渐进，啄治由浅入深，先把部分隐窝打开，再逐渐入里，打开深部隐窝，需注意不可伤及被膜。④炎症较重者或妇女月经期，啄治动作要轻柔，以防出血过多。⑤血液病患者不可应用此法。

(汪 冰)

yānhóu páinóngfǎ

咽喉排脓法 (throat pus evacuating therapy)

刺破痈肿放出脓液以治疗喉痈的方法。咽喉病外治法之一。喉痈是发生在咽喉及其邻近部位的痈肿，多为热毒壅聚咽喉而致，常形成脓肿，造成吞咽及呼吸困难，甚至危及生命。及时排除脓液可泻热解毒，祛邪外出，去腐生新，转危为安，此法是治疗喉痈极为重要的方法。

源流 早在《黄帝内经》中已有痈肿排脓的记载，如"病为大脓者，取以铍针"（《灵枢经·官针》），指出属脓疡一类的疾病，要用铍针切开排除脓液。《灵枢经·痈疽》提出"痈发于嗌中，名曰猛疽。猛疽不治，化为脓，脓不泻，塞咽，半日死"，发于嗌中的猛疽，一旦化脓之后，若不及时刺破将脓液排出，脓肿就会阻塞咽喉，阻碍呼吸，严重者可因窒息而死亡。告诫人们，猛疽已经化脓，当及时刺破排脓。此后，历代医家逐渐认识到内外治法相结合治疗喉痈的重要性和喉痈成脓后排脓的必要性，如宋代《圣济总录》卷一百二十三记载了针刺和点药排脓的方法："咽喉生痈……善用针者，辨其可刺"，强调喉痈成脓后必须放脓。明·陈实功《外科正宗》卷二重视喉痈放脓，提出"喉痈不放脓……此皆非法"。清代，不少外科医籍及喉科医著中记载的对喉痈的治疗，亦多遵循前人之经验，有脓即用针挑破放出脓液的治疗原则。咽喉排脓法至今仍被广泛应用。

临床应用 适用于咽喉痈肿已经形成者。一般咽喉肿痛病程在5天以上，局部肿胀隆起，其周边红晕紧束，中心微白，按之较软，即表示已经成脓。根据喉痈发生于不同的部位，采用不同的体位和不同的排脓方法。①喉关痈排脓法：患者取坐位，进行黏膜表面麻醉后，以压舌板压下并固定舌体，充分暴露软腭部位，选择其隆起最高处或软陷波动处，先用注射器穿刺抽脓，如有脓液，再用小尖刀将其轻轻挑开，以脓出为度。②里喉痈排脓法：黏膜表面麻醉后，病人取仰卧头低位，用压舌板压下舌根，暴露喉底部位。用注射器刺入脓腔，抽吸脓液，然后在脓肿最高处切开黏膜，扩张切口，进行引流排脓。术中应随时用吸引器吸出脓液，以防脓液流入气管而引起窒息。③颌下痈排脓法：可从颈外做切口，逐层分离肌肉组织直至脓腔，用吸引器吸出脓液。

注意事项 刺破排脓时，操作要轻巧，刺入深度要正确掌握，不可刺入太深以免刺伤血管或邻近组织，引起不良后果。

(李凡成)

yānhóu tàntǔfǎ

咽喉探吐法 (inducing vomiting through stimulating throat)

刺激咽喉引起呕吐以治疗咽喉疾病的方法。咽喉病外治法之一。有排除壅堵于咽喉之痰涎、畅通气道的作用，可用于喉风等咽喉急重症。

源流 探吐法治疗咽喉病最早见于东汉·张仲景《伤寒论·太阳病脉证并治》，有因痰饮阻滞胸膈，气机郁而不展，痰随气逆上冲咽喉，呼吸困难，用瓜蒂散涌吐痰饮的记载。因其病位在上，采取了因势利导之吐法。此后，历代医家治疗咽喉闭塞、痰涎壅盛之急重症，多先用探吐法清除痰涎，缓解咽喉重症。如元·朱震亨《金匮钩玄·缠喉风》记载："缠喉风者，谓其咽喉里外皆肿者是也，用桐油，以鹅翎探吐。又

法：用灯油脚探吐之。"明·张介宾《景岳全书》卷二十八治疗火证喉痹，"以木别子磨醋，用鹅翎蘸搅喉中，引去其痰。"清·许克昌、毕法《外科证治全书》卷二治疗喉痹骤起危极之症，喉内痰邪塞满，"急取鹅毛一根，粘厘许桐油，入喉一卷，则痰随油吐出"。清·郑梅涧《重楼玉钥》卷上指出："宜吐则吐，不可妄治，须识其标本，辨其虚实而攻导之，不失其法。"告诫医者，咽喉急症用探吐法，必须辨证，临证变通，才能功效立见。此法现代已较少应用。

临床应用 主要用于治疗咽喉闭塞、痰涎壅盛、气息难通的咽喉危急病症。①咽喉肿痛，痰涎壅盛、汤水难下、气息难通、呼吸困难甚至神昏，急取桐油饯（温汤半碗，加入桐油三四匙搅匀），用硬鸡翎蘸油探入喉中，连探四五次，引起呕吐。其痰涎即涌吐而出，再探再吐，以人苏醒声高或呼吸通畅为度。然后以甘草汤或绿豆汤漱口清除口中桐油气。②小儿受凉后，突然发生牙关紧闭，两目上视，角弓反张，呼吸气息不通，先以两手拇指或示指伸入患儿口角，撬开牙关，然后用桐油饯探吐或用鸡翎探入咽喉搅动以催吐，至痰涎吐出、呼吸通畅、抽搐停止为度。

注意事项 探吐时，一般取患者头低位，以便于涌吐，并注意操作柔稳，不可损伤患者咽喉、口腔。探吐后，随痰涎吐出，患者多立见呼吸通畅，即不需要再探吐，以免呕吐太过，损伤胃气。

(李凡成)

yānhóubìng zhēnjiǔfǎ

咽喉病针灸法 (acupuncture and moxibustion treatment of throat diseases)

运用针刺和灸法以治疗

咽喉病的方法。包括咽喉病针法和咽喉病灸法两大类，有疏通经络、运行气血、扶正祛邪、调和阴阳的作用，适用于治疗多种咽喉疾病。

源流　在 1973 年中国湖南长沙马王堆三号汉墓出土的帛书里已经有应用灸法治疗咽喉病的记载。如《阴阳十一脉灸经》灸少阴脉治疗嗌干、嗌中痛、瘖等咽喉疾病，这是针灸法应用于咽喉病的最早记载。春秋战国时代，《黄帝内经》的经络学说和针灸理论为咽喉病针灸疗法奠定了基础，如《灵枢经·寒热病》记载："暴瘖气鞕，取扶突与舌本出血"，因一时气逆突然出现声哑不能言和喉舌强硬，治疗取阳明经的扶突穴，并刺舌根出血。《灵枢经·杂病》讨论邪闭阳明经所致的喉痹："喉痹不能言，取足阳明；能言，取手阳明"，提出轻者能言，可取手阳明；重者不能言，可取足阳明；"嗌干，口中热如膠，取足少阴"，咽喉干燥，口中热而黏者，是水亏火旺，病在肾经，则应刺足少阴。认为治疗应根据临床症状判断其所在经脉，然后循经取穴针刺。晋·皇甫谧《针灸甲乙经》卷十二记载了咽喉病的辨证选穴，如在"寒气客于厌发瘖不能言"提出，因风寒外袭而致暴瘖、喉嗌疼痛、喉痹咽肿等，选取脑户、风府、天突、天鼎、通谷、合谷、涌泉等穴位。在"手足阳明少阳脉动发喉痹咽痛"中应用针灸治疗喉痹咽肿、水浆不下、咽喉哽哽不利等咽喉疾病，取天容、气舍、天突、天鼎、尺泽、合谷、商阳、璇玑、行间、曲池、涌泉等 20 多个穴位，是咽喉病针灸法的基础。明·杨继洲《针灸大成》汇集历代诸家针灸学术观点及实践经验，在卷八中记述了咽喉疾病的选穴。如喉痹取颊车、合谷、少商、尺泽、经渠、阳溪、大陵、二间、前谷；咽喉肿痛、闭塞，水谷不下取合谷、少商，并用三棱针刺手拇指背头节上甲根下，排刺三针；双蛾取玉液、金津、少商；咽喉肿闭甚者，用三棱针于肿胀患处点刺。其对咽喉急重症的针刺治疗对现代临床仍很有实用价值。清代，针灸疗法较广泛应用于咽喉疾病。如喉科医家郑梅涧主张针药并举治疗咽喉疾病，其著《重楼玉钥》，书中除上卷病证的治疗论及针灸治疗外，下卷专论喉科病证的针灸疗法，包括行针手法、常用经穴、针灸禁忌等。理论详细，经验独特，对后世医家的临证提供了宝贵经验。

注意事项　同耳病针灸法。

（谢慧　刘蓬）

yānhóubìng zhēnfǎ

咽喉病针法（acupuncture treatment of throat diseases）
用针刺入选定的穴位以治疗咽喉病的方法。属咽喉病针灸法。包括咽喉病体针疗法、咽喉病水针疗法、咽喉病耳针疗法、咽喉病刺血疗法等。咽喉病体针疗法是传统的针刺方法，即用毫针针刺人体经脉的穴位并施以适当的手法，适用于治疗喉痹、乳蛾、喉痈、喉瘤、梅核气、喉风等多种急慢性咽喉疾病。咽喉病水针疗法与咽喉病耳针疗法是现代中医在传统针刺方法基础上逐渐发展起来的治疗方法，适用于治疗喉痹、乳蛾、喉瘤、喉痈、梅核气等多种咽喉病证。其中水针疗法（又称穴位注射疗法）是将针刺入选定的穴位并施行提插手法，得气后再将药物注射液注入该穴位以治疗疾病的方法，通过针刺对穴位的刺激作用和药物性能对穴位的渗透作用而发挥其综合效应（参见针灸学卷穴位注射疗法）；耳针疗法是用针刺或贴压等方法刺激人体耳廓上的穴位（简称耳穴）以治疗疾病的方法（参见针灸学卷耳针疗法）。耳穴是现代医家发现的独立于传统经络穴位之外的一套穴位系统，全部穴位都位于耳廓上，对应于全身的各个部位，刺激耳穴的具体方法有毫针法、埋针法及贴压法等。咽喉病刺血疗法也是一种传统的治疗方法，是用特制的针具刺破表浅的脉络放出少量血液以治疗疾病的方法，刺血疗法有疏通经络、泻热祛邪、退热开窍、消肿止痛的作用，适用于治疗实证热证的急性咽喉疾病，如喉痹、乳蛾、喉痈、喉瘤等咽喉病出现咽喉红肿疼痛、汤水难下、痰涎壅盛、言语难出、声音嘶哑、高热头痛等症状者。

（谢慧　刘蓬）

yānhóubìng tǐzhēn liáofǎ

咽喉病体针疗法（body acupuncture for the treatment of throat diseases）
用毫针针刺人体经脉上的穴位以治疗咽喉病的方法。属咽喉病针法。咽喉是人体的要冲，是经脉循行交会之处。在十二经脉中，除手厥阴心包经和足太阳膀胱经间接通于咽喉外，其余经脉皆直接通达于咽喉内外。咽喉通过经络与肺、脾、胃、肾、肝等脏腑发生密切的联系，因此用毫针针刺有关的穴位，有疏通经络、调和气血、调整脏腑功能、纠正阴阳失衡状态的作用，适用于治疗多种咽喉疾病。

取穴原则　在中医理论指导下，采用局部或邻近取穴、远端取穴、随症取穴相结合的取穴原则。①咽喉局部及邻近取穴：如廉泉、人迎、大迎、水突、扶突、气舍、天鼎、天突、天窗、天容、缺盆、金津、玉液、大椎、哑门、风府、脑户、强间、风池、头窍阴、完骨等咽喉局部的穴位，有疏通咽喉部周围脉络气血、消肿止痛、利咽喉、开声音的作用。②远端取穴：从脏腑、经络辨证，紧密结合经脉的循行，体现"经脉所通，主治所及"的治疗规律，可选取与咽喉有密切联系的脏腑及直接循行于咽喉的经脉的穴位。如手太阴肺经的尺泽、列缺、经渠、鱼际、少商等穴位；手阳明大肠经的商阳、三间、合谷、曲池、天鼎、扶突等穴位；足阳明胃经的足三里、丰隆、内庭、厉兑等穴位；足太阴脾经的三阴交、血海、天溪、周荣等穴位；手少阴心经的灵道、通里等穴位；手太阳小肠经的少泽、前谷等穴位；足太阳膀胱经的风门、肺俞、膈俞、脾俞、神堂、膈关等穴位；足少阴肾经的涌泉、然谷、太溪、照海、神藏、彧中、俞府等穴位；手少阳三焦经的关冲、液门、中渚、阳池、支沟、三阳络、四渎等穴位；足少阳胆经的阳辅、足窍阴等穴位；足厥阴肝经的太冲穴；督脉的身柱、陶道等穴位；任脉的中庭、璇玑等穴位。③随症取穴：即经验取穴，为历代医家的临床经验，是临床常用的有效穴位。如天突位于咽喉局部，天容位于咽喉附近，二穴清利咽喉作用力强，常用于治疗咽喉肿痛；列缺属手太阴肺经，系于咽喉，为治疗肺系疾病的常用穴位，照海属足少阴肾经，通于阴跷脉而循咽喉，二穴相配为八脉交会组穴，专治咽喉疾病；合谷为手阳明大肠经原穴，善清泻肺胃积热，有消肿利咽的作用；少商穴是手太阴肺经的井穴，可清泻肺热，亦为治疗咽喉疾病的主要穴位；太溪为足少阴肾经的原穴，

有滋阴降火、清利咽喉的作用；哑门、风府、天突、廉泉、承浆等穴位，有利喉开音的作用，声音嘶哑均可随症选用；膈俞、脾俞、神堂、膈关、中庭、天突等穴位，有降气、疏利气机的作用，对于气机不利而致之咽喉哽哽不利，可随症选用。

针刺方法　一般选取局部穴位（或邻近穴位）及远端穴位各2~3个。实证用泻法，得气后出针或留针10分钟；虚证用补法，得气后留针20分钟。

临床应用　适用于治疗喉痹、乳蛾、喉痈、喉瘖、梅核气等多种咽喉病证。①治疗咽喉肿痛：局部或邻近取穴，可选天突、天容、廉泉以疏通咽喉局部气血，消肿止痛。远端取穴，风热壅肺选加尺泽、列缺等穴位以泻肺经实热；脾胃积热选加内庭、厉兑等穴位以泻脾胃之火。随症取穴，发热甚者，可选加曲池、少商以泻热；大便秘结，可选加曲池、支沟等穴位以清热通便；咽喉疼痛甚者，可随症加喉结旁的阿是穴以增强消肿止痛之功。②治疗喉瘖：局部或邻近取穴，可选人迎、水突、廉泉、天鼎、扶突等穴位以疏通喉部经脉气血、利喉开音。远端取穴，若病初起，风热外袭，可选加合谷、少商、商阳、尺泽等穴位以疏风散邪；若声嘶日久，肺脾气虚，可选加足三里、脾俞、肺俞等穴位以补益肺脾，益气开音；肺肾阴虚，可选加三阴交、太溪、鱼际等穴位以滋养肺肾，润喉开音。随症取穴，暴瘖者，可选加哑门、风府以增强利喉开音之效；咳嗽、痰多者，可选加丰隆、身柱等穴位以宣降肺气，化痰止咳。

注意事项　同耳病体针疗法。

（谢　慧　王士贞）

yānhóubìng shuǐzhēn liáofǎ

咽喉病水针疗法（hydro-acupuncture for the treatment of throat diseases）　将药液注入人体经脉上的穴位以治疗咽喉病的方法。又称咽喉病穴位注射法。属咽喉病针法。水针疗法是在传统针刺法基础上发展起来的治疗方法，通过针刺对穴位的刺激作用和药物的性能对穴位的渗透作用，发挥其疏通经络、调和气血、调整脏腑功能、纠正阴阳失衡状态的综合效应（参见针灸学卷穴位注射疗法），适用于治疗多种咽喉病证。

取穴及用药原则　取穴遵循局部取穴与远端取穴相结合的原则。邻近咽喉局部的穴位，如人迎、水突、天突、廉泉、扶突、天鼎、天窗、天容等穴位。远端取穴，如列缺、尺泽、鱼际、太渊、合谷、曲池、内庭、丰隆、灵道、少泽、肺俞、脾俞、太溪、中渚、支沟、三阳络、四渎、太冲等穴位。每次选邻近咽喉局部的穴位及远端穴位各1~2个进行穴位注射。按疾病虚实不同，辨证选择不同的注射药物。实证热证可选清热解毒类注射液，如鱼腥草注射液、柴胡注射液、痰热清注射液等；虚证寒证可选补益气血类的注射液，如黄芪注射液、当归注射液、参脉注射液、胎盘注射液等；气滞血瘀证可选活血祛瘀类注射液，如丹参注射液、红花注射液、川芎注射液等。此外亦可选用维生素类注射液。

操作方法及注意事项　同耳病水针疗法。

临床应用　适用于治疗喉痹、乳蛾、喉痈、喉痛、梅核气等多种咽喉病证。①治疗咽喉肿痛：局部取穴，可选扶突、廉泉、水突等穴位以利咽消肿止痛。远端

取穴，可选合谷、列缺以泻肺胃积热。药物可选柴胡注射液、痰热清注射液等。②治疗喉瘖：局部取穴，可选人迎、水突、廉泉、扶突等穴位。远端取穴，若喉瘖初起，声带红肿，可选合谷、列缺以祛风散邪、消肿开音，药物可选柴胡注射液、痰热清注射液等；喉瘖日久，声带暗红肥厚，可选丰隆、通里等穴位以化痰祛瘀、散结开音，药物可选痰热清注射液、丹参注射液、红花注射液等；若声带松弛无力，可选肺俞、脾俞、足三里等穴位以补益脾肺、益气开音，药物可选黄芪注射液、当归注射液等。③治疗咽喉哽哽不利：局部取穴，可选风府、天突、廉泉等穴位，重在疏通喉部经脉的气血，行气开音。远端取穴，可选膈俞、肝俞以疏利气机、行气开音，药物可选丹参注射液、川芎注射液等。

（谢　慧　王士贞）

yānhóubìng ěrzhēn liáofǎ

咽喉病耳针疗法（ariculoacupuncture for the treatment of throat diseases）

用针刺或贴压等方法刺激人体耳廓上的特定穴位以治疗咽喉病的方法。属咽喉病针法。运用耳针治疗疾病，有疏通经络、调和气血、调整脏腑功能、纠正阴阳失衡状态的作用。耳与脏腑、经络有着广泛的联系，人体各个部位和器官在耳廓上均有其相应的敏感点（耳穴），因此临床上可通过刺激耳穴治疗多种咽喉病证。参见针灸学卷耳针疗法。

取穴原则　在中医理论指导下，按相应部位取穴、脏腑经络辨证取穴及随症取穴相结合的原则取穴。常用于治疗咽喉病的主要耳穴，多为与咽喉部相对应的耳穴，如咽喉、扁桃体、轮1～轮6、屏间前、食道、气管、贲门等

耳穴，有疏通咽喉经气、利咽喉、开声音的作用。备用耳穴多为脏腑经络辨证取穴或随症选取的耳穴，如心、肝、肺、肾、脾、皮质下、肾上腺、内分泌、神门等耳穴。每次施治一侧耳，一般取3～5个耳穴，其中主要耳穴选2～3穴，备用耳穴1～2穴。

操作方法　有毫针刺法、埋针法、耳穴贴压法三种操作方法，见耳病耳针疗法。

临床应用　适用于治疗喉痹、乳蛾、喉痈、喉瘖、梅核气等多种咽喉病证。①治疗乳蛾、喉痈、喉痹：乳蛾、喉痈，主要耳穴常选咽喉、轮1～轮6、扁桃体等相应部位的耳穴；喉痹，主要耳穴常选咽喉、屏间前、上屏等相应部位的耳穴。配穴根据辨证选取耳穴，若风邪外袭，肺失宣降，可选肺、枕、额等耳穴以疏风散邪；脾胃火盛，咽喉红肿疼痛，可选脾、胃、大肠、颈等耳穴以清泻脾胃积热；发热者，可选耳尖、轮1～轮6的耳穴以散邪热。②治疗喉瘖：主要耳穴常选咽喉、声带、肺、颈、气管等耳穴。配穴根据辨证选取耳穴，若肺热壅盛，可选大肠、平喘、神门等耳穴以增强清肺止咳的作用；肺脾气虚，无力鼓动声门，可选脾、胃等耳穴以补益肺脾、益气开音。③治疗梅核气：主要耳穴常选咽喉、屏间前、颈、胸等相应部位的耳穴。配穴根据辨证选取耳穴，若肝郁气滞，气机不舒，可选肝、交感、神门、内分泌等耳穴以疏肝理气；脾虚生痰，痰气互结，可选脾、贲门、食道等耳穴以健脾导滞。④咽喉病现呼吸困难，可随症选咽喉、肺、平喘、气管、交感、神门等耳穴以祛痰开窍为要。

注意事项　①施行耳针疗法应注意严格消毒，预防感染。②耳

廓冻伤、耳部红肿热痛者及有习惯性流产史的孕妇禁用。③注意预防晕针，发生后应及时处理。

（谢　慧　王士贞）

yānhóubìng cìxuè liáofǎ

咽喉病刺血疗法（blood-pricking for the treatment of throat diseases）

用特制针具刺破表浅脉络放出少量血液以治疗咽喉病的方法。又称咽喉病刺络疗法、咽喉病放血疗法。属咽喉病针法。刺血疗法有疏通经络、泻热祛邪、退热开窍、消肿止痛的作用。适用于治疗实证热证急性咽喉疾病，如喉痹、乳蛾、喉痈、喉瘖、喉风等病出现咽喉红肿疼痛、汤水难下、痰涎壅盛、言语难出、声音嘶哑、发热头痛等症状者。

取穴原则　邻近咽喉及头部的穴位如廉泉、扶突、天窗、天容、金津、玉液、太阳、大椎等，刺血可疏通局部气血，消肿止痛；指末端的穴位如十宣、商阳、少商等穴位，刺血有泄邪外出、退热开窍的作用；耳廓的耳背、耳尖、耳垂、耳轮1、耳轮3、耳轮5等耳穴，刺血有助泻热祛邪、消肿止痛的作用。此外，咽腔患部刺血有迅速泻热、消肿止痛之功。取穴要少而精，每次取3～5穴，其中邻近咽喉及头部的穴位选2～3个，指端穴位1～2个。每日或隔日1次，3次为1个疗程。

操作方法　采用三棱针或针刀点刺血脉（静脉）、络脉、腧穴、患部等处出血。一般多用点刺，即迅速刺入放血处1～3mm，然后疾出，放出血液；或缓缓地刺入静脉1mm左右，然后缓缓退出，放出血液。若喉痹、乳蛾、喉痈等病急骤而起，咽喉红肿疼痛剧烈，吞咽、呼吸不利者，可在咽腔患部用丛刺法施治，即用集束针或单针在刺血部位做叩刺

或点刺，集中刺，刺数多，刺入浅，以渗出血珠为宜。若乳蛾急发，喉核红肿或有黄白脓点，可在每侧喉核（扁桃体）刺5下，先刺肿大最高处，然后围绕其周围丛刺；再刺扁桃体隐窝口（每次选3个）边缘1下。若喉痹急发，咽部黏膜红赤肿胀，可在咽侧索每侧刺2下，喉底颗粒突起处刺1~2下。每日1次，3次为1个疗程。

注意事项 施行此法时，针具须注意严格消毒，防止感染及血源传播。对体虚、孕妇、耳廓有炎症和冻疮的病人及有出血倾向疾病的病人，一般禁用刺血疗法。刺血时进针不宜过深，创口不宜过大，以免损伤其他组织。一般放血量为1~5ml。如出血不止，可采取压迫止血。

（谢 慧 王士贞）

yānhóubìng jiǔfǎ

咽喉病灸法（moxibustion treatment of throat diseases） 用艾叶等可燃材料或其他热源在人体特定的穴位或病变部位进行熏熨、烧灼以治疗咽喉病的方法。属咽喉病针灸法。灸法属于温热疗法，通过温热的刺激，作用于人体的经络穴位，有温通经脉、温经散寒、调和气血、扶正祛邪、提升阳气、扶阳救脱、消瘀散结等作用（参见针灸学卷灸法），适用于治疗多种咽喉病属虚寒证者。

取穴原则 以远端辨证取穴为主，如脾胃虚者可选足三里、内庭、厉兑、脾俞、胃俞、中脘等穴位；肾虚者可选涌泉、太溪、照海、三阴交、肾俞等穴位。

操作方法及注意事项 同耳病灸法。

临床应用 适用于治疗喉痹、喉痈、喉瘖、梅核气等多种咽喉病，出现咽喉哽哽不利、口淡涎

液多、声音低沉、讲话不能持久、气短无力等症者。①治疗阳虚喉痹、格阳喉痹：可选用附子灸，附子适量捣烂，用食醋调成糊状，敷双足涌泉穴，以温阳利咽、引火归原。②治疗喉痛溃后，体虚者：可悬起灸合谷、足三里、中脘等穴位，以调理脾胃、益气养血，促进疮口愈合。③治疗梅核气：选膻中、中脘、脾俞等穴位，悬起灸或隔姜灸，以行气导滞、散结除痰。④治疗喉瘖日久，声带松弛无力者：选肺俞、脾俞、足三里、中脘等穴位，悬起灸或隔姜灸，以补益肺脾、益气开音。

（谢 慧 王士贞）

yānhóubìng ànmó dǎoyǐnfǎ

咽喉病按摩导引法（massage and daoyin for the treatment of throat diseases） 通过对人体体表特定的穴位、部位或患处施加按、揉等手法，以及患者通过特定的躯体运动并配合呼吸的自我调节，以防治咽喉病的方法。分为咽喉病按摩法和咽喉病导引法两大类，有疏通经络、运行气血、导邪外出、通利咽喉及养津保喉等作用，适用于多种咽喉疾病的防治。

源流 按摩导引是具有中医特色的传统医术。春秋战国时代，《黄帝内经》的经络学说理论，为咽喉病按摩导引法奠定了理论基础。隋唐时代，咽喉病按摩导引法已应用于临床，如隋·巢元方《诸病源候论》卷三十对喉痹附有"养生方导引法"两则。唐·孙思邈《备急千金要方》卷二十七论及养生、按摩法及调气法，记录了鼻引清气、张口、叩齿、摩眼、押头、拔耳等自我保健推拿方法。宋代以后，重视疾病的预防保健，手段更实用和多样化。如明·龚居中《红炉点雪》卷四在"却病

延年一十六句之术"中记载了保津养喉的水潮除后患法、治疗梅核气的鼓呵消积滞法，现代临床仍很有实用价值。清代以后，民间常用擎拿法救治急性咽喉病出现咽喉红肿疼痛、汤水难下、痰鸣如锯者，用提刮法治疗实证热证咽喉病。归纳古典医著记载咽喉病按摩导引法，多为咽喉局部的按摩疏导及用于治疗喉痹、养护津液、行气消积滞的导引法。此外，还有民间常用于治疗急性咽喉病的擎拿法、提刮法等。

特点 不通过药物或其他工具而达到调理经络气血运行以防治咽喉病的目的。

咽喉病按摩法 医生在患者的相关部位进行推拿、按摩以防治咽喉病的方法。按摩的部位包括相关穴位及咽喉邻近部位。通过按摩手法，可疏通经气，调整局部气血运行，并通过调动与经络相连的脏腑功能，改变脏腑的病理状态而达到治疗目的，适用于防治喉痹、乳蛾、喉痛、喉瘖、喉风等多种咽喉病证。如咽喉疼痛的穴位按摩法：取风池、风府、天突、曲池、合谷、肩井等穴，操作时患者取仰卧位，先在喉结两旁及天突穴处用推拿或一指推揉手法，上下往返数次；再取坐位，按揉风池、风府、肩井等穴，配合拿曲池、合谷等。又如声嘶失音的按摩法：取穴部位重点在人迎穴、水突穴、局部敏感压痛点及咽喉部的3条侧线。第1侧线是喉结旁开1寸处直下，第3侧线是喉结旁开1.5寸直下，第2侧线在第1、3侧线中间。操作时患者取坐位或仰卧位，医者先于患者咽喉部3条侧线用一指禅推法或拿法，往返数次，也可配合揉法，然后在人迎、水突穴及敏感痛点处采取揉法，手法宜轻快

柔和，不可粗暴用力。其他推拿按摩法如喉科擎拿疗法、咽喉病提刮法等，常用于咽喉红肿疼痛以致吞咽困难者。

咽喉病导引法　患者在医生指导下自行做相关的肢体运动或自我按摩，并配合气息的自我调整以防治咽喉病的方法。适用于防治喉痹、乳蛾、梅核气等咽喉疾病出现咽干、咽痛、声嘶、咽喉哽哽不利等症。临床常用的如防治喉痹的喉痹导引法，防治梅核气的鼓呵消积滞法等。此外，口腔病按摩导引法中的咽津法、叩齿法等亦常用于咽喉疾病的防治。

注意事项　①辨证施术：在中医整体观念指导下进行辨证论治，应根据咽喉疾病的特点、病情的轻重缓急、寒热虚实等不同情况，选择合适的部位及不同的方法进行按摩或导引术。②咽喉病按摩法与咽喉病导引法可结合运用。③预防咽喉疾病时，可单独运用各种咽喉病按摩导引法；治疗咽喉疾病时，咽喉病按摩导引法多与咽喉病内治法、咽喉病外治法、咽喉病针灸法等治疗方法结合运用，以取得更好的疗效。

（忻耀杰　刘蓬）

hóukē qíngnáliáofǎ

喉科擎拿疗法（holding massage）　对患者施加擎举、拿穴、运气等独特的动作以达到缓解咽喉红肿疼痛、治疗急性咽喉疾病的方法。又称喉科擒拿疗法、宽喉法。属咽喉病按摩导引法。有调和气血、疏通经络、舒喉止痛之功效，能减轻咽喉疼痛及呼吸困难的症状，以便进食汤药或稀粥，常用于急性咽喉疾病出现咽喉肿胀、疼痛剧烈、吞咽困难、汤水难下、痰涎壅盛、口噤难开等症状者。擎拿法来自于民间，是综合了擎举、拿穴、运气三者的一套独特的治病方法。具体操作方法有多种，常用的有单侧擎拿法与双侧擎拿法。①单侧擎拿法（图1）：患者正坐，单手侧平

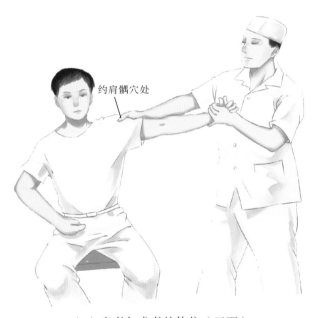

（1）患者与术者的体位（正面）

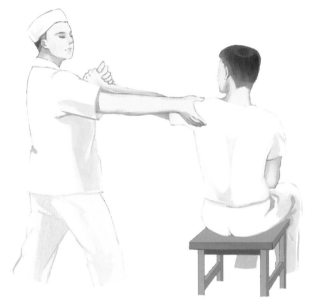

（2）患者与术者的体位（背面）

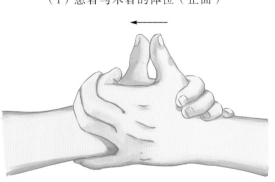

（3）术者的手部操作（正面）

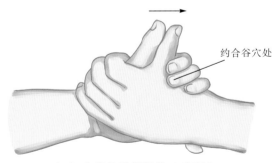

（4）术者的手部操作（背面）

图1　单侧擎拿法

举,拇指在上,小指在下。医者站于患者举手之正侧面,用与患者同侧手的示、中、环指,紧按患者鱼际背部(相当于合谷穴处),小指扣于腕部,拇指与患者拇指螺纹相对,并用力向前压紧,另一手拇指按住患者术侧锁骨上缘肩关节处(相当于肩髃穴处),示、中、环指紧握腋窝处,并用力向外拉开。如此反复多次,此时患者咽喉疼痛明显减轻,助手则可将汤药或稀粥喂给患者缓缓咽下。②双侧擎拿法(图2):患者坐在没有靠背的凳上,医者站在患者背后,用两手从患者腋下伸向胸前,并以示、中、环指按住锁骨上缘,两肘臂压住患者胁肋,医者胸部贴紧患者背部。位置固定好后,两手用力向左右两侧拉开(沿锁骨到肩胛),两肘臂和胸部将患者胁肋及背部压紧,三方面同时用力,以使患者咽喉部松动,便于吞咽,助手则可将汤药或稀粥喂给患者缓缓咽下。施术时应注意患者全身情况,医者用力须恰当,不可过于粗暴。

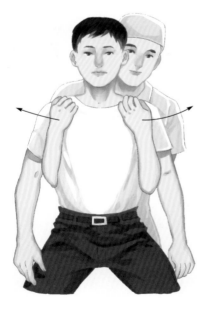

图2 双侧擎拿法

(忻耀杰)

yānhóubìng tíguāfǎ

咽喉病提刮法(lifting and scraping therapy for throat diseases) 通过提法或刮法治疗咽喉疾病的方法。属咽喉病按摩导引法。提刮法原是治疗痧胀和其他实热证的方法,也是民间常用的治疗方法。有透发热毒、疏通脉络、消肿止痛、利喉开音的作用,常用于治疗急性实证咽喉病,症见咽喉红肿疼痛、发热头痛、痰涎壅盛、吞咽不利、声音嘶哑等。提刮法包括提法和刮法。①提法:俗称提痧、拧痧。方法是用示指和中指蘸香油或水后,夹住皮肤,将其提起,然后让其自然弹下,反复数次,至局部皮肤呈紫红色(图1)。常用提捏部位有鼻根部、印堂穴、太阳穴、颈后大筋处、肩部大筋处,颈前正中处等。一般提捏2~3处,每处提捏到皮肤呈现紫红斑条即止。提捏时用力要适当均匀,若病者体质壮实,邪毒较盛,可以适当用力提捏,并增加提弹次数。②刮法:俗称刮痧。方法是用瓷匙或铜钱的光滑边缘,蘸香油或水轻刮局部皮肤,至局部皮肤呈紫红色为度。

常用部位有颈前、颈后、背脊及前臂内侧,自上而下顺刮。两肩部位,呈扇形刮;两侧前胸及胁肋部位,循肋缘自后上向前下刮(图2)。临床应用时根据不同的病情选用相应的方法和提刮部位。①咽喉肿痛,多先提刮风府穴,继而提刮两耳后颅息穴,两侧臂臑穴,以及曲池、间使、大陵、太渊等穴,背部循足太阳膀胱经自上而下提刮。②痰涎壅盛,气急发喘,喉声如锯者,宜刮颈前及两侧胁肋或提颈前。③疫喉痧,痧疹隐而不见,皮肤紫黑,病情危重之候,速刮两侧肩井、臂臑穴,以及胸前紫宫、膻中、中庭、中脘穴,背后两侧膏肓、肾俞、白环俞穴,均刮至红晕斑为度。再用示、中、环指三指并拢,拍打曲池、委中、阳交穴,拍出紫块,用三棱针浅刺出血,并可浅刺两侧间使、大陵穴。④肝气郁结,突然声嘶或失音者,刮前臂内侧、胁肋部;咽喉肿痛失音者,沿前臂内侧,肘关节以上部位提刮。注意事项:①痧点或斑块显现即止,切忌暴力提刮,以免破损皮肤。②提刮之后,不可随即

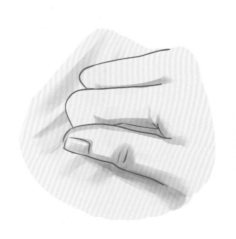

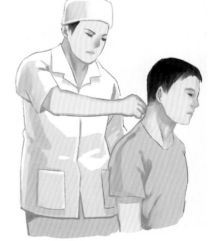

图1 提法

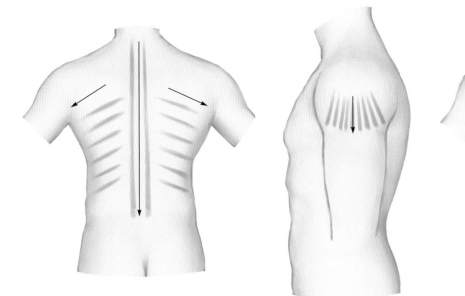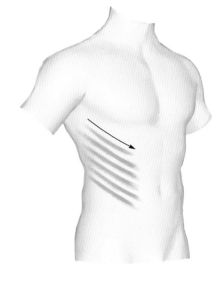

图2　刮法的部位和方向

进食热汤、温粥之类，以免热势复起，病情加重。③对于热毒较盛，毒入血分，咽喉疼痛者，可在提刮疗法之后酌情配合针挑法，即用消毒三棱针或缝衣针，在提刮皮肤（除头面部）处浅刺2~3针，或在两臂弯、两腿弯处找到痧筋（深青色、紫色或深红色怒张的静脉）浅刺出血，有排泄热毒作用。④对体质较弱或热毒尚轻、不在血分者应慎用。

（忻耀杰）

hóubì dǎoyǐnfǎ

喉痹导引法（daoyin therapy for throat obstruction）　防治喉痹的导引法。属咽喉病按摩导引法。出自于隋·巢元方《诸病源候论》卷三十"喉痹候"，引"养生方导引法"记载治疗喉痹的导引法二则，一则是"两手拓两颊，手不动，搂肘，使急，腰内亦然，住定，放两肋头，向外肘髆腰，气散尽势，大闷始起，来去七通，去喉痹。"具体操作方法：用两手托住双侧面颊部，手不移动，两肘夹紧胁肋部，腰部同手一样不动。一段时间后，两肋头向外侧抬起，将内功之气从两肋、肘部、臂髆及腰部尽量放出，使肩肘腰气散尽，产生特别舒适的感觉，如此做7遍。另一则是"一手长舒合掌仰，一手捉颏，挽之向外，一时极势，二七，左右亦然。手不动，两向侧势，急挽之，二七。"此法名舒掌捉颏，具体操作方法：一手向一侧外展平伸，五指合并，掌心向上，另一手托住下颌部向反方向牵拉（图），连续尽力做14次，左右侧都如此。然后手下垂不动，头部向左右两侧尽量转动，做快速牵拉动作14次。以上两种方法皆有疏通经络、通利咽喉、消肿止痛的作用，可用于喉痹的预

防及治疗。

（忻耀杰）

gǔhē xiāojīzhìfǎ

鼓呵消积滞法（removing stagnation through regulating breath）

通过调整呼吸的动作、消除积滞之气以治疗梅核气的方法。属咽喉病按摩导引法。出自于明·龚居中《红炉点雪》卷四："升身闭息，往来鼓腹，俟其气满缓缓呵出，怡然运五七次，即时通快。"具体操作方法：排除杂念，

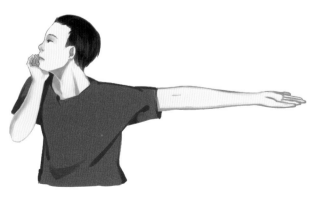

图　舒掌捉颏

聚精会神，把呼吸调整到似有若无（闭息），然后做鼓腹动作，等至腹部气满则将气慢慢呼出，如此做 35 次。此法有消除积滞之气、解郁除烦的作用，用于梅核气而致胸膈胀闷、咽喉哽哽不利等症。

(王士贞)

yānhóubìng hùlǐ

咽喉病护理（care of throat diseases）

在中医理论指导下对咽喉疾病进行护理的方法。以中医辨证为基础，各项护理工作都在中医辨证的原则下开展，围绕中医治疗而实行辨证施护。具体可从起居护理、观察病情、精神护理、饮食护理、服药护理、治疗操作护理等方面实施。

起居护理 包括舒适的环境和合理的作息时间。除了一般要求病房或居住环境整洁宽敞、清静、光线调和及室温适宜外，还要针对病情，给予适当的环境护理。如咽喉疼痛、痰涎壅盛、呼吸困难的患者，可采用半坐卧位；传染性疾病如白喉、疫喉痧患者要注意隔离，避免与其他患者接触造成交叉感染。作息时间的护理一般遵守医院的规定，同时可根据气候及病情做适当安排，如春季宜夜卧早起，舒缓形体；夏季应避免烈日下活动，以防受暑；秋季避免过多吹风，以防燥邪外侵；冬季宜早卧晚起，避免受寒，使阳气得以收藏。若病情允许，起床后可进行适当的室外活动，呼吸新鲜空气。

观察病情 除注意神色、形态、呼吸、体温、饮食、睡眠、二便等情况外，咽喉疾病要重点观察咽喉疼痛、吞咽、呼吸、声音、咳嗽、痰涎、咽部与喉部及颈项的红肿等情况，还要善于观察病情的变化，尤其是急性咽喉病，常常变化迅速，如喉风患者，可迅速出现痰涎壅盛，呼吸困难，语言难出，甚至唇口发绀，额汗如油，四肢厥冷等阴阳离决之危象，故古人有"走马看咽喉"之说，只有密切仔细观察病情，才能及时发现病情的变化。

精神护理 患者因病痛折磨，往往会产生情志的变化，而情志的过度变化又会影响或加重病情，因此应注意患者的情绪，精神面貌方面的改变。对患者应予关心和同情，态度热情和蔼，取得患者的信任，消除患者的顾虑。如因肝气郁结、气滞痰凝而致的梅核气、肝郁气滞而致失音的患者，要注意配合心理疏导；又如鼻咽癌、喉菌患者，多有悲观情绪，故首先要安定患者情绪，使之配合治疗，只有精神安定，心情畅达，气机通利，脏腑调和，才有利于早日康复。

饮食护理 根据病情的寒热虚实不同，指导患者合理地选择食物，调节饮食量、饮食方法以及必要的忌口等。如乳蛾、喉痹、喉痛等属实证热证者，表现为红、肿、热、痛明显，宜选清凉甘淡的食物，如萝卜、冬瓜、丝瓜、苦瓜、白菜、豆腐等，同时可多吃新鲜水果，如梨、西瓜、甜瓜、橄榄等；有吞咽困难的患者应进食稀软食物，如绿豆汤、西红柿汁、葛根粉、藕粉、荸荠粉、大米粥、小米粥等，并应忌食辛燥温热之品及油腻、厚味食物，如油条、油饼、烙饼、辣椒、姜，同时禁食牛肉、羊肉、狗肉等温补肉类，以免影响病情。虚寒证咽喉病，表现为不红不肿、疼痛不剧、痰液稀白、畏风冷、面色㿠白、口淡不干、唇舌淡白者，则应注意少进生冷瓜果，忌寒凉之品及肥腻、粗硬食物。

服药护理 指导患者煎药方法、服药时间、服药方法等，使药物能更好发挥治疗作用。感受外邪而致的咽喉疾病，如喉痹、乳蛾、喉痛，表现为风寒或风热表证者，其药物宜武火快煎，温服、顿服，以发挥其祛邪作用，若欲其发汗，可药后服热粥一碗，盖被，使邪从汗而解。咽喉红肿疼痛、哽哽不利，声音嘶哑的患者服药，宜缓缓含咽，使药物能较长时间停留在咽喉部位而发挥作用。对于服药易作呕者，则宜多次少量分服。

治疗操作护理 咽喉疾病常用的外治法，医生、护理者都应了解和掌握，有些治疗方法需要患者自己完成时，可将方法教给患者本人或家属。咽喉病外治法护理操作总的要求是动作轻巧、准确，如吹喉法，咽喉部吹药时患者应避免吸气，以免将粉末吸入气管内而发生呛咳；吹药时用力要轻，要求药粉均匀撒布于患处周围。噙化法，要求药丸或药片含在口内慢慢噙化咽下，使药物能较长时间浸润于咽喉口腔患处。含漱法，含漱次数不必过于频繁，两次含漱间隔时间不少于 1 小时。咽喉雾化吸入法，治疗开始后要注意患者有无呛咳，治疗时嘱患者进行慢而深的吸气，吸气后稍停片刻，使雾滴吸入更深。烙治法与啄治法均由医生或护士具体实施，操作前应向患者做好解释工作，以解除其顾虑和恐惧，并应认真检查器具，以免脱落造成危险，操作时严格按照注意事项进行，操作动作要迅速、轻柔。喉痈的护理应特别注意成脓的情况，成脓后应及早切开排脓，若为里喉痈，切开时应取平卧头低位，以免脓液流入气管引起窒息；若为喉关痈，可取坐位切开或穿刺抽脓。喉痛切开排脓后，可用吹喉药吹喉，或配合噙化、含漱法。扁桃体切除术后的护理应特别注意术后体位和注意观察出血情况，全麻者未清醒前应采用半俯卧位，局麻者，儿童取平侧卧，成人取平卧或坐位，嘱患者随时将口内唾液吐出，不要咽下，若持续口吐鲜血或全麻儿童不断出现吞咽动作，应立即检查，并可在颈部进行冰敷，随时观察出血量，及时处理。气管切开术后的护理，保持套管内管的通畅，是术后护理的关键，及时吸除套管内分泌物及清洗套管内管，维持下呼吸道通畅，随时防止套管阻塞或脱出，并注意保持适宜的室内温度和湿度，及保持颈部切口清洁。

（王士贞）

yānhóubìng yùfáng

咽喉病预防（prevention of throat diseases） 在中医理论指导下调养身体以防止咽喉病发生、发展的方法。咽喉病的预防重点有以下几方面：①锻炼身体，增强体质，积极防治伤风感冒及鼻腔、鼻窦、鼻咽及口腔等邻近器官的疾病。②注意防寒保暖，改善环境，减少空气污染，室内宜保持空气流通，温度、湿度适宜。白喉或疫喉痧流行期间，应尽量少在公共场所逗留，以减少染邪机会。③饮食有节，少食煎炒炙煿、辛辣香燥及肥甘厚腻食物，以免热毒熏蒸上攻咽喉；戒除烟酒，避免对咽喉的各种不良刺激。不宜进食过烫、过冷食物，以免烫伤或冻伤咽喉。④注意合理用嗓，忌过度用嗓，教师、文艺工作者等用声较多人群，要注意正确发音方法，非工作场合注意声休。在青春变声期、妇女月经期及妊娠期特别要防止用声过度。⑤防

止异物鲠喉。进食时不宜讲话或嬉笑，以防食物误入气道；饮食不宜过速，以防误吞鱼刺、骨头、竹签、谷芒等刺伤咽喉；教育小儿勿将玩具、笔帽、珠子、硬币等放入口内嬉戏玩耍，以免引起咽喉异物或气管异物等严重后果；成人不宜将铁钉、针头等含于口中作业，以免误入咽喉、食管；外出旅行时，不宜饮用沟边、水田边的水，以免误吞水蛭或其他昆虫。

（刘大新）

yānhóu téngtòng

咽喉疼痛（sore throat） 咽喉部位感觉疼痛的症状。又称咽痛、喉痛、喉咙痛。是咽喉疾病常见症状，可见于多种咽喉疾病。

病因病机 主要原因是火热上炎，熏灼咽喉。上炎之火，有实火与虚火之分。实火者，外因多为风、热、湿、疫等邪乘机侵犯，内因多为肺、脾、胃功能失调，内外邪毒搏结，火热循经上炎，灼于咽喉，则咽喉疼痛。若火热炽盛，以致气滞血壅，可形成痈肿而使疼痛加剧。又由于脏腑火热炽盛，如肺热郁蒸、脾胃积热或肝胆火盛，可致痰热互结，气血凝滞咽喉，痹塞脉络，日久成肿块，火毒炽盛，蒸灼肌膜，则肿块腐蚀溃烂，疼痛剧烈。虚火者，多为久病或劳伤，耗伤肺肾之阴，咽喉失于濡养，易为邪毒停滞或病后余邪滞留，或虚火上炎于咽喉，均可致咽喉疼痛；也有因阳虚阴盛，虚阳上浮而致咽喉疼痛者。此外，咽喉异物、咽喉外伤如碰撞、切割、挤压、烫伤、烧伤等，导致咽喉部气滞血瘀，亦可产生咽喉疼痛。

临床表现与鉴别诊断 根据咽喉疼痛的病程长短可分为病程较短与病程较长两类。

病程较短 疼痛特点为咽喉疼痛骤然而发，可在较短的时间内（1~3日）疼痛逐渐加剧，甚至可影响吞咽、言语、呼吸，常见于喉痹、乳蛾、喉痈、白喉、疫喉痧、骨鲠、咽喉损伤等疾病。喉痹初起疼痛较轻或有燋痛灼热感，吞咽时疼痛加剧，检查可见喉关黏膜充血肿胀，喉底或见脓点；乳蛾疼痛多在咽的两侧，或单或双，甚者痛连耳窍，检查可见喉核红肿、连及喉关，喉核上可有黄白色脓点；喉痈多有外感、乳蛾发作史或咽部创伤染毒史，咽喉剧痛、吞咽难下、语言含糊、外溢口涎、张口受限，甚则呼吸困难，检查或见患侧腭咽弓红肿、喉核被推向前下方，或见喉底一侧红肿隆起，或见会厌红肿如球状，或见颈部僵直，患侧颈部、颌下肿胀压痛明显；白喉、疫喉痧均为时行疫病，白喉以咽喉疼痛、声音嘶哑、犬吠样咳嗽为特点，检查可见喉核有灰白色假膜，假膜可超越腭弓，覆盖软腭、悬雍垂，假膜不易剥离，如强行剥离可出血；疫喉痧以咽喉红肿疼痛、咽部肌膜糜烂、舌面可有红肿小粒突起，似杨梅样舌为特点；骨鲠有误吞异物史，咽及食管检查可发现异物；咽喉损伤有咽喉部撞击、挤压、切伤、刺伤或烫伤、烧伤等外伤史，通过局部检查或X线检查可了解损伤的范围、程度。

病程较长 疼痛特点为咽喉疼痛日久，一般疼痛程度较轻，表现为微痛或隐隐作痛，或咽喉疼痛时重时轻，常见于病程较长的喉痹、乳蛾及喉癣、喉菌、喉核菌等疾病。喉痹、乳蛾日久者，常见咽喉微痛，灼热感，痰黏不适，时时清嗓，朝轻暮重，喉痹检查可见咽部黏膜淡红或暗红、

喉底颗粒突起或融合成片，也有喉底肌膜变薄，或有痂块附着；乳蛾检查见喉核肿大或干瘪，表面凹凸不平，或有黄白色脓样物自喉核溢出。喉癣者多有肺痨史，咽喉干燥疼痛如有芒刺，或有声嘶，咽部或喉部溃疡凹陷，边缘不整如苔藓状，肺部 X 线检查可见肺结核特征性影像，结核菌素试验、细菌学检查、病理学检查可明确诊断。喉菌或喉核菌者，反复咽喉疼痛，或疼痛逐渐加剧，或有声嘶，咽喉梗阻感渐甚，局部可见菜花样肿块，或有污秽分泌物附着，影像学检查有助于了解肿物的浸润范围，病理检查可明确诊断。

此外，一些口腔疾病也可引起咽喉疼痛，如牙痛、牙龈痛、口疮、口糜等。

治疗原则 病程较短的咽喉疼痛，大多为实火上炎所致，治疗原则以泻火为主，多需内治与外治相结合，若疼痛剧烈以致吞咽困难者，应先用合适的外治法以泻热止痛，再配合内治法辨证治疗。常用于泻热止痛的外治法如吹喉法、噙化法、含漱法、刺血疗法、喉科擎拿疗法、咽喉病提刮法、咽喉排脓法等；内治方面，以清泻脏腑火热为主，初起风热邪毒在表，应疏风清热、利咽消肿；若外邪不解，热毒壅盛，蒸灼咽喉，可予清热解毒、消肿利咽；若邪热搏结，肉腐血败，可予泻热解毒、消肿排脓；若气滞血瘀，痰浊结聚，火毒内困者，宜行气活血消瘀、化痰散结解毒。病程较长的咽喉疼痛，大多为虚火上炎所致，治疗原则以内治为主，阴虚火旺者，治宜滋阴降火；虚阳上浮者，治宜温阳补肾，引火归原。至于骨鲠、咽喉损伤引起的咽喉疼痛，主要用外治法取

出异物或处理损伤。

（何建北 刘 蓬）

yānhóu hóngzhǒng

咽喉红肿（redness and swelling of throat） 咽喉部位黏膜色红肿胀的症状。为咽喉疾病的常见症状。因咽喉红肿常伴有咽喉疼痛，故两者合称咽喉肿痛。

病因病机 多为火热上攻，痰热互结，气血阻滞。如风热外袭，肺气不宣，肺经风热循经上犯，结聚咽喉，气血不通，可致咽喉红肿；外邪壅盛，乘势传里，与肺胃蕴热相搏结，火热上蒸，熏灼咽喉，则咽喉红肿更为明显，甚则热腐肉败而酿成脓肿。此外，若病久内热不退，煎熬津液生痰，痰热互结，气血瘀阻，亦可导致咽喉肿物的形成。阴虚火旺，可导致咽喉红而不肿。

临床表现与鉴别诊断 根据咽喉红肿的特点不同可分为红而不肿、肿而不红、既红且肿三种。

红而不肿 咽喉黏膜色红，但无明显肿胀，多见于喉痹、喉瘖等疾病。喉痹的早期，可见喉关部黏膜色鲜红，但无肿胀，常伴有咽干及咽痛；喉瘖的早期，可见喉腔及声带黏膜色鲜红，但无肿胀，常伴有声音嘶哑；病程较久的喉痹或喉瘖，常见咽喉部黏膜色暗红而无肿胀，多伴有咽干、咽痒、咽部灼热感或异物感等不适。

肿而不红 咽喉部出现肿胀的改变，但肿胀部位表面黏膜的颜色与周围大致相同，甚至还稍淡一些，多见于颌下痈、里喉痈或咽喉瘤、喉核菌、喉菌等疾病。颌下痈或里喉痈者，由于痈肿位置较深，可突出于咽部，常在咽侧部或喉底出现肿胀隆起，但表面黏膜不红，患者常有较严重的咽喉疼痛及吞咽困难；咽喉瘤、

喉核菌或喉菌者，在咽喉部出现新生的肿物，表面黏膜不红，患者可有咽喉异物感、声音嘶哑等症状。

既红且肿 咽喉部出现肿胀，且表面黏膜鲜红，多伴有明显的咽喉疼痛及吞咽困难，这是较常见的情况，多见于喉痹、乳蛾、喉关痈、会厌痈、喉风等疾病，仔细检查咽喉部即可确诊。喉痹者，红肿的部位主要位于喉关部；乳蛾者，红肿的部位主要位于喉核，且在喉核表面常可见到黄白色点状分泌物，甚则分泌物连成一片；喉关痈者，一侧喉关部明显红肿隆起，并有同侧咽部剧痛、吞咽困难、口涎外溢、讲话如含物等症状；会厌痈者，口咽部检查常无明显异常，用间接喉镜检查可见会厌红肿，甚则如半球状，患者常有明显的咽喉疼痛及吞咽障碍，严重时可出现呼吸困难；喉风者，咽喉明显红肿，吸气困难，吸气时可出现喉鸣，常伴有汤水难下、痰涎壅盛、语言难出、声音嘶哑等症状。

治疗原则 咽喉红肿常因剧烈咽痛而吞咽困难，使服药困难，故治疗宜内治与外治相结合。内治的原则以清热泻火、消肿利咽为主，如外感风热者，治宜疏风清热、宣肺利咽；肺胃热盛者，治宜泻热解毒、消肿利咽；阴虚火旺者，治宜滋阴降火、润燥利咽；痰瘀互结而成肿物者，治宜化痰利咽、消肿散结。外治的原则是泻火止痛，以配合内治服药，具体方法有吹喉法、噙化法、含漱法、咽喉雾化吸入法、咽喉排脓法、喉科擎拿疗法、咽喉病刺血疗法、咽喉探吐法等。对于痰热互结或气血瘀阻而结成肿物者，可采用手术切除。

（何建北 刘 蓬）

yāngān xìnyǎng

咽干焮痒（dryness and itchness of throat）

咽部感觉干燥、焮热或痒的症状。是咽喉疾病的常见症状。

病因病机 病因多为阴津不能濡养咽喉。如燥邪外犯或火热上炎，损耗阴津；或肺肾阴虚，阴津不足；或脾气虚弱，津不上承等，均可导致咽干。阴液不足，虚火上炎咽喉，可导致咽部焮热感。此外，肺脾气虚或脾肾阳虚，卫外不固，易致风邪外袭，正邪相争，争而不胜，可导致咽痒、咳嗽。

临床表现与鉴别诊断 咽部干燥、焮热感及咽痒不适三种症状常常兼夹出现，也可以某一种症状为主，根据三种症状的侧重点不同，可将咽干焮痒分为咽干、咽部焮热感、咽痒三类。

咽干 以咽部干燥不适为主，可兼有咽部焮热或微痒、微痛不适，多见于喉痹、乳蛾等疾病，病程一般较长。其中咽干欲饮水者，多见于喉痹或乳蛾之肺胃热盛或肺肾阴虚证，因津液不足、不能濡润咽喉而致咽干；咽干而不欲饮水或饮水不多者，多见于喉痹或乳蛾之脾胃虚弱证，因津不上承而致咽干。

咽部焮热感 以咽部焮热的感觉为主，或称咽部灼热感。由于灼热感而常兼咽干不适，多见于喉痹、乳蛾等疾病。在喉痹或乳蛾的早期，可先出现短暂的咽部焮热感、咽干不适，继而逐渐出现咽喉疼痛；部分病程较长的喉痹或乳蛾，则经常以咽部焮热感为主要症状，喜饮凉水，或含服清凉的药片（或药丸）而暂时缓解，多为阴虚火旺所致。

咽痒 以咽痒为主，轻者仅感微痒不适，或兼咽干或焮热感，多见于喉痹、乳蛾等疾病；重者咽痒难忍，并常因咽痒而作咳，且咳而不爽，干咳无痰，多呈阵发性发作，咽喉检查常无异常发现，多见于喉咳。

治疗原则 对于咽干或咽部焮热感为主者，治疗以保护阴津为主，如燥邪外犯者，治宜清燥润肺而利咽；肺胃热盛、灼伤津液者，治宜清泻肺胃、生津利咽；肺肾阴虚者，治宜滋养肺肾而利咽；阴虚火旺者，治宜滋阴降火；脾气虚弱、津不上承者，治宜健脾益气、升清利咽。对于咽痒而咳为主者，治疗以健脾益气或温补肾阳为主，兼以疏风利咽。此外，也可酌情配合针灸、推拿等方法进行治疗。

（何建北 刘 蓬）

yānhóu gěnggěng búlì

咽喉哽哽不利（laryngopharyngeal paresthesia）

咽喉不畅通、吞咽不顺利的症状。是咽喉疾病的常见症状。

病因病机 多与脏腑功能失调、气机不利有关。一方面，由于情志不遂，肝失调达，气机阻滞，肝气上逆，阻结于咽喉；或因思虑伤脾、肝郁日久，肝气横逆犯脾，肝脾不和，痰气互结咽喉；或由于温热病后，或劳伤过度，耗伤肺肾阴液，致肺肾阴虚，咽喉失养，亦或虚火上炎，熏灼咽喉，均可导致咽喉哽哽不利。另一方面，若肝郁气滞，疏泄失常，久则气滞血瘀或痰凝而为肿块堵塞咽喉，亦可导致咽喉哽哽不利。

临床表现与鉴别诊断 根据咽喉哽哽不利的特点，大致可分为不碍饮食与妨碍饮食两类。

不碍饮食 患者自觉咽部有异物堵塞感，或如梅核梗阻，或如痰黏着感，咯之不出，吞之不下，空咽时症状尤明显，进食时吞咽反而无任何障碍，多见于病程较长的喉痹、乳蛾、梅核气等疾病，其特点是没有实质性的肿块堵塞咽喉。喉痹者，检查多见咽部黏膜暗红，或喉底颗粒增多等；乳蛾者，检查多见喉核肿大或干瘪、表面凹凸不平，或常有黄白色分泌物自喉核溢出；梅核气者，咽喉部检查常无明显异常发现。

妨碍饮食 患者自觉咽喉梗阻感，进食吞咽时尤为明显，因而妨碍饮食，多见于咽喉瘤、喉菌、喉核菌或会厌痰包等疾病，其特点是咽喉或食管有实质性的肿块堵塞。咽喉瘤者，在咽喉部可见到大小不一但表面光滑、边界清楚的肿块；喉菌或喉核菌者，在咽喉哽哽不利的同时，还常伴有声嘶、痰中带血或咽喉疼痛等症状，且呈渐进性加重，在咽喉部可见到形状各异、表面不光滑、边界不清楚如菜花样的肿块，或肿块表面有溃疡、糜烂；会厌痰包者，进食吞咽受阻的现象较轻微，在会厌舌面可见到圆形囊性肿块。

治疗原则 对于咽喉哽哽不利、不碍饮食者，以中药内治为主。如肝郁气滞者，治宜疏肝理气、散结解郁；由痰气互结所致者，应行气导滞、散结除痰；肺肾阴虚者，当滋养阴液、降火利咽；脾胃虚弱，咽喉失养者，可益气健脾、升清利咽。此外，也可酌情配合针灸、推拿等方法，乳蛾所致者，可配合啄治法、烙治法等外治法。对于咽喉哽哽不利、妨碍饮食者，以外治法去除咽喉的肿块堵塞为主，酌情根据辨证配合中药内治以促进康复。

（何建北 刘 蓬）

shēngsī

声嘶（hoarseness）

声音不扬、

变粗，讲话费力，甚则完全发不出声音来的症状。中医古籍中又称声破、声散、声碎、声嘎、暍、瘖等。是临床上常见症状，见于多种喉部疾病。

病因病机 声音的发出有赖于肺气的推动，肺属金脏，声嘶的发生主要与肺金有关。肺金病变导致声嘶的病机主要有"金实不鸣"与"金破不鸣"两大类。金实不鸣，即实邪壅塞肺金，导致肺气宣发不利而出现声音嘶哑，如外邪侵袭，可致肺失宣降；肝气郁结，或热毒壅肺，或痰湿、瘀血凝聚，也可导致肺气宣发不利而出现声嘶。金破不鸣，即肺脏虚损，无力推动声门而导致声音嘶哑，如脾胃虚弱，土不生金以致肺气不足，无力推动声门，或肺肾阴虚，声门失养，均可导致声音嘶哑。

临床表现与鉴别诊断 声嘶的程度有轻重之分，轻者表现为声音发毛、低沉、变粗，高音发不上去或讲话不能持久；重者声音明显嘶哑，讲话费力，甚至完全失音。根据声嘶起病的方式不同可分为突起声嘶和渐起声嘶两大类。

突起声嘶 猝然发生声音低沉、变粗、嘶哑，甚则短时间内完全失音，多见于喉瘖中的暴瘖（急喉瘖）或肝郁失音、子瘖、产后失音等。暴瘖多在触冒风邪之后发生，表现为在外感过程中突然出现声音嘶哑，程度可轻可重，可伴有咽干不适、咽喉疼痛、咳嗽等症状，行间接喉镜或电子、纤维喉镜检查可见喉黏膜色红、肿胀，以声带为明显。肝郁失音多在情志不遂、恼怒或郁闷后突然出现完全失音，讲不出话来，行间接喉镜或电子、纤维喉镜检查则见声带色泽正常，声门

闭合不全，但患者咳嗽时声带仍可闭合。此外，妇女在妊娠期或产后也可出现突然声嘶或失音的情况。

渐起声嘶 声音嘶哑逐渐发生，并渐渐加重，病程往往较长，多见于喉瘖中的久瘖（慢喉瘖），此外，亦可见于喉癣、白喉、咽喉瘤、喉菌等疾病。久瘖多见于用声较多的职业工作者，如教师、播音员、售货员、歌唱演员等，初起在不知不觉间声音发毛，高音发不上去，声音低沉、变粗，讲话或唱歌不能持久，逐渐出现声音嘶哑、讲话费力甚至失音，行间接喉镜或电子、纤维喉镜检查可见声带充血、肿胀或肥厚，或声带边缘见小结、息肉，声门闭合不良等改变。喉癣多有肺痨病史，除声音嘶哑外，常伴有咽喉干燥、如芒刺痛，低热、咳嗽等症状，检查可见咽喉黏膜出现溃疡。白喉除声嘶外，常伴有发热、咽喉疼痛、吞咽困难，甚则呼吸困难，检查可见咽喉部黏膜上有白膜覆盖，不易撕脱，取白膜进行涂片检查可找到白喉杆菌。咽喉瘤或喉菌的声嘶呈渐进性加重，检查可见喉部或声带上有大小不等的新生物，取新生物行病理检查可确诊。

治疗原则 突起声嘶者，多属金实不鸣，根据外邪侵袭或肝气郁结的不同，分别予以疏风散邪、宣肺开音或疏肝解郁、理气开音之法治疗；渐起声嘶者，多属金破不鸣，应根据肺脾气虚或肺肾阴虚的不同，分别予以补土生金、益气开音或滋阴降火、润肺开音之法。此外，痰凝或血瘀者，可给予化痰散结或活血化瘀之法；热毒壅肺者，可给予清热化痰、泻火开音之法。除内治外，还可酌情配合咽喉雾化吸入法等

外治法。

（邱宝珊 刘 蓬）

xīqì kùnnán

吸气困难（inspiratory dyspnea）

吸气费力以致呼吸困难的症状。又称吸气性呼吸困难、喉性呼吸困难。是咽喉危急重症所出现的严重症状。

病因病机 咽喉为呼吸之门户，一旦因各种原因阻塞，使气道变狭窄，则易导致吸气困难。导致咽喉阻塞的原因大致有三类：一是触冒风寒，与内生的痰浊搏结于咽喉，阻塞气道；二是脏腑热毒壅盛，上炎咽喉，热腐肉败，在咽喉部位形成痈肿，阻塞气道；三是异物入喉，或因痰浊、瘀血结聚咽喉，形成肿块，阻塞咽喉气道。

临床表现与鉴别诊断 吸气困难的具体表现是吸气时感到费力，不得不用力吸气，吸气时间延长，而呼气相对较容易。由于用力吸气，在吸气时可见胸骨上窝、锁骨上窝、肋间隙凹陷，称"三凹征"。小儿患者吸气时除以上三处凹陷外，在剑突下亦可出现凹陷，称"四凹征"。严重者在吸气时喉部发出鸣响声，称为"喉鸣"。若吸气困难得不到缓解，可逐渐出现嘴唇、面色及指甲发绀、心跳加快、烦躁、大汗淋漓甚至昏迷。临床上根据以上表现的轻重不同，将吸气困难的程度分为四度。一度：患者安静时无症状，活动或哭闹时出现吸气费力的表现。二度：安静时亦有吸气困难的表现，活动时加重，并出现吸气时三（四）凹征及喉鸣，但不影响睡眠和进食，亦无发绀。三度：吸气困难明显，难以平卧，喉鸣较响，三（四）凹征显著，并因缺氧而出现心跳加快、嘴唇、面色及指甲发绀、烦躁不安、自

汗、脉数等表现。四度：呼吸极度困难，患者端坐呼吸，唇青面紫，额汗如珠，身汗如雨，甚则四肢厥冷，脉沉微欲绝，呼吸浅速，神志昏迷。

吸气困难是喉风的临床特征，可伴有咽喉疼痛、吞咽困难、痰涎壅盛、语言难出、声嘶等症状。临床上吸气困难需要与呼气性呼吸困难鉴别，后者主要表现为呼气费力，呼气时间延长，在呼气时胸部可出现哮鸣音，常伴有咳喘、张口抬肩等表现，无三（四）凹征出现，多见于哮病、喘病、肺痈、肺胀等肺部疾病。

治疗原则 吸气困难属于危急重症，处理不当则有生命危险。其治疗原则是尽快解除咽喉阻塞，恢复正常呼吸，气管切开是及时缓解呼吸困难、抢救生命的有效方法，应根据吸气困难的程度不同进行合理使用。一、二度呼吸困难，以病因治疗为主，做好气管切开的准备；三度呼吸困难者，在严密监控及做好气管切开准备的前提下试行病因治疗，一旦发现呼吸困难不能在短时间内缓解，或有加重的趋势，应尽快行气管切开，待呼吸困难缓解后再行病因治疗；四度呼吸困难者，应立即行紧急气管切开以挽救生命，待生命体征平稳后再寻找病因进行治疗。

（丛 品 刘 蓬）

yānhóu kuìlàn
咽喉溃烂（ulceration of throat）

咽喉部位肌膜发生腐蚀、糜烂、溃疡等改变的症状。又称咽喉腐烂。多为咽喉疾病较严重的表现。

病因病机 多为火毒上攻、熏腐咽喉所致。火毒之源有二：①外感风热、疫毒之邪，因咽喉为肺胃之门户，风热、疫毒之邪侵犯人体，首先犯肺，咽喉为必经之门户，容易受累而发生溃烂。②脏腑内生的火热，如肺胃、肝胆蕴积之火热，上攻咽喉，或肺肾阴虚，虚火上攻咽喉，均可导致咽喉溃烂。

临床表现与鉴别诊断 咽喉溃烂可发生在喉关、悬雍垂、喉底、会厌及喉腔黏膜，溃烂的范围大小及深浅不一，轻者呈点状溃疡，仅涉及表浅黏膜；重者溃疡成片，深达肌肉。在溃烂处表面可出现污浊腐物或白膜覆盖，多伴有局部疼痛，容易引起吞咽障碍或吞咽困难，发生于喉部者可引起声音嘶哑，甚至呼吸困难。根据咽喉溃烂是否伴有局部肿物形成可分为单纯咽喉溃烂及咽喉肿物伴溃烂两大类。

单纯咽喉溃烂 仅在咽喉局部形成黏膜溃烂，无肿物形成，多见于喉痈、喉癣、白喉、疫喉痧等疾病，大多具有传染性。喉痈者，在咽部、喉核、软腭等处出现针头大小的圆形或椭圆形疱疹，其形如珠，色鲜红或紫红，周围绕以红晕，疱疹散在或丛集，并很快破裂形成浅表溃疡，表面覆盖淡黄色腐物，周围黏膜呈鲜红色，伴咽部灼热疼痛，吞咽障碍，颌下有臖核、压痛，多有恶寒、发热，甚或高热，以及头身疼痛等全身症状。喉癣者，多有肺痨病史，在喉关、喉底、会厌、喉腔等处黏膜出现大小不等的溃疡，形如鼠咬状，边缘不齐，上覆灰白色腐物，多伴有吞咽疼痛，或有低热、咳嗽。白喉者，在咽喉及喉核等部位可出现大片白膜状物覆盖，不易拭去，如强行剥离白膜，则易出血，并呈现黏膜溃疡，多伴有发热、全身不适、乏力、咽喉疼痛、咳嗽、声嘶等全身症状。疫喉痧者，多见于儿童患者，表现为喉关、喉底、喉核红肿，其表面出现灰白色腐物，轻者腐物可拭去，重者则不易拭去，强行剥离可形成出血的溃疡，可伴有颈部臖核肿痛，腭部及皮肤可见红色丘疹，数日后出现舌面光滑色红、小粒突起似成熟杨梅，称为"杨梅舌"。

咽喉肿物伴溃烂 在咽喉局部出现肿物形成，肿物表面黏膜溃烂，多见于喉核菌、喉菌等疾病，大多病情严重，预后不良。喉核菌者，表现为一侧喉核呈进行性增大，表面不平，有时增大的喉核表面出现深浅不一的溃烂面，在溃烂处可有黄褐色或灰绿色腐物覆盖，伴有咽喉异物感或疼痛，吞咽障碍。喉菌者，在会厌、声带或喉腔等处出现菜花样新生物，新生物表面可有溃烂，常伴有声嘶、咽喉疼痛、咳嗽等症状，重者可出现呼吸困难。

治疗原则 应采取内治与外治相结合的治疗原则。单纯咽喉溃烂者，一般应采取隔离措施，以辨证论治为主，辅以噙化法、吹喉法、含漱法等外治法；咽喉肿物伴溃烂者，多以外治法为主，辅以辨证内服中药调理脏腑。

（李凡成 刘 蓬）

hóubì
喉痹（throat obstruction）

以咽痛或异物感不适，咽部红肿，喉底或有颗粒状突起为主要特征的疾病。中医古籍中，根据喉痹的病因病机不同，又称风热喉痹、风寒喉痹、火证喉痹、阴虚喉痹、虚火喉痹、阳虚喉痹、格阳喉痹；根据发病的缓急不同，又称走马喉痹、急喉痹、慢喉痹；根据所见的病变部位形态不同，又称帘珠喉痹、红喉、帘珠喉、烂喉痹。西医学的咽炎及某些全身性疾病在咽部的表现可参考此病辨证治疗。

历史源流 "喉痹"一词，首见于1973年湖南长沙马王堆三号汉墓出土的帛书《阴阳十一脉灸经》，以后《黄帝内经》多次论述了喉痹，如《素问·阴阳别论》说："一阴一阳结，谓之喉痹。"在《素问·至真要大论》中也指出了因脏腑功能失调，阴阳失去平衡，君相二火结阻于咽喉，或因气候变化，感受邪毒而发嗌肿喉痹。痹者，闭塞不通之意，不通则痛，因此，喉痹意即咽喉闭塞疼痛。东汉·张仲景《伤寒论·辨少阴病脉证并治》提出甘草汤、桔梗汤、猪肤汤、苦酒汤、半夏散及汤等治疗少阴咽痛，对后世影响很大。隋·巢元方《诸病源候论》卷三十提出"风毒客于喉间，气结蕴积而生热，致喉肿塞而痹痛"。金元时代的医家，多以三焦、心包或肝胆等经脉的病理变化来论述喉痹，如朱震亨《脉因证治》卷下认为君相"二火皆主脉并络于喉，气热则内结，结甚则肿胀，肿胀甚则痹甚"。罗天益《卫生宝鉴》卷十一提出"心脾客热，热毒气攻，咽喉赤肿疼痛，或成喉痹"。朱震亨《丹溪心法》卷四提出"喉痹大概多是痰热"。此时期，多认为喉痹为咽喉急重危症。明代，咽喉疾病多从咽喉与脏腑经络关系的角度加以论述，对其多种病因病机及病证有较深入的理解，如李梴《医学入门》卷四总结了先贤各家的论述，提出了"咽喉病皆属火"的观点，并提出火分虚实。又如张介宾《景岳全书》卷二十八中针对世人认为喉痹属于火证的观点，着重指出火有真假虚实之分，对于虚火所致的喉痹，称为"阴虚喉痹"，其机理是肾阴亏损，水不制火，治疗上非壮水不可；对于火虚于下，

无根之火上浮于咽喉而致之喉痹，则称为"格阳喉痹"，治疗上予以温补命门之法。清代，不少喉科专著对喉痹有专门论述，如刘序鹓《增删喉科心法·症治目录》列有阳症喉痹、阴症喉痹、气虚喉痹、血虚喉痹及阴虚喉痹，对各种喉痹的局部辨证及全身辨证论述详细，提出"痹者痛也，痛而红肿为阳，痛而不红肿为阴"的辨证原则，并指出了喉痹与乳蛾的鉴别要点："凡红肿无形为痹，有形是蛾。"《喉科秘旨》上卷列有簾珠喉、风热喉、白色喉痹、伏寒喉痹、双喉痹、单喉痹、淡红喉痹、走马喉痹，通过观察发病的缓急、咽喉疼痛的轻重、咽喉局部的形态颜色、患者的特征及全身症状的变化进行辨证。此外，祁坤《外科大成》卷三对发病缓慢之喉痹称"慢喉"："慢喉者虚火也。其发缓，其色淡，其肿微，其咽干，其便利，其脉微细。"各医家对喉痹的治疗，注重辨脏腑寒热虚实，审因论治，又强调局部吹药和针刺、挑刺泄毒等治法。综观历代医家对喉痹的认识，归纳起来有两方面的含义：一为咽喉口齿疾病的总称，特别是以咽喉肿塞、疼痛剧烈、喉鸣如锯、水浆不得入等为主要症状的咽喉口齿急重疾病，统称为喉痹；二是仅指咽部疾病。随着临床实践的不断深入，历代医家对喉痹的认识，从广义到狭义，从笼统到具体，自清代开始逐渐将喉痹作为一种独立的疾病而与喉风、乳蛾、喉痛等区别开来，但对喉痹的含义仍不甚清晰。2003年出版的普通高等教育"十五"国家级规划教材《中医耳鼻咽喉科学》将喉痹定义为"以咽痛或异物感不适，咽部红肿，或喉底有颗粒突起为主要特征的咽

部疾病"。

病因病机 外因多为风热、风寒等邪毒的侵袭，内因多为肺、脾胃或肾等脏腑功能失调所致。①外邪侵袭，上犯咽喉：气候骤变，起居不慎，肺卫失固，易为风邪所中。风邪多夹寒或夹热，风热外邪乘虚侵袭，邪从口鼻而入，内犯于肺，宣降失司，邪热上壅咽喉，而为喉痹；风寒之邪外袭，外束肌表，卫阳被遏，不得宣泄，壅结咽喉，亦可发为喉痹。②肺胃热盛，上攻咽喉：外邪不解，壅盛传里；或过食辛热煎炒、醇酒之类，肺胃蕴热，复感外邪，内外邪热搏结，蒸灼咽喉而为病。③肺肾阴虚，虚火上炎：温热病后，或劳伤过度，耗伤肺肾阴液，使咽喉失于滋养，加之阴虚则虚火亢盛，上炎而灼于咽喉，发为喉痹。④脾胃虚弱，咽喉失养：因思虑过度，劳伤脾胃，或饮食不节，或久病伤脾，致脾胃受损，水谷精微生化不足，津不上承，咽喉失养，发为喉痹。⑤脾肾阳虚，咽失温煦：因于房劳过度，或操劳过甚，或久病误治，或过用寒凉之品，以至脾肾阳虚，虚阳浮越，上扰咽喉；或脾肾阳气亏损，失去温运功能，寒邪凝闭于咽喉而为病。⑥痰凝血瘀，结聚咽喉：饮食不节，损伤脾胃，运化失常，水湿停聚为痰，凝结咽喉；或喉痹反复发作，余邪滞留于咽喉，久则经脉瘀滞，咽喉气血壅滞而为病。

诊断与鉴别 此病多有外感病史或咽痛反复发作史。根据发病缓急，有新病、久病之分。新病者，病程短，起病急，咽痛较甚，吞咽时咽痛加重；久病者，发病缓慢，可反复发作，病程长，咽干痒微痛，灼热感、异物感。检查可见：起病急者，咽黏膜充

血肿胀明显，咽后壁或见脓点；久病者，见咽黏膜肥厚增生，喉底或有颗粒状隆起，或见咽黏膜干燥。

咽痛是喉痹的主要症状之一，可见于多种咽喉疾病，如乳蛾、喉痈、喉瘤等疾病，应加以鉴别，鉴别要点在于咽喉局部的体征各自不同：喉痹主要表现为咽部黏膜弥漫性充血肿胀；而乳蛾必见喉核红肿及脓点；喉痈必见喉关、喉底或咽旁、会厌等处局限性红肿隆起；喉瘤必见声带充血肿胀等。喉痹的另一主要症状咽干、咽痒、异物感不适等亦可见于久病乳蛾、梅核气等疾病，鉴别方法亦在于详细的咽喉部检查：乳蛾必见喉核肥大、表面凹凸不平或有脓点；梅核气除有上述症状外，咽喉检查一切正常。某些上消化道（食管、胃、十二指肠等）病变常可导致咽部异物感不适，应注意询问病史，必要时可进行相应部位的检查以排除相应的上消化道疾病。

辨证分型 喉痹起病急者，多为肺胃之热证；若久病不愈者，则因体质不同，可有阴虚、气虚、阳虚、痰瘀等不同证型。常见辨证分型有六种。①外邪侵袭，上犯咽喉：咽部疼痛，吞咽不利。偏于风热者，咽痛较重，吞咽时痛增，发热，恶风，头痛，咳痰黄稠，舌苔薄黄，脉浮数。检查可见咽部黏膜鲜红、肿胀，或颌下有瘰核。偏于风寒者，咽痛较轻，伴恶寒发热，身痛，咳嗽痰稀，舌质淡红，脉浮紧。检查见咽部黏膜淡红。②肺胃热盛，上攻咽喉：咽部疼痛较剧，吞咽困难，发热，口渴喜饮，口气臭秽，大便燥结，小便短赤，舌质红，舌苔黄，脉洪数。检查见咽部红赤肿胀明显，喉底颗粒红肿，颌

下有瘰核。③肺肾阴虚，虚火上炎：咽部干燥，灼热疼痛不适，午后较重，或咽部哽哽不利，干咳痰少而稠，或痰中带血，手足心热，舌红少津，脉细数。检查可见咽部黏膜暗红，或咽部黏膜干燥少津。④脾胃虚弱，咽喉失养：咽喉哽哽不利或痰黏着感，咽燥微痛，口干而不欲饮或喜热饮，易恶心，或时有呃逆反酸，若受凉、疲倦、多言则症状加重。平素倦怠乏力，少气懒言，胃纳欠佳，或腹胀，大便不调，舌质淡红边有齿印，苔薄白，脉细弱。检查见咽黏膜淡红或微肿，喉底颗粒较多，可呈扁平或融合，或有少许分泌物附着。⑤脾肾阳虚，咽失温煦：咽部异物感，哽哽不利，痰涎稀白，面色苍白，形寒肢冷，腰膝冷痛，腹胀纳呆，下利清谷，舌质淡嫩，舌体胖，苔白，脉沉细弱。检查见咽部黏膜淡红。⑥痰凝血瘀，结聚咽喉：咽部异物感、痰黏着感、焮热感，或咽微痛，痰黏难咳，咽干不欲饮，易恶心呕吐，胸闷不适。舌质暗红或有瘀斑瘀点，苔白或微黄，脉弦滑。检查见咽黏膜暗红，喉底颗粒增多或融合成片，咽侧索肥厚。

治疗 多采用内治法结合外治法、针灸及其他疗法等进行治疗。

内治法 ①外邪侵袭，上犯咽喉者，治宜疏风散邪、宣肺利咽。风热外袭者，治宜疏风清热、消肿利咽，可选用银翘散或桑菊饮加减；风寒外袭者，宜疏风散寒、宣肺利咽，可选用六味汤加减。②肺胃热盛，上攻咽喉者，治宜清热解毒、消肿利咽，可选用清咽利膈汤加减。③肺肾阴虚，虚火上炎者，治宜滋养阴液、降火利咽。肺阴虚为主者，宜养阴

清肺，可选用养阴清肺汤加减；肾阴虚为主者，宜滋阴降火、清利咽喉，可选用六味地黄丸加减。④脾胃虚弱，咽喉失养者，治宜益气健脾、升清利咽，可选用补中益气汤加减。⑤脾肾阳虚，咽失温煦者，治宜补益脾肾、温阳利咽，可选用附子理中丸加减。⑥痰凝血瘀，结聚咽喉者，治宜祛痰化瘀、散结利咽，可选用贝母瓜蒌散加减。

外治法 ①含漱法：中药煎水含漱，如用金银花、连翘、薄荷、甘草；或用桔梗、甘草、菊花煎汤含漱。②吹喉法：将中药制成粉剂，直接吹喷于咽喉患部以清热止痛利咽，如冰硼散、珍珠散、青吹口散、锡类散等。③噙化法：将中药制成丸或片剂含服，使药物直接作用于咽喉，以清热生津利咽，如铁笛丸、六神丸等。④咽喉雾化吸入法：可用内服之中药煎水装入保温杯中，趁热吸入药物蒸汽；亦可用中药液置入超声雾化器中进行雾化吸入，选方如薄荷、连翘、板蓝根、野菊花、蒲公英等。⑤烙治法：喉底颗粒增多者，可配合烙治法。

针灸疗法 ①咽喉病刺血疗法：咽部红肿、疼痛剧烈伴发热者，可用三棱针在耳尖、耳背或十宣穴点刺放血，以泻热利咽消肿。②咽喉病耳针疗法：选咽喉、肺、肾、心等耳穴，王不留行或磁珠贴压，每日自行按压4~5次。③火针点刺法：取穴廉泉、天突、扶突等，以火针点刺治疗，隔日1次，10次为1个疗程；或可用火针烙烫咽后壁增生的淋巴滤泡或扩张之小血管。④咽喉病水针疗法（穴位注射法）：可选人迎、扶突、水突等穴，每次1穴（双侧），药物可选用鱼腥草注射液、丹参注射液、川芎注射液、

或维生素 B₁ 等，每穴 0.5～1ml，每隔 3 日 1 次，5～10 次为 1 个疗程。

其他疗法 ①中药离子导入法：将七叶一枝花、金果榄、山苦瓜各 100g，分别浸泡在 30% 酒精 500ml 中，两星期后滤渣取汁行离子导入。②按摩：适用于咽痛不适。于喉结旁开 1～2 寸，亦可沿颈部第 1～7 颈椎棘突旁开 1～3 寸按摩，用示指、中指、环指沿纵向平行线上下反复轻轻揉按，每次 10～20 分钟，10 次为 1 个疗程。③导引法（吞金津、玉液法）：每日晨起，或夜卧时盘腿静坐，全身放松，排除杂念，双目微闭，舌抵上颚数分钟，然后叩齿 36 下，口中即生津液，再鼓腮含漱 9 次，用意念送至脐下丹田。

预防与调护 饮食有节，起居有常，忌过食辛辣醇酒及肥甘厚味；注意保暖防寒，改善环境，减少空气污染；加强体育锻炼，戒除烟酒；积极治疗邻近器官的疾病以防诱发此病，如伤风鼻塞、鼻窒、鼻渊、龋齿等。

预后及转归 起病急者，若得到及时恰当的治疗，多可痊愈。病久而反复发作者，往往症状顽固，较难治愈。

(汪 冰)

rǔ'é

乳蛾 （nippled moth；tonsillitis）

以咽痛或异物感不适，喉核红肿，表面或有黄白脓点为主要特征的疾病。中医古籍中关于乳蛾的名目繁多，因喉核肿胀突出于喉关两侧，形似乳头或如蚕蛾，故名乳蛾，亦称喉蛾；因蛾与鹅同音，故又写作"乳鹅"；若新感而发，发病急骤者，称急蛾、急乳蛾、蛾风、飞蛾；若缓慢发病，病程日久者，称慢乳蛾；从发病部位来分，单侧发病者称单乳蛾，双侧发病者称双乳蛾；从形态来分，喉核溃腐作烂者，称烂乳蛾、烂头乳蛾；喉核红肿，时轻时重者称活乳蛾；喉核肥大，阻于喉关，不红不痛，日久妨碍饮食、呼吸者，称死乳蛾、乳蛾核、石蛾；从病因来分，有风热乳蛾、风寒乳蛾、虚火乳蛾、阴虚乳蛾之称；以其阴阳属性来分，又有阳蛾、阴蛾之称；若喉核肿痛定时发作，并见脚跟酸痛者，称脚根喉风、根脚喉风。西医学的急、慢性扁桃体炎等病可参考此病辨证治疗。

历史源流 宋代以前未见"乳蛾"的记载。宋代，《太平惠民和剂局方》卷七首先提到单蛾、双蛾，杨士瀛《仁斋直指方论》卷二十一明确提出"乳蛾"一名："吹喉散，治咽喉肿痛、急慢喉痹、悬痈、乳蛾，咽物不下。"元·张从正《儒门事亲》卷三："内经之言喉痹，则咽与舌在其间耳，以其病同是火，故不分也。后之医者，各详其状，强立八名，曰单乳蛾、双乳蛾、单闭喉、双闭喉、子舌胀、木舌胀、缠喉风、走马喉闭。热气上行，结薄于喉之两旁，近外肿作，以其形似，是谓乳蛾。"这里明确将乳蛾从古人的喉痹中分类出来，并描述了乳蛾的病状是喉之两侧肿痛。明代，乳蛾普遍见于各种医籍中，并对其症状有具体的描述，如虞抟《医学正传》卷五说："其会厌之两旁肿者，俗谓之双乳蛾，易治；会厌之一边肿者，俗谓之单乳蛾，难治。古方通谓之喉痹，皆相火之所冲逆耳。"这里将乳蛾的病变部位定在会厌之两旁，较以前医家描述的"喉之两旁"更加清晰。陈实功《外科正宗》卷二提出乳蛾等咽喉疾病有虚实之

分，并应用针烙法治疗。清代，喉科有较大的发展，出现了不少喉科专著，对乳蛾的症状、病因病机、治疗的认识更加全面，并出现了很多别名。张宗良《喉科指掌》卷三将乳蛾单独列为一门进行论述，并将乳蛾分为双乳蛾、单乳蛾、烂乳蛾、风寒蛾、白色喉蛾、石蛾、伏寒乳蛾等，对各种乳蛾的治疗均以六味汤为主方进行加减治疗。郑瀚《重楼玉钥续编·诸证补遗》将乳蛾重证称为"连珠乳蛾"："单双蛾人多知之，又有连珠乳蛾，人所不知，其状如白星上下相连故名，皆由酒色过度郁结而成，最重之候。"许楩《咽喉脉证通论·乳蛾》对乳蛾这一病名的由来做了解释，并提出"烂头乳蛾"的概念："其状或左或右，或红或白，形如乳头，故名乳蛾。一边肿曰单蛾；两边肿曰双蛾；或前后皆肿，白腐作烂，曰烂头乳蛾。"此外，对乳蛾的并发症亦有一定的认识，如论及"根脚喉风"时说："有一种名根脚喉风……或一年一发，或半年一发，或一二月数发，根留于中，不能尽去，一时难愈。或云，先从脚跟发起，至于喉间，亦名脚跟喉风，发时在左，则左足痿软阴痛，有似筋触。"说明当时已认识到乳蛾可并发痿证。由于古代不少医籍中一直将乳蛾与喉痹、喉风等病证混淆，因此 1964 年出版的中医学院试用教材《中医喉科学讲义》对乳蛾的概念做了明确规范："乳蛾又名喉蛾，其发病部位在咽喉部两侧的喉核处，症见红肿疼痛，表面或有黄白色脓样分泌物，因其形状如乳头，或如蚕蛾，故名乳蛾。"

病因病机 起病急骤者，多为风热之邪乘虚外袭，火热邪毒搏结喉核而致；若病久体弱，脏

腑失调，邪毒久滞喉核，易致病程迁延，反复发作。①风热外袭，肺经有热：风热邪毒从口鼻入侵肺系，咽喉首当其冲，邪毒结聚于喉核，发为乳蛾。②邪热传里，肺胃热盛：外邪壅盛，乘势传里，肺胃热盛，火热上蒸，灼腐喉核而为病。亦有多食炙煿，过饮热酒，脾胃蕴热，热毒上攻，蒸灼喉核而为病。③肺肾阴虚，虚火上炎：邪毒滞留，灼伤阴津；或温热病后，肺肾亏损，津液不足，不能上输滋养咽喉，阴虚内热，虚火上炎，与余邪互结喉核而为病。④脾胃虚弱，喉核失养：素体脾胃虚弱，不能运化水谷精微，气血生化不足，喉核失养；或脾不化湿，湿浊内生，结聚于喉核而为病。⑤痰瘀互结，凝聚喉核：余邪滞留，日久不去，气机阻滞，痰浊内生，气滞血瘀，痰瘀互结喉核，脉络闭阻而为病。

诊断与鉴别　此病有两种表现形式：①急骤发作者，常有受凉、疲劳、外感病史，咽痛剧烈，吞咽困难，痛连耳窍，全身可伴有畏寒、高热、头痛、纳差、乏力、周身不适等症，小儿可有高热、抽搐、呕吐、昏睡等症。检查可见喉核红肿，喉核上可有黄白色脓点，重者喉核表面腐脓成片，但不超出喉核范围，且易拭去，颌下有瘰核。②慢性发作者，常见咽干痒不适，哽哽不利，或咽痛、发热反复发作。检查可见喉关暗红，喉核肥大或干瘪、表面凹凸不平，色暗红，上有白星点，挤压喉核，有白色腐物自喉核隐窝口溢出。

乳蛾应与白喉、喉痹、扁桃体肿瘤等鉴别。①乳蛾喉核表面腐脓成片时应注意与白喉鉴别：白喉的喉核上可见灰白色假膜，假膜可超越腭弓，覆盖软腭、悬雍垂或咽后壁，假膜与组织紧密粘连，不易剥离，如强行剥离可出血；乳蛾的白色分泌物一般不超出喉核范围，且易于拭去。②喉痹的症状与乳蛾非常相似，但喉核肿胀不明显，且喉核无分泌物溢出，可资鉴别。③扁桃体肿瘤常为一侧喉核明显增大，或喉核肿大并有溃疡，但无明显脓性分泌物，亦无明显咽痛，常伴有周围淋巴结肿大，活检可确诊。

辨证分型　此病发病急骤者，多为实证、热证；缓慢发病者，多为虚证或虚实夹杂证。常见辨证分型有五种。①风热外袭，肺经有热：病初起咽喉干燥灼热，疼痛逐渐加剧，吞咽时更重，全身见发热，微恶风，头痛、咳嗽，舌质红，苔薄黄，脉浮数等。检查见喉核红肿，喉核表面有少量黄白色腐物。②邪热传里，肺胃热盛：咽部疼痛剧烈，连及耳根，吞咽困难，痰涎较多，全身症见高热，口渴引饮，咳嗽痰黄稠，口臭，腹胀，便秘溲黄，舌质红，苔黄厚，脉洪大而数。检查见喉核红肿，有黄白色脓点，甚者喉核表面腐脓成片，咽峡红肿，颌下有瘰核。③肺肾阴虚，虚火上炎：咽部干燥，微痒微痛，哽哽不利，午后症状加重，全身可见午后颧红，手足心热，失眠多梦，或干咳痰少而黏，腰膝酸软，大便干，舌质干红少苔，脉细数。检查见喉核肥大或干瘪，表面不平，色潮红或有细白星点，喉核被挤压时，有黄白色腐物自隐窝口内溢出。④脾胃虚弱，喉核失养：咽干痒不适，异物梗阻感，咳嗽痰白，胸脘痞闷，易恶心呕吐，口淡不渴，大便不实，舌质淡，苔白腻，脉缓弱。检查见喉核淡红或淡暗，肥大，溢脓白黏。⑤痰瘀互结，凝聚喉核：咽干涩

不利，或刺痛胀痛，痰黏难咳，迁延不愈，舌质暗有瘀点，苔白腻，脉细涩。检查见喉关暗红，喉核肥大质韧，表面凹凸不平。

治疗　多采用内治法结合外治法、针灸及其他疗法等进行治疗。

内治法　①风热外袭，肺经有热者，治宜疏风清热、利咽消肿，可选用银翘散、桑菊饮等加减。②邪热传里，肺胃热盛者，治宜泻热解毒、利咽消肿，可选用清咽利膈汤加减。③肺肾阴虚，虚火上炎者，治宜滋养肺肾、清利咽喉，可选用百合固金汤加减。④脾胃虚弱，喉核失养者，治宜健脾和胃、祛湿利咽，可选用六君子汤加减。⑤痰瘀互结，凝聚喉核者，治宜活血化瘀、祛痰利咽，可选用会厌逐瘀汤合二陈汤加减。

外治法　①含漱法：用金银花、甘草、桔梗适量，或荆芥、菊花适量煎水含漱，每日数次。②吹喉法：可选用清热解毒、利咽消肿的中药粉剂吹入患处，如冰硼散、珠黄青吹口散、青吹口散等。③噙化法：可用清热解毒利咽中药含片或丸剂含服，如六神丸、铁笛丸等。④咽喉雾化吸入法：可选用清热解毒利咽的中草药煎水，雾化吸入，每日 $1\sim2$ 次，或用超声雾化器加上中药提取液或中药注射液做雾化，如柴胡注射液、鱼腥草注射液等。⑤烙治法：喉核肥大反复发作者，可用烙治法，具体方法见烙治法。⑥啄治法：适用于乳蛾反复发作，或喉核有脓栓、角化物，或喉核过于肥大影响吞咽、呼吸或导致鼾眠者，具体方法见啄治法。

针灸疗法　①咽喉病刺血疗法：适用于喉核红肿痛甚者。取耳垂、耳尖、耳轮或耳壳背部，

用三棱针或粗针刺之放血，每侧5~10滴，每日1次或隔日1次。亦可点刺三商穴（奇穴，位于拇指指甲根部，其桡侧缘为少商，尺侧缘为老商，中间为中商，三穴合称三商）放血。②咽喉病体针疗法：实热证，选合谷、内庭、曲池，配天突、少泽、鱼际，每次2~4穴，用泻法，每日1~2次；虚证，选太溪、鱼际、三阴交、足三里，平补平泻，留针20~30分钟，每日1次；痰瘀结聚咽喉者，取三阴交、中极、丰隆、内关、天突、上廉泉，泻法，每日1次，10次为1个疗程。③咽喉病耳针疗法：实热证，取扁桃体、咽喉、肺、胃、肾上腺，强刺激，留针10~20分钟，每日1次，或用王不留行贴压上述穴位；虚证，取咽喉、肾上腺、皮质下、脾、肾等穴，用王不留行贴压。④咽喉病水针疗法（穴位注射法）：实热证取脾俞、肩井内5分、曲池等，每穴注射柴胡注射液或鱼腥草注射液2ml。虚证取天突、曲池、孔最，每次取一侧穴，交替使用，注入当归注射液2ml，隔天1次。

其他疗法 可采用喉科擎拿疗法，实热证见咽痛剧烈、吞咽困难、汤水难下者，可用擎拿法以泻热消肿止痛，以利吞咽。

预防与调护 重视体育锻炼，增强抗病能力，可以预防或减少乳蛾发作。饮食有节，少食辛辣炙煿，以免脾胃蕴热；按时作息，不妄作劳，以免虚火内生。乳蛾发生时应注意休息，清淡营养饮食，并调节起居，避免重染邪毒。注意口腔卫生，及时治疗邻近组织疾病。急发者应彻底治愈，以免迁延日久，缠绵难愈。

预后及转归 及时正确治疗，大多预后良好。若乳蛾反复发作，

迁延不愈，可成为病灶，引起局部及全身多种并发症，局部并发症有耳胀、喉痹、喉痈等，全身并发症有低热、痹证、心悸怔忡、水肿等。

（汪冰）

hóuyōng

喉痈（laryngopharyngeal abscess） 发生于咽喉及其邻近部位的痈肿。发生于喉关者称为喉关痈，发生于喉底者称为里喉痈，发生于颌下者称为颌下痈，发生于会厌者称为会厌痈，发生于上腭者称为上腭痈。其中临床较常见的为喉关痈及会厌痈，上腭痈极为少见。西医学的扁桃体周围脓肿、咽后壁脓肿、咽旁脓肿、会厌脓肿等病可参考此病辨证治疗。

历史源流 喉痈的描述首见于《黄帝内经》，称为"猛疽"："痈发于嗌中，名曰猛疽。猛疽不治，化为脓，脓不泻，塞咽，半日死"（《灵枢经·痈疽》），指出了喉痈的病变部位及其严重性，治疗应及时刺破排脓。隋·巢元方《诸病源候论》卷三十中专门列有"喉痈候"阐述喉痈的病因病机，认为是"六腑不和，气血不调，风邪客于喉间，为寒所折，气壅而不散，故结而成痈"。宋代，《太平圣惠方》卷三十五记载有治咽喉生痈的内、外治方，如内服方有"治疗咽喉中生痈疮，肿痛"服犀角散方，为清热解毒泻火之剂。外治介绍用韭捣熬，乘热熨肿痛处；或用白颈地龙捣研涂喉外；或用赤小豆捣为末以醋调涂。《圣济总录》卷一百二十三列有"咽喉生痈"专篇，认为肺胃有热，熏发上焦，攻于咽喉，结聚肿痛，是喉痈发病的关键所在，除列有内服方剂之外，还记载有外治方剂2首，并提出了针

刺排脓的方法。明代，王肯堂《证治准绳·疡医》记载了上腭痈的临床表现，并提出病因病机、治疗方法及预后转归。认为是属于手太阴肺和手厥阴心包的病变，可出现寒热大作、舌不能伸、口不能开阖症状，提出用黄连消毒饮加桔梗、玄参，并须急刺出恶血等治法。陈实功《外科正宗》卷二强调喉痈成脓后必须放脓："凡喉闭不刺血，喉风不倒痰，喉痈不放脓，喉痹、乳蛾不针烙，此皆非法。"清代，喉科专著较多，对喉痈的命名繁多，多依据临床表现和局部特征而设，如张宗良《喉科指掌》卷五中记载有伏寒喉痈、肿烂喉痈、淡白喉痈、大红喉痈、声哑喉痈、单喉痈、外症喉痈、兜腮喉痈等病名；尤乘《尤氏喉科秘书·口牙舌颈面腮门》中记载了托腮痈；《医宗金鉴》卷六十四中有结喉痈、夹喉痈等。1964年出版的中医学院试用教材《中医喉科学讲义》对喉痈病名做了规范："喉痈是指发生于喉间及其附近部位的痈疡的总称。由于发生部位不同，因而名称各异，生于喉关的叫喉关痈，生于喉关里部的叫里喉痈，生于上腭的叫上腭痈，生于颌下的叫颌下痈。"

病因病机 因脏腑蕴热复感风热邪毒，或异物、创伤染毒，内外热毒搏结咽喉，灼腐血肉为脓，毒聚而成痈肿。①咽喉为肺胃所属，风热邪毒乘虚侵袭，循口鼻入肺系，咽喉首当其冲，邪毒与气血搏结咽喉而为病。②外邪不解，入里化火，引动脏腑积热上攻，内外火热邪毒搏结于咽喉，灼腐血肉而化为脓。③火热邪毒久灼咽喉，又因清解攻伐，气阴两伤，余邪未清。

诊断与鉴别 喉痈是一个总

的病名，临床上常根据喉痈发生的部位做出具体的诊断，如喉关痈、里喉痈、颌下痈、会厌痈等。各种喉痈有共同症状：咽喉疼痛剧烈，吞咽困难，语言含糊，伴有发热，全身不适等。但因喉痈所处部位不同，体征也不相同。①喉关痈：一侧软腭明显红肿突起，喉核被推向前下方或后下方，并被肿胀的舌腭弓和软腭所遮盖，悬雍垂红肿被推向对侧。②里喉痈：喉底红肿隆起。③颌下痈：一侧颌下肿胀压痛，同侧咽壁及喉核被推向咽腔中央，喉核无红肿。④会厌痈：会厌红肿、增厚，尤以会厌舌面表现显著，甚至肿胀成球形，喉关多无明显红肿。喉痈成脓后，经影像学或超声波检查，可见发病部位有脓腔。

喉痈与乳蛾、牙龈痈、喉风等疾病在临床表现上有相似之处，应加以鉴别。①喉关痈常继发于乳蛾，因此早期表现与乳蛾相同，应注意乳蛾是否已发展为喉关痈，鉴别要点是患侧软腭是否红肿隆起。②喉关痈与牙龈痈均有患侧咽痛，张口困难，但后者无患侧软腭红肿突起，可见患侧牙龈红肿，覆盖部分牙冠，局部触痛明显。③喉痈与喉风均可出现咽喉剧烈疼痛、吞咽困难、口涎外溢等症状，但喉风还可出现呼吸困难，是为鉴别要点。

辨证分型 此病的主要特征是咽喉剧烈疼痛，局部红肿、化脓。根据脓肿是否形成以及是否破溃，可分为酿脓期、成脓期、溃脓期。之所以形成脓肿，是热毒困结，肉腐血败所致，故酿脓期、成脓期多为实证、热证；而溃脓期由于气阴两伤，余邪未清，多为虚实夹杂证。常见辨证分型有三种。①外邪侵袭，热毒搏结：喉痈初起，咽痛逐渐加重，吞咽时疼痛尤甚，发热恶寒，口渴，周身不适，小便黄，舌质红，苔薄黄，脉浮数。检查见患处色红蔓肿，触之较硬。②热毒困结，化腐成脓：咽痛剧烈，痛引耳根，吞咽不利，口涎外溢，张口困难，言语含糊，或咽喉阻塞，呼吸困难，高热，寒战，头痛，口臭，咽干，大便秘结，小便黄，舌质红，苔黄厚，脉洪数有力。检查见患处红肿高突，或隆起顶部红里透白，触之有波动感，局部穿刺可抽出脓液。③气阴损耗，余邪未清：咽痛逐渐减退，咽干口渴，身热已平，倦怠乏力，少气懒言，舌质淡红，苔薄黄而干，脉细数。检查可见患处红肿已平复，或溃口未愈合。

治疗 采取内治法的同时，应注意根据病程进展，病情变化而使用相应的外治法、针灸以及其他疗法。尤其是对喉痈脓成者，应及时进行排脓治疗，对缩短病程至关重要。

内治法 ①外邪侵袭，热毒搏结者，治宜疏风散邪、清热解毒，可选用银翘散合五味消毒饮加减。②热毒困结，化腐成脓者，治宜泻热解毒、消肿排脓，可选用仙方活命饮加减。③气阴耗损，余邪未清者，治宜益气养阴、清解余毒，可选用沙参麦冬汤加减。

外治法 ①吹喉法：选用具有清热解毒、消肿止痛、化腐生肌功效的中药喷剂吹喉关红肿处。②噙化法：选用具有清热解毒、消肿止痛、利咽生津作用的中药含片、滴丸含服，如六神丸、西瓜霜润喉片等。③含漱法：选用具有清热解毒、化腐排脓功效的中药水煎冷却后频频含漱。④外敷法：适用于颌下、颈部红肿者，选用具有清热解毒、消肿止痛、化腐排脓作用的中药散剂用醋、水或食用油调匀，敷于患处。⑤咽喉雾化吸入法：可选用鱼腥草注射液、银黄注射液经注射用水稀释后做雾化吸入。⑥咽喉排脓法：喉痈成脓后，应立即排脓以减轻症状，缩短病程，防止痈肿自行破裂，脓液溢入气道，导致窒息。原则上，应先穿刺抽脓，再切开排脓。对于里喉痈患者，应注意采取仰卧垂头位，并在做好抽吸脓液及气管切开器械的准备下进行排脓，以防大量脓液进入气道，引起窒息。

针灸疗法 ①咽喉病体针疗法：以手足阳明经、手太阴经穴位为主，常用穴位合谷、曲池、内庭、少泽、足三里、廉泉等，根据病情选用3~5个穴位以消肿止痛，用泻法。每日1次。②咽喉病刺血疗法：具有泻热解毒止痛的作用，可取少商、商阳穴或耳尖，用三棱针点刺，每穴放血数滴。

其他疗法 ①喉科擎拿疗法：具有疏通经络、调和气血的作用，用于治疗喉部红肿疼痛剧烈，吞咽困难，汤水难入的患者。②咽喉病提刮法：具有疏通经络、泻热解肌的作用，可用于喉痈早期的患者。

预防与调护 注意锻炼身体，增强体质，根据气候条件合理穿衣，防止外邪乘虚侵袭。戒烟酒，少食辛辣煎烤食品。注意休息，进半流质或流质饮食。一旦脓肿形成，应及时排脓，注意保持呼吸道通畅，并做好气管切开的准备工作。

预后及转归 一般情况下，经及时、合理治疗后患者疮口痊愈。也有极少数患者因体质极度虚弱，邪毒极盛，或治疗不当等，导致脓毒蔓延，可并发急喉风；或热入营血，热盛动风；或侵蚀脉络而致大出血等危症。

（何建北）

hóuyīn

喉瘖（loss of voice） 以声音嘶哑为主要特征的喉部疾病。中医古籍中又称瘖、喝、暗、喉暗、暗哑、声嘶、声喝、失音、音有疾、声哑喉等。发病急骤者又称急喉瘖、卒瘖、暴瘖、暴哑、猝哑、卒失音、暴难言、卒然无音；久病者又称慢喉瘖、久瘖、久无音、久病声嘶、久喉瘖。按其病因病机不同又有哑劳、金伤声哑、金伤声碎、金实不鸣、金破不鸣、风热失音、风冷失音、肝郁失音、子瘖、胎瘖、妊娠不语、产后失音、产后瘖等不同的名称。喉瘖是临床上常见的疾病，西医学的急性喉炎、慢性喉炎、创伤性喉炎、声带黏膜下出血、声带小结、声带息肉、喉关节炎、喉肌无力、声带麻痹等病可参考此病辨证治疗。

历史源流 早在殷商时代，殷墟甲骨卜辞中，已有"音有疾""疾言"的记载。春秋战国时代，《黄帝内经》开始用"瘖"作为病名，其中有 17 篇共 20 余处论及瘖，归纳起来有以下几点：一是对瘖病因病机的认识，实证主要与气候变化、外感及脏腑气盛有关，虚证主要是脏腑的虚衰；二是强调经络与瘖的关系，认为手少阴心经、足少阴肾经、足阳明胃经、手阳明大肠经、足太阳膀胱经、足厥阴肝经的病变可致瘖；三是关于瘖的治疗，以针刺治疗为主，针刺天突、扶突、通里、丰隆等穴位，并强调刺营放血，如刺扶突、廉泉出血等，开针刺治瘖的先河。东汉·张仲景《伤寒论·辨少阴病脉证并治》中指出咽部损伤，局部肿胀溃烂，导致不能言语、声不出者，是痰

浊阻闭咽喉所致，治以苦酒汤"少少含咽之"，首次记载了治瘖含服方药。晋·皇甫谧《针灸甲乙经》卷十二载有针刺治疗暴瘖，按适应证取穴，如"暴瘖气哽，刺扶突与舌本出血。瘖不能言，刺脑户。暴瘖不能言，喉嗌痛，刺风府。舌缓，瘖不能言，刺瘖门。喉痛瘖不能言，天突主之。暴瘖气哽，喉痹咽肿，不得息，食饮不下，天鼎主之。"隋·巢元方《诸病源候论》卷一载有"风失音不语候"，认为"风寒客于会厌之间，故卒然无音""醉卧当风使人发瘖"，此外，卷二又提及"风冷失声候""中冷声嘶候"，指出风冷之邪犯肺的病因病机。唐·孙思邈《备急千金要方》卷十七记载了因肺虚"短气不得语"用灸法治疗，取穴天井、大椎、肺俞、肝俞、尺泽、小指第四指间交脉及手十指头（十宣）等穴位。唐·王焘《外台秘要》卷九记载了治疗咳嗽失声方剂，如温肺敛肺开音的桂心散方、通声膏方，宣肺开音的杏仁煎方等。宋代，对瘖的治疗重视辨证选方，如杨士瀛《仁斋直指方论》卷八指出："心为声音之主，肺为声音之门，肾为声音之根"，若"邪气有干于心肺者，病在上脘，随证解之"，设有星姜饮、荆苏汤、木通汤、诃子汤等；若"肾气尚虚，投以地黄丸益肾"，并设有治肾虚声不出的人参平肺汤。此外，还有噙化服的玉粉丸、响圣破笛丸、百药煎。陈言《三因极一病证方论》卷十六指出"五脏久咳则声嘶，嘶者喉破也，非咽门病"，特别提出声嘶是喉部疾病，应与咽部疾病区别。金元时代，一些医家着重于从火热致暴瘖论述，如刘完素《素问玄机原病式·六气为病》提出"暴瘖……属于火"，

张从正《儒门事亲》卷三认为暴瘖多因"热气所致"，李杲《兰室秘藏》卷十一用桔梗汤治疗风热声破。明·楼英《医学纲目》卷二十七首次提出"喉瘖"病名，并将喉瘖与舌瘖分开，指出"舌瘖，但舌本不能转运言语，而喉咽音声则如故也；喉瘖，但喉中声嘶，而舌本则能转运言语也。"张介宾《景岳全书》卷十九提出"金实则不鸣，金破亦不鸣"的理论，卷二十八又提出"五脏皆能为瘖"，并指出对瘖哑之病当知虚实，辨证论治甚详。清代，各医家对喉瘖的论述多循前人"金实不鸣""金破不鸣"之说，着重于寒热虚实辨证治疗，如对急骤而发的暴瘖，主要从风寒、风热、火热、寒包热、痰热等方面论治，对久瘖则多从肺阴虚、肾阴虚及气虚等方面论治。除内服治疗外，还有一些颇具特色的外治法，如吴尚先的《理瀹骈文·瘖疹》介绍用葱、姜清油炒热，遍身抹之及灯火灸法治疗瘖后失音的方法。

病因病机 实证者多为风寒、风热、痰热犯肺，肺气不宣，邪滞喉窍而致，即所谓"金实不鸣"；虚证者多因脏腑虚损，喉窍失养而致，即所谓"金破不鸣"。其病机多与肺、脾、肾功能失调及痰瘀有关。①风寒袭肺：风寒外袭，壅遏肺气，肺气失宣，气机不利，风寒之邪凝聚于喉，阻滞脉络，致声门开合不利，发为喉瘖。②风热犯肺：风热外袭，肺失清肃，气机不利，则邪热上蒸，壅结于喉，致声门开合不利，发为喉瘖。③肺热壅盛：肺胃积热，复感风热，内外邪热互结，灼津为痰，痰热壅肺，肺失宣降，致声门开合不利，发为喉瘖。④肺肾阴虚：素体虚弱，燥热伤肺，过劳伤肾或久病失养，以致

肺肾阴亏，肺津无以上布，肾阴无以上承，又因阴虚生内热，虚火上炎，蒸灼于喉，致声门失健，开合不利，发为喉瘖。⑤肺脾气虚：素体虚弱，过度用嗓，气耗太甚，或劳倦太过，致肺脾气虚，无力鼓动声门，发为喉瘖。⑥血瘀痰凝：患病日久，余邪未清，结聚于喉，阻滞脉络，或用嗓太过，耗气伤阴，喉部脉络受阻，经气郁滞不畅，气滞则血瘀痰凝，致声带肿胀，或形成小结、息肉，妨碍声门开合，则久瘖难愈。

诊断与鉴别 此病多有受凉感冒或过度用嗓史。以声音不扬，甚至嘶哑、失音为主要症状，轻者仅声音发毛、变粗或声音不扬；重者可有明显声嘶，甚至完全失音。检查可见喉黏膜及声带充血、肿胀；或声带淡红肥厚，边缘有小结或息肉，声门闭合不全；或喉黏膜及声带干燥、变薄；或声带活动受限、固定；或声带松弛无力。

声嘶除见于喉瘖外，还见于多种喉部疾病，如白喉、喉癣、咽喉瘤、喉菌等，应加以鉴别。①喉瘖与白喉均有声嘶，但白喉患者多为小儿，声嘶显著，咳嗽呈犬吠样，神情萎靡，脸色苍白，全身中毒症状明显，易发生喉梗阻。咽喉部检查发现有不易剥落的白膜，白膜处分泌物涂片或培养可查出白喉杆菌。②喉癣除声嘶外，咽喉干燥疼痛如芒刺，检查见喉部溃疡，多有痨瘵病史。③咽喉瘤、喉菌检查喉腔可见新生物，或触之易出血，取病变组织行病理检查有助于鉴别。

辨证分型 此病初期多为实证，多属风寒、风热或肺热壅盛；久病则多为虚证，或虚实夹杂证，多属肺肾阴虚、肺脾气虚或血瘀痰凝。详细观察声带的形态、色泽以及声门的闭合等可作为辨证的参考。常见辨证分型有六种。①风寒袭肺：猝然声音不扬或嘶哑，喉微痛微痒，咳嗽声重，发热，恶寒，头身痛，无汗，鼻塞，流清涕，舌质淡红，苔薄白，脉浮紧。检查见喉黏膜微红肿，声门闭合不全。②风热犯肺：猝然声音不扬，甚则嘶哑，喉痛干痒，发热，微恶风寒，头痛，咳嗽痰黄，舌质红，苔薄黄，脉浮数。检查见喉黏膜及声带红肿，声门闭合不全。③肺热壅盛：声音嘶哑，甚则失音，咽喉疼痛甚，咳嗽痰黄，口渴，大便秘结。舌质红，苔黄厚，脉滑数。检查见声带深红肿胀，声带上有黄白色分泌物附着，声门闭合不全。④肺肾阴虚：声音嘶哑日久，喉干涩微痛，喉痒干咳，痰黏而少，时时清嗓，症状以下午尤甚，可兼有颧红唇赤、头晕、虚烦少寐、腰膝痠软、手足心热等，舌红少津，脉细数。检查见喉黏膜及声带微红肿胀，声带边缘肥厚，或喉黏膜及声带干燥、变薄，声门闭合不全。⑤肺脾气虚：声音嘶哑日久，语音低沉，高音费力，不能持久，劳则加重，上午症状明显。可兼有少气懒言、倦怠乏力、纳呆便溏、面色萎黄等症，舌体胖有齿痕，苔白，脉细弱。检查见喉黏膜色淡不红，声带松弛无力，声门闭合不全。⑥血瘀痰凝：声嘶日久，讲话费力，喉内异物感或痰黏着感，常清嗓，胸闷不舒，舌质暗红或有瘀点，苔薄白或薄黄，脉细涩。检查见室带、声带、杓间暗红肥厚，或声带边缘有小结、息肉，常有黏液附于其上，声门闭合不全。

治疗 多采用内治法结合外治法、针灸及嗓音训练法等进行治疗。

内治法 风寒袭肺者，治宜疏风散寒、宣肺开音，可选用三拗汤、荆防败毒散加减。风热犯肺者，治宜疏风清热、利喉开音，可选用银翘散、桑菊饮加减。肺热壅盛者，治宜清热泻肺、利喉开音，可选用泻白散、清咽利膈汤加减。肺肾阴虚者，治宜滋阴降火、润喉开音，可选用百合固金汤加减，若偏于肺阴虚，可选用甘露饮加减。肺脾气虚者，治宜补益肺脾、益气开音，可选用补中益气汤、参苓白术散加减。血瘀痰凝者，治宜行气活血、化痰开音，可选用会厌逐瘀汤合二陈汤加减。

外治法 ①噙化法：可选用清利咽喉的中药制剂含服，如铁笛丸。②咽喉雾化吸入法：根据不同证型选用中药水煎，取过滤药液做蒸汽吸入或超声雾化吸入，如风寒袭肺者，可用紫苏叶、香薷、蝉蜕等；风热犯肺或痰热壅肺者，可用柴胡、葛根、黄芩、生甘草、桔梗、薄荷等；肺肾阴虚者，可用乌梅、绿茶、甘草、薄荷等。③离子导入疗法：喉及声带充血或肥厚增生，附着黏液者，可选用红花、橘红、乌梅、绿茶、甘草、薄荷等煎水取汁，或选用红花注射液、丹参注射液等做局部离子导入。④导引法：睡醒后端坐，舌尖抵上腭，闭口，调整呼吸，待口内生满津液后，分3次用意念慢慢咽下，此法有清降火热，润养脏腑及利喉清音的作用。⑤按摩法：肺脾气虚可行按摩法，用一指禅推揉法在颈部按摩，先在双侧人迎、水突以及廉泉、天突3条竖线做自上而下往返推揉10分钟，后又在双侧人迎、水突2条横线做自左向右往返推揉10分钟。⑥手术治疗：声带小结或息肉长期不愈者，可手术摘除。

针灸疗法 ①咽喉病体针疗法：可采用局部与远端取穴相结合的方法。局部取穴，廉泉、人迎、水突、扶突、气舍、天鼎、天突、天窗等。远端取穴，实证初起取合谷、少商、商阳、中冲、尺泽、支沟，用泻法；病久者取足三里、三阴交、肺俞、脾俞、肝俞、肾俞，用平补平泻法或补法。②咽喉病刺血疗法：用三棱针刺两手少商、商阳、中冲、三商（奇穴，位于拇指指甲根部，其桡侧缘为少商，尺侧缘为老商，中间为中商，三穴合称三商）等穴，每穴放血2~3滴，每日1次，适用于喉瘖实热证。③咽喉病灸法：选取局部穴位及远端穴位各1~2穴，以艾条悬起灸20分钟，灸至焮热，皮肤潮红为度，适用于喉瘖气虚证。④咽喉病耳针疗法：取咽喉、声带、肺、肝、大肠、神门、内分泌、皮质下、平喘、轮1、轮3、轮5等耳穴。脾虚者加取脾、胃，肾虚者加取肾，每次3~4穴，每次20分钟，每日或隔日1次。也可用王不留行或磁珠贴压。⑤咽喉病水针疗法（穴位注射法）：取喉周穴如廉泉、人迎、大迎、水突、扶突、气舍、天鼎、天突、天窗等，每次选2~3穴做穴位注射，药物可选鱼腥草注射液、复方丹参注射液、当归注射液、黄芪注射液等。⑥穴位磁疗：可在廉泉、人迎、大迎、水突、扶突、气舍、天鼎、天突、天窗等穴贴上磁片或加用电流。⑦激光照射：用氦氖激光做穴位局部照射，取喉周穴如廉泉、人迎、大迎、水突、扶突、气舍、天鼎、天突、天窗。

嗓音训练 对喉瘖迁延不愈者，可采用嗓音训练法。在进行嗓音训练前要先了解患者对自身嗓音的需求，调查其嗓音病的病因，进行嗓音知识及用嗓卫生宣教，通过放松训练、呼吸训练、纠正发声姿势、协调发声器官的平衡及嗓音的声学训练等具体发声训练方法，恢复患者所能够达到的最好嗓音，以便更好地从事日常工作和进行交流。

预防与调护 应加强体育锻炼，增强体质，积极防治感冒及邻近器官的疾病。注意避免过度用声，避免粉尘及有害化学气体的刺激。节制烟酒，少食辛辣炙煿之品及冷饮。

预后及转归 大多预后良好。起病急骤者，经及时适当治疗，多可完全恢复；病程较久者，则往往需要较长的时间治疗，少数患者较难完全治愈。

(邱宝珊)

hóufēng

喉风（laryngeal infection） 以吸气性呼吸困难为主要特征的咽喉危急重症。由于此病十分危急，如不及时治疗可发生窒息而危及生命，故又称急喉风。古人形容此病变化之迅速如走马一样，治疗须飞骑去救，故又有走马喉风之称。中医古籍中，根据除吸气性呼吸困难以外的伴随症状不同而有不同的名称，如伴咽喉紧缩压迫感、汤水难下者，称紧喉风；伴牙关拘急、口噤如锁、喉关闭塞者，称锁喉风；伴颈部肿胀、肿连胸前、如蛇缠绕、颈项强直者，称缠喉风；伴声哑气促、口不能言、牙关不开者，称哑瘴喉风。西医学的急性喉阻塞可参考此病辨证治疗。

历史源流 古人称谓"喉风"，是以风善行而数变来比喻危重咽喉病变化迅速的特点，借以和当时的通行称谓"喉痹"区别。历代医家命名的"喉风"名目繁多，概括起来主要有两种含义：广义喉风泛指咽喉口齿唇舌多种疾病，狭义喉风专指以呼吸困难、痰涎壅盛、汤水难下为突出表现的咽喉危急重症。宋代以前，多以"喉痹"或"喉闭"泛称各种咽喉病，其中涉及一些危重症状与现今喉风的特征相似，如《黄帝内经》中嗌痛、嗌肿、塞嗌、喉嗌中鸣等病证的记载，部分可能包括喉风。晋·王叔和《脉经》卷四记载："病人肺绝，三日死。何以知之？口张，但气出而不还。"已观察到吸入性呼吸困难的症状。隋·巢元方《诸病源候论》卷三十对咽喉肿痛传变已有认识："若风毒结于喉间，其热盛则肿塞不通，而水浆不入，便能杀人。"说明当时对喉风的危重证候已有了一定的认识。宋金元明时期，一些医籍中开始有缠喉风、锁喉风、走马喉风等病名出现，如朱震亨《丹溪心法》卷四说："缠喉风属痰热，戴云：'谓其咽喉里外皆肿是也'"，《脉因证治》卷下载有缠喉风的治疗方法，如吹喉药方五匙散、内服方雄黄解毒丸等。当时所称的各种喉风，从其症状特点及设有急救方药等方面分析，应是指传变迅速的危重咽喉病。清代几次疫喉的流行，使医家们对咽喉疾病的危重症状、传变规律及治疗方法积累了较丰富的临床经验，不少喉科专著立有喉风专节，所载"喉风"多是泛指各种咽喉口齿疾病，其中也涵盖了咽喉的危急重症，如紧喉风、缠喉风、锁喉风、走马喉风等。由于历史上喉风的概念有不同涵义，范围过于庞杂，在1964年出版的中医学院试用教材重订本《中医喉科学讲义》中首次对喉风的概念做了规范："喉风是咽喉部急速肿痛，呼吸困难，痰涎壅盛，语言难出，甚至牙关拘急，神志不清等危候的总称。"2012年出版的全国中医药行业高等教育"十二五"规划教材《中医耳鼻咽喉科学》对喉风的概念进一步规范为："喉风是指因风痰或火毒上攻咽喉所致的以吸气性呼吸困难为主要特征的咽喉危急重症。"

病因病机 多由咽喉痈肿、外伤、异物、过敏等各种急性咽喉疾病发展而致，其主要病因病机有三种。①风热外袭，热毒内困：肺胃素有蕴热，复感风热或时行疫疬之邪，风热邪毒引动肺胃蕴热，内外邪热搏结咽喉而为病。②热毒熏蒸，痰火壅结：湿热内酿，火毒炽盛，火动生痰，痰火邪毒结聚于咽喉而为病。③风寒痰浊，凝聚咽喉：素体虚弱或秉质过敏，风寒之邪乘虚而入，肺气失宣，肺不布津，聚而成痰，风寒痰浊凝聚咽喉而为病。

诊断与鉴别 此病多有急性咽喉疾病或咽喉异物、外伤、过敏等病史。以吸气性呼吸困难为突出症状，诊治时以辨识吸气性呼吸困难的程度、缺氧症状为重点。吸气性呼吸困难的特点表现为吸气时间长而费力，呼出相对容易，常伴有吸气期喉鸣、声音嘶哑、痰声漉漉、语音含混、汤水难下等症状。若吸气性呼吸困难伴声音嘶哑常为喉腔和声门部位肿胀；小儿有上述体征，在咳嗽时出现哮吼声，则可能系声门和声门下肿胀；咽喉疼痛剧烈，语音含混，吞咽困难者，多为咽喉痈肿。咽喉和喉镜检查可以发现影响气道通气的阻塞性病变部位。根据呼吸困难的表现轻重程度分为四度。一度：患者安静时无症状，活动或哭闹时出现喉鸣和鼻翼煽动，吸气时天突（胸骨

上窝）、缺盆（锁骨上窝）及肋间等处轻度凹陷，称三凹征（甚则剑突下及上腹部软组织也可凹陷，称四凹征）。二度：安静时有上述吸气困难表现，活动时加重，但不影响睡眠和进食。三度：吸气困难明显，喉鸣较响，并因缺氧而出现烦躁不安、自汗、脉数等表现，三（四）凹征显著。四度：呼吸极度困难，病人端坐呼吸，唇青面紫，额汗如珠，身汗如雨，甚则四肢厥冷，脉沉微欲绝，呼吸浅速，神昏，濒临窒息。

喉风的吸气性呼吸困难应与呼气性呼吸困难鉴别：吸气性呼吸困难主要表现为吸气费力，呼气相对容易，吸气时可出现三（四）凹征，严重时可出现吸气时喉鸣；呼气性呼吸困难主要表现为呼气费力，呼气时在胸部可听到哮鸣音，常伴有咳喘、张口抬肩等表现，无三（四）凹征出现，多见于哮病、喘病、肺痈、肺胀等肺部疾病。

辨证分型 此病以实证为多。辨证首先应辨危重证候，其次辨寒热。从寒热辨证来看，此病以热证为多，一般热证多有咽喉红肿疼痛，有表证和里证之别；寒证多表现为急骤而起的咽喉肿塞，呼吸困难，黏膜色苍白。再结合全身兼症和舌象、脉象进行辨证。常见辨证分型有三种。①风热外袭，热毒内困：咽喉红肿疼痛，吞咽不利，继之咽喉紧涩，汤水难下，语声含糊，痰涎壅盛，咽喉堵塞，呼吸困难。全身可见恶风发热，头痛乏力，舌质红，苔黄或黄厚，脉数。检查见咽喉黏膜掀红或暗红色，声门区显著肿胀。②热毒熏蒸，痰火壅结：咽喉红肿疼痛难忍，呼吸困难，喘息气粗，喉中痰鸣，声如拽锯，声音嘶哑，咳时哮吼。全身可见

憎寒壮热，汗出如雨，口干舌燥，大便秘结，小便短赤，舌红或绛，苔黄或腻，脉数。检查可见咽喉黏膜极度红肿，喉底、会厌或声门肿胀明显，痰多或有分泌物附着。③风寒痰浊，凝聚咽喉：猝然咽喉憋闷，声音不扬，吞咽不利，呼吸困难。全身可见恶寒、发热、头痛无汗等症，舌苔白或白滑，脉浮紧或缓滑。检查可见喉部黏膜肿胀色淡，会厌明显肿胀如半球状，或声门水肿，甚则呈鱼泡状，声门开阖不利。

治疗 急喉风的治疗要在短期内达到开通气道、缓解呼吸困难的目的，外治是必要手段。临证根据病因和呼吸困难程度，采用适当的急救方法，开通气道、祛除痰涎、醒神开窍是关键。宜采用外治法结合内治法，尤其应注重中医急救和开通气道法的适时运用。

中医急救法 ①通关法：采用具有辛散挥发、祛痰开窍的药物，如姜汁灌服通关散或散痰珠黄散。②咽喉探吐法：采用祛痰逐水之猛药以醋或姜汁水调和，蘸之向喉中搅动以催吐痰涎。③咽喉病刺血疗法：采用三棱针在病灶区和经穴处点刺放血，以泄热毒。④喉科擎拿疗法：是擎举、拿穴、运气的合称，是中医喉科的独特治法，目的是通过手法操作调和气血，疏通经络，宽喉顺气，适合轻证喉风患者。⑤咽喉雾化吸入法：可用清热化痰平喘的中药针剂雾化吸入；或用芳香、清热中药煎煮，过滤药汁，行蒸汽吸入，余下药汁凉后可用于含漱。⑥吹喉法：用清热解毒、消肿祛腐的中药细粉吹入咽部患处，以消肿止痛、祛腐拔痰，如冰硼散、珠黄散等。⑦中药离子透入：可用黄芩、栀子、

连翘、赤芍、大黄等药浓煎后，借助离子透入仪将药从颈前部皮肤导入至喉部病变部位，有清热通络、消肿豁痰作用。

开通气道法 根据病因及呼吸困难的程度，适时行气管切开建立气道，随时吸除痰涎，同时经气道吸氧改善缺氧，是治疗此病的重要原则。一般来说，一、二度呼吸困难，以病因治疗为主，做好气管切开的准备；三度呼吸困难，应在严密观察下积极使用药物治疗，随时做好气管切开的准备，若药物治疗未见好转，全身情况较差，或估计短时间内难以消除病因，应及时进行气管切开；四度呼吸困难，宜立即行气管切开，为进一步处理赢得时机。

内治法 急喉风是喉科急症，急救宜先用清热解毒、豁痰开窍的中成药如猴枣散、雄黄解毒丸、至宝丹等吞服，或局部吹药直达病所，待咽痛及气急暂时缓解后再辨证施治，急进汤剂。风热外袭，热毒内困者，治宜疏风泻热、解毒消肿，可选用清咽利膈汤加减。热毒熏蒸，痰热壅结者，治宜清热解毒、豁痰开窍，方用清瘟败毒饮合清气化痰丸或导痰汤加减。风寒痰浊，凝聚咽喉者，治宜祛风散寒、涤痰开窍，可选用六味汤或三拗汤加减。

针灸疗法 ①咽喉病体针疗法：取合谷、少商、商阳、尺泽、少泽、曲池、天鼎、扶突等穴，每次 2~3 穴，用泻法以疏散邪热。②咽喉病刺血疗法：取穴少商、商阳、十宣等穴，也可在咽部患处红肿高突处点刺，用三棱针在穴位处点刺放出少量血液，使热毒随血外泄，直接宣泄邪毒，排脓消肿。③咽喉病水针疗法（穴位注射法）：天突穴刺入 4~5 分深，注入 0.1~0.3ml 肾上腺素，

一般 5~15 分钟后可缓解呼吸困难。④咽喉病耳针疗法：选神门、咽喉、平喘等耳穴，留针 15~30 分钟，每日 1~2 次。

预防与调护 安静休息，减少活动，头高半卧位。密切观察病情，做好抢救准备，床边备好吸引器，随时吸除痰涎。气管切开后注意保持套管通畅。保持室内温度在 22℃ 左右，湿度 90% 左右。

预后及转归 古人有"走马看咽喉，不待稍倾"之说，形容病情危急，变化迅速，严重时可引起窒息死亡。准确掌握呼吸困难分度和开通气道的时机，辨证准确，方法到位，则可转危为安。

（丛品）

méihéqì

梅核气（globus hystericus） 以咽部异物感如梅核梗阻，咯之不出，咽之不下为主要特征的疾病。中医古籍中又称咽中如有炙脔、回食丹、梅核风、膈气、匋气等。临床上十分常见，尤以妇女为多见。西医学的咽神经官能症、咽异感症等病可参考此病辨证治疗。

历史源流 梅核气症状的描述最早见于《黄帝内经》："心咳之状，咳则心痛，喉中介介如梗状"（《素问·咳论》），喉中介介如梗状，即咽喉有异物感，类似梅核气症状。东汉·张仲景《金匮要略·妇人杂病脉证并治》记载："妇人咽中如有炙脔，半夏厚朴汤主之。"是论治梅核气的最早记载，以药测证，其病机为痰气互结，而且还认识到以妇人多见的发病特征，半夏厚朴汤成为后世医家治疗梅核气的代表方沿用至今。宋代，杨士瀛《仁斋直指方论》卷五首次提出了"梅核气"这一病名："梅核气者，窒碍于咽喉之间，咯之不出，咽之不

下，如梅核之状者是也。"描述了梅核气的主要症状，并认为其病因是恚怒太过，痰气积聚而成，方用四七汤。此外，该书对此病的精神、饮食方面的调摄也十分重视，指出要"遇事勿怒，饮食勿冷"。至此，梅核气的命名、病因病机及治疗已形成了较为完整的理论，治疗多从肝脾论治，肝郁则气结，脾虚则生痰，故用药多以疏肝解郁、理脾化痰为主。《太平圣惠方》卷三十五收载治疗梅核气方有木香散、犀角散、诃黎勒散、半夏散等 10 首，《圣济总录》卷一百二十四收载治梅核气方有桔梗汤、防风散、木香汤、人参汤、射干汤、黄芩射干汤、半夏木通汤、黄芪甘草汤、厚朴汤、杵糠、半夏汤等 20 首。明代，在治疗梅核气方面积累了丰富的经验，如《普济方》卷六十二收集的处方达 31 首，此外，《景岳全书》卷五十四、《证治准绳·杂病》等对此病均有论述，采用半夏厚朴汤、四七汤治疗。陈实功《外科正宗》卷二提出用"噙化丸"含服，补充了此病的外治法。清代，《医宗金鉴》卷四十九除了沿用古方外，还提出"内伤七情，外伤寒冷"的病机。一些喉科专著也论及此病，如《图注喉科指掌》、《喉症全科紫珍集》等又称回食丹、梅核风、膈气、匋气等，治疗上除了内服二陈汤、四七汤等行气化痰之剂外，还提出外治用吹药、局部刀针、烙法及针灸疗法。历代医家对梅核气的论治，多以疏肝解郁、理气化痰为主要原则，常用方有半夏厚朴汤、四七汤、旋覆代赭汤，并根据不同症状，配以养阴、清热、补气、化瘀等法，这些治疗方药，至今仍有很大的参考价值。

病因病机 多与七情郁结、

气机不利有关。①肝郁气滞：平素情志抑郁，肝失条达，肝气郁结，气机阻滞，肝气上逆，阻结于咽喉而为病。②痰气互结：思虑伤脾或肝郁日久，横逆犯脾，以致脾失健运，聚湿生痰，痰气互结于咽喉而为病。

诊断与鉴别　此病以咽部异物阻塞感为主要症状，但不碍饮食及呼吸，多于情志不舒时症状加重。检查咽喉各部无明显异常。咽异物感可见于多种咽喉疾病，如喉痹、乳蛾、食管及颈椎病变等，应加以鉴别。①喉痹的咽异物感常伴有咽干、微痛等症，因咽痒而咳嗽。检查见咽部暗红，喉底颗粒突起，甚至联合成片，状如帘珠。②乳蛾除有咽异物感外，多有咽干痒、微痛等症，检查见喉关潮红，喉核肿大或干瘪，有脓点或挤压时有脓溢出。③食管病变，也可出现咽异物感，通过食管镜检可确诊。④颈椎病变，也可引起咽异物感，X线颈椎侧位片可帮助确诊。

辨证分型　此病多为实证，病程短者，以肝郁气滞为主；病久或反复发作者则肝脾不和，痰气互结，甚则痰瘀互结。常见辨证分型有两种。①肝郁气滞：咽喉异物感，如梅核梗阻，吐之不出，吞之不下，但不碍饮食。患者常见精神抑郁、多疑多虑，脘腹胀满，郁怒心烦，善太息，舌质淡红，苔薄白，脉弦。②痰气互结：咽喉异物感，自觉喉间痰多，咳吐不爽，时轻时重，或见咳嗽痰白、肢倦纳呆、脘腹胀满，嗳气，舌淡，苔白腻，脉弦滑。

治疗　以内治法为主，针对气与痰的病因进行治疗，痰源于脾，气源于肝，治痰必以健脾渗湿化痰，治气必以疏肝解郁理气。亦可选择配合外治法、针灸及其他疗法等方法。此外，还应注意对患者进行心理疏导。

内治法　肝郁气滞者，治宜疏肝理气、散结解郁，可选用逍遥散加减；情志抑郁明显者，亦可配合越鞠丸加减。痰气互结者，治宜行气导滞、散结除痰，可选用半夏厚朴汤或四七汤加减；若兼脾虚者，可合四君子汤加减；痰气互结日久，致使气滞血瘀者，治宜祛痰、活血、理气、可用桃红四物汤合二陈汤。

外治法　①噙化法：可选用噙化丸含服，或用化痰利咽的中药如诃子、甘草等，取少许含口中，以减轻咽部的不适。②蒸汽吸入：内服的中药煎煮后趁热行蒸汽吸入。③吹喉法：可选用冰硼散、珍珠散吹于咽部。

针灸疗法　①咽喉病体针疗法：以局部取穴为主，并根据兼症之不同，而适当选取配穴。毫针刺廉泉穴，针尖向上刺至舌根部，令患者做吞咽动作，至异物感减轻或消失时出针。胸胁胀痛，嗳气吞酸者，配章门、膻中、气海；多虑多疑，少寐心烦者，配内关、劳宫、神门、通里；纳呆脘痞者，配足三里、中脘。②咽喉病灸法：取膻中、中脘、脾俞穴，各灸3~5壮，每日1次。③穴位埋线法：取天突或膻中穴做穴位埋线。④咽喉病耳针疗法：肝、肺、咽喉、内分泌、肾上腺等耳穴，用王不留行贴压，每日揉压数次。⑤咽喉病水针疗法（穴位注射法）：可选用柴胡或维生素B$_1$、维生素B$_{12}$注射液，于天突、廉泉、人迎、肝俞、阳陵泉、内关等穴位注射，每次选用1~2个穴位，每次每穴注入1ml。

其他疗法　针对患者的精神因素，在认真详细检查后，对患者进行适当的心理疏导，耐心解释，解除其心理负担，增加其对治疗的信心。

预防与调护　患者要保持乐观心态，培养心胸宽广的性格；戒除烟酒，禁食肥甘厚味之品。医生对待患者要认真负责，检查仔细周到，向病人耐心解释此病特点，使其消除不必要的顾虑，减轻心理负担，有利于康复。

预后及转归　一般预后良好。

（周家璇）

hānmián

鼾眠（snoring）　以睡眠中鼾声过响，甚或出现呼吸暂停为主要特征的疾病。俗称打鼻鼾、打鼾。多见于体形肥胖者，尤以男性为多见，也可见于部分儿童和青少年。西医学的单纯性鼾症及阻塞性睡眠呼吸暂停低通气综合征等病可参考此病辨证治疗。

历史源流　关于睡眠打鼾的表现最早见于《黄帝内经》："不得卧而息有音者，是阳明之逆也"（《素问·逆调论》），指出阳明气上逆迫肺，卧则呼吸不利而息有声音。东汉·张仲景《伤寒论·辨太阳病脉证并治》描述："风温为病，脉阴阳俱浮，自汗出，身重，多眠睡，鼻息必鼾，语言难出。"这里是指太阳温病，邪热壅肺，呼吸不利而出现鼾声。隋·巢元方《诸病源候论》卷三十一明确提出"鼾眠"这一病名，在"鼾眠候"论述："鼾眠者，眠里喉间有声也。人喉咙，气上下也，气血若调，虽寤寐不妨宣畅；气有不和，则冲击咽喉而作声也。其有肥人眠作声者，但肥人气血沉厚，迫隘喉间，涩而不利亦作声。"这里不仅将"眠里喉间有声"定义为"鼾眠"，还观察到鼾眠多见于肥人，与机体气血不调有关。宋代以后较多的论述将睡眠打鼾作为危重病候的昏睡状态，如元·危亦林《世医得效方》卷十三指出鼻鼾是肺气闭绝的现象，属于中风恶证之一。这种观点被明清的许多医家所引用，认为睡眠打鼾是危急重症、肺气将绝的表现，与现今鼾眠的概念有较大差距。2007年普通高等教育"十一五"规划教材《中医耳鼻咽喉科学》首次将鼾眠定义为"以睡眠中鼾声过响，甚或出现呼吸暂停为主要特征的疾病"。

病因病机 位于上气道的鼻窍、颃颡、喉关和声门是呼吸气流出入之通道，亦为肺之门户，若该气道过于狭窄，则气息出入受阻，冲击作声；若上气道周边肌肉松软，则吸气时气道塌陷，气息出入暂时停止（呼吸暂停）。其病机多与肺、脾功能失调有关。①痰瘀互结，壅塞气道：多因反复感邪或调摄不当，以致气化失常，聚而生痰，痰湿上阻肺气，乃有鼾声；痰浊凝结日久，气血痹阻，痰瘀互结，壅塞气道，迫隘咽喉，气息出入不利而拍击作鼾，甚则呼吸暂停。②肺脾气虚，气道萎陷：平素嗜食肥甘，烟酒无度，损及脾胃，以致化源匮乏，土不生金，肺脾气虚。上气道肌肉失去气血充养，则松软无力，弛张不收，不能维持气道张力，导致吸气时气道塌陷狭窄，气流出入受阻，故打鼾声响，甚则呼吸暂停。此外，先天禀赋异常，如鼻中隔偏曲、小颌畸形、巨舌等，这些上气道解剖异常导致通气不畅也是鼾眠的原因。

诊断与鉴别 儿童多有喉核、腺样体肥大或鼻窒、鼻渊、鼻鼽等病史，中老年则多见于肥胖人群。以睡眠时打鼾为突出症状，伴张口呼吸、躁动多梦，严重时可出现多次短暂的呼吸暂停（憋气），白天则可出现头胀倦息、嗜睡、记忆力减退、注意力不集中、儿童生长发育迟缓等症状。检查见鼻腔、鼻咽、口咽、喉咽等部位可发现一处或多处组织器官肥大、结构异常或咽壁肌肉松弛、塌陷，阻塞气道，如鼻甲肥大、鼻息肉、鼻中隔偏曲、腺样体和喉核肥大、软腭肥厚下垂或吸气时塌陷、舌根后坠等。纤维鼻咽喉镜、内镜检查和影像学检查有助于判断上气道阻塞部位和原因，多导睡眠监测仪可监测睡眠过程中缺氧的程度，有助于判断病情的严重程度。

辨证分型 此病属本虚标实之证，虚是肺、脾气虚，气机的升降出入及水液的输布失常；实是气滞、痰凝、血瘀互相胶结。常见辨证分型有两种。①痰瘀互结，壅塞气道：睡眠打鼾，张口呼吸，甚或呼吸暂停，形体肥胖，痰多胸闷，恶心纳呆，头重身困。舌淡唇暗，舌体胖有齿印或有瘀点，苔腻，脉弦滑或涩。②肺脾气虚，气道萎陷：睡眠打鼾，甚则呼吸暂停，形体肥胖，肌肉松软，行动迟缓，神疲乏力，食少便溏，记忆衰退，白天嗜睡。舌淡苔白，脉细弱。若病久及肾，老年人可见混沌困倦，善忘迟钝，过度嗜睡，胸闷窒塞，夜尿频多；儿童可见夜睡不宁、遗尿、注意力不集中、智力减退、发育迟缓、颜面发育异常等。

治疗 采用内治法结合外治法、针灸推拿、适当运动减肥，上气道结构异常或有肥大增生组织堵塞者，可手术治疗。

内治法 痰瘀互结，壅塞气道者，治宜化痰散结、活血祛瘀，可选用导痰汤合桃红四物汤加减。肺脾气虚，气道萎陷者，治宜健脾益气、开窍醒神，可选用补中益气汤加减。

外治法 目的为缩窄上气道肥大的组织，开放气道，增加通气量，根据不同情况，可选用烙治法、啄治法、呼吸机装置、口腔矫治、手术等。①喉核啄治法及烙治法：适合喉核肥大引起者。②气道持续正压通气：通过专门的装置，在睡眠时持续向气道增加一定压力的正压通气，来维持肌肉张力，防止气道塌陷引起呼吸阻塞。③口腔矫治：通过专门设计的口腔矫治器，以达到改善下咽部狭窄导致的打鼾，如小颌病人及舌根后坠的病人。④手术治疗：根据不同阻塞部位设计相应的手术达到开放气道的目的。

针灸推拿疗法 ①咽喉病体针疗法：主穴可选百会、水沟、足三里、合谷、三阴交，配穴可选丰隆、列缺、尺泽、肺俞、太渊等。②推拿疗法：拿揉两侧胸锁乳突肌，滚揉、一指禅推两侧骶棘肌及斜方肌。重点按揉天鼎、中府、缺盆、天容、水突等穴，配合拿肩井、风池、少冲、合谷。或滚揉、一指禅推腰背部足太阳膀胱经、督脉，点揉肺俞、天柱。

预防与调护 调整睡眠姿势，尽量采取侧卧位，可减少舌根后坠，改善通气。由于此病与肥胖有关，因此控制饮食、增加运动以减轻肥胖，有预防和辅助治疗作用。饮食有节，少食肥甘厚腻，戒除烟酒，减少滋生痰湿。有外感时积极治疗，以免加重鼻窍、颃颡及喉关等部位的阻塞症状。

预后及转归 儿童或青年人多属单纯打鼾，若能去除上气道阻塞原因，辅以中医药治疗，预后良好；老年患者、重度肥胖及有心脑疾病者，存在猝死的风险，应明确诊断及时治疗。

(丛 品)

hóuké

喉咳（laryngopharyngeal cough）

以阵发性咽喉奇痒，咳嗽连连，干咳少痰为主要特征的疾病。又称喉源性咳嗽。中医古籍中的干咳、呛咳、燥咳、风咳等与此病有相似之处。

历史源流　中医古籍中没有喉咳的病名。历代医家多将咽痒咳嗽责之于肺燥，如明·张介宾《景岳全书》卷十九："肺属燥金，为水之母，阴损于下，则阳孤于上，水涸金枯，肺苦于燥，肺燥则痒，痒则咳不能已"，认为是阴虚肺燥而致。清·何梦瑶《医碥》卷二描述咳嗽的特点"燥痒不能忍因咳，咳因痒，痒因火燥"，认为是"火刑肺金"而致。在丁甘仁的《丁甘仁医案》卷四列有"咳呛两月，音声不扬，咽喉燥痒"医案，认为是"初起因风燥袭肺，继则燥热伤阴，肺金不能输化，津液被火炼为稠痰"而致，治以养肺疏风，清燥化痰，方用补肺阿胶汤加减。李用粹的《证治汇补》卷八中指出"外感风寒，概应温散，不知久则传里，变为郁咳"，这里所说的"郁咳"与此病相似。现代著名医家干祖望在《干氏耳鼻喉口腔科学》中提出"喉源性咳嗽"的概念，分析其病因主要是"很多医家不论什么感冒、咳嗽，不知解表，只懂止咳……终致浮邪不泄，兽困肺经，从此即干咳难止"，并指出"感冒、风寒咳嗽、风热咳嗽等有浮邪的急性病，总以宣散为宜，却忌收敛遏邪"。《中医临床诊疗术语·疾病部分》正式提出"喉咳"这一病名。

病因病机　此病多因肺脾气虚或肺肾阴虚于内，风邪或异气侵袭于外，邪壅咽喉，不得外泄而为病。气候、环境、饮食、情志均可诱发。其病机多与肺、脾功能失调有关。①风邪犯肺：起居不慎，冷暖失调，致风邪犯肺，肺失清肃，邪壅咽喉而为病。②阴虚火旺：素体阴虚或温热病后损伤肺肾之阴，津液不能上承咽喉，咽喉失养或虚火上灼咽喉而为病。③脾气虚弱：饮食不节，饮食过甜或寒凉太过，损伤脾胃，脾胃运化失健，聚湿生痰，痰湿凝结咽喉而为病。④肺卫不固：咽喉与皮毛同为人体之藩篱，素体禀赋不足，肺脾气虚，卫表不固，易为风邪、异气之邪侵袭，咽喉首当其冲，邪滞咽喉而为病。

诊断与鉴别　此病以阵发性咽喉奇痒，咳嗽连连为主要症状，一经作咳，难休难止，很少有痰。局部检查咽黏膜可无异常表现。电子喉镜检查、胸部X线检查可以排除其他疾病。患者多有外感病史，或有禀赋特异。

咽痒咳嗽除见于喉咳外，还可见于多种咽喉疾病，如喉痹、乳蛾及肺部疾病所致的咳嗽，应加以鉴别。①喉痹及乳蛾多有咽痛、吞咽不利等症状，局部检查时，喉痹者可见咽黏膜红肿，喉底颗粒突起或融合成片，乳蛾者则见喉核潮红，喉核肿大或干瘪，表面或有黄白色脓点。而喉咳主要是咽喉奇痒而咳嗽，咽喉无明显疼痛，咽喉部检查无明显异常。②因肺部疾病而引起的咳嗽，病变主要在肺部，通过听诊、影像学检查可明确诊断。

辨证分型　此病须分虚实。实证者，新病多为感受风邪、异气的刺激而发；虚证者，多为阴虚、气虚。根据患者的全身症状、舌脉等进行辨证。常见辨证分型有四种。①风邪犯肺：咽喉奇痒如蚁行，痒即作咳，阵发性干咳，无痰或痰极黏而少，不易咯出，咳甚则声嘶。可兼有鼻塞、头痛，舌质红，舌苔薄白或薄黄，干而少津，脉浮数或略数。②阴虚火旺：咽痒，咽中如有毛絮，咽痒即咳，咽干焮热，夜间尤甚，或痰黏难咳，清嗓不止，形体消瘦，五心烦热，或潮热盗汗，眩晕耳鸣，腰膝痠痛，舌红或微红，苔薄少津，脉细或细数。③脾气虚弱，凝结咽喉：咽痒不舒，痒即作咳，咳声短促，多言则咳嗽加重，少气懒言，神疲乏力，胸闷脘痞，纳呆便溏，舌淡胖而有齿印，舌苔白或白腻，脉细弱。④肺卫不固：每遇风寒冷气或异气异味刺激，咽喉即奇痒难忍，干咳不止，甚则呛咳而作呕、遗溺，平素有畏风怕冷，气短懒言等症状，舌淡、苔薄白，脉弱。

治疗　以内治法为主，酌情配合外治法、针灸疗法进行治疗。

内治法　风邪犯肺者，治宜疏风清肺、利咽止咳，可用止嗽散加减，风寒者可合三拗汤；风热者可配蝉蜕、木蝴蝶、玄参清热利咽；若燥邪犯肺，可选用桑杏汤加减；若为凉燥犯肺，可选用杏苏散加减。阴虚火旺者，若偏于肺肾阴虚，治宜滋阴清肺、润喉止咳，可选用百合固金汤合贝母瓜蒌散加减；若偏于肝肾阴虚，治宜滋阴降火、润喉止咳，可选用知柏地黄汤加减。脾气虚弱者，治宜健脾益气、利咽止咳，可选用补中益气汤加减。肺卫不固者，治宜益气固表、调和营卫，可选用玉屏风散合桂枝汤加减。

外治法　①含漱法：选用疏风散邪，润喉利咽的中药煎水含漱，如可用桑叶、菊花、紫苏叶、荆芥各10g，或玄参、土牛膝、桔梗、甘草各10g煎水做含漱用。②咽喉雾化吸入法：选用疏风散邪，利咽止咳的中药煎水过滤，行蒸汽吸入或超声雾化吸入。

针灸治疗 ①咽喉病体针疗法：主穴取合谷、列缺、照海、肺俞、太渊、太溪、经渠；配穴取足三里、大椎、曲池、外关、尺泽、丰隆、脾俞、风门、天突、定喘等。每次选主穴、配穴各1~2对，根据病情选用补法或泻法。②咽喉病耳针疗法：可选咽喉、肺、肝、神门。针刺双侧，用中等刺激，留针或埋针。或用王不留行在上述穴位贴压。③咽喉病灸法：主要用于体质虚寒者或正气较虚者，可选大椎、合谷、足三里、三阴交、气海、关元、肺俞、肾俞等穴，悬起灸或隔姜灸。④穴位敷贴法：可选用白芥子、延胡索、甘遂、细辛、艾叶、附子等药，研成细末，姜汁或醋调，做穴位敷贴，取穴如大椎、风门、肺俞、天突、廉泉等。

预防与调护 患病期间应注意戒烟酒、肥甘厚味及海腥食物，避免接触异气，忌过食甜品及滥用糖浆制剂。

预后及转归 一般预后良好。若调养失当，可致迁延难愈，反复发作。

(周家璇)

hóuxuǎn

喉癣 (throat tinea; membranous pharyngitis) 以喉干灼热，如有芒刺，咽痒咳嗽，声音嘶哑，咽喉溃烂疼痛，腐衣叠生、形似苔藓为主要特征的疾病。中医古籍中又称尸咽、肺花疮、天白蚁等。西医学的咽、喉结核等病可参考此病辨证治疗。

历史源流 类似于此病的记载在宋代以前，多以"尸咽""尸虫""咽喉生疮"等名称出现。隋·巢元方《诸病源候论》卷三十"尸咽候"："谓腹内尸虫上食人喉咽，生疮，其状或痒或痛，如甘䘌之候。"这是关于此病的最早记载。宋·许叔微《普济本事方·诸虫飞尸鬼疰》说："肺虫……蚀人肺系，故成瘵瘰咯血声嘶"，认为此病与"肺虫""瘵瘰"有关。明·张介宾《景岳全书》卷二十八首先提出"喉癣"病名："喉癣证，凡阴虚劳损之人多有此病，其证则满喉生疮红痛，久不能愈，此实水亏虚火证也。"内服用滋阴生津，保肺清金的四阴煎，外治用牛黄益金散吹喉。明·龚居中《红炉点雪》卷一则从痰火论证，指出"痰火者，瘵瘰之讳名也"，认为"火病失音"其病机为水亏火炽伤金，治以益水清金降火为要，"火病咽痛"是土衰水枯，治疗宜滋阴益阳，使水升火降。清代，对此病的认识，在总结前人经验的基础上，有了进一步的认识，如《杂病源流犀烛》《辨证录》《血证论》《医宗金鉴》等医著及不少喉科专著均有论及喉癣，对临床症状和局部表现观察甚详。如《医宗金鉴》卷六十六谓："此证一名天白蚁，咽嗌干燥，初觉时痒，次生苔藓，色暗木红，燥裂疼痛，时吐臭涎，妨碍饮食……若失治兼调理不谨，致生霉烂，延蔓开大。"又如《咽喉经验秘传·喉症十二字方药》称"阴虚喉癣"："癣症原因损肺余，斑生苔藓若虾皮，时时发热频频嗽，面赤声嘶命可虞。"对喉癣病情的发展及预后也有较深刻的认识。但须注意，在明清时代尚有霉疮喉癣、烂喉癣、热风喉癣、弱证喉癣、杨梅喉癣、风火喉癣等病名，这些均非指本节所述喉癣。

病因病机 多为素体阴虚，瘵虫感染，繁衍上行腐蚀咽喉所致。病机主要是气阴亏虚或阴虚火旺。①气阴两虚：久病肺痨，肺金受损，气阴两虚，抗邪无力，瘵虫上蚀，咽喉受损为病。②虚火上炎：喉癣日久，金衰水亏，肺肾俱虚，虚火上炎，灼腐咽喉，病情缠绵。

诊断与鉴别 此病多继发于肺痨，病程较长。主要症状为咽喉干燥疼痛，如有芒刺，吞咽时疼痛加重，甚至吞咽困难，或有声音嘶哑，多语益甚。全身可有咳嗽、低热、咳痰不爽、盗汗、疲倦等症。检查可见咽部或喉部黏膜可见灰白色或红色斑点状溃疡，边缘不整齐，如鼠咬状，表面或有灰黄色腐物。肺部影像学检查、结核菌素试验、细菌学检查、病理学检查等有助于明确诊断。

此病应与喉痹、喉瘖、喉菌等鉴别。①喉癣早期病变与喉痹、喉瘖久病者均有咽喉干燥疼痛，或咽痒咳嗽、声嘶等症状，鉴别点在于喉痹、喉瘖者，咽或喉部黏膜无溃烂，影像学检查肺部无异常征象。②喉癣与喉菌两者喉局部均有黏膜溃烂，肿块隆起，有时不易鉴别，需做活组织病理检查始能确诊。

辨证分型 此病多以气阴亏虚或阴虚火旺为主。详细了解患者局部与全身症状，以及检查局部病变状态、舌象、脉象等作为辨证的参考。常见辨证分型有两种。①气阴两虚：咽喉干涩如芒刺痛，吞咽时加重，或见声音嘶哑，咳嗽痰黏，痰中带血，伴潮热盗汗，倦怠短气，形瘦乏力，舌红少苔，脉细数。检查见咽喉黏膜苍白或淡红肿胀，并见粟粒状小结节，有浅表溃疡，边缘不齐。②虚火上炎：咽喉干燥，灼热刺痛，吞咽困难，声音嘶哑，或咳痰稠黄带血，头晕耳鸣，午后颧红，潮热盗汗，心烦失眠，手足心热，舌红少津，脉细数。检查见咽喉黏膜溃疡深陷，边缘呈鼠咬状，上覆灰黄色假膜，叠若虾皮。

治疗　多采用内治法结合外治法、针灸疗法等进行治疗。

内治法　气阴两虚者，治宜益气养阴、生津润燥，可选用养金汤合生脉散加减。虚火上炎者，治宜滋养肺肾、降火润燥，可选用月华丸加减。主方中均宜酌加百部杀虫止咳，桔梗、甘草利咽；痰中带血加白茅根、旱莲草、侧柏叶、茜草根之类，以凉血止血、化瘀止血。

外治法　①含漱法：选用清热解毒、祛腐消肿的药物煎水含漱，以清洁咽喉。②吹喉法：选用祛腐生肌、解毒止痛的中药制剂吹喷于患部，常用冰硼散、锡类散、西瓜霜散等。③噙化法：选用清热解毒、养阴利咽的药物制成丸剂或含片含服，以清利咽喉。④咽喉雾化吸入法：选用清热解毒、养阴利咽的药物，水煎，取过滤药汁 20ml 做蒸汽吸入或超声雾化吸入。

针灸疗法　①咽喉病体针疗法：局部可取人迎、水突、廉泉等穴；远端取足三里、三阴交等穴；此病以虚损为主，宜加选肺俞、脾俞、肾俞、膈俞等穴；并据证选穴，如咯血加膈俞、鱼际，咳嗽加太渊、列缺，盗汗加阴郄、复溜，心烦失眠加神门，食欲不振加公孙、中脘，便溏加天枢，低热加间使、鱼际；平补平泻。②咽喉病耳针疗法：取咽喉、肺、肾、心、内分泌、神门、大肠等耳穴，王不留行贴压。

预防与调护　积极防治肺痨是预防此病的关键；注意隔离治疗，以防传染他人；饮食宜清润，富于营养，不可过冷过热，宜与体温相当，忌食辛辣香燥、炙煿，并戒烟酒等；有声嘶者应尽量少发声或禁声。

预后及转归　病轻且治疗及时，预后较好，否则预后不良，严重者可发生呼吸困难。

（李凡成）

hóugān

喉疳（hougan；vincent angina；laryngeal syphilis）　发生于咽喉部及其附近以黏膜溃烂为特征的疾病。中医古籍中又称阴虚喉疳。发生于咽部者居多，较少发生于喉部。西医学中以咽喉部溃疡为主要表现的疾病，如樊尚咽峡炎、咽喉梅毒等病可参考此病辨证治疗。

历史源流　"喉疳"之病名始见于明代，《普济方》卷六十二："治咽喉疮肿、双乳蛾、喉疳热毒方"，药用龙脑（冰片）、大黄、薄荷、芒硝、蒲黄、甘草等研末吹喉。清代，《医宗金鉴》卷六十六对喉疳下了定义："喉疳初觉阴虚成，嗌干刺痛色淡红，肾火炎上金受克，破烂失音臭腐疼。"并在注解中提出"此证一名阴虚喉疳"，认为是一种咽喉肿痛、腐烂发臭，病久致人死亡的疾病。清代喉科专著中对喉疳研究较多，如《喉科指掌》《喉症全科紫珍集》《咽喉经验秘传》等均对喉疳的症状表现、辨证和治疗方法有阐述，强调其病因有肾虚和热毒两个方面，与咽喉梅毒相似。现代专著中，除了咽喉梅毒以外，将咽喉部以黏膜溃烂为特征的疾病也纳入喉疳范畴。如严道南《干祖望中医五官科经验集》提出：樊尚咽峡炎在中医学称为喉疳，常见风热上扰、肺胃积热和脾经湿浊三种证候。

病因病机　多由于口腔卫生不洁或感染梅毒及其他外邪所致。病机主要有四种。①风热外袭，上犯咽喉：风热邪毒外袭，循经上犯咽喉而病。②肺胃郁热，上犯咽喉：肺胃郁热，饮食不慎、起居不慎，引动积热上炎而病。③脾气虚弱，湿浊内蕴：脾胃素虚，或饮食伤脾，脾运失健，水湿停聚，郁久化热，上蒸咽喉而病。④肾阴亏虚，虚火上炎：先天禀赋不足或者后天劳损，肾阴亏虚，虚火上炎，烁灼咽喉而病。

诊断与鉴别　此病表现为咽痛，吞咽困难，咽喉黏膜腐烂臭秽、有溃疡。必要时应做诊断梅毒的相关检查。

此病应与以下疾病鉴别。①乳蛾：起病急骤，咽痛重，发热重，扁桃体红肿，表面有黄白色脓点，甚则脓点融合成片如假膜，但不超过扁桃体，咽喉部无溃疡。②咽白喉：咽痛、发热，全身中毒症状明显，咽部灰白色假膜较厚，不易擦去，涂片检查可找到白喉杆菌，咽喉部无溃疡。

辨证分型　根据咽喉部的检查，全身症状和体征，常见辨证分型有四种。①风热外袭，上犯咽喉：咽部疼痛轻微，伴发热恶寒，全身不适，苔薄白，脉浮数。检查见咽喉溃疡初起，周围色红，上有假膜较薄。②肺胃郁热，上犯咽喉：咽部疼痛剧烈，吞咽困难，伴有大便秘结、小便黄赤，舌红，苔黄腻，脉数。检查见咽喉溃疡明显，周围鲜红，假膜较厚，色黄。③脾气虚弱，湿浊内蕴：病程较久，咽部疼痛，时轻时重，食少，腹胀，便溏，舌质胖嫩，苔白腻，脉濡。检查见咽喉溃疡较小，周围色淡红。④肾阴亏虚，虚火上炎：病程较长，咽部干燥灼热，疼痛轻微，伴有颧红、手足心热、腰膝酸软，舌红少苔，脉细数。检查见咽喉溃疡较小，周围暗红。

治疗 应采用内治法结合外治法进行治疗。

内治法 风热外袭，上犯咽喉者，治宜疏风清热、消肿利咽，可选用牛蒡解肌汤加减。肺胃郁热，上犯咽喉者，治宜清泻肺胃、祛腐利咽，可选用凉膈散加减。脾气虚弱，湿浊内蕴者，治宜健脾化湿、行气利咽，可选用平胃散加减。肾阴亏虚，虚火上炎者，治宜滋阴降火、生津利咽，可选用知柏地黄丸加减。

外治法 含漱法用金银花、甘草等量煎水，或用漱口方，含漱片刻后吐出。吹喉法常用药有冰硼散、锡类散等。

预防与调护 禁烟酒，忌食辛辣刺激之品，注意口腔卫生；注意性生活卫生，预防梅毒等性病；加强锻炼，增强体质。

预后及转归 此病应积极治疗。急性发病的咽部溃疡，无明显恶臭者预后尚好；病程长，咽喉部腐烂发臭、溃疡面积大者较难治。

(严道南)

gǔgěng

骨鲠（foreign body in throat）各种骨类或其他不同的异物鲠于咽、喉、食管或气道等部位所致的疾病。鲠于咽部的称咽异物，鲠于喉部的称喉异物，鲠于食管的称食管异物，鲠于气道的称气道异物。喉异物、气道异物多发生于儿童，可并发喉风而危及生命。

历史源流 古代文献中早有关于"咽喉异物"的记载。晋·葛洪《肘后备急方》卷六载有"诸杂物鲠不下""误吞诸物"，介绍了鱼骨鲠、竹木签刺喉中不下及误吞针、钉、铜钱、银环子等的治疗方法和方药，如用绳系住经嚼柔的薤白，手持绳端，令

患者吞下薤白至骨鲠处，然后用绳把薤白拉出，异物则随之而出，这是中医早期的食管异物取出术。隋·巢元方《诸病源候论》卷三十论及"谷贼"（即谷鲠），并观察到咽喉异物可引起咽喉肿塞不通的严重后果。唐·孙思邈《备急千金要方》在卷五下及卷十六载有治疗小儿误吞异物的治法及"治诸哽"方，多沿袭《肘后备急方》之法。金·张从正《儒门事亲》卷五中特别提出鱼刺、麦芒、竹木签等异物刺咽喉后，不可即刻进食，以防食物"误入疮口中，溃作脓也"，当时已注意到防止异物创口的感染问题。在该书卷七中，记录了取小儿误吞钱币的成功病例，在工具的设计和运用上十分注意对软组织的保护。明代，《普济方》卷六十四收集治疗"骨鲠"及"误吞异物"方多达160余首，记载了古人的丰富经验；李时珍《本草纲目·主治》介绍治疗"诸物哽咽"的药物不下百种，其中威灵仙治疗骨鲠的方法一直沿用至今；陈实功《外科正宗》卷四创制"乌龙针"，用之将哽于咽下部难以取出的异物推下。清代，《医宗金鉴》卷七十五还特别提出，若异物过大或饮食难下者，都属难救，指出了咽喉异物的严重性。历代医家所论骨梗、骨哽、鸡骨哽、发鲠、肉鲠、误吞针铁骨鲠、误吞水蛭、误吞诸物、诸杂物鲠喉、骨鲠、诸哽、哽喉等名称虽然不同，但其所指意义相同，即各种各样的异物哽于咽喉、食管、气道等部位所引起的疾病。综合历代医家对骨鲠的治法，有拖出法、粘出法、药物软化松脱法、探吐法等。

病因病机 多因进食不慎，儿童嬉戏、哭闹，或精神异常、昏迷、酒醉后误吞异物或吸入喉

部；老年人义齿松脱误吞；工作时不慎将含于口中的物品吞下或吸入；或企图自杀，有意吞入异物。常见的异物有鱼刺、骨片、果核、针、钉、钱币、小玩具、义齿、竹刺，较大的异物有果冻、花生米、蚕豆、肉块等。异物哽于咽喉，阻于水谷、呼吸之道，或刺伤黏膜，或压迫局部脉络，致局部气血凝滞，甚者邪毒外犯，内外邪毒蕴结而致病。

诊断与鉴别 此病多有明确的误吞或吸入异物史。儿童异物史可能不明显。咽异物可出现咽喉疼痛及吞咽困难，尖锐异物呈针刺样痛，非尖锐异物则钝痛，巨大异物可引起吞咽及呼吸困难，小儿可出现流涎、呕吐、呛咳。食管异物可出现吞咽梗阻感，疼痛剧烈，甚者痛及胸背。喉异物常有剧烈咳嗽，并可出现呼吸困难甚至窒息。气道异物可出现反复咳嗽、发热或咯血，甚至胸痛。尖锐异物停留咽部或喉部，刺伤黏膜，可引起疼痛，咯痰带血。异物停留日久，损伤染毒，则局部黏膜红肿糜烂，或有出血，可有发热。咽、喉异物多存留在扁桃体窝、舌根、会厌谷、梨状窝、咽侧壁、声门附近等处，口咽部检查、间接喉镜或直接喉镜检查可发现。食管异物多停留在食管入口及胸上段，间接喉镜检查有时可见梨状窝积液，较小的透光异物可行食管钡棉X线检查协助诊断，食管镜检查可发现异物。气道异物可行影像学检查。

骨鲠最常见的症状是咽喉疼痛，应与喉痹、乳蛾、喉痈、喉癣、喉瘤等引起的咽喉疼痛鉴别，详细的咽喉或食管镜检查可以做出明确的鉴别。

辨证及治疗 治疗以及时取出异物为基本原则，根据梗阻的

部位，采取不同的方法。①咽异物：可用镊子取出。部位较低者，可在间接喉镜下用咽异物钳取出。②食管异物：在食管镜下取出异物。③喉异物：在直接喉镜下取出异物。④气道异物：需在支气管镜下取出异物。对于较小尖锐异物，若存留部位隐蔽，检查未能发现，但咽喉疼痛、吞咽更甚者，可用软化、松脱骨鲠法：威灵仙30g，水两碗煎成半碗，加醋半碗徐徐咽下，日服1~2剂。异物取出后，若伤口染毒引起局部红肿、疼痛，可内服五味消毒饮以清热解毒散邪。

预防与调护 ①进食时应细心咀嚼，切莫谈笑，对有骨刺的食物更要倍加注意。②教育儿童不要将玩具、硬币等异物放入口中，以防发生误吞、误吸。③骨鲠患者应及时诊治，不可用食物强行下咽，以免将异物推向深处。④异物取出后1~2天视病情予以禁食或进流质饮食。

预后及转归 如能及时诊治，预后较好。若有染毒，则病情加重；食管异物损伤大血管，可引起大出血而死亡；喉异物、气道异物易阻塞气道，若抢救不及时，可导致窒息死亡。

（陈国春）

yānwěi

咽痿（pharyngoparalysis） 以咽部筋脉及肌肉弛纵不收以致吞咽无力、进食困难为主要特征的疾病。西医学的软腭瘫痪、咽缩肌瘫痪等病可参考此病辨证治疗。

历史源流 古代文献中没有"咽痿"的专门论述。近代，王德鉴主编的《中国医学百科全书·中医耳鼻咽喉口腔科学》才比较完整地论述了咽痿的病名、病因病机、诊断、辨证治疗。

病因病机 多因体质虚弱，气血不足，咽喉筋脉肌肉失于濡养而致。①脾胃虚弱：脾胃为后天之本，津液气血资生之源，咽为胃系。若脾胃虚弱，受纳运化功能失常，气血生化之源不足，则咽部肌肉筋脉失其所养。②肝肾亏虚：肝脉夹胃循喉咙，咽为肝之外使，若肝肾亏虚，精血不足，无以上荣咽部肌肉筋脉，亦可致咽痿。③经脉瘀阻：气机不利，经脉瘀阻，气血不能上荣咽部肌肉筋脉，以致咽痿。

诊断与鉴别 此病以吞咽无力为特征。表现为咀嚼失利，食物难于咽下，吞下缓慢或停留于口内、咽内，甚则无法吞下，食物溢入鼻孔或饮食呛咳。可有口角流涎，说话徐缓，音低，模糊不清，嘶哑等，常有疲倦乏力、懒动等症状。检查可见若一侧咽肌瘫痪则悬雍垂偏向健侧，或咽后壁如幕布样下垂，并拉向健侧；发声时，悬雍垂和软腭向健侧移动，患侧不能上举。若双侧瘫痪，则软腭松弛下垂，不能动作，或咽后壁黏膜上的皱襞消失，触诊舌根、咽壁时，恶心反射消失，口咽及梨状窝有大量唾液或食物潴留。应行纤维喉镜或电子喉镜和影像学检查，以排除喉咽部、食管器质性病变。

辨证分型 常见辨证分型有三种。①脾胃虚弱：吞咽无力，食物溢鼻或饮食呛咳，气短神疲，食少便溏。苔薄白，脉细缓。②肝肾亏虚：咀嚼不利，吞咽无力，食物溢鼻或饮食呛咳，兼见眩晕、耳鸣、耳聋、遗泄、失眠多梦。舌红少苔，脉细数。③经脉瘀阻：吞咽无力，食物溢鼻或饮食呛咳，兼见颜面瘫痪，口眼㖞斜。舌质或有瘀斑、瘀点，脉细涩。

治疗 多采用内治法结合针灸疗法进行治疗。

内治法 脾胃虚弱者，治宜健脾益气、养血舒筋，可选用五痿汤加减。肝肾亏虚者，治宜补养肝肾、强壮筋骨，可选用虎潜丸加减。经脉瘀阻者，治宜补气活血、祛瘀通络，可选用补阳还五汤加减。

针灸疗法 根据不同情况可选用针刺、灸法或针灸同用。常用穴位有合谷、地仓、颊车、大迎、内关等。

预防与调护 食物宜做成稠厚糊状，饮食宜细嚼慢咽，减少食物反呛，帮助吸出咽部潴留的分泌物。病情严重者应行鼻饲或胃造口术，以防止发生下呼吸道并发症。戒除烟酒，少食辛辣之品。注意口腔卫生，防止继发感染。

预后及转归 病程短，体质强者，若及时治疗，多数可以改善或治愈；病程长，体质虚弱者，治疗困难，预后欠佳，常因并发吸入性肺炎而危及生命。

（陈国春）

yānhóu sǔnshāng

咽喉损伤（laryngopharyngeal injury） 咽喉部受到外力作用，或因高温、化学物品灼伤等造成的咽喉疾病。

历史源流 古代文献中对咽喉损伤致病的认识有悠久的历史，明·王肯堂《证治准绳·疡医》中已有对喉割伤采取手术缝合及外用药物的记载，并论述了喉损伤的手法复位及预后判断。明·楼英《医学纲目》卷十五载有"挫喉"的症状、治疗方法，挫喉泛指因屈仰或各种原因损伤咽喉所致的呼吸不利。其后，《外科正宗》《伤科补要》《救伤秘旨》等医著均载有喉外伤或自刎的内外治疗。

病因病机 病因多为咽喉受

钝器撞击或挤压造成挫伤；刀刃利器造成咽喉部切割伤、戳伤；气管插管引起的咽喉损伤；误吞高温液体或化学腐蚀剂，吸入高温蒸汽、烟尘等导致咽喉部灼伤。咽喉损伤的病机主要为脉络受损，气滞血瘀；若染邪毒，则可致热毒壅盛。

诊断与鉴别 此病有明确的咽喉部外伤或烫伤、烧伤史。因受伤轻重、类型不同而出现不同程度的症状，如疼痛、出血、声音嘶哑、吞咽困难、呼吸困难、皮下气肿等，严重者可出现外伤性或出血性休克。咽喉烫伤及烧伤可出现急性喉阻塞或高热、脱水、昏睡、休克、少尿等中毒症状。检查可见颈部有形态不一的伤口，或颈部有皮下出血；皮下气肿者可有捻发感或捻发音；骨折者可触及软骨碎块；咽喉烫伤及烧伤者，口腔、鼻腔和咽喉部黏膜充血、水肿，严重者表面覆盖白膜。X线或CT检查可显示软组织肿胀和骨折部位，有助于诊断。

辨证分型 常见辨证分型有两种。①气滞血瘀：皮下青紫，咽喉疼痛，声音嘶哑，吞咽困难或呼吸困难。②热毒壅盛：咽喉伤口外露，黏膜肿胀，红肿疼痛，声嘶或失音，呼吸不利，吞咽困难或口渴，大便干结。舌红、苔黄厚，脉洪、滑数。

治疗 多采用外治与内治相结合的方法，并可配合针灸疗法。

外治法 ①含漱法：咽喉烫伤及烧伤者，应保持口腔清洁，可用等渗盐水含漱。②外敷法：对于闭合性咽喉外伤，可先冷敷，后热敷（24小时后）。③清创缝合：开放性咽喉外伤应及时清创缝合，有骨折时应进行复位，尽量保留软骨碎片和撕碎的黏膜并

使其复位。④气管切开：出现喉阻塞时应及时行气管切开，保证呼吸道通畅。

内治法 气滞血瘀者，治宜活血通络，行气止痛，可选用桃红四物汤加减。热毒壅盛者，治宜泻热解毒，消肿利咽，可选用清咽利膈汤加减。

针灸疗法 咽喉疼痛甚者，可行针刺止痛。主穴：合谷、内庭、曲池；配穴：天突、少泽、鱼际。针刺，用泻法。

预防与调护 注意自我保护，提高防范意识。咽喉损伤后应少讲话，尽量让喉部休息。吞咽困难者可鼻饲喂食。对休克的病人按照休克的原则护理。开放性伤口应保持干燥、清洁，防止染毒。

预后及转归 咽喉损伤程度较轻者，如能及时治疗，一般预后较好。喉部损伤严重者，常后遗声嘶、喉狭窄等。

（陈国春）

bíyān'ái

鼻咽癌（nasopharyngeal carcinoma） 发生于鼻咽部的癌肿。临床上以血涕、鼻塞、耳鸣、听力下降、颈部恶核及头痛、复视等为主要症状。此病在中国有地域性特点，主要流行在华南地区，尤其多见于广东、广西、湖南、江西、福建等地。是中国政府确认的八类重点防治攻关肿瘤之一。

历史源流 古代医籍中没有"鼻咽癌"这个病名，但在失荣、上石疽、恶核、瘰疬、石痈、石疽、雷头风等病证中有类似于鼻咽癌常见症状及颈部转移灶症状的描述。《黄帝内经》中有关头痛、鼻衄的描述，可能是中医对鼻咽癌临床表现的最早认识，如《灵枢经·厥病》所记载的真头痛的症状，类似鼻咽癌出现颅底或

颅内侵犯的症状，《素问·气厥论》有鼻渊的描述。隋·巢元方《诸病源候论》有石痈候、恶核的描述，可能是中医古籍中包含鼻咽癌颈淋巴结转移症状的最早记载，如卷三十二载有"石痈候"特点是"肿结确实，至牢有根，核皮相亲"，在卷五十"恶核候"指出，"恶核生于颈边，不消不溃"，认为是外邪侵袭与气血相搏结而成。宋代，《卫济宝书》卷上第一次出现"癌"字，其描述的癌类似于体表的恶性肿瘤，引起了人们的关注。明·陈实功《外科正宗》卷四记载"失荣症"，认为失荣症的发病与情志因素有关，其患生于颈部，"坚硬如石，推之不移，按之不动"，半载一年后，人体气血渐虚，颈部肿块则破流血水，秽气熏蒸，肿块愈久愈大，越溃越坚，为不治之症。从其描述的症状特点，发展过程及其预后等分析，失荣症在大多数的情况下，与鼻咽癌颈淋巴结转移十分相似。明·王肯堂《证治准绳·杂病》有"雷头风"之描述，其特点是"头痛而起核块"，在《证治准绳·疡医》卷三、五还有恶性瘰疬及石痈、石疽的证治记载。清代，《疡科心得集》卷中、《医宗金鉴》卷六十四论述了失荣症，《外科大成》卷二、《外科证治全生集》卷一、《医宗金鉴》卷六十四谈及上石疽，《疡科选粹》卷四、《外科证治全书》卷三讨论了恶性瘰疬及颈部恶核，并论述了病因病机、预后及内外治法。古代文献中有关失荣、上石疽、恶核、瘰疬、石痈、石疽、雷头风等病证的论述，对探讨鼻咽癌的中医病因病机及中医药防治具有积极意义。

病因病机 此病的发生与气候、环境、不良嗜好、情志等因

素有关。由于各种不良刺激，使肺、脾、肝、肾等脏腑功能失调，出现了气血凝结、痰浊结聚、火毒困结等病理变化，以致经络壅阻，结聚而成肿块。①气血凝结：情志不遂，以致肝气郁结，疏泄失常，气机不调，气滞则血瘀，气血凝结于颃颡，日久形成肿块。②痰浊结聚：因长期受不洁空气、粉尘、化学气体的刺激，热毒蕴肺，肺热煎炼津液而为痰，痰浊困结于颃颡而为癌肿；或因七情所伤，肝脾不和，脾胃升降失常，痰浊内生，痰气互结于颃颡而为癌肿。③火毒困结：长期饮食不节，或常食发霉腐败有毒食物，以致脾胃积热，或因肝郁化火，火毒循经上逆颃颡而结为癌肿。④正虚毒滞：禀赋不足，或因年老体弱，以致体内阴阳失调，机体不能适应外界的各种刺激，不能防御六淫邪毒的侵犯，邪毒乘虚而入，滞留于颃颡而为癌肿。

诊断与鉴别　此病可有家族史。早期有回吸涕中带血或擤出带血鼻涕；逐渐出现单侧或双侧鼻塞、单侧耳鸣、耳内堵塞感、听力下降、颈部肿块；晚期可出现一侧持续性、部位固定的头痛，甚至剧烈头痛，或可出现面部麻木、视物模糊甚至失明、复视、眼睑下垂、食入反呛、声嘶、伸舌偏斜等症状。检查可见鼻咽顶后壁或咽隐窝有结节状或菜花状隆起的新生物。颈部可触及无痛性肿块，质硬，固定不移。CT或MRI可显示肿块大小及浸润范围。病理检查可明确诊断。EB病毒血清学检查可作为鼻咽癌诊断的辅助指标。

鼻咽癌的鼻咽部肿块须注意与慢性腺样体炎、鼻咽结核、鼻咽纤维血管瘤鉴别，颈部恶核应与颈淋巴结炎、颈淋巴结核及其他恶性肿瘤颈部转移性淋巴结等鉴别。①慢性腺样体炎、鼻咽结核鼻咽部的肿块，外观分辨有困难时，须通过活检来鉴别。鼻咽血管纤维瘤有鼻塞和反复鼻衄，出血量较多，鼻咽部肿块圆形、光滑或结节状，色红，有血丝缠绕，不可轻易取活检，以防大出血，可行鼻咽增强CT扫描以资鉴别。②颈淋巴结炎与颈淋巴结核，肿大的颈淋巴结光滑、活动、质软，必要时应做颈淋巴结活检。其他恶性肿瘤颈部转移性淋巴结，有其他癌肿的原发部位及表现，亦须做活检以明确诊断。

辨证分型　鼻咽癌的辨证分型有放化疗前、后两种情况。

放化疗前　早期以邪实为主，晚期则以正虚为主。常见辨证分型有四种。①气血凝结：鼻涕带血，耳内胀闷或听力下降、鼻塞、头痛或胸胁胀痛，舌质暗红或有瘀斑瘀点，舌苔白或黄，脉弦细或涩缓。检查见鼻咽肿块暗红或有血脉缠绕，触之易出血，颈部或有硬实肿块。②痰浊结聚：鼻塞涕血，头痛头重，耳内胀闷或痰多胸闷，体倦嗜睡，恶心纳呆，舌质淡红，舌体胖或有齿印，舌苔白或黄腻，脉弦滑。检查见鼻咽肿块色淡红或有分泌物附着，颈部多有较大肿块。③火毒困结：痰涕带血较多，污秽腥臭，耳鸣耳聋，头痛剧烈，或视蒙复视，咳嗽痰稠，心烦失眠，口干口苦，小便短赤，大便秘结，舌质红，脉弦、滑数。检查见鼻咽肿块溃烂或呈菜花状，颈部或有硬实肿块。④正虚毒滞：鼻塞涕血，耳鸣耳聋，头痛眩晕，形体瘦弱，或有盗汗，五心烦热，腰膝痠软，舌红少苔，脉细。检查见鼻咽部肿块隆起，色红或淡红，或血丝缠绕，或脓血涕附着，颈部或可扪及恶核。

放化疗后　放射、化学治疗后，耗伤人体正气，脏腑虚损，出现各种不同程度的毒副作用。常见辨证分型有四种。①肺胃阴虚：口干咽燥，口渴喜饮或口唇燥裂，鼻干少津或口烂疼痛，干呕或呃逆，干咳少痰，胃纳欠佳，大便秘结，小便短少，舌红而干，少苔或无苔，脉细数。检查见鼻、鼻咽及口咽黏膜充血、干燥，或有干痂、脓性分泌物黏附。②气血亏虚：头晕目眩，面色苍白或萎黄，咽干，鼻干少津或涕中带血丝，气短乏力，四肢麻木，心悸怔忡，失眠多梦，甚则头发脱落，爪甲无华，口气微腥臭，舌质淡或淡暗，少津，脉细无力。检查见口咽及鼻咽黏膜淡红而干，或有少许痂块附着。③脾胃失调：形体消瘦，胃纳欠佳，厌食，恶心呕吐或呕吐酸水，呃逆心烦，腹胀腹痛，胸脘痞满，大便溏，舌质淡，苔白厚，脉细弱。检查见口咽或鼻咽黏膜淡红、微干、粗糙不平，或见脓涕痂块附着。④肾精亏损：形体消瘦，眩晕耳鸣，听力下降，精神萎靡，口舌干燥，咽干欲饮，腰膝痠软，遗精滑泄，五心烦热或午后潮热，舌红少苔或无苔，脉细弱或细数。检查见咽黏膜潮红干燥，鼻咽可有血痂或脓痂附着。

治疗　首选放射治疗，必要时辅以化学治疗，同时配合中医治疗。在放化疗的同时以及放化疗之后相当长一段时间均应积极配合中医治疗，以减少放化疗的不良反应，提高疗效，改善生活质量。若患者的条件不允许采用放化疗，则只能单纯采用中医治疗，以期改善症状，延长生命。中医治疗可采用内治法为主，酌情配合外治法。

内治法 ①放化疗前：气血凝结者，治宜行气活血、软坚散结，可选用丹栀逍遥散加减。痰浊结聚者，治宜清化痰浊、行气散结，可选用清气化痰丸加减。火毒困结者，治宜泻火解毒、疏肝散结，可选用柴胡清肝汤加减。正虚毒滞者，治宜调和营血、扶正祛邪，可选用和荣散坚丸加减。②放化疗后：肺胃阴虚者，治宜清肺养胃、润燥生津，可选用泻白散合沙参麦冬汤加减。气血亏虚者，治宜健脾养心、益气补血，可选用归脾汤加减。脾胃失调者，治宜健脾益气、和胃止呕，可选用香砂六君子汤加减。肾精亏损者，治宜补肾固本、滋阴降火，可选用六味地黄丸加减。

外治法 ①滴鼻法：涕多腥臭秽浊者，可用清热解毒、芳香通窍的滴鼻剂滴鼻。鼻咽癌放疗后，鼻咽黏膜萎缩，干燥痂多者，可选用滋养润燥的滴鼻剂滴鼻。②外敷法：放疗后出现皮肤损伤，轻者皮肤粗糙、瘙痒，重者起颗粒，皮肤增厚水肿、发红、丘疹，甚则皮损难愈，可外敷黄连膏、京万红软膏等；皮损渗液者，可掺珍珠层粉以收敛生肌。③鼻冲洗法：鼻咽脓涕痂块多者，可选用清热解毒、消肿排脓的中药煎煮过滤后做鼻腔冲洗，如金银花、蒲公英、黄芩、黄柏、薄荷等。④止血法：鼻出血者，应按鼻衄的外治法处理。

预防与调护 开展肿瘤普查，争取早期诊断、早期治疗。医护人员要向病人做好思想解释工作，使病人消除恐惧心理，解除思想顾虑，为疾病的治疗康复创造有利条件。鼻咽癌晚期，由于脑神经损害和多系统的远处转移，可出现不同程度的疼痛，有时疼痛持续而剧烈，应及时给予镇痛处理。复视者，应嘱咐病人勿擅自外出，以免发生意外，并用纱布覆盖患眼，以减轻复视症状。对口臭、流涕秽浊者，应加强口腔、鼻及鼻咽护理，可用药液含漱，清洁口腔，配合滴鼻、鼻腔冲洗等。

预后及转归 若能早期发现，早期治疗，5年生存率可达60%以上。局部复发与转移是主要死亡原因。

(邱宝珊)

yānhóuliú
咽喉瘤（laryngopharyngeal benign tumor） 发生于咽部或喉部的良性肿瘤。发生于咽部者称咽瘤，发生于喉部者称喉瘤。西医学的咽部或喉部的乳头状瘤等良性肿瘤及息肉等病可参考此病辨证治疗。

历史源流 "喉瘤"一病，在明·窦梦麟辑《疮疡经验全书》卷一中已有记载："喉瘤生于喉间两傍，或单或双，形如圆眼大，血丝相裹如瘤，故名之。此症肺经受热，多语损气，或怒中高喊，或诵读太急，或多饮烧酹酒，或多嗷炙煿物，犯之即痛。"对此病的病因、症状都做了简要描述。此后，在清代的一些喉科，如《喉科秘旨·杂症门》《喉科易知·张氏咽喉七十二证治图说》《囊秘喉书》《图注喉科指掌》《经验喉科紫珍集》《焦氏喉科枕秘》等书中，对喉瘤的生长部位、形态、病因病机及治疗等都有大致相同的论述。古代医籍中的喉瘤，多指生长于咽部的赘生物。

病因病机 多与饮食不节、用声不当及情志、环境等因素有关，病机与肺、胃及肝的功能失调，产生痰浊、血瘀有关。①肺胃蕴热，痰浊结聚：肺胃素有蕴热，若过食辛辣，或外感邪毒，多语损气，则内外邪热相搏，肺胃火热循经上蒸咽喉，痰热交蒸，久滞咽喉而成肿块。②肝气郁结，气滞血瘀：由于七情所伤，以致肝气郁结，疏泄失常，气机阻滞不畅，久则气滞血瘀而成肿块。

诊断与鉴别 咽瘤多为偶然发现，咽瘤较大时可有咽异物感不适；喉瘤多有声嘶或失音，严重者可伴有咳嗽、喘鸣、呼吸困难。检查可见口咽部、喉咽部或喉腔有大小不一、形状各异的赘生物或肿块，颜色呈淡红或灰白。病理组织检查可明确肿物性质。

咽喉瘤与咽喉菌均为咽部或喉部的肿瘤，应加以鉴别。①咽瘤多发生在软腭及舌根，有较长病史，发展较慢，表面黏膜完整、光滑，与咽菌或喉核菌凹凸不平，呈菜花状或菌状明显不同。②喉瘤多见于儿童，呈多发性乳头状突起。成年人病变多单发，局部无浸润。喉菌局部肿块呈菜花样，表面溃烂或见污秽物附着。

辨证分型 此病多为实证，常见辨证分型有两种。①肺胃蕴热，痰浊结聚：咽部不适，喉中哽哽不利，或声音不扬，声音嘶哑，甚则气喘痰鸣，可伴有咽干舌燥、便结尿黄，舌质红，苔黄，脉弦或弦滑数。检查咽部或喉部肿物色红。②肝气郁结，气滞血瘀：咽喉哽哽不利，或声音嘶哑，讲话费力，甚则失声，气喘痰鸣，口苦咽干，胸闷不舒，舌质红或暗红，舌边或有瘀点，苔微黄，脉弦或弦滑数。检查见咽部或喉部肿物色暗红。

治疗 多采用内治法结合外治法进行治疗。

内治法 肺胃蕴热，痰浊结聚者，治宜清泻肺胃、化痰散结，可选用清咽双和饮合二陈汤加减。肝气郁结，气滞血瘀者，治宜疏肝解郁、活血化瘀，可选用会厌逐瘀汤加减。

外治法 ①烙治法：适用于口咽部较小的肿瘤，如乳头状瘤等。②手术切除：根据肿瘤的不同部位及大小采用不同的手术方法切除。③烙治或手术切除后，可用鸦胆子油涂敷肿瘤基部，以防止复发。

预防与调护 注意饮食有节，少食辛辣之品，戒烟酒等不良嗜好。喉瘤者应注意声带休息。一旦发现，应及早彻底治疗，并及时进行病理检查，以防恶变。

预后及转归 一般预后良好，但可复发。儿童喉部乳头状瘤，极易复发，若蔓延到气管，可阻塞气道，甚至危及生命，成人喉部乳头状瘤则有癌变的可能。

（邱宝珊）

hóujūn

喉菌（laryngocarcinoma） 发生在喉部的恶性肿瘤。以声音嘶哑、咳痰带血、颈部恶核为主要症状，若肿块堵塞声门，可出现喉鸣及呼吸困难，甚至危及生命。以中老年男性为多见。西医学的喉癌、喉咽恶性肿瘤等病可参考此病辨证治疗。

历史源流 "喉菌"病名，见于清代的喉科专著及一些医著中，如《咽喉经验秘传·喉症用药细条》记载："喉菌因忧郁血热气滞而生……状如浮萍，略高而厚紫色，生于喉旁，难速愈。"论述了喉菌的病因病机，症状特点及预后。由于历史条件所限，书中所指的喉菌，其部位在咽部，实际上是指发生于咽部的恶性肿瘤。

病因病机 病因与气候、环境、不良嗜好、用声不当、情志等因素有关。由于各种不良刺激，使肺、脾胃及肝等脏腑功能失调，邪气乘虚而入，发生痰浊、火毒、血瘀等困结喉部而为病。①肺热郁蒸，痰热互结：肺经素有痰热，复受外邪侵袭，致使内外邪热壅结于肺，火毒循经上逆，蒸灼咽喉，灼津成痰，痰热交结，壅滞于咽喉而成肿块。②脾胃热盛，火毒内困：由于饮食不节，长期嗜食烟酒，过食辛辣炙煿、肥甘厚腻之品，致脾胃积热，火毒湿热内困脾胃，上蒸交结于咽喉，以致痞塞脉络，日久形成肿块。③肝气郁结，气滞血凝：由于情志不遂，忧思恚怒，肝气郁结，疏泄失常，气机阻滞不畅，气郁日久，气血凝滞脉络，结聚于喉而成。

诊断与鉴别 此病多有嗜烟酒或不洁气体吸入史，长期咽喉不适、声嘶等病史。以声音嘶哑，逐渐加重，甚则失声为主要症状，可伴有咳嗽、痰中带血、咽喉堵塞感、咽喉疼痛等症状，随着肿瘤逐渐增大，压迫气道可出现吸气性呼吸困难、喉鸣等症状。检查可见会厌喉面、声带、喉室或披裂等处可见肿物如菜花样，表面布有血丝，或见肿物溃烂，有污秽分泌物附着，可有颈部恶核，晚期则声带固定，喉摩擦音消失。CT 及 MRI 等检查有助于了解肿物的浸润范围。病理检查可明确诊断。

喉菌与喉癣、喉息肉、喉瘤同为喉部的病变，均以声音嘶哑为主要症状，应加以鉴别。①喉癣溃疡较表浅，表面覆以灰黄色假膜，常并发颈淋巴结核或肺结核，影像学胸部检查及活组织检查可明确诊断。②喉息肉好发于声带前中 1/3 交界处，表面光滑，如有蒂，可随呼吸活动。与喉菌呈菜花样、溃烂显然不同。③喉乳头状瘤，多见于儿童，呈多发性乳头状突起。成年人病变多单发，局部无浸润。必要时须做活组织检查以明确诊断。

辨证分型 此病多为实证，或为痰热，或为火毒，或为血瘀。常见辨证分型有三种。①肺热郁蒸，痰热互结：声音嘶哑逐渐加重，咳嗽痰多黄稠或带血丝，舌质红，苔白或黄腻，脉滑或滑数。检查可见喉部肿块色较淡，有分泌物附着，颈部或有恶核。②脾胃热盛，火毒内困：声音嘶哑，甚则失声，咳嗽痰稠，痰中带血，咽喉疼痛，吞咽不利，头痛剧烈，甚则呼吸困难，气喘痰鸣，口干、口苦、口臭，小便短赤，大便秘结，舌质红或红绛，苔黄燥，脉弦滑数。检查可见喉部肿物溃烂如菜花状，表面有污秽腐物，颈部或有恶核。③肝气郁结，气滞血凝：声音嘶哑，甚则失声，痰中带血，喉部哽哽不利，吞咽困难，头痛剧烈，甚则气喘痰鸣，呼吸困难，胸闷胁痛，舌质红或瘀点瘀斑，苔白或微黄。检查可见喉部肿块凹凸不平，色暗红，或有血丝缠绕，触之易出血，颈部或有恶核。

治疗 宜采用内治法与外治法等进行综合治疗。

内治法 肺热郁蒸，痰热壅滞者，治宜清肺泻热、化痰散结，可选用清气化痰丸或黄连清喉饮加减。脾胃热盛，火毒内困者，治宜泻火解毒、消肿散结，选用黄连解毒汤加减。肝气郁结，气滞血凝者，治宜活血祛瘀、行气散结，可选用会厌逐瘀汤加减。

外治法 ①吹喉法：可用药物粉末吹患处，如硇砂散、麝香散等，有清热解毒、祛腐散结、生肌止痛的作用。②含漱法：腐烂流臭涎者，可用金银花、桔梗、甘草煎水漱口。③手术切除。

其他疗法 根据病变范围及病理类型采取不同的治疗措施，包括放射治疗、化学治疗等。

预防与调护 ①注意精神调节，保持心情舒畅，避免忧郁、思虑过度等精神刺激。②注意饮食卫生，避免过食辛辣炙煿之品，节制烟酒，忌食发霉、有毒食品。③注意环境卫生，避免有毒致癌物质外溢，加强个人防护。④争取早期诊断、早期治疗。

预后及转归 如能早期诊断，早期进行中西医结合治疗，可提高 5 年生存率。喉菌的淋巴转移率较高，晚期可发生血行转移至肝、肺、纵隔、骨骼等处，预后较差。

（邱宝珊）

hóuhéjūn

喉核菌（carcinoma of tonsil）

生于喉核的恶性肿瘤。以咽喉疼痛、吞咽困难、涎液臭秽、喉核溃烂、颈部恶核为主要症状。西医学的扁桃体癌可参考此病辨证治疗。

历史源流 中医古籍中没有喉核菌的病名，但在清代一些喉科医籍中有论及"喉菌"，如清·许梿校订的《咽喉脉证通论·喉菌》记述："此证因食膏粱炙煿厚味过多，热毒积于心脾二经，上蒸于喉，结成如菌，面厚色紫，软如猪肺，或微痛，或木而不痛，梗塞喉间，饮食有碍。"这里所描述的实际上是发生于咽部的恶性肿瘤，与喉核菌类似。1985 年版《中国医学百科全书·中医耳鼻咽喉口腔科学》始列"喉核菌"一病，定义为"生于喉核处的恶性肿瘤"，与发生于喉部的恶性肿瘤喉菌区别开来。

病因病机 病因多与饮食不节、环境、情志等因素有关，由于各种不良刺激，致肺、胃、肝等脏腑功能失调，其病机主要是痰热、火毒及血瘀。①痰浊壅肺：由于肺经素有蕴热，复受邪毒侵袭，热邪交结于喉核，以致痞塞经络，日久成菌瘤。②火毒内蕴：脾胃积热，湿浊不化，火毒湿热交阻，壅滞于喉核而成菌瘤。③气滞血瘀：肝气郁结，疏泄失常，气机阻滞不畅，气滞则血瘀，阻塞脉络，结聚喉核而成菌瘤。

诊断与鉴别 此病以咽喉疼痛为主要症状。早期有咽部微痛和梗阻感，中后期咽喉疼痛逐渐加剧，吞咽困难，常流臭涎。检查可见单侧喉核突起绿豆大渐至花生米大小肿物，表面或有溃疡。中后期可见喉核溃烂，状如翻花，表面有污秽腐物。颈淋巴结肿大、质硬。取活体组织行病理检查可明确诊断。

喉核菌与发生于喉核的良性肿瘤均为喉核上的肿块，应加以鉴别。喉核上的良性肿瘤一般无咽喉疼痛，常在体检时被发现，表面光滑，或带蒂可活动。而喉核菌咽喉疼痛，肿块凹凸不平，或溃烂状如菜花样，病理结果可鉴别。

辨证分型 此病多为实证，或为痰浊，或为火毒，或为血瘀，详细观察肿物颜色、质地及分泌物的色、味等，可作为辨证的参考。常见辨证分型有三种。①痰浊壅肺：咽部微痛，哽哽不利，咳嗽痰黏，时时清嗓，口干而不欲饮，胸闷肢倦，舌质淡红，舌苔微黄腻，脉弦滑。喉核有绿豆大或花生米大肿物突起，色稍红，表面粗糙。②火毒内蕴：咽部疼痛剧烈，吞咽困难，口干口臭，或痰中带血，或患侧头痛、耳痛、面麻，舌质红或红绛，舌苔黄厚，脉弦滑数。喉核肿块溃烂如翻花状，表面有污秽物覆盖，渗流血水。③气滞血瘀：咽喉疼痛剧烈，吞咽不利，张口困难，患侧头痛剧烈，耳痛面麻，常流臭涎，舌暗红或瘀点瘀斑，苔白或微黄，脉弦。喉核肿块，血丝缠绕。

治疗 宜内治与外治结合治疗。

内治法 肺热郁蒸，痰浊壅肺者，治以清肺泻热，化痰散结，可选用清气化痰丸加减。脾胃热盛，火毒内蕴者，治以泻火解毒、除痰散结，可选用黄连解毒汤合黄连清喉饮加减。肝气郁结，气滞血瘀者，治以活血祛瘀、行气散结，可选用会厌逐瘀汤加减。

外治法 ①手术治疗：对喉核菌患者，可行手术切除。②吹喉法：肿块溃烂疼痛者，可选用珍珠散、青吹口散等吹患处。③噙化法：可用六神丸等含服。

其他疗法 根据不同情况，采用放射治疗、化学治疗等。

预防与调护 开展普查，早期发现，早期治疗；对患者应进行心理疏导，积极配合治疗；注意口腔清洁；饮食应进食质软及营养丰富的食物。

预后及转归 大多预后较差。若能早期发现，早期诊断，早期进行中西医综合治疗，可能争取较好的结局。

（邱宝珊）

báihóu

白喉（diphtheria）

由白喉疫毒侵袭所致、以咽喉间起白腐为特征的急性烈性传染病。中医古籍中又称白缠喉、白喉咙、白缠喉风、时疫白喉、天白蚁疮等。此病西医学亦称白喉。

历史源流 "白喉"一病，在清代以前未见系统记载，及至乾隆十二年到三十八年（公元1747～1773 年）间始有发现，以后在道光、咸丰、光绪年间曾反气机失调，火热炽盛，循经上炎而致口腔疾病的病理机制。是口腔疾病实证的主要病理机制之一。多为七情内伤、心阳亢盛，或过食炙煿温补之品，脾脏火热内发，心脾热盛循经上炎于口腔所致。若心脾火热上灼口舌，蒸腐肌膜，可出现口舌生疮、溃烂、疼痛、口臭、口干、舌衄等；若心脾火热郁聚于舌，经脉痹塞，气血壅滞，可出现舌肿硬不利、木舌、重舌等；若风热之邪与心脾之热相煽，则舌之脉络痹阻，可出现舌的运动不灵、舌謇等。

（王汉明　赵雅君）

pángguāng shīrè nèifàn

膀胱湿热内犯 （danmness-heat in bladder attacks the mouth）

因膀胱气化功能失调而致口腔疾病的病理机制。主要是外感湿热之邪，或饮食不节，湿热内生，湿热蕴结于膀胱，膀胱气化失常，排尿和贮尿功能失职，则小肠泌别清浊的产物不能下输膀胱而积于小肠，小肠湿热，循经上炎口腔，而致口糜、口舌生疮、口腔肌膜溃烂等。

（王汉明　赵雅君）

tánzhuó jiéjù kǒuqiāng

痰浊结聚口腔 （turbid phlegm stagnates in mouth）

因痰湿之邪结聚于口腔而致口腔疾病的病理机制。痰浊结聚口腔而致病常有三种机制。①脾虚湿困，复感邪热：多因饮食不节、劳倦过度损伤脾胃，脾虚运化失健、津液停聚、痰浊内生、阻滞脉络，又复遇热邪外犯、火夹痰湿、痰浊乘火流行凝注舌下而成舌痰包，出现舌下肿胀，或肿突如球状、妨碍饮食，言语不便等症状。②气血痰火互结：常因情志不遂、肝气郁结、久郁化火、火热灼津成痰；或过食煎炒、嗜好烟酒致

使积热伤脾，均可致痰热、火毒困结，阻滞脉络，气血痰火蕴积于口腔，而致舌肿、茧唇、舌菌等。③痰浊阻滞，蒙蔽清窍：常因劳倦过度、思虑不解、久病之后等，脾土受伤、脾失健运，聚湿生痰、痰浊中阻，阻遏阳气、气逆上壅，清窍受蒙、痰浊随气上扰舌体脉络，气血运行不畅，出现舌謇，舌活动不灵等。

（王汉明　赵雅君）

shènxū kǒuchǐ shīyǎng

肾虚口齿失养 （innourishment of teeth due to kidney deficiency）

因肾脏虚损、肾的功能失调，口腔失于滋养而致口腔疾病的病理机制。是口腔病虚证的主要病理机制之一。多为素体虚弱、禀赋不足，或年老肾亏、久病伤肾，或房事不节，或失血耗液，或过服温燥劫阴之品等导致。肾虚导致口腔疾病常有两种机制。①肾阴亏损，阴精不足，津液无以上承，口腔失去滋养，髓弱骨枯，出现牙床萎缩，齿根挺出，牙齿变色，或松动、脱落等。若阴虚火旺，虚火上炎，则出现口舌干燥，甚者口破生疮，舌裂疼痛等。②肾阳亏虚，则不能温煦脾阳，导致脾肾阳虚，阴寒内盛，虚阳上越，可致口舌生疮、口腔白斑等。

（王汉明　赵雅君）

kǒuqiāng sìzhěn

口腔四诊 （four examinations for the mouth）

运用望、闻、问、切四种基本方法获取口腔疾病辨病及辨证资料的诊察方法。包括口腔望诊、口腔闻诊、口腔问诊、口腔切诊四个方面，是了解口腔疾病发生、发展、病情轻重、当前病理状态的重要方法，是对口腔疾病进行辨病及辨证，从而确立治疗原则与方法的前提。望、闻、问、切四诊分别从不同的角

度搜集临床资料，因此不可偏废。口腔望诊，主要是通过视觉观察患者颌面部、口腔以及整体的神态气色、舌象的变化，以获得辨病及辨证的相关信息，重点是观察颌面部及口、齿、唇、舌的形态、色泽、分泌物及运动的异常变化等情况；口腔闻诊，主要是通过嗅闻口腔气味和听语言、异常声音两个方面获得相关信息；口腔问诊，主要是通过询问患者所患口腔疾病的病史、发病经过、与口腔相关的主要症状及相关全身情况等以获取相关信息；口腔切诊，主要是通过在颌面部及口腔内进行触、摸、按、压以及切脉，以了解疾病局部反应与内在变化，为辨病及辨证提供参考依据。以上口腔四诊所获得的信息，在临床运用时，必须有机地结合起来综合分析，即"四诊合参"，才能全面系统地了解病情，掌握病证的变化，运用中医辨证理论综合分析，以辨析病证，推断病情，作为诊断和拟定治疗方案的可靠依据。随着现代科技的发展，口腔四诊在继承传统四诊的基础上，广泛利用了现代先进的声、光、电等检测手段及计算机智能化的检测设备，如曲面断层X线、CT等检查能更准确地显示骨质变化，根管显微镜的应用能检查更微细的部位等，从而丰富了口腔四诊的内容，扩展了传统口腔四诊的方法。但是，中医强调整体思维，对口腔局部病变的分析必须落实到整体脏腑功能的失调才具有实际意义，因此，利用现代科技手段诊断口腔病变时仍需强调对整体状况的全面了解。

（王汉明　赵雅君）

kǒuqiāng wàngzhěn

口腔望诊 （mouth inspection）

通过视觉观察口腔、颌面的形态、

色泽变化以获得口腔疾病辨病及辨证资料的方法。口腔四诊之一。要在光线充足的条件下进行，内容包括望颌面、望唇、望口腔黏膜、望齿及牙龈、望舌等。

望颌面　一般用肉眼直接观察，正常时颌面部两侧对称，无偏斜、红肿或肿胀、肿块、隆起、畸形、创伤、瘀斑等，下颌对称、运动自如，张口无受限。若腮颊部肿胀，数日波及对侧，或两侧腮颊同时肿胀，皮色不变，表面灼热者，多为外感风温时毒，发为痄腮。若颌下红肿疼痛，甚或累及颈部，舌体活动受限，多为火热炽盛，侵及口底、颌下，气血壅滞，腐灼肌肉，发为颌下痈。颌面部局限性隆起、畸形，若呈急性起病、皮色正常或潮红、伴有压痛者，多为风火热毒上攻、腐灼肌肉；若呈慢性起病、皮色如常、压之发硬，应注意癌瘤的发生。口半开不能自然张合，下颌骨向前突出或向一侧倾斜，双侧或单侧耳屏前方凹陷，多为脱颌，患者常以手托下颌前来就诊。此外，观察面色的变化还可了解整体气血的盛衰，对于辨证有重要参考价值，正常人面色红润，若面色苍白无华，多为气血不足；若面色潮红，多为阴虚火旺；若面色晦黯，多为水湿内停或有瘀血。

望唇　正常口唇淡红润泽，厚薄适中，形态对称，唇吻与皮肤界限清晰。望唇应注意以下内容。①色泽：唇色淡白多属血虚或失血；唇色鲜红为火盛；唇色深红而干多为实热；唇色红赤而肿为脾胃湿热；唇色青紫多为寒凝血瘀；唇色青黑多为阴寒极甚。②形态：口唇干裂为津液已伤，多属燥热伤津或阴虚液亏；唇生皮屑多为风燥；唇糜烂生疮多为

脾胃积热；唇部肿胀、破溃、流水多为胃经风火，上蒸口唇；唇肿胀而干燥、皲裂、起白屑，多为脾虚血燥，口唇失养；唇肿而不时瞤动，多为风火相煽；唇部肿硬，逐渐增大，表皮干燥皲裂，或溃烂流水，多为痰浊、火毒、瘀血结聚于唇，发为茧唇；口角色白而肿，状似燕口，溃烂、皲裂、结痂者，多为脾胃积热或湿热上蒸，发为口吻疮；口角涎水常流，潮红、糜烂，或起红疹，经久不愈者，多为脾胃不和，湿热上蒸，或因脾胃虚弱，寒湿上泛，发为滞颐；新生儿唇部裂开，属先天畸形，称兔唇。

望口腔黏膜　主要内容是望上腭、两颊、唇颊沟黏膜，重点观察其有无红肿、水疱和溃烂等。正常的口腔黏膜淡红而有光泽，无明显的血管显露，或仅在软腭有微血管可见。上腭前部黏膜质地较坚韧，表面有突起的腭皱襞，上中切牙腭侧有一切牙乳头；两颊和唇颊沟黏膜柔软疏松而光滑，颊部左右各有一个腮腺乳头，与上颌第二磨牙处相对。口腔黏膜颜色淡白，多为气血亏虚；黏膜干燥发红多为阴虚。进食过烫、过硬的食物易损伤口腔黏膜，而见发红或溃烂。上腭颜色发白如蒙乳皮状，多为脾胃虚弱；颜色发黄多为脾胃或肝胆有病。上腭或悬雍垂处有红色或紫色血疱者，多为邪热上冲或局部损伤所致的飞扬喉。腮腺乳头红肿多因火热邪毒或温毒循经壅滞于腮颊，发为发颐或痄腮。口腔黏膜广泛溃烂，色白如粥，或状似凝乳，边界清晰者，多为心脾积热，或膀胱湿热上泛，发为口糜；口腔黏膜溃烂成独立的圆形或椭圆形，如粟米或黄豆大小，边界清楚，中央凹陷，周围色红，上覆黄白

色假膜，多为火热上灼，或湿浊上泛，发为口疮；若溃烂如弹坑状，经久不愈，称挖眼疳；舌下隆起，呈黄白色或青灰色包囊，柔软不痛者，多为舌痰包。

望齿及牙龈　可借助口镜、探针和镊子进行望诊，必要时可使用口内镜。望齿及牙龈主要观察以下内容。①牙齿整体外观：正常成人牙齿排列整齐，无缺失，相邻牙齿之间无间隙，否则即为病态。②牙齿的形态和颜色：正常牙齿洁白润泽而坚固，若牙体干燥如石或如枯骨，多为肾虚；若牙齿有龋洞或缺损，多见于龋齿；若牙齿颜色黄浊如土，或焦黑，多为湿热或肾虚；若牙齿上有齿垢附着，多为牙石。③牙的动态变化：正常人上下牙咬合紧密，张口无受限，若咬合不密，张口受限，甚或牙关紧闭，多有病变。④牙龈的形态和颜色：正常牙龈淡红润泽，相邻牙齿间的龈乳头呈锥状体，紧贴牙面，相邻牙龈之间无缝隙。若牙龈有水疱、溃疡、腐烂、肉芽、溢脓等，多见于牙疳；若牙龈萎缩，牙根外露，多见于牙宣；若牙龈出血，多见于齿衄；若牙龈色淡白，多为气血不足；牙龈红赤，多为胃火上炎。

望舌　根据舌质、舌苔的变化进行辨证是中医舌诊的重要内容，在诊治口腔疾病方面，尤需注意观察舌的色泽、形态，有无红肿、溃烂，舌体表面有无沟裂，舌苔的分布是否均匀，有无肿块，舌系带的长短等。舌体瘦小，舌面色红，舌苔变薄或无苔，舌面干燥少津者，多为津液亏虚或气血不足，舌体失养，发为舌痿；舌面呈单个圆形或椭圆形溃烂，中央凹陷，上覆黄白色假膜，时发时止，多为火热、湿热上蒸，

复流行，危害极大。清·顾世澄《疡医大全》卷十七中有"天白蚁疮"的记载，描写该病的症状与白喉相似。清·郑梅涧《重楼玉钥》卷上说："喉间起白如腐一症，其害甚速，乾隆四十年前无是症，即有亦少。自二十年以来，患此者甚多，唯小儿尤甚，且多传染……即所谓白缠喉是也。"指出白缠喉为喉间白腐，且广泛传播，小儿多见，虽然未明确命名为"白喉"，但两者表现颇为相似。"白喉"的命名，最早见于清·张绍修《时疫白喉捷要》，为中国第一部白喉专著，对白喉的病因病机、辨证治疗都有较详细的论述。由于白喉反复流行，清代医家对它有较深入的研究，除《时疫白喉捷要》外，白喉专著还有《白喉辨证》《白喉全生集》《白喉治法忌表抉微》《白喉条辨》等，关于白喉的内容还可见于《疫痧草》《喉科秘论》《喉症补编》《烂喉丹痧辑要》《外证医案汇编》等书。在20世纪50~60年代，白喉在中国局部地区仍有流行，各地通过临床和实验研究，对白喉的防治积累了经验。由于国家加强了防疫工作，在近几十年中白喉发病已罕见。

病因病机 病因主要为时行白喉疫毒。发病与肺、胃、肾关系密切。白喉属于温病范畴，发病急骤，有些患者会出现"邪陷心包"的急危证候。主要病机有四种。①疫毒犯表：秋冬时节，久晴不雨，燥气亢盛，瘟疫疠气从口鼻而入，化热化火，疫毒搏结于咽喉而为病。②火毒炽盛：病人素体胃腑积热，遇时行疫毒外犯，化火与胃热相合，熏蒸咽喉而为病。③疫毒伤阴：素体阴虚，感受疫毒，邪热更伤阴津，虚火上灼咽喉为病。④疫毒凌心：

疫毒较甚，直侵脏腑，邪毒内陷心包，心气耗伤，血脉不荣为病。

诊断与鉴别 此病常有白喉接触史。临床症状可见咽喉疼痛，吞咽困难，声音嘶哑，犬吠样咳嗽，甚则出现呼吸困难，喘咳、心悸、怔忡。检查可见扁桃体上有灰白色假膜，假膜可蔓延至软腭、悬雍垂或者咽后壁；假膜与黏膜附着紧密，不易剥去，如强行剥离可出血；假膜发展至喉部，引起气管狭窄，假膜脱落可堵塞气道；颈部及颌下淋巴结肿大压痛；取白色假膜涂片检查或培养，可发现白喉杆菌。

此病应与以下疾病鉴别。①乳蛾：起病急骤者，咽痛重，体温高，扁桃体红肿，表面有黄白色脓点，甚则脓点融合成片如假膜，但不超过扁桃体，局部脓液与假膜相似，但容易拭去，拭去后黏膜不出血。②鹅口疮：多见于小儿，口腔内白色假膜较多，容易拭去。局部疼痛，影响饮食。全身症状较轻，无声音嘶哑、犬吠样咳嗽，呼吸困难、喘咳、心悸等表现。③喉瘖：声音嘶哑为主要表现，其他症状较轻。可有咽喉疼痛、干燥、轻度恶寒发热等。检查咽喉部无白腐物。

辨证分型 根据咽喉部的检查，全身症状等，常见辨证分型四种。①疫毒犯表：咽喉微红，伴头痛，恶寒发热，全身不适，舌红苔薄，脉浮数。检查见扁桃体上有白点、白膜，或见黏膜有轻度溃烂。②火毒炽盛：咽喉疼痛剧烈，声音嘶哑，咳嗽如犬吠样，高热、口渴、面赤、唇裂、口臭、大便干结、小便短赤，舌红，苔黄厚，脉洪数。检查见咽喉、扁桃体红肿溃烂，白膜满布，颜色灰白。③疫毒伤阴：咽喉微痛，口干舌燥，颧红，手足心热，

舌红，苔薄，脉细数。检查见扁桃体上有白点或白膜。④疫毒凌心：咽喉疼痛，声音嘶哑，心悸怔忡，神疲乏力，面色苍白，口唇发绀，四肢厥冷，汗出如珠，脉结代或脉微欲绝。检查见咽喉间白腐物满布，可延及气管。

治疗 宜采用内治法与外治法相结合治疗，针灸疗法、饮食疗法等亦可配合使用。

内治法 疫毒犯表证，治宜疏风清热解毒，可用除瘟化毒汤加减。火毒炽盛证，治宜泻火解毒消肿，可用龙虎二仙汤加减。疫毒伤阴证，治宜养阴清肺解毒，可用养阴清肺汤。疫毒凌心证，治宜益气养心解毒，可用三甲复脉汤加减。

外治法 含漱法可选用金银花、土牛膝等清热解毒药物煎水漱口。吹喉法可选用珠黄青吹口散或者锡类散吹于咽喉处以解毒消肿、祛腐止痛。噙化法可用清热解毒、消肿止痛的中药含片或滴丸含服。对于呼吸困难者，应密切观察，必要时行气管切开术。

针灸疗法 ①咽喉病体针疗法：取少商、合谷、尺泽、足三里等穴，重刺激，每日1次。②咽喉病刺血疗法：于舌下紫筋处，以消毒三棱针刺之，流出黑血少许，再于少商、中冲、合谷及耳上紫筋处放血。③穴位发疱疗法：取巴豆1~2粒，剥去外壳，研烂，加入少许朱砂，再研匀成膏状。取医用胶布剪成1.5cm见方小块，中央再剪一小孔，贴于患者印堂穴，把一小粒巴豆朱砂膏放置在小孔上，接触印堂穴皮肤，外面再覆盖小胶布。约2~3小时后揭去，即可见局部皮肤起疱。局部消毒后刺破水疱，用消毒棉吸去疱内液体，纱布覆盖。

预防与调护 婴幼儿应按时接种白（喉）-百（日咳）-破（伤风）三联疫苗；发现白喉患者，及时隔离，对患者使用过的用具、衣物等严格消毒；白喉流行期间勿去公共场所；患病期间饮食宜清淡，忌生冷肥腻，多饮开水；患者热退后至少卧床休息2周。

预后及转归 此病为急性烈性传染病，若不及时治疗，预后凶险。白喉侵犯喉部者比侵犯咽部者更严重，有呼吸困难，甚至窒息的危险。有些患者急性期过后还可出现喉麻痹、心悸、口眼㖞斜等并发症。小儿患者较成人病死率高。

(严道南)

yìhóushā

疫喉痧（scarlet fever） 以咽喉肿痛糜烂，全身发热、泛发猩红色痧疹为主要特征的急性传染病。又称烂喉痧、烂喉丹痧、烂喉疫痧、痧喉。西医学的猩红热可参考此病辨证治疗。

历史源流 早在东汉·张仲景《金匮要略·百合狐惑阴阳毒病脉证并治》就曾论及"阳毒之为病，面赤斑斑如锦文，咽喉痛，唾脓血，五日可治，七日不可治"，其中描述阳毒的特征与疫喉痧临床症状相似。清·尤怡《金匮翼》中首次将此病称为"烂喉痧"，其后，清·金德鉴《烂喉丹痧辑要·附录》中载有一则医案："雍正癸丑年间以来，有烂喉痧一症，发于冬春之际，不分老幼，遍相传染，发则壮热烦渴，丹密肌红，宛如锦纹，咽喉疼痛肿烂，一团火热内炽。"清中叶以后，疫喉痧数次流行，故当时医家积累了丰富的临床经验，著有《疫痧草》《喉痧正的》《痧喉正义》等多种专书，对此病的研究都有贡献。由于《金匮要略》对"阳毒"记载未描述其传染性，且自汉代以后直到清代很少有相关记载，故有部分医者认为此病是清代出现的新病种。如清·唐大烈辑《吴医汇讲·烂喉痧论》说："烂喉痧一证，古书不载，起于近时，而并易传染。"

病因病机 此病病因为外感疫毒之邪，从口鼻而入。气候失常，疫毒流行之际，小儿及素体虚弱者易受传染而患病。疫喉痧属于温病范畴，发病以后会有"卫-气-营-血"的病理传变机制。根据病情的不同阶段，常见四种病机变化。①疫毒犯肺：疫疠之气从口鼻而入，驻于咽喉，侵犯肺卫。②热壅肺胃：疫毒化火入里，熏蒸肺胃，壅结上焦气分，气分热盛。③热烁营血：热毒炽盛，在气分不解，而入营血。④余毒伤阴：后期余毒未尽，阴液已耗伤，阴虚内热。

诊断与鉴别 此病多发于冬春季节，患者发病地区有疫喉痧流行史和接触史。临床症状可见咽喉红肿、疼痛，甚则糜烂，全身泛发痧疹，色红如涂丹，伴有高热、恶心、呕吐等全身表现。检查可见咽部及喉核充血肿胀，表面有黄白腐物，或软腭部位有红色瘀点。病初起舌红，苔白厚，舌根部乳头突起如"草莓舌"，2~4后白苔脱落，舌红绛起刺，状如杨梅。多数患者皮肤丹痧在起病后12~24小时内出现，先见于颈、胸、背上部、腋下等部位，一日间遍及全身。丹痧按之褪色，疹间呈一片红晕，丹痧消退后皮肤有脱屑但无色斑痕迹。面部潮红无皮疹，口唇周围有苍白圈。颈部淋巴结肿大压痛。

此病应与以下疾病鉴别。①风疹：可有咽痛，局部无溃疡，全身症状轻，皮肤可有出疹，疹点稀疏、淡红而小，疹消退后无脱屑及色素沉着。②麻疹：患者可有咽喉肿痛，局部无溃疡，口颊黏膜有麻疹斑，麻疹出疹，疹点呈暗红色，疹消退后皮肤有脱屑并留有棕色斑痕。③白喉：患者发病有白喉流行病史及接触史，有咽喉疼痛，吞咽困难，声音嘶哑，犬吠样咳嗽等症状，甚则出现呼吸困难，喘咳、心悸、怔忡。检查可见咽喉部有灰白色假膜，假膜与黏膜附着紧密，不易剥去，如强行剥离可出血。咽喉分泌物涂片检查可找到白喉杆菌。

辨证分型 根据此病的不同阶段，临床大致分为四种证候。①疫毒犯肺：初起恶寒发热，咽喉疼痛，继则壮热口渴，咽喉红肿，甚则溃烂，肌肤丹痧隐现，舌红，苔白厚，或根部乳头突起如"草莓舌"，脉数。②热壅肺胃：壮热烦渴，咽喉红肿溃烂，肌肤丹痧显露，舌红，苔黄燥，脉洪数。③热烁营血：壮热烦渴，甚或神昏，咽喉肿痛糜烂成片，甚则阻塞气道，声嘶气急，肌肤丹痧密布，赤紫成片，舌干，红绛起芒刺，状如杨梅，脉细数。④余毒伤阴：后期，咽喉疼痛减轻，肌肤丹痧消退，午后低热，口干舌燥，肤干脱屑，舌干红，苔薄，脉细数。

治疗 采用内治法结合外治法进行治疗。

内治法 初期疫毒犯肺者，治宜疏风解表、清热解毒，方选清咽汤。热壅肺胃者，治宜泻火解毒、清气泻热，方选余氏清心凉膈散。热烁营血者，治宜泻火解毒、清营凉血，方选清营汤。后期余毒伤阴者，治宜滋养阴液、兼清余毒，方选清咽养营汤加减。

外治法 主要采用吹喉法和

发为口疮；舌体表面有纵向或纵横交错之沟裂，多为火热或虚火上灼，而成舌裂；舌下结肿状如包囊，内有黄白色液体如痰样，质软光滑，多为舌痰包；舌体肿硬，表面溃烂，长期不愈，应注意肿瘤的发生；舌系带过短者，可见伸舌困难，或可造成舌系带与下前牙摩擦，形成红肿溃烂。

（王汉明　赵雅君）

kǒuqiāng wénzhěn

口腔闻诊（auscultation and olfaction of mouth）

通过嗅觉和听觉观察患者口腔以获得口腔疾病辨病及辨证资料的方法。口腔四诊之一。包括嗅口腔气味和听语言及异常声音两个方面。①嗅气味：正常人呼吸或说话时，口腔中无异常气味。若口腔中散发出异常气味称为口臭。由于口腔是消化道的起始端，又与呼吸道相通，口臭除来自口腔本身疾病之外，亦可来自全身脏腑疾病。口气酸臭多因口腔内食物残渣腐败产生，可见于口腔不洁、龋齿、食物嵌塞过多等；口气腥臭多由口腔病而致出血或脓性分泌物产生，可见于牙宣、牙痈、齿衄、牙痛、发颐等；口气腐臭多见于龋齿、牙痈、骨槽风、肿瘤溃烂等；口气发甜或甜中带臭，多见于鹅口疮。此外，进食特殊气味的食物如蒜、葱、榴莲等，及抽烟、饮酒均可产生口腔异味。无论是口腔疾病所致之口臭，还是全身脏腑疾病所致之口臭，或是食物气味，都要结合问诊、望诊，在全面了解病情的基础上才能做出正确的判断。②听语言：口腔是构成语言的重要器官，语言的产生与舌体、上腭、颊、颞下颌关节等的运动有着密切的关系，因此，这些部位的病变均可对语言的形成产生一定的影响。听语言应注意语速、语音、语调等方面的变化，如语速变慢，语音含糊不清，如口含物，语调变低，多见于牙痛、重舌、舌痰包、连舌、口腔肿瘤等。语言謇涩，又称口吃，属构语障碍的一种表现，患者神志清楚，思维正常而吐字困难，或吐字不清，多见于性情急躁、秉性刚烈、刚柔失和之人，也可能是患者的一种语言习惯，通常需要进行心理治疗加以改善。邻近器官的痛肿或肿瘤也可影响口腔组织的运动而出现语言不清的现象。语言是神明活动的一种表现，受心神、脑的支配，口腔组织有经络的循行，若心神失常、经络不通，如中风、面瘫等，皆可导致语言障碍，需注意辨别。③听异常声音：口腔的异常声音主要是颞下颌关节病变时的弹响声和骨折后的骨擦音，应结合切诊和问诊进行检查。

（王汉明　赵雅君）

kǒuqiāng wènzhěn

口腔问诊（inquiry about the mouth）

在中医理论指导下对口腔疾病患者的病史及相关症状进行询问以收集口腔疾病辨病及辨证资料的方法。口腔四诊之一。口腔疾病的症状表现复杂而多变，受多种因素的影响，有些症状和体征不明显而易被忽略，有些症状又容易与身体其他病变相混淆，只有通过详细地询问才能了解病情，因此问诊是中医诊断和辨证必不可少的重要环节。口腔问诊主要包括两个方面。①病史：包括发病经过、症状减轻或加重的诱因、治疗经过及疗效、既往病史、生活习惯及嗜好、家族史等，还包括对全身症状的询问（详细内容见鼻部问诊），这些均可作为辨病和辨证的依据。②主要症状：包括问牙痛、问口干、问口味、问口涎等。口腔问诊应注意条理性，有重点地对患者的讲述善加引导，以获取所需要的信息。

（王汉明　赵雅君）

wèn yátòng

问牙痛（inquiry of theethache）

针对患者牙痛的情况进行问诊的方法。牙痛是口腔疾病最常见的症状之一，对牙痛的情况进行详细问诊有助于口腔疾病的诊断和辨证。问牙痛的重点如下。①病史：如是新病还是久病，了解发生牙痛的过程，有无经过治疗，既往有无发生牙周或牙体等疾病，牙痛是否反复发作。②发作和持续的时间：如是白天痛还是夜间痛，是间歇性疼痛还是持续性疼痛，夜间自发性疼痛是牙髓炎的特点，白天可自动缓解或消失。龋齿牙痛持续时间的长短可作为判断病情轻重的依据之一。③部位：是上牙痛还是下牙痛，是左侧还是右侧部位疼痛，是否固定某一部位疼痛，有无放射性疼痛，是否有牵引同侧头部或颈部痛等。由于神经解剖或心理因素的影响，部分病例中患者牙痛定位会产生错觉，如患牙在上而感觉下牙痛，患牙在下而感觉上牙痛，或是误将相邻的健康牙当成患牙要求治疗，此时需结合其他诊疗依据进行判断。④诱因和疼痛性质：如冷热刺激、咬合食物、食物嵌塞等诱发牙痛，多见于龋齿；牙痛遇冷缓解多为热证，遇热缓解多为寒证。询问牙痛的性质是剧痛、隐痛、钝痛、胀痛、跳痛、锐痛还是刺痛，对于疾病的诊断有一定参考价值。⑤邻近器官及全身疾病史：如上颌窦炎、颌面部外伤、三叉神经痛、心绞痛等均可表现为牙齿疼痛，临床上要注意鉴别。

（王汉明　赵雅君）

wèn kǒugān

问口干（inquiry of thirst）

针对患者口干的情况进行问诊的方法。口干为临床常见的症状之一，阴津亏损或津不上承均可造成口干，详细询问口干的情况有助于辨证。问口干的重点如下。①时间：如新近发生的口干以实热证为多见，长期存在的口干以虚证为多见；白天口干多见于气虚、津不上承，夜间口干多见于阴虚，不分日夜的口干多见于实热证。②程度及饮水情况：如口干引饮而不休，多为热邪耗伤津液；口干引饮而小便增多，多见于消渴；口干不多饮或不欲饮，多见于湿邪或瘀血内阻、津不上承；口干喜冷饮多为热证；口干喜热饮多为阳气虚。此外，问口干的同时还要注意询问出汗、饮食和二便情况作为参考。

（王汉明　赵雅君）

wèn kǒuwèi

问口味（inquiry of taste）

针对患者口中有异常味觉或气味的情况进行问诊的方法。味觉是口腔的主要功能之一，正常的味觉有助于区别不同的饮食，味觉异常为临床常见的症状之一，既可以是口腔疾病的表现，也可能是全身脏腑失调的反映，因此，询问味觉的改变情况有助于辨病及辨证。问口味的重点如下。①有何种异常味觉：如有无口甜、口咸、口淡、口苦、口酸、口臭，或有无血腥味、酸腐味等。一般来说，口甜多见于湿困脾胃，口咸多见于肾虚，口淡多见于脾虚，口苦多见于少阳胆火上炎，口酸或口臭多见于龋齿、牙疳、牙痈等口腔疾病，亦常见于宿食内停或脾胃蕴热。②口味异常发作和持续的时间：味觉异常一般以晨起最为明显，通常在洗漱或进食后消失，若持续存在，多是脏腑病变的反映。

（王汉明　赵雅君）

wèn kǒuxián

问口涎（inquiry of saliva）

针对患者流涎的情况进行问诊的方法。正常时口腔有一定量的唾液起湿润作用，并有助于进食，随着不自主的吞咽动作而被咽下，一般不会溢出口外。若唾液过多以致溢出口外，即为流涎。对流涎的情况进行详细询问有助于口腔疾病的辨病与辨证。问口涎的重点如下。①流涎的时间：有些患者睡觉时流涎，醒时正常，多与脾虚有关；有些则是白天清醒时涎液不自主流出，多与肾阳虚不能固摄水液有关。②涎液的多少：有的患者自觉涎唾较多，经常吞咽，但未流出口外；有的则涎液时常不自主流出；也有的唾液减少，口干，甚至吞咽食物困难。③涎液的稀稠：注意询问流出的涎液是稀薄如水，还是黏稠，甚至黏住口唇。一般涎液稀薄多为阳虚水泛，涎液黏稠多为湿邪内阻。④涎液的气味：与口腔卫生状况、口腔疾病、全身和系统性疾病因素有关，如口腔卫生较差者，涎液有明显臭气；牙龈出血或牙周脓肿者，涎液可带有腥臭气味。⑤是否患有相关疾病：如患有面瘫或中风者，口角㖞斜，不能闭合，常伴有流涎；患口疮时，疼痛刺激唾液分泌增加可产生流涎症状；儿童脾肾阳虚，津液收摄失常，涎液从口角流出，致使口腔周围潮红、糜烂、发疹，烦扰不安，则为滞颐。另外，婴幼儿口底浅，吞咽功能不完善，常常流涎，儿童牙齿萌出时也可刺激唾液分泌而引起流涎，属生理性改变。

（王汉明　赵雅君）

kǒuqiāng qièzhěn

口腔切诊（mouth palpation）

通过对患者口腔、颌面部触、摸、按、压，叩探牙体及切脉以获得口腔疾病辨病及辨证资料的方法。为口腔四诊之一，包括四方面的内容。

按颌面骨骼　医生需戴手套，一般以示指、中指和拇指单手进行，另一只手用于固定患者头部。检查牙槽突或下颌骨时，也可用拇指和示指夹持牙槽突或下颌骨的内外侧。按颌面骨骼重点有以下内容：①触摸局部有无肿块，若有肿块，注意其大小、形态、硬度，边界是否清楚，推之能否活动。一般来说，肿块较硬，边界不清，推之不移，多为恶性肿瘤。②颌面外伤的患者若按之有异常的骨骼活动或台阶感，且有压痛、塌陷移位，其骨折移位的可能性较大。③检查颞下颌关节时，双手触按两侧颞下颌关节区，嘱患者进行张闭口运动，观察下颌运动情况是否自然流畅，下颌有无偏移，触摸髁状突的移动以及关节区有无压痛。④牙齿残根、拔牙后锐利的牙槽骨边缘、牙槽骨自然形成的骨突三者需要鉴别。前两者触之尖锐，可有疼痛，通过X线检查可以显示有无牙根残留，而自然生成的牙槽骨突较圆钝，按之不痛。按颌面骨骼时动作应轻柔，由轻到重，由病变部位的远端向病变处逐渐移动，对于可能有骨折的患者，不要主动寻找异常活动，以免增加患者的痛苦和增加局部损伤。

切口腔肌膜　包括用手指直接触摸或用镊子夹持棉球扪压、切按颊、舌、牙龈、口底等处的黏膜及周围软组织。若局部有肿块，应注意其质地、范围、与周围组织的关系；若局部肿胀，切诊时注意有无压痛、溢脓或波动感；切按唾液腺时，相应的导管口可有少量清亮的唾液溢出，若分泌物的颜色变黄，质地较黏稠，多有病变。

叩探牙体　叩诊时用口镜或镊子柄对牙齿做力量适中的垂直和侧向叩击，以了解牙周组织的反应，这对于牙周病和根尖周病的诊断有较大的帮助。叩诊时，一般先叩可疑患牙的邻牙，然后再叩患牙以便对照。探诊一般用探针来进行。检查龋损情况时要确定龋洞的位置、深浅、大小与牙本质软化程度，有无探痛以及牙髓是否暴露等。检查牙体缺损和磨耗的牙齿，可用尖锐的探针在表面滑动，根据患者有无酸痛感对牙髓活力做出初步判断。此外，对已充填的龋洞，可探查充填物与牙体组织间的密合程度，有无继发龋，有无悬突等。探测牙周袋的深度、范围、黏膜窦道的方向及深度宜使用带有刻度的钝头探针。在叩探牙体时，动作应轻柔，以免损伤牙周组织、口腔黏膜及其他软组织。

切脉　脉象的变化反映整体气血的运行状况及邪正的盛衰，对于口腔疾病的辨证有重要参考价值，因此切脉亦为口腔切诊的重要内容之一。通过寸关尺三部，分浮中沉三候，以辨别疾病的阴阳表里寒热虚实，明确证型。

（王汉明　赵雅君）

kǒuqiāngbìng zhìfǎ

口腔病治法（treatment of mouth diseases）

在中医整体观念指导下，根据辨病与辨证的结果，选择恰当的治疗原则与手段以治疗口腔疾病的方法。

源流　口腔病的治疗，历代医家积累了丰富的经验。《黄帝内经》中论及口糜、口疮、舌卷、重舌、齿痛、龋齿等口齿科病症，首先记载了龋齿、齿痛及重舌的针刺治疗。汉·司马迁《史记·扁鹊仓公列传》记载了淳于意治疗龋齿的病案。东汉·张仲景《金匮要略·辨百合狐惑阴阳毒病脉证并治》有关于狐惑病的病因及内外治法方药，在该书的"妇人杂病脉证并治"中有小儿疳虫蚀齿方，治疗小儿疳热生虫，牙龈糜烂，或牙齿蛀蚀之口齿疾病，其用雄黄（砷剂）治疗龋齿的方法比西方早1700多年。隋·巢元方《诸病源候论》卷二十九载有"牙齿病诸候"二十一论，卷三十载有"唇口病诸候"十七论，此外在卷四十八、五十"小儿杂病诸候"中列有小儿口齿病共十候，书中记述了拔牙损候、失欠颊车蹉、缺唇、兔唇等病，说明当时确实已有了拔牙手术、下颌关节脱位整复方法及唇裂修补术。唐·孙思邈《备急千金要方》卷六用"烧铁篦""烧铁钉"烙治舌部出血，是口腔烙治法的最早记载；《千金翼方》卷一中列有坚齿药品7味、口疮药品13味，卷二十六中载有舌病、齿病的针灸疗法及颞下颌关节脱位整复后热敷以助关节恢复的方法。唐·王焘《外台秘要》卷二十二为口齿专篇，载有去除牙结石的刮治法和治疗龋齿的烙治法，还有以柳枝点取药粉揩齿的牙齿清洁保健法。唐·苏敬《新修本草》记载的银膏补牙法与现代的银汞合金补牙已非常接近。宋代，《济生方·口齿门》中有治疗口齿唇舌疾病的内外治方，外治法如用绿云散于舌下含化治疗口疮，臭气秽烂；丁香丸噙咽津治疗口臭秽；蛾黄散干贴口疮上及涂唇上治疗赤白疮疼唇破；牢牙散擦患处治齿痛；橄榄散猪脂和涂患处治疗紧唇燥裂生疮等，还有"烙肿法"治疗舌肿。明·李时珍《本草纲目》卷四专题论述了口齿唇舌的病证，在口腔外治法中有揩、掺、噙漱、擦、咬、洗、浸、烙、贴、烟熏、封龈、嚼、含舌下、去血、充填齿孔、吹入口中等20余种，剂型有水剂、散剂、膏剂、油剂、饼贴、丸剂、饮片等，其中不少治法仍为现代临床所常用。明·张介宾《景岳全书》卷二十六论治口舌，卷二十八论治齿牙，论述口齿唇舌与脏腑经络的关系，从脏腑经络辨证，辨其表里寒热虚实，如口疮实证分为三焦内热、胃火、心火、肝火，虚证分为劳伤心脾、思虑不遂肝胆虚、久用寒凉无根虚火，并设有各型的治疗方药。外治用敷药法，选用阴阳散、绿云散、细辛黄柏散、白蚕黄柏散等，对齿牙之病提出火、虫、肾虚三病因，认为火病者皆是病在经络，治疗以清火为主；虫病者其病不在经而在牙，治宜杀虫为主；肾虚而牙病者其病不在经而在脏，当以专补肾气为主。明·薛己《口齿类要》论述了茧唇、口疮、齿痛、舌症四种疾病的证治。清代，口齿疾病多在外科专著和喉科专著中论述，如郑梅涧的《重楼玉钥》中记载的喉风三十六证，其中有20余种系口腔疾病。医家们在辨证论治的基础上，重视结合外治法，如对牙痛、舌痛、腮痛等病，在适当时机配合刺割法以放血放脓；对口疮、口糜、牙宣等病则提倡采用漱涤法、含化法、擦药法、吹药法等。现代医家在继承历代医家口腔病治法经验的基础上，主要采用内治、外治、针灸、按摩导引等方法来治疗口腔病。

分类　主要包括口腔病内治法、口腔病外治法、口腔病针灸法、口腔病按摩导引法四类。

口腔病内治法 通过口服药物对脏腑进行调理以作用于口腔，为治疗口腔疾病的主要方法，适用于治疗绝大多数口腔疾病。口腔疾病最常见的临床表现为口腔疼痛及牙齿松动不固，因此口腔病内治法主要有口腔止痛法和固齿法。常用的口腔止痛法有疏风止痛、泻火止痛、利湿祛腐等，常用的固齿法有补肾坚齿、养血健齿等。

口腔病外治法 将药物制成适当的外用剂型直接施用于口腔局部患处或利用器具直接在口腔患处施术以治疗口腔疾病，为治疗口腔疾病的主要方法之一，与内治法有同等重要的作用，是中医口腔科的特色治疗方法。主要有药物外用与局部施术两大类，前者如漱涤法、含化法、口腔敷药法、口腔吹药法等，用于各种急、慢性口腔病症；后者如口腔刺割法、口腔烙治法等，其中口腔刺割法用于发生在口腔各部位的痈肿及舌痰包、重舌、悬旗风等疾病，口腔烙治法用于牙龈息肉、黏液腺囊肿、牙龈出血、舌衄及口腔手术后出血等病症。

口腔病针灸法 通过针刺和灸法以疏通经络、运行气血、祛邪扶正、调和阴阳，以达到治疗口腔疾病的目的。分为口腔病针法和口腔病灸法两大类，临床常用的口腔病针法包括口腔病体针疗法、口腔病水针疗法、口腔病耳针疗法等，主要用于治疗口舌生疮、牙痛、颊肿、牙宣、牙漏、齿衄、齿龋、舌謇、重舌、唇疔等多种口腔病症；口腔病灸法有悬起灸、隔物灸、灯火灸与天灸法等，用于治疗口疮、牙痛、脱颌、痄腮等口腔病证属虚寒者。

口腔病按摩导引法 既能治疗，也能预防口腔疾病，是通过对人体体表的穴位、部位或患处施加按、揉等手法，以及患者通过特定的躯体运动并配合呼吸的自我调节，以疏通经络、运行气血、导邪外出，达到防治口腔疾病的目的。分为口腔病按摩法和口腔病导引法两类：口腔病按摩法是医生在患者的相关部位进行推拿、按摩，以疏通经气，调整局部气血运行，并通过调动与经络相连的脏腑功能，改变脏腑的病理状态而达到防治口腔疾病的目的，用于防治牙痛、牙宣、口干、口舌生疮等病症，常用的有指压拔牙法、指压止痛法等；口腔病导引法是患者在医生指导下自行做相关的肢体运动或自我按摩，并配合气息的自我调整以达到防治口腔疾病的目的，用于防治牙痛、牙宣、龋齿、口臭、口苦、口干、口舌生疮等多种口腔病症，常用的有叩齿法、咽津法、口舌生疮导引法等，这类导引法不仅具有固齿牢齿、滋润口腔等作用，还具有补益五脏、却病延年的功效，因此除了用于口腔病的防治外，还常用于养生保健。

临床应用 以上口腔病治法均有各自不同的特点和适应证，临床应根据不同口腔疾病的辨病与辨证结果，结合医生对各种治法的熟悉程度和患者对该治法的接受程度，加以选择应用。多数口腔疾病需选择两种以上的治疗方法，如牙痛，可用内治法配合漱涤法、含化法、按摩导引法等进行综合治疗。

(王汉明 赵雅君)

kǒuqiāngbìng nèizhìfǎ

口腔病内治法 （internal treatment of mouth diseases）

通过口服药物调理脏腑功能以治疗口腔疾病的方法。是治疗口腔病的主要方法之一。

源流 春秋战国时代，《黄帝内经》中概括了口腔的生理功能，提出了口、齿、唇、舌与脏腑经络关系的理论，总结了一系列重要的治疗原则，为口腔病内治法奠定了基础。隋唐时代，口腔病治疗已有了专章论述，唐·孙思邈《备急千金要方》卷六上载有清泻胃热的内服方治疗胃中客热，唇口干燥生疮；清心泻热的升麻煎泄热方治疗舌生疮。宋·严用和《济生方·口齿门》对口齿唇舌疾病的治疗，提出"肾气虚壅，齿痛宣露，当进补肾药"；脾胃受邪之唇病，"当理其脾"；心脾不和，风热侵袭而致舌肿、重舌、木舌、舌衄、舌疮等病证，为毒热攻心，"治疗之法，轻者清之，重者泻之"，若虚热上攻而致舌疮，治疗"贵乎镇坠宁心"，其从脏腑经络辨证论治，对后世有很大启发。明清时代，口腔病内治法多在前人的基础上不断充实和提高，如明·张介宾《景岳全书》卷二十八提出"齿牙之病有三证，一曰火，二曰虫，三曰肾虚"，认为牙龈肿痛、糜烂、臭秽、出血等牙病，病在手足阳明经，多为湿热蓄于肠胃，治疗宜清火邪为主；虫病牙痛为肥甘湿热化生牙虫，亦宜清胃火；肾虚牙病如齿脆不坚、动摇或疏豁等，多为肾虚，治疗以专补肾气为主。清代，不少喉科专著论及口腔疾病，在《重楼玉钥》《咽喉经验秘传》《喉科紫珍集》《喉科指掌》等专著中，对口腔病内治法提出不少经验之谈，如《重楼玉钥》卷上论及口齿唇舌病14种，辨证甚详。如牙痛风、骨槽风等急重病证，认为多为阳明热毒而致或由胃经瘀湿风火凝聚而成，治以清热解毒、祛瘀排脓之剂，对于过服凉药者，则用补托排脓的阳和汤。《喉症全科紫珍集》卷下论及发于舌下、唇内或颊部的痰包，认为是痰火互结，治疗予除痰散结。总的来说，对口腔病的治疗，已不是简单提出治疗方法和方药，更重要的是在辨证的基础上，论述各种治疗原则和临床运用。

特点 口腔病内治法是在中医整体观念及脏腑经络学说指导下，确定口腔病证合理的治疗原则与具体用药方法。口腔病证最常见的临床表现为口腔疼痛及牙齿松动不固，因此，口腔病内治法主要有口腔止痛法和固齿法两类。

口腔止痛法 针对口腔疼痛的不同原因而选用适当的方药内服以消除疼痛的方法。口腔疼痛是口腔疾病最常见症状之一，引起疼痛的原因各有不同，多为外邪侵袭及火热上蒸、湿热蕴结于口腔，经脉闭塞不通所致，症见口腔肌膜红肿、糜烂、溃疡、渗血、流脓、口腔疼痛难忍等。治疗应针对不同的病因病机，分别予以疏解外邪、清泻脏腑之热毒、清利湿浊等各种方法，以去除导致口腔疼痛的各种因素，以达到消除口腔疼痛之目的。常用的口腔止痛法有疏风止痛、泻火止痛、利湿祛腐等。

固齿法 针对牙齿松动不固而选用适当的方药内服以坚固牙齿的方法。由于肾主骨，齿为骨之余；又脾主运化，开窍于口，脾为气血生化之源，牙齿的坚固有赖脾所化生之气血的滋养。因此，牙齿松动不固的原因主要有肾虚和脾虚两个方面，相应的固齿法主要有补肾与补益气血两大治法。临床常用的固齿法有补肾坚齿、养血健齿等。

注意事项 ①辨证选方用药：在辨病的基础上，中医用药直接针对的是证候，因此，不宜针对疾病或症状而选用所谓"特效"方药。②掌握药物的利弊：药物皆有偏性，因此每一类药物皆有利有弊，应用其所长，避其所短。如辛散之药有疏风散邪之功，却有耗气之弊；苦寒之药有清热泻火之功，却有损伤脾胃之弊；淡渗之药有利湿之功，却有伤阴之弊；甘寒之药有养阴之功，却有滋腻碍脾之弊等。③饮食合宜：中医认为药食同源，与药物一样，饮食也有寒凉与温热之分别，因此，在选用药物治疗的同时应注意患者的饮食，避免相互掣肘。如选用养血健齿的药物治疗的同时，应叮嘱患者避免吃生冷、寒凉的食物，以免损伤脾胃；选用泻火止痛的药物治疗的同时，应叮嘱患者避免吃辛辣、烧烤的食物，以免助火；选用利湿祛腐的药物治疗的同时，应叮嘱患者避免吃肥腻助湿的食物等。

（王汉明 赵雅君）

shūfēng zhǐtòng

疏风止痛（relieving pain by dispelling wind） 针对风邪外袭口腔的病机，选用以疏风散邪为主要作用的药物进行组方，以治疗口腔疾病所致口腔疼痛的方法。口腔病内治法之一。风邪外袭，直犯清窍，邪在肌表，尚未入里时，使用此法。风邪外袭常夹热或夹寒，因此有风热、风寒之不同，治疗上有疏风清热止痛和疏风散寒止痛之别。①疏风清热止痛：选用性味辛凉、疏散风热为主要作用的药物进行组方，适用于风热之邪侵袭，邪尚在表的口腔疾病，如牙痛、牙疳、口疮、唇风等病证，症见牙痛初起，牙龈红肿，患处遇冷疼痛减轻，遇热疼痛加剧。牙痛初起，龈肉肿胀坚硬灼热疼痛，或唇风初起，唇红肿发痒，痛如火燎，或口疮，口腔灼痛，肌膜红肿，全身伴有发热、恶寒、头痛、口渴、舌红、苔薄白、脉浮数等风热表证。常用的疏风清热药如金银花、连翘、竹叶、薄荷、牛蒡子、菊花、柴胡、蔓荆子等，常用方如银翘散等。②疏风散寒止痛：选用性味辛温、疏散风寒为主要作用的药物进行组方，适用于风寒之邪侵袭的口腔疾病，如牙痛、唇疮、口疳等病证，症见牙龈肿而淡红或不红，牙齿微微疼痛，遇冷疼痛加重，得热则痛减，唇肿色淡、皲裂痒痛，全身伴有头痛、恶风寒、舌淡苔白、脉浮紧等风寒表证。常用的疏风散寒药如蒺藜、白芷、防风、紫苏、羌活等，常用方如川芎茶调散等。临床应用时须注意，疏风散邪的药物多属辛散之品，有耗气之弊，因此素体气虚者应慎用。

（王汉明 赵雅君）

xièhuǒ zhǐtòng

泻火止痛（relieving pain by clearing heat） 针对脏腑火热内生、火热上蒸口腔的病机，选用以清热解毒、泻火止痛为主要作用的药物进行组方，以治疗口腔疾病所致口腔疼痛的方法。口腔病内治法之一。口齿唇舌病属火热证者，常见有心火亢盛、胃火炽盛、心脾积热之不同，故治疗上有清心降火止痛、清胃泻火止痛、清心泻脾止痛之别。①清心降火止痛：选用清心降火、凉血利尿为主要作用的药进行组方，适用于心火亢盛，上炎熏灼口舌而致口舌生疮，症见口舌溃烂、口腔肌膜红肿疼痛、糜烂、溃疡、出血等，常伴心中烦热、面色红赤、小便短赤、舌质红、苔黄等。常用的清心降火药如黄连、栀子、牡丹皮、生地黄、紫草、淡竹叶、莲子心、灯心草等，常用方如泻心汤、导赤散等。②清胃泻火止痛：选用清泻胃火、凉血止痛为主要作用的药进行组方，适用于胃火炽盛，火热循经上蒸口腔而致牙痛、牙痛、牙宣、唇疔等，症见牙痛剧烈，肌膜龈肉红肿，齿衄，溃烂渗脓，甚或溢脓，脸颊肿胀，全身见发热，头痛，口渴引饮，口臭，大便秘结，舌苔黄，脉洪数等脾胃里热壅盛之证。常用的清胃泻火药如黄连、黄芩、石膏、牡丹皮、生地黄、芒硝、大黄等，常用方如清胃散、清胃汤等。③清心泻脾止痛：选用清泻心、脾之火为主要作用的药物进行组方，适用于心脾积热，上蒸口舌而致口舌生疮，症见口腔肌膜灼痛、溃烂红肿，上覆假膜，伴心烦失眠，便秘，舌红，苔黄，脉数等。常用的清心泻脾药如黄芩、连翘、竹叶、栀子、大黄、芒硝等，常用方如凉膈散等。临床应用时须注意，清热泻火药多属苦寒之品，易伤脾胃，故不宜久用，脾胃虚寒者应慎用。

（王汉明　赵雅君）

lìshī qūfǔ

利湿祛腐（eliminat dampness and remov decay）　针对湿浊蕴结于口腔的病机，选用以利水渗湿祛腐为主要作用的药物进行组方，以治疗口腔疾病所致口腔疼痛的方法。口腔病内治法之一。脾不化湿，湿浊内生，蕴聚口腔，易致口腔肌膜溃烂疼痛，生白腐膜，表面污秽等症。脾不化湿常有脾胃湿热与脾虚湿困两种情况，故治疗上有清热利湿祛腐和健脾利湿祛腐之别。①清热利湿祛腐：选用清热解毒的药物，配合清利湿热的药物进行组方，适用于治疗热蕴脾胃，脾不化湿，酿成湿热，上犯口腔，或湿热蕴结，膀胱气化失常，湿热移于小肠，上熏口腔而致的口腔病，症见口腔肌膜糜烂，口腔红肿㶸热疼痛，表面白膜覆盖，或腐物如糜粥样，或口唇红肿疼痛，破裂流水，常伴口干口渴，脘腹胀闷，便秘，尿赤，舌红，苔黄腻，脉滑数等。常用的清热解毒药物如黄连、金银花、连翘、菊花、紫花地丁、龙胆草等，常用的利湿药如泽泻、车前子、土茯苓、冬瓜子、茵陈等，常用方如甘露消毒丹、导赤散等。②健脾利湿祛腐：选用健脾益气的药物，配合利水渗湿的药物进行组方，适用于脾胃受伤，脾虚运化失职，湿浊停聚口腔而致的口腔病，症见口腔肌膜溃烂，口内白屑堆积松厚而多，或口舌生疮，表面白膜覆盖，周边肌膜红肿不明显，常伴流涎，口淡不渴，面色㿠白，体倦，腹胀便溏，舌质淡胖，苔白、厚腻等。常用的健脾药如黄芪、党参、太子参、山药、白术、炒扁豆、莲子等，常用的利水渗湿药如茯苓、猪苓、薏苡仁、灯心草等，常用方如参苓白术散、连理导赤汤等。临床应用时须注意，利湿祛腐药多有伤阴之弊，故阴虚者宜慎用。

（王汉明　赵雅君）

bǔshèn jiānchǐ

补肾坚齿（strengthening theeth by tonifying kidney）　针对肾虚口腔失养的病机，选用具有补肾作用的药物进行组方，以治疗口腔疾病所致牙齿松动不周的方法。口腔病内治法之一。中医理论认为，肾主骨，齿为骨之余，肾虚则齿豁，牙齿失养，导致牙齿疼痛，牙根宣露，牙齿松动，咀嚼无力，牙骨腐蚀破坏，牙龈渗血或口疮反复发作等。肾虚有肾阴虚与肾阳虚两种情况，故治疗上有滋阴益髓坚齿和温阳补肾坚齿之别。①滋阴益髓坚齿：选用滋补肾阴为主要作用的药物进行组方，适用于肾精不足，虚火上炎而致的口腔病，如口疮、牙痛、牙宣等，症见牙齿松动，咀嚼无力，龈肉萎缩，牙根宣露，牙齿疏豁，甚者松动脱落，或口疮反复发作，微红微肿，常伴头晕，腰痠，失眠梦多，口燥咽干，舌红少苔，脉细数等。常用的滋补肾阴药如熟地黄、山药、山茱萸、女贞子、旱莲草、龟甲、知母等，常用方如六味地黄汤、知柏地黄汤等。②温阳补肾坚齿：选用温补肾阳为主要作用的药物进行组方，适用于肾阳亏虚，阳气不能上达，寒邪凝聚，口腔肌膜失煦所引起的口腔病，如口疮、口腔白斑、牙宣、龋齿等，症见口腔肌膜苍白色淡，牙龈萎缩或浮肿，牙根宣露，牙齿松动，咬合无力，牙骨腐蚀溃坏，牙齿干枯无泽，常伴有神疲乏力，形寒肢冷，面色㿠白，夜尿频多，舌淡苔白，脉沉、细弱。常用的温补肾阳药如补骨脂、肉苁蓉、锁阳、巴戟天、淫阳藿、狗脊等，常用方如右归丸、肾气丸等。临床应用时须注意结合全身情况辨别肾阴虚与肾阳虚，分别采用不同的补肾坚齿之法。

（王汉明　赵雅君）

yǎngxuè jiānchǐ

养血健齿（strengthening theeth by nourishing blood）　针对气血亏虚、口腔失养的病机，选用以补益气血为主要作用的药物进行组方，以治疗口腔疾病所致牙齿松动不周的方法。口腔病内治法之一。气血本为一体，脾为气血生化之源，且脾开窍于口，若脾胃虚弱，则气血亏虚，易致口腔失养而引起口腔肌膜及牙龈病证，如牙宣、牙衄、口疮及口腔癌肿等，症见牙龈萎缩，牙根宣露，肌膜龈肉溃烂、淡白、缠绵而难愈，伴面色不华，畏寒倦怠，失眠多梦，舌质淡，苔薄白，脉沉细等。常用的补益气血药如党参、黄芪、白术、熟地黄、黄精、当归、何首乌、大枣等，常用方如八珍汤、归脾汤等。临床应用时须注意，气为血之帅，血为气之母，气能生血，故补血药一般很少单独使用，常与补气药同用。

（王汉明　赵雅君）

kǒuqiāngbìng wàizhìfǎ

口腔病外治法（external treatment of mouth diseases）

将药物制成适当的剂型直接施用于口腔局部患处或利用器具直接在口腔患处施术以治疗口腔疾病的方法。为治疗口腔疾病的主要方法之一，与内治法同等重要，是中医口腔科的特色治疗方法。

源流　隋唐以后，口腔科有了专门篇章论述，如唐·孙思邈《备急千金要方》卷六已载有口病、舌病、唇病、齿病的专门治疗方药，其中外治法有敷法、含法、漱法、贴法、洗法、熏法、吹法等，多用于治疗口舌生疮、牙齿疼痛、唇肿唇裂等口齿疾病，还介绍了烙治法治疗舌肿、牙龈出血，治"失欠颊车蹉开张不合"的手法复位法。这些外治方法仍沿用至今。宋代，《太平圣惠方》在卷三十四、三十六中，总结了前人及当时有关口腔病的治疗经验，外治方法较之隋唐时代又有了很大发展，除了常用的含法、漱法、敷法、涂法等外，还有治疗牙痛用咬法（绵裹药于痛处咬之）、点鼻法、塞耳法；治疗龋齿用药纳蚛孔中、熨烙齿缝、烟熏虫孔等；治疗齿漏疳用湿纸片掺药贴，令牙齿白的揩齿法和方药；

治疗舌肿强用刺血法、烙治法等方法，并较详细介绍了用于去除牙石的刮齿法。明清时代，医家们对口腔疾病有了进一步认识，治疗内容更为丰富。如明代《普济方》卷五十八为"口门"、卷五十九为"舌门"、卷六十五至卷七十为"牙齿门"，其记载用药的方式方法较之《太平圣惠方》更为多样化，除了十分重视含化法、漱涤法、涂敷法、揩齿法的应用外，还有所增加，如治疗牙齿疼痛有药末吹鼻、药塞鼻、药塞耳、药放齿缝，治疗龋齿有药塞虫牙孔、淋洗、烟熏等；治疗牙宣则在漱涤口腔的基础上，用药敷贴或蘸药揩断，若牙宣出血则配合烙治法。对治疗口腔病的各种外治法，不只是提出治疗方法和一些简单用药，而是根据疾病的寒热虚实选方用药。这些治疗口腔病的各种外治法至今仍广泛应用于临床。

临床应用　临床常用的口腔病外治法主要有药物外用及局部施术两大类型。

药物外用　将药物制成适当的剂型直接施用于口腔患处，以发挥治疗作用，其特点是药物可直接作用于患处，局部药物浓度高，若使用得当，见效较快。包括漱涤法、含化法、口腔敷药法、口腔吹药法等。漱涤法是将药物制成液体剂型含于口中进行反复漱涤，然后再将药液吐出口外，既有清洁口腔的作用，也有漱涤过程中药物对患处的直接作用；含化法是将药物制成丸剂或片剂含在口中徐徐溶化，然后再咽下，当药物在口中徐徐溶化的过程中直接接触患处而发挥治疗作用；口腔敷药法是将药物制成膏剂、散剂（用水调成糊状）或油剂等剂型直接涂敷在口腔患处，以达

到治疗目的；口腔吹药法是将药物制成极细的粉末喷吹在口腔患处以发挥治疗作用。药物外用适用于各种急、慢性口腔病证。

局部施术　用合适的器具在口腔患处进行适当的操作施术以达到治疗目的的外治方法。包括口腔刺割法、口腔烙治法等。口腔刺割法是用三棱针或手术刀点刺或割开患处，使瘀血外泄或脓液排出以治疗口腔疾病的方法，适用于发生在口腔各部位的痈肿及舌痰包、重舌、悬旗风等疾病；口腔烙治法是用特制的烙器加热后迅速烙于口腔患处以治疗口腔疾病的方法，适用于牙龈息肉、黏液腺囊肿、牙龈出血、舌衄及口腔手术后出血等病证。

注意事项　①辨证施治：口腔病外治法的运用同内治法一样，也是在中医整体观念指导下进行辨证论治，应根据口腔疾病的特点、病情的轻重缓急、寒热虚实等不同情况，灵活选用不同方药、剂型和合适的外治方法。②各种口腔病外治法既可单独使用，也可结合使用，如施行口腔刺割法或口腔烙治法后，可配合使用含化法、口腔敷药法、口腔吹药法等。③口腔病外治法多需与口腔病内治法结合使用，也可配合口腔病针灸法、口腔病按摩导引法等一起使用，内外合治，效果较好。

（王汉明　赵雅君）

shùdífǎ

漱涤法（gargling therapy）

将药液含于口中漱涤口腔以治疗口腔疾病的方法。口腔病外治法之一。既有清洁口腔的作用，又有治疗口腔疾病的作用，简单易行，患者乐于接受，适用于治疗多种口腔病证。

源流　漱涤法是一种传统的

外治法，西周《礼记》中有"鸡初鸣，咸盥漱"的记载，说明当时已经认识到用盐水漱涤可以清洁口腔。隋·巢元方《诸病源候论》卷六有用漱寒水治疗"齿肿唇烂，齿牙摇痛，颊车嚓"的记载。唐·孙思邈《备急千金要方》卷六提出了盐水揩齿防治龋齿和牙周病的方法："每旦以一捻盐内口中，以暖水含，揩齿及叩齿百遍，为之不绝，不过五日，口齿即牢密。"又介绍用苦竹叶浓煮加少许盐，含漱后吐出，治疗齿间出血。用盐水漱口清洁口腔的方法到现在仍然被广泛使用。此后，历代医家在治疗口齿疾病时多配合用漱涤法，并记载了不少漱涤口腔的方药，如宋代，《太平圣惠方》卷三十四介绍了治疗牙齿疼痛、齿风疼痛、口臭、齿风及牙齿蛀孔的含漱方，如升麻散方、地骨皮散方、芎䓖散方等含漱方，提出漱涤的方药，并强调"热含冷吐"的含漱方法。明代，张介宾的《景岳全书》卷四十八用细辛煎汤含漱治疗口臭牙虫；龚信的《古今医鉴》卷九用清热解毒，祛邪活血的玉池散，治牙流脓血，变骨槽风，又骨已出者或摇不牢，牙痛牙痒；董宿的《奇效良方》卷六十二用祛风解毒，温散寒邪的露蜂房散，治疗诸牙痛不可忍者。至今，漱涤法仍广泛应用于临床。

临床应用 常用于治疗各种口齿疾病，如口疮、口糜、牙宣、牙痛、牙痛等病，症见口腔溃烂疼痛、牙痛、龈肿、齿蛀、流脓血、口臭等。也可用于清洁口腔。

辨证用药 ①口腔溃烂，可选用金银花、野菊花、板蓝根、黄连、甘草等清热解毒药物；溃疡面假膜多，可选用马勃、升麻等药物，以解毒祛腐。②龋齿牙痛，可选用露蜂房煎水含漱，以祛风止痛，或用细辛、花椒煎水含漱止痛。③口臭，可用芳香药物如藿香、佩兰等煎水含漱。④牙龈、舌出血，可用木贼煎水漱口以止血。⑤一般清洁口腔，可选用淡盐水。

使用方法 漱涤法使用的药液一般用药物煎煮或溶解而成，制取方便。具体做法：将中药浸泡，煎煮过滤后放置备用；亦可将中药精制成浓缩剂，使用时按比例加水稀释。使用时取适当的药液含于口中，漱涤数次后吐出。根据病情需要每日可漱涤多次。

注意事项 漱涤液浓度不宜过高，以免刺激口腔黏膜。漱涤次数不可过于频繁，一般两次漱涤间隔时间不小于1小时。

(王汉明 赵雅君)

hánhuàfǎ

含化法（perlingual therapy） 将药物含于口腔徐徐溶化以治疗口腔疾病的方法。又称含噙法。将药物直接作用于口腔局部，具有局部药物浓度高、起效快、方法简便等优点，患者乐于接受，且具有内治、外治相结合的特点，适用于治疗多种口腔病证。

源流 含化法是一种传统的外治法，特别是在唐代以后已较广泛应用于口腔病。唐·王焘《外台秘要》卷二十二记载了不少含化方，如用升麻、黄柏捣末，以绵裹，含服，治疗口疮；用酸甘生津的药物酸石榴子、干葛、乌梅、麦门冬、覆盆子、甘草、瓜蒌，"八味捣，以蜜丸，含如枣核大"治疗口干；用芳香的药物橘皮、桂心、木兰皮、芎䓖四味药，捣筛，以枣为丸含化，治疗口臭。宋代，《太平圣惠方》卷三十四也收集了不少治疗口齿疾病的含化方，如地骨皮散方，以绵裹，常含咽津，治疗齿黄黑；卷三十六中记载了治疗口舌生疮的含化方，如山李子煎圆方、石胆圆方、黄柏圆方、杏仁圆方等，为制成丸剂含化以清热解毒，消肿止痛；治疗口疮久不瘥的牛蒡子散方则是煎成汤剂，用于细细含咽；浮萍煎膏方则是制成膏剂，每服半匙，含化咽津。古典医籍中记载的含化药物按病情不同辨证选药，剂型有药丸、膏剂、水剂、绵裹药、生鲜药捣烂等，实用而有效。含化法一直在临床应用至今，即使在科学技术高速发展的现代，仍然是不可或缺的治疗方法。

临床应用 广泛用于口腔疾病，如口疮、鹅口疮、牙疳、牙痛、齿蛀、牙龈痛、重舌、舌裂、口臭、口腔手术后等，症见口腔肌膜红肿，或出血、溃烂、疼痛者，也常用于咽喉肿痛等咽喉疾病。

辨证用药 ①口腔肌膜肿痛、溃烂可选用清热解毒止痛的药物，如六神丸、锡类散、珍珠散、噙化丸、西瓜霜等。②牙痛可选用荜茇、胡椒、六神丸等。③口臭可选用豆蔻、茶叶、橘皮等芳香除臭之药。④胃火炽盛所致的牙宣、牙痛可选用山豆根一片含痛处，以清热解毒消肿。⑤齿蛀、口腔外伤手术后可选用云南白药进行止血。

使用方法 将药物制成丸剂、片剂或散剂，每次取适量的药丸（或散）含于口中，使其徐徐溶化后，再吞下。口腔急性疾病，可每2~3小时含化1次；慢性疾病，每天含化3~5次。

注意事项 脾胃虚弱者及糖尿病患者，不宜或慎用性寒凉、味酸甜的含化药物。不宜在睡觉时含药，以免误入气道发生窒息。

(王汉明 赵雅君)

kǒuqiāng fūyàofǎ
口腔敷药法（mouth coating therapy）

将药物制成膏剂、散剂（调成糊状）或油剂直接涂敷于颌面、口腔患处或相关穴位以治疗口腔疾病的方法。口腔病外治法之一。此法将药物直接涂敷于患处，可使药效直达病所，若敷贴于穴位，则可通过经络的调节作用而达到治疗目的，适用于治疗多种口腔病证。

源流　口腔敷药法是中医传统的外治方法，唐·孙思邈《备急千金要方》卷六上已有用楸白皮湿帖和用葵根烧灰敷贴治疗口吻疮，用"捣桃仁以猪脂和"敷贴治疗冬月唇干坼出血等记载。宋代，口腔敷药法已较广泛用于治疗口齿疾病，如《太平圣惠方》卷三十四记载了用纸蘸药汁或用药末掺于湿纸上敷贴于齿根治疗齿蚀、牙疳、牙齿动摇、牙龈出血等病证；卷三十六中用药物粉剂或油剂涂敷治疗口舌生疮、口吻疮、唇生肿核、唇干坼出血等病证。宋·杨士瀛《仁斋直指方论》卷二十一论及唇舌证治，有用敷药法治疗唇紧疮疼痛、赤白口疮、口舌生疮及舌肿，多为药末干贴或醋调敷贴。明代，敷药法治疗口腔疾病经验不断丰富，治疗病种和方药都有所发展，如《普济方》卷五十九记载敷药法用于治疗口舌生疮，此外，还用于治疗重舌、舌强、舌忽肿硬等病；卷六十五中，治疗牙齿疼痛，除了涂敷于牙根痛处外，还有用膏剂贴于太阳穴以止痛。王肯堂的《证治准绳·杂病》重视辨证论治，提出治疗虚寒口疮，用附子或吴茱萸末醋熬膏涂贴两足心，以温经散寒。陈实功的《外科正宗》卷四论及骨槽风的治疗，初起腮颈肿痛，用真君妙贴散敷贴以泄毒止痛，溃后则敷玉红膏以祛腐生新敛疮口。治疗痄腮，外敷如意金黄散以解毒消肿止痛。这些治疗方法至今仍为临床所常用。

临床应用　适用于治疗口齿唇舌疾病，症见口腔肌膜红肿、溃烂，牙龈红肿疼痛、龈肉萎缩、渗血，口唇红肿、干裂，腮颊肿胀、焮痛等。

辨证用药　①牙龈痛、骨槽风、痄腮、发颐等病并发腮颊红肿疼痛，多为热毒炽盛，治疗宜清热解毒，消肿止痛，可选用四黄膏、如意金黄膏、黄连膏、青黛散、紫金锭等直接敷贴于颌面部，也可选用鲜野菊花、蒲公英、鱼腥草或芙蓉叶等药适量，捣烂直接敷患处。②牙齿松动，龈肉溃烂萎缩、渗脓血，多为虚火上炎或气血不足，治疗宜益气养血，固齿生肌，可敷贴固齿白玉膏、护牙膏、牙宣膏等，亦可用血余炭、冰片，研成细末，另用生蜜调匀，涂贴牙龈患处。③口疮反复发作或牙痛，牙齿浮动，咬物无力，龈肉萎缩者，多为虚火上炎，宜引火下行，可行涌泉穴敷贴法，可选用附子或吴茱萸研末，用水或醋调成糊状，敷贴于涌泉穴。④唇燥裂，多为燥邪或火热津伤，宜清热凉血润燥，可用橄榄烧灰研末，猪脂调涂敷唇部；亦可用黄连膏或紫归油涂敷。

使用方法　将药物制成膏剂、糊剂或散剂，使用时散剂须用水或醋类调和成糊状，直接涂敷于颌面或口唇、牙龈等患处，亦可敷贴于相关穴位上，每日1~3次。

注意事项　药物涂敷的界限应超过病损的范围，定时换药，注意观察皮肤或黏膜的变化，如产生过敏现象，应停止用药，以免引起药物性损伤。

（王汉明　赵雅君）

kǒuqiāng chuīyàofǎ
口腔吹药法（mouth drug-blowing therapy）

将研制成极细的药物粉末喷吹于口腔患处以治疗口腔疾病的方法。口腔病外治法之一。药物直接作用于口腔患处，具有起效快、方法简便等优点，适用于治疗多种口腔病证。

源流　口腔吹药法是一种传统的外治法。唐·孙思邈《备急千金要方》卷六上记载治疗"卒口噤不开"，"以附子捣末，内管中，强开口吹口中"。此后，历代医家用吹药法治疗口腔疾病积累了不少经验，如明代，孙一奎的《赤水玄珠》卷二十八介绍吹口散治疗小儿口疮；申斗垣的《外科启玄》卷十二用痘疳方（枯矾、麝香、白毡灰、人中白）吹牙龈患处治疗"牙断蚀断或落齿骨"；陈实功的《外科正宗》卷四治疗大人破口配合外吹柳花散、赴筵散。清代医家治疗口齿疾病提倡用吹药，如《重楼玉钥》卷上对木舌、重舌、牙痛等病，用割刺法治疗后，再用吹药法，吹药方用冰硼散、回生丹、推车散、生肌散等；《咽喉经验秘传·喉症用药细条》治疗舌痛"用金、碧二丹各半，吹在舌根"，治疗牙槽风用"口疳药加牛黄、倍珍珠、儿茶，频吹"，治疗牙宣，外用长肉药吹之；《喉症全科紫珍集》《焦氏喉科枕秘》《喉科指掌》《喉科心法》等喉科专著均列有口腔吹药经验之方。至今口腔吹药法仍为现代治疗口腔疾病的重要方法。

临床应用　适用于治疗口疮、鹅口疮、牙疳、牙痛、齿蚓、牙宣、牙龈痛、重舌、悬旗风等病证，也可用于口腔刺割法或手术后等，症见口腔肌膜红肿疼痛、糜烂、溃疡，牙龈萎缩、渗血、渗脓等。

辨证用药 临证时应根据所患疾病及证候特点辨证选方用药。①口腔肌膜红肿疼痛、溃烂者，治疗宜消肿止痛，祛腐生肌，可选用柳花散、冰硼散、八珍散、青吹口散、冰麝散等。②口舌生疮、疼痛，牙疳烂秽者，治疗宜清热解毒，消肿止痛，可选用碧云散、赴筵散、人中白散、绿袍散等。③牙龈疼痛、渗血者，治疗宜清热凉血，可选用小蓟散、珍珠散、云南白药等。④牙痈、上腭痈、舌痰包、重舌、木舌、悬旗风等病刺割法治疗后，宜清热解毒，活血生肌，可选用生肌散、金不换吹药、云南白药等。

使用方法 将药物制成极细且易于吸收的粉末，用特制的喷粉器喷吹于口腔患处，每日数次。

注意事项 吹药时动作要轻巧敏捷，药粉分布要均匀。芳香走窜的药物需密封保存，防气味走散。吹药后不宜马上漱口或饮食。

（王汉明　赵雅君）

kǒuqiāng cìgēfǎ

口腔刺割法 （mouth puncturing therapy）

用三棱针或手术刀点刺或割开患处，使瘀血外泄或脓液排出以治疗口腔疾病的方法。口腔病外治法之一。有泻热排毒、疏通经络、消肿止痛的作用，适用于治疗多种口腔病证。

源流 口腔病刺割法是传统的外治法。早在《黄帝内经》就有用砭石切开放脓的记载，如《灵枢经·玉版》："已成脓血者，其惟砭石铍锋之所取也。"说明痈疽已经成脓后，唯有用砭石或铍针，把痈疽挑破，排出脓液才能取效。痈疽成脓后必须排脓这一治法，现已成为基本的治疗原则。

宋代，《太平圣惠方》卷三十六治疗重舌"以铍针铍破出血"，治疗舌肿强"以铍刀破之"。明·申斗垣《外科启玄》卷四记载治疗发颐，"如肿痛不可忍者，八日可刺，脓汁出四畔软者生"，是用针刺放脓的方法。明·陈实功《外科正宗》卷四详述痰包的内外治疗，外治用利剪刀当包剪破，流出黄痰；治疗重舌、木舌、紫舌等疾，用粗线针扎在筋头上，在患处点刺出血。清代，用刺割法治疗口腔疾病已积累了丰富的经验，不少喉科专著有记载，如郑梅涧《重楼玉钥》卷上治疗木舌风、重舌风、合架风、角架风、暴骨搜牙风、牙痈风、悬旗风、驴嘴风等病，均提出可用破皮刀或破皮针刺割治疗；《咽喉经验秘传·喉症用药细条》治疗穿牙疔，"将银簪柄浅浅挑，出血净"，治疗上腭悬痈用针刺出血。口腔刺割法现仍被广泛应用于临床。

临床应用 适用于治疗发生于口腔各部位的痈肿，如牙痈、牙龈痈、骨槽风、牙漏、唇疔、舌痈、上腭痈、发颐等，也常用于治疗舌痰包、重舌、悬旗风等疾病。①悬旗风：表面消毒后用三棱针或手术刀锋刺破，排出瘀血，也可用注射器连接粗针头抽取瘀血。②重舌、木舌、舌肿等属邪热壅盛者：用三棱针刺舌下金津、玉液两穴出血，放血消肿。③牙痈、上腭痈等脓肿形成者：表面消毒后用手术刀在脓肿表面最软的一点进行切开排脓，切开时用反挑式执刀法直刺，深浅适度，不要伤及深部组织。切开后由脓自流，切忌用力挤压，以免感染扩散，邪毒内攻。较深、较大或位置不利引流的脓肿切开后放置引流条。

注意事项 进行刺割法之前，须对患者进行说明解释，减少精神紧张和恐惧。刺割部位在口内者，可先进行洁牙、漱涤，以清除口腔内的结石、菌斑和食物残渣等。注意辨清病变的程度，把握脓肿切开的时机。切口的位置应选择在脓肿稍低的部位，以利引流。

（王汉明　赵雅君）

kǒuqiāng làozhìfǎ

口腔烙治法 （cautery therapy of mouth）

用特制的烙器加热后迅速烙于口腔患处以治疗口腔疾病的方法。口腔病外治法之一。有止血、去除口腔小肿块的作用，适用于治疗多种口腔病证。

源流 口腔烙治法是传统外治法，最早可追溯至唐代，唐·孙思邈《备急千金要方》卷六记载用"烧铁篦""烧铁钉"烙于患处以治疗舌部、牙齿出血。此后，口腔烙治法被历代医家所应用，多用于治疗舌肿、舌衄、齿龈出血、龋齿齿蚛（齿根宣露坏烂、虫蚀疼痛）等病。如宋代，《太平圣惠方》卷三十四记载用槐枝点热药，熨烙齿断缝中，治疗齿蚛臭黄；卷三十六记载了刺割法放血结合烙治法止血治疗舌肿，方法是刺割舌两边的血脉出血后，"烧铁箸烙之数遍"，以起到止血的作用。明代，《普济方》卷五十九记载治疗"舌上出血如泉"用烧铁箸热烙出血处；卷六十九载有治疗"酒醉牙齿涌血"用烧红的铁钉，烙出血处以止血。清代，烙治法应用较普遍，多用于治疗乳蛾、喉痹及一些口齿疾病，在《喉症全科紫珍集》卷上临证二十法中，详细介绍了烙铁的制造、烙治的方法和烙治的注意事项。古代的烙器为银制或铜制，在火上加热，现代多采用高频电刀，刀头有直、弯、尖、钝、圈等多种形状可供选择。高频电刀是利用高频电流切开和电凝机体组织，还有杀菌作用，可减少手术中感染的概率。

临床应用 适用于治疗牙龈息肉、黏液腺囊肿、牙龈溃烂、牙龈出血、舌衄及口腔手术后出血等病症。操作方法：将特制的烙器在酒精灯上烧红后，蘸麻油趁热烙于患处，待听到"嗤"声即抬起，烙处变白，可再烧再烙，重复2~3次，烙后吹珍珠散、冰硼散等。烙后次日口腔黏膜烙处有黄白色假膜样烙痂形成，3~5天可脱落，恢复正常。①治疗龋齿：雄黄为末，以枣糕和为丸，塞龋洞中，烙器烧热烙之。②传统烙治法切除牙龈息肉：用剪刀或手术刀于息肉根部切除后，将烧热的烙器在切口处烙之止血，或直接用烙器将息肉灼烙去除。③高频电刀切除牙龈息肉：用电刀的模式，沿息肉根部切除，再切换到凝血模式，轻点出血处即可止血。

注意事项 ①进行烙治之前，须对患者进行说明解释，减少精神紧张和恐惧。②施烙前根据病变部位的大小，选择合适的烙器，并检查烙器，注意烙铁与柄的连接是否稳固，如有活动则不宜使用，以免在烧烙时掉入口腔、咽喉或气管，造成危险。③烙铁必须烧至通红，再蘸麻油，正在冒烟时最适宜进行烧烙，否则热度下降，达不到烧烙的治疗效果。

（王汉明 赵雅君）

kǒuqiāngbìng zhēnjiǔfǎ

口腔病针灸法（acupuncture and moxibustion treatment of mouth diseases）

运用针刺和灸法以治疗口腔疾病的方法。包括口腔病针法和口腔病灸法两大类，有疏通经络、运行气血、调和脏腑、扶正祛邪、消肿散结等作用，适用于治疗多种口腔病证。

源流 长沙马王堆汉墓帛书已有应用灸法治疗口腔疾病的记载，如《足臂十一脉灸经》灸臂阳明脉治疗齿痛，《阴阳十一脉灸经》灸少阴脉治疗舌坼（舌裂）等，这是针灸法应用于口腔病的最早记载。春秋战国时代，《黄帝内经》的经络学说和针灸理论为口腔病针灸疗法奠定了基础。如《灵枢经·杂病》记载齿痛的针刺治疗，认为齿痛，不畏冷饮，是胃中有实热，可泻足阳明胃经的腧穴以清其热；若畏冷饮，是大肠虚寒，可补手阳明大肠经的腧穴以散其寒。特别提出齿痛的虚实辨证和循经取穴。晋·皇甫谧《针灸甲乙经》卷十二在"手足阳明脉动发口齿病"中记载有足阳明经脉受邪气而发生口齿疾病的辨证治疗原则及主治穴位，是口腔病针灸法的基础。如"上齿龋肿，目窗主之；上齿龋痛，恶风寒，正营主之。""齿间出血者，有伤酸，齿床落痛，口不可开，引鼻中，龈交主之。"书中列举多种针灸治疗口腔疾病的处方，仍有参考价值。明·杨继洲《针灸大成》汇集历代诸家针灸学术观点及实践经验，卷八记载了多种口腔病的针灸选穴，如唇肿取迎香；上牙痛取水沟、太渊、吕细（太溪），灸臂上起肉中五壮。卷九记述了口舌疾病从脏腑辨证选穴，如因于心火上炎，脾胃俱败而致口内生疮，取海泉、水沟、承浆、合谷，复刺金津、玉液、长强；因酒痰滞于舌根，宿热相搏，不能言语而致舌肿难言，取廉泉、金津、玉液，复刺天突、少商。明·薛己《口齿类要》中介绍了针刺治疗比较严重的舌病

的方法，"凡舌肿胀甚，宜先刺舌尖，或舌上，或舌傍，出血泄毒，以救其急"并提出廉泉穴为针刺禁忌穴位。这些宝贵经验现仍为临床所借鉴。

注意事项 同耳病针灸法。

（王汉明 赵雅君）

kǒuqiāngbìng zhēnfǎ

口腔病针法（acupuncture treatment of mouth diseases）

用针刺入选定的穴位以治疗口腔病的方法。属口腔病针灸法。包括口腔病体针疗法、口腔病水针疗法和口腔病耳针疗法等。口腔病体针疗法是传统的针刺方法，即用毫针针刺人体经脉的穴位以治疗口腔病的方法，适用于治疗口舌生疮、牙痛、颊肿、牙宣、牙瘘、齿衄、齿龋、舌强、舌謇、重舌、唇疔等多种口腔病症。口腔病水针疗法与口腔病耳针疗法是现代中医在传统针刺方法基础上逐渐发展起来的治疗方法，其中水针疗法（又称穴位注射疗法）是将针刺入选定的穴位并施行提插手法，得气后再将药物注射液注入该穴位以治疗疾病的方法，通过针刺对穴位的刺激作用和药物的性能对穴位的渗透作用而发挥其综合效应（参见针灸学卷穴位注射疗法），适用于治疗牙痛、口疮、滞颐、木舌、口癣、三叉神经痛等口腔病症；耳针疗法是用针刺、埋针或贴压等方法刺激人体耳廓上的穴位（简称耳穴）以治疗疾病的方法（参见针灸学卷耳针疗法）。耳穴是现代医家发现的独立于传统经络穴位之外的一套穴位系统，全部穴位都位于耳廓上，对应于全身的各个部位，刺激耳穴的具体方法有毫针法、埋针法及贴压法等，适用于治疗口疮、唇疮、牙痛、齿龋、牙痈、牙鼓痛、牙宣、齿衄及面颊肿痛

等多种口腔病症。

（王汉明　赵雅君）

kǒuqiāngbìng tǐzhēn liáofǎ

口腔病体针疗法（body acupuncture for the treatment of mouth diseases）

用毫针针刺人体经脉上的穴位以治疗口腔病的方法。属口腔病针法。体针是传统的针刺方法。十二经脉和奇经八脉中，直接循行于口腔的有手、足阳明经，手、足少阳经，手、足太阳经，足太阴经，足少阴经，足厥阴经，督脉，任脉，此外还有冲脉、阳跷脉、阴跷脉经气与口腔相通。口腔通过经络与脾、心、肾、胃、肝等脏腑发生密切的联系。因此，用毫针针刺有关穴位，可以疏通经络，调和气血，调整脏腑功能，纠正阴阳失衡状态，适用于治疗多种口腔病证。

取穴原则　在中医理论的指导下，采用局部或邻近取穴、远端取穴、随症取穴相结合的原则。①口腔局部或邻近取穴：如口禾髎、四白、巨髎、地仓、大迎、颊车、下关、颧髎、听宫、翳风、耳门、听会、上关、曲鬓、天冲、完骨、风池、兑端、龈交、廉泉、承浆等穴位，有疏通口腔局部及周围脉络气血及消肿止痛的作用。②远端取穴：从脏腑、经络辨证，紧密结合经脉的循行，遵循"经脉所通，主治所及"的治疗规律，选取与口腔有密切联系的脏腑及直接循行于口腔的经脉的穴位，如手阳明大肠经的商阳、二间、三间、合谷、曲池等穴位；足阳明胃经的冲阳、内庭、厉兑等穴位；手少阳三焦经的关冲、三阳络、四渎等穴位；足少阳胆经的阳陵泉、悬钟、足窍阴等穴位；手太阳小肠经的少泽、前谷、后溪等穴位；足太阳膀胱经的肝俞、胆俞、胃俞、肾俞、委中等穴位；

足少阴肾经的涌泉、然谷、太溪、照海等穴位；足太阴脾经的三阴交、血海等穴位；手少阴心经的通里等穴位。③随症取穴：即经验取穴，为历代医家临床经验，是常用有效的穴位。如治疗牙痛常选颊车、下关、合谷、二间、内庭；治疗口臭常选大陵、劳宫、合谷、内庭；治疗牙关开合不利常选颊车、下关、合谷、水沟、承浆；治疗舌强语謇常选廉泉、合谷、内关、通里等穴位。又有奇穴夹承浆治疗牙龈肿痛，奇穴金津、玉液治疗口疮、舌强、舌肿，奇穴牵正、鱼腰治疗口㖞，这些穴位临床均可随症选用。

针刺方法　一般选取局部穴位（或邻近穴位）及远端穴位各2～3个，实证用泻法，得气后出针或留针10分钟；虚证用补法，得气后留针20分钟。头面部穴位宜浅刺，多用斜刺或平刺，金津、玉液二穴则用点刺。

临床应用　适用于治疗口疮、牙痛、牙痈、牙龂痛、骨槽风、痄腮、牙宣、齿衄、齿龋、舌謇、木舌、滞颐等多种口腔疾病。①治疗牙痛：局部取穴可选颊车、地仓、下关、上关、内庭、口禾髎等穴位。随症取穴可选合谷（为止痛要穴），以增强泻热止痛的作用。远端取穴，若胃火牙痛取足阳明胃经的内庭、历兑以清泻胃火；虚火牙痛取足少阴肾经的太溪以滋阴降火。②治疗口舌生疮：局部取穴可选廉泉、颊车、地仓、承浆。随症取穴可选金津、玉液二奇穴，以增强清热生津、泻热止痛的作用。远端取穴，心脾积热可选手阳明大肠经的手三里、合谷、曲池等穴位，足阳明胃经的内庭、冲阳、足三里等穴位，手厥阴心包经的劳宫穴，以清泻心脾之积热。③治疗牙关紧

闭或张口困难：可取局部的穴位颊车、耳和髎、下关、曲鬓等，重在疏通局部经络以解痉。

注意事项　同耳病体针疗法。

（王汉明　赵雅君）

kǒuqiāngbìng shuǐzhēn liáofǎ

口腔病水针疗法（hydro-acupuncture for the treatment of mouth diseases）

将药液注入人体经脉上的穴位以治疗口腔病的方法。又称口腔病穴位注射法。属口腔病针法。水针疗法是在传统针刺法的基础上发展起来的，通过针刺对穴位的刺激作用和药物的性能对穴位的渗透作用，发挥其疏通经络、调和气血、调整脏腑功能、纠正阴阳失衡状态的综合效应（参见针灸学卷穴位注射疗法），适用于治疗多种口腔病证。

取穴及用药原则　取穴遵循局部取穴与远端取穴相结合的原则。口腔局部及邻近的常用穴位有颊车、地仓、廉泉、承浆、牵正、迎香等，远端穴位如劳宫、手三里、足三里、合谷、曲池、三阴交、太溪等。每次选取局部或邻近穴位及远端穴位各1～2个进行水针治疗。按疾病虚实不同，辨证选用不同的注射药物：实证热证可选清热解毒类注射液，如柴胡注射液、鱼腥草注射液；虚证可选补益气血类注射液，如用黄芪注射液、当归注射液、人参注射液、胎盘注射液等；气滞血瘀证可选活血祛瘀类注射液，如丹参注射液、红花注射液、川芎嗪注射液等。此外还可选用维生素类注射液。

操作方法及注意事项　同耳病水针疗法。

临床应用　适用于治疗牙痛、口疮、滞颐、木舌、口癣、三叉神经痛等病症。①治疗牙痛：局

部取穴可选颊车、下关，二穴均为足阳明胃经的穴位，可清热泻火，通络止痛。远端取穴，若胃火炽盛，可选合谷、曲池以泻阳明之火热；虚火上炎，可选太溪、照海以降火止痛。胃火炽盛者可选用柴胡注射液或鱼腥草注射液，虚火上炎可选用参麦注射液进行穴位注射。②治疗口疮：局部穴位可选牵正、颊车，远端穴位可选曲池、手三阳，可选用维生素类注射液进行穴位注射。③治疗三叉神经痛：局部取穴阿是穴（压痛点）或太阳、四白、耳门、迎香等穴位，可选用维生素类注射液、黄芪注射液或柴胡注射液等进行穴位注射。

（王汉明　赵雅君）

kǒuqiāngbìng ěrzhēn liáofǎ

口腔病耳针疗法（ariculoacupuncture for the treatment of mouth diseases）　用针刺或贴压等方法刺激人体耳廓上的特定穴位以治疗口腔病的方法。属口腔病针法。运用耳针治疗疾病，有疏通经络、调和气血、调整脏腑功能、纠正阴阳失衡状态的的作用。耳与脏腑、经络有着广泛的联系，人体各个部位和器官在耳廓上均有相应的敏感点（耳穴），因此临床上可通过刺激耳穴治疗多种口腔病证。

取穴原则　在中医理论指导下，按相应部位取穴、脏腑经络辨证取穴及随症取穴的原则取穴。治疗口腔病的主要耳穴，多为与口腔部位相对应的耳穴，如口、舌、牙、牙痛点1、牙痛点2、上颌、下颌、面颊等耳穴，有疏通口腔经络气血，消肿止痛的作用。备用穴位则多为脏腑经络辨证取穴或随症选取的耳穴，如脾、胃、心、肾、胆、肝、大肠、小肠、神门、内分泌、肾上腺、皮质下、

屏间、屏间前等耳穴。每次施治一侧耳，一般取3~5个耳穴，其中主要耳穴2~3个，备用耳穴1~2个。

操作方法　有毫针刺法、埋针法、耳穴贴压法三种操作方法，见耳病耳针疗法。

临床应用　适用于治疗口疮、唇疮、牙痛、齿龈、牙痈、牙龈痛、牙宣、齿蚵及面颊肿痛等多种口腔病症。①治疗口舌生疮、舌痛、牙宣：主要耳穴常选口、舌、牙、耳尖等相应部位的耳穴，配穴根据辨证选取耳穴，若脾胃积热可选脾、胃、大肠等耳穴，以清泻脾胃之火；心火上炎可选心、小肠等耳穴，以清心泻火止痛；阴虚火旺选肾、肝等耳穴，以滋阴降火。随症可选神门、内分泌、皮质下、屏间前等耳穴，以清热除烦止痛。②治疗牙齿疼痛：主要耳穴常选牙、牙痛点1、牙痛点2等耳穴，上牙痛加选耳穴上颌，下牙痛加选耳穴下颌等相应部位的耳穴。配穴根据辨证选取耳穴，若胃火炽盛可选大肠、胃、脾等耳穴，以泻脏腑之火热；肾虚可选肾、肾上腺等耳穴，以滋肾补髓。随症还可选加耳尖、屏间等耳穴以增强止痛的作用，加选神门、肾上腺、皮质下等耳穴以安神镇痛。③治疗痄腮、面颊肿痛、三叉神经痛：主要耳穴常选面颊、颌等耳穴，配穴根据辨证选取耳穴，若脾胃火热可选脾、胃、大肠等耳穴，以清胃泻脾；肝胆火热可选肝、胆等耳穴，以泻肝胆之火，随症可选肾上腺、神门等耳穴以增强止痛的作用。

注意事项　①施行耳针疗法应注意严格消毒，预防感染。②耳廓冻伤、耳部红肿热痛者及有习惯性流产史的孕妇禁用。③注意预防晕针，发生后应及时

处理。

（王汉明　赵雅君）

kǒuqiāngbìng jiǔfǎ

口腔病灸法（moxibustion treatment of mouth diseases）　用艾叶等可燃材料或其他热源在人体特定的穴位或病变部位进行熏熨、烧灼以治疗口腔病的方法。属口腔病针灸法。灸法属温热疗法，通过温热的刺激作用于人体的经络穴位，有温经散寒止痛、温通经脉、调和气血、提升阳气、消肿散结的作用（参见针灸学卷灸法），适用于治疗多种口腔疾病属虚寒证者。

取穴原则　取穴采取局部选穴与远端选穴相结合的原则。口腔及邻近的穴位，如颊车、地仓、下关、口禾髎、角孙、耳和髎、翳风、耳门、太阳等穴位。远端辨证取穴，如脾虚可选加足三里、脾俞、内庭、手三里、二间、三间等穴位；肾虚可选加太溪、照海、三阴交、肾俞、命门、涌泉等穴位。

操作方法　有四种。①悬起灸：属温和灸。方法是将艾条燃着的一端对准施灸部位，间隔一定距离（距0.5~1寸），进行熏熨，使患者有温热而无灼痛。一般每处灸5~10分钟，以皮肤稍起红晕为度。②间接灸：在施灸部位垫一层生姜、大蒜或盐等物质，上面再堆放艾叶的细末，点燃艾末，热力透过生姜、大蒜、盐等物质进入穴位发挥作用，每次施灸2~3穴，每处灸20分钟左右。③灯火灸：又称灯心灸、灯草灸、神灯照，是民间沿用已久的简便灸法。方法是用灯心草（或纸绳也可）一根，以麻油（或植物油）浸之，燃着后快速对准穴位点烧，猛一接触皮肤听到"啪"的一声迅速离开，称为一燋，如

无爆烊之声可重复一次。每次每穴只灸一燋。此法能补能泻，能温能清，有疏风散邪、扶正祛邪、疏通经络、消肿散结、温经止痛的作用。④天灸法：又称发泡灸。用对皮肤具有温热刺激作用的药物，如吴茱萸粉、附子粉、蒜泥等，敷贴于体表穴位或患处，数小时后除去敷贴的药物，局部有充血、发泡等反应。有调和营卫、通畅气机、引火归原、扶正祛邪的作用。

临床应用 适用于治疗口疮、牙痛、脱颌、痄腮等口腔病证属虚寒者。①治疗阳虚口疮：可采用悬起灸、天灸法等。多选用远端穴位，如足三里、二间、三间、神阙等，悬起灸或隔姜灸，以温中散寒；亦可选用天灸，以附子或吴茱萸研成粉末，醋调成糊状，敷于双足涌泉穴，以纱布绷带包扎。睡前敷，第二天早上除去。有引火归原、促进疮口愈合的作用。②治疗脱颌反复发作：隔姜灸颊车，并可悬起灸三阴交、下关、合谷、脾俞等穴位，以补养气血，收束关窍。③治疗痄疮腮项漫肿不散：可悬起灸肿胀顶部，以活血通络、消肿散结、温经止痛。④治疗痄腮及头面肿痛诸证：可用灯火灸，局部选角孙穴，远端穴位选对侧阳溪穴。角孙穴属手少阳三焦经，为手、足少阳之会穴，阳溪属手阳明大肠经，二穴配合，治疗腮颊肿痛，有泻热消肿止痛的作用。可用吴茱萸灸，吴茱萸、白芨、大黄、胆南星，以上药物共为细末，瓷瓶装好备用。取上述药末（小儿酌减），加醋适量调成糊状，敷贴于双足涌泉穴，再用绷带包扎好，每天换药1次。如敷药期间药物变干燥，可用醋滴在绷带上，以保持湿润。一般敷药2~4次。有清热泻火、

消肿止痛的作用。⑤治疗虚寒牙痛：悬起灸多取远端穴位，如上牙痛选足三里，下牙痛选二间、三间。悬起灸3分钟，或隔姜灸，有温经止痛的作用。灯火灸可灸太阳、耳门、翳风、颊车等穴位，以疏通局部经络，消肿止痛。

注意事项 ①注意灸火的温度和患者的耐受情况，不可过热，避免烫伤。对小儿患者、知觉减退者或昏厥患者，为了防止烫伤，医生可用中、示两指分开，放在施灸部位的两侧，通过医生手指的感觉来测知受热程度，以便随时调节施灸距离，防止灼伤皮肤。②注意安全，用过的灸条应放在小口玻璃瓶内严盖，以防复燃。灸后要擦净皮肤上的灸灰，并检查有无火星洒落，以免烧毁衣物。③施灸后，若皮肤出现小水疱，可不处理，任其自然吸收。如水疱过大，可用注射器将疱内液体吸出。如有化脓，用敷料保护灸疮，待其吸收痊愈。

（王汉明 赵雅君）

kǒuqiāngbìng ànmó dǎoyǐnfǎ

口腔病按摩导引法（massage and daoyin for the treatment of mouth diseases） 通过对人体体表特定的穴位、部位或患处施加按、揉等手法，以及患者通过特定的躯体运动并配合呼吸的自我调节，以防治口腔疾病的方法。分为口腔病按摩法和口腔病导引法两大类，有疏通经络、运行气血、镇静止痛、生津润口的作用，适用于防治多种口腔病证。

源流 按摩导引是具有中医特色的传统医术。春秋战国时代，《黄帝内经》的经络学说理论，为口腔按摩导引法奠定了理论基础。隋唐时代，口腔按摩导引法已应用于临床。如隋·巢元方《诸病源候论》卷三记载练精法，用于

"补养虚劳，令人强壮"；卷二十九、三十中对齿痛、风齿、齿虫、齿龋、口舌生疮、口臭、口舌干焦等病证附有"养生方导引法"。唐·孙思邈《备急千金要方》卷二十七论及养生、按摩法及调气法，记录了鼻引清气、叩齿、摩眼、押头、拔耳、挽发等自我保健推拿方法。宋代以后，重视疾病的预防保健，手段更实用和多样化。如明代，龚居中的《红炉点雪》卷四"却病延年一十六句之术"中记载"叩齿牙无病法"，以防治牙病；高濂的《遵生八笺》卷十八段锦导引法中介绍"赤龙搅水津"，有生精固齿、补益五脏的作用。清代，王祖源的《内功图说·分行外功》在前人导引法基础上提出口功、舌功、齿功，如口功治疗"口中焦干，口苦舌涩，咽下无津，或吞唾喉痛，不能进食"；汪启贤、汪启圣的《动功按摩秘诀·咽喉口齿症》中介绍按摩穴位治疗口臭、牙齿疼痛。归纳古代医籍记载的口腔病按摩导引法，按摩法多为治疗齿痛、口痛的按摩法，导引法则多为养生保健导引法，也有治疗口干、口臭、口舌生疮、齿痛的导引法。现代学者吸取了古代医家的经验，在经络理论的指导下，又有了进一步发展，如指压拔牙法、指压止痛法等。

特点 不通过药物或其他工具而达到调理经络气血运行以防治口腔疾病的目的。具体方法分为口腔病按摩法和口腔病导引法两大类。

口腔病按摩法 医生在患者的相关部位进行推拿、按摩以防治口腔疾病的方法。按摩的部位包括相关穴位及口腔邻近部位，通过按摩手法，可疏通经气，调整局部气血运行，并通过调动与

经络相连的脏腑功能，改变脏腑的病理状态而达到治疗目的，适用于牙痛、牙宣、口干、口舌生疮等病症。①牙痛的按摩：掐合谷，推大肠，掐液门，推行间，或可取合谷、下关、颊车、承浆、水沟等穴位，采用按、压、揉等手法，或单指重力按压，有清火降火止痛的作用。②口疮的按摩：掐合谷，旋推劳宫，推后溪，分推承浆，推行间，摩涌泉，有调和脏腑、清心泻火、敛疮止痛的作用。③口臭的按摩：掐大陵穴50次，然后再擦大陵穴50次。每天做2~3次。大陵为手厥阴心包经的穴位，为原穴，有清心火、降胃火的作用，是历代医家治疗口臭的经验穴位。④揩牙床法：一种方法是洗净手后用拇指和示指分别放在牙齿的唇舌侧龈上，稍用力上下前后按压揉搓，或做圆圈运动，并徐徐由牙根向龈缘方向移动；另一方法是用示指指腹沿牙床内外侧横向摩擦，往复摩擦，口腔上下左右四个区域依次进行。揩牙床法有健齿固齿的作用。其他如指压拔牙法、指压止痛法等亦是临床较常用的按摩法。

口腔病导引法 患者在医生指导下自行做相关的肢体运动或自我按摩，并配合气息的自我调整以达到防治口腔疾病的方法。适用于防治牙痛、牙宣、龋齿、口臭、口苦、口干、口舌生疮等多种口腔病证。临床常用的口腔病导引法有叩齿法、咽津法、口舌生疮导引法等，不仅具有固齿牢齿、滋润口腔等作用，还具有补益五脏、却病延年的功效，因此除了用于口腔病的防治外，还常用于养生保健。

注意事项 ①辨证施术：口腔病按摩导引法的运用同口腔病内治法、口腔病外治法及口腔病针灸法一样，也是在中医整体观念指导下进行的，应根据口腔疾病的特点、病情的轻重缓急、寒热虚实等不同情况，选择合适的部位及不同的方法进行按摩或导引。②口腔病按摩法与口腔病导引法可结合运用。③预防口腔疾病时，可单独运用各种口腔病按摩导引法；治疗口腔疾病时，口腔病按摩导引法多与口腔病内治法、口腔病外治法、口腔病针灸法等结合运用，以取得更好的疗效。

（王汉明 赵雅君）

zhǐyā báyáfǎ

指压拔牙法（extracting tooth with finger pressing） 用手指在特定穴位施以按、压、揉等手法，起到镇痛、镇静的作用，以便进行拔牙的方法。又称指压麻醉拔牙。属口腔病按摩导引法。是在经络学说指导下，吸取古代医家经验的基础上发展起来的方法。常用穴位：主穴有下关、颧髎、颊车、大迎等。配穴有迎香、承浆、水沟、四白等。拔牙时按牙齿不同位置选用不同穴位：拔上前牙取双侧四白，疼痛敏感者加水沟、迎香；拔上后牙取同侧颧髎、下关；拔下前牙取双侧颊车，疼痛敏感者加承浆；拔下后牙取同侧大迎、颊车。指压拔牙过程分三个步骤，即拔牙前、拔牙时和拔牙后。全过程的基本操作可用按、压、揉三步。①按：拔牙前，助手用拇指指腹在患者穴位上按摩10~15分钟，使局部气血经脉通畅，并向患者讲述拔牙过程及感觉，消除患者的顾虑。②压：从术者分离牙龈开始，助手用力以拇指端切压穴位，并逐渐加力，使穴位的酸麻胀感达到最高峰，术者迅速拔除掉患牙。但注意不可用力过猛。③揉：牙齿拔除后，进

行术后处理时，助手用手掌鱼际部轻揉穴位10~15分钟，促使酸麻胀感尽快消失。上述三个步骤要求患者、术者、助手紧密配合，才能达到准确、灵巧、止痛的目的。

（王汉明 赵雅君）

zhǐyā zhǐtòngfǎ

指压止痛法（relieving pain through finger pressing） 用手指在特定的穴位上进行按压或掐拿等刺激，以治疗牙痛的方法。属口腔病按摩导引法。可用于各种牙病而致的牙痛，如龋齿、牙骹痛、牙宣、齿龋等病所致的牙痛。按、压、揉的手法连贯操作，侧重于压法，以拇指端切压手法为主，在按压所选穴位时，力量由轻到重，以感觉酸麻胀为度，一般10~15分钟即可止痛。若再痛，可反复施行，此法也可由患者自行操作完成。穴位选择：前三齿上牙痛，取迎香、水沟；前三齿下牙痛取承浆。后五齿上牙痛，取下关、颧突凹下处；后五齿下牙痛，取耳垂与下颌角连线中点、颊车、大迎等。

（王汉明 赵雅君）

kòuchǐfǎ

叩齿法（knocking teeth） 使上、下牙齿互相叩击如咀嚼状以防治疾病的方法。属口腔病按摩导引法。隋·巢元方《诸病源候论》卷二十九又称"琢齿"，在"齿痛候"记载《养生方》云："东向坐，不息四通，上下琢齿三十六下，治齿痛。"明·龚居中《红炉点雪》卷四称"叩齿"："每日清晨，或不拘时，叩齿三十六遍，则气自固，虫蛀不生，风邪消散。"清·沈金鳌《杂病源流犀烛》卷二十三在"齿病修养法"记载："养性书曰，齿宜朝暮叩以会神……叩左齿三十六，名曰打

天钟……叩右齿，名曰击天磬……叩中央齿，名曰鸣天鼓。"历代医家将叩齿法作为防治口齿疾病及养生保健的重要方法之一，有治疗牙痛、预防龋齿、固齿牢齿、却病延年的作用。具体叩齿方法：宁心聚神，口轻闭，上下牙齿互相轻轻叩击30次以上。动作要领是所有牙齿都要叩击，用力不宜过大，防止牙齿创伤和咬舌。此外，明·张介宾《景岳全书》卷二十八称为"种齿法"，具体操作方法：轻轻逐渐咬实牙根，每天一二次或三四次，或在小便时，先咬紧牙根然后才解小便。此法有固摄肾气、固精牢齿的作用。

（王汉明　赵雅君）

yànjīnfǎ
咽津法（sawllowing saliva）

以口、舌的运动刺激唾液分泌，再徐徐咽下以防治疾病的方法。为养生保健的重要方法之一。隋·巢元方《诸病源候论》卷三称"练精"："养生方云：朝朝服玉泉，使人丁壮，有颜色，去虫而牢齿也。玉泉，口中唾也。朝未起早，漱口中唾，满口乃吞之，辄琢齿二七过。如此者三，乃止，名曰练精。又云：咽之三过，乃止。补养虚劳，令人强壮。"其大意是，用口中的唾液漱口，然后再吞下。口中涎唾为脾肾之精，咽津可保存脾肾之精，有补养虚劳、强壮身体的作用。明·高濂《遵生八笺校注》卷十"八段锦导引法"称"赤龙搅水津"："赤龙者，舌也，以舌搅口齿并左右颊，待津液生而咽，漱津三十六，一云鼓漱，神水满口匀，一口分三咽，所漱津液分作三口，作汩汩声而咽之。"清·尤乘《寿世青编》卷上又称"赤龙取水"，明·龚居中《红炉点雪》卷四称

"水潮除后患法"，其做法与《遵生八笺》大致相同。清·王祖源《内功图说·分行外功》"舌功"记载："舌抵上腭，津液自生，再搅满口，鼓漱三十六次，作三口吞之，要汩汩有声在喉，谓之漱咽灌溉五脏，可常行之。"咽津法具体操作方法：用舌抵上腭，或以舌在上下牙床内外搅动，等唾液满口时鼓漱，然后慢慢咽下。此法用于防治牙痛、龋齿、牙宣、口臭、口苦、口干无津等病症，在保健养生方面，有生精固齿、滋润胃肠、补益五脏、却病延年的作用。不少中医古籍的记述，多是完成叩齿法后接着做咽津法，作为一套动作完成，又称叩齿咽津导引法，其具体操作方法：嘴唇微闭，舌尖轻抵上颌牙龈内侧，先叩两侧大牙36次，再叩门牙36次；然后舌尖沿着上下牙床之外侧面，各搅动10次；最后将唾液于口内鼓漱10次，再分3次咽下。此外，还有介绍先按摩涌泉穴，左右各36次，然后再做叩齿咽津法作为一套动作。

（王汉明　赵雅君）

kǒushéshēngchuāng dǎoyǐnfǎ
口舌生疮导引法（daoyin therapy for ulceration on oral mucosa and tongue）

防治口舌生疮的导引方法。属口腔病按摩导引法。见于隋·巢元方《诸病源候论》卷三十"口舌疮候"："不问时节，缩咽髆内，仰面努髆，并向头上，左右两向按之，左右三七，一住，待血行气动定，然始更用。初缓后急，不得先急后缓。"此法不管什么时候都可以进行，具体操作方法：先提耸肩膀，屈缩颈脖，然后仰面，并将头缓慢左右转动（图），待灵活后再加快转动速度，共21次，为一组动作，如此重复多次。此法有促进血行气

动的作用，除用于防治口舌生疮外，还可用于防治牙痛、眩晕等病症。

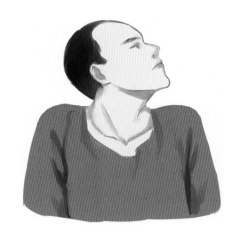

图　耸肩缩脖转头

（王汉明　赵雅君）

kǒuqiāngbìng hùlǐ
口腔病护理（care of mouth diseases）

在中医理论指导下对口腔病进行护理的方法。以中医辨证为基础，各项护理工作都在中医辨证的原则下开展，围绕中医治疗而实行辨证施护。具体可从起居护理、观察病情、精神护理、饮食护理、服药护理、治疗操作护理等方面实施。

起居护理　包括舒适的环境和合理的作息时间。除了一般要求病房或居住环境整洁宽敞、清静、光线调和及室温适宜外，还要针对病情，给予适当的环境护理，如舌痈、重舌、木舌等口舌肿痛、呼吸困难的患者，可采用半坐卧位或侧卧位，以防舌体后缀，堵塞气道；传染性疾病，如疖腮患者要注意隔离，避免与其他患者接触造成交叉感染。作息时间的护理一般遵守医院的规定，同时可根据气候及病情做适当安排，如春季宜夜卧早起，舒缓形体；夏季应避免烈日下活动，以

防中暑；秋季避免过多吹风，以防燥邪外侵；冬季宜早卧晚起，避免受寒，使阳气得以收藏。若病情允许，起床后可进行适当的室外活动，呼吸新鲜空气。

观察病情 除注意神色、形态、呼吸、体温、饮食、睡眠、二便等情况外，口腔疾病要重点观察口腔肌膜溃烂、口面部疼痛、肿胀、张口度、吞咽、呼吸等情况。若口腔肌膜红肿疼痛，溃烂之处色泽鲜明，口干口苦，尿黄，便结，多为热证；若口腔肌膜肿胀苍白色淡、口淡不渴，则多为虚证。还要善于观察病情的变化，尤其是舌痛，病情严重者可波及舌根和喉部，出现呼吸困难、烦躁、神昏等邪毒内陷之象。只有密切仔细观察病情，才能及时救治。

精神护理 应注意病人的情绪及精神面貌方面的改变，对病人应予关心和同情，态度热情和蔼，取得病人的信任，消除病人的顾虑。如牙痛剧烈，寝食难安的患者，往往不愿候诊，而希望立即诊治，不愿进行检查，从而影响医疗秩序和诊疗程序，这时要注意安抚患者情绪，检查时勿过度刺激患牙，以减轻患者痛苦；又如口疮长期反复发作者，有恐癌心理，要注意科学讲解，配合心理疏导，消除顾虑；又如舌菌、腮岩患者，多有悲观情绪，故首先要安定病人情绪，使之配合治疗，只有精神安定，心情畅达，气机通利，脏腑调和，才有利于早日康复。

饮食护理 根据病情的寒热虚实不同，指导患者的饮食忌宜、饮食量及饮食方法等。如牙齩痛、口疮、牙痛等属实证热证者，表现为红、肿、热、痛明显，宜选清凉甘淡的食物，如萝卜、冬瓜、丝瓜、苦瓜、白菜、豆腐等，同时可多吃新鲜水果如梨、西瓜等；有张口受限或颌间固定的患者应以吸管进食稀软食物，如绿豆汤、蔬菜水果汁、葛根粉、藕粉、荸荠粉、大米粥、小米粥等。牙齿有深的龋洞或齿龈的患者，不要进食过凉、过热、酸、甜的食物，以免刺激牙髓。

服药护理 指导病人煎药方法、服药时间、服药方法等，使药物能更好地发挥治疗作用。如风寒或风热表证者，其药物宜武火快煎，温服、顿服；热证者可凉服，一些苦寒泻火的药宜在进食前服用。

治疗操作护理 医生、护理者都应了解和掌握口腔疾病常用的外治法，有些治疗方法需要病人自己完成时，可将方法教给患者本人或家属。口腔病外治法护理操作总的要求是动作轻巧、准确。如施行口腔吹药法，吹药时用力要轻，要求药粉均匀撒布于患处及周围。使用含化法时，要求药丸或药片含在口内慢慢噙化咽下，使药物能较长时间浸润于咽喉口腔患处。施行漱涤法时，应使药水在口中鼓漱或含药 3~5 分钟后再吐出，使之荡涤口腔，漱涤次数不必过于频繁，两次间隔时间不少于 1 小时。拔牙法均由医生、护士具体实施，操作前应向患者做好解释工作，以解除其顾虑和恐惧，操作时严格按照注意事项进行，操作动作要迅速、轻柔，拔牙后嘱患者少说话，不要用力吸吮和用舌舔创口，术后 2 小时再进食，不要吃过热、过硬的食物等。牙齩痛、牙痛的护理应特别注意成脓的情况，成脓后应及早切开排脓，再配合漱涤法、含化法。

（王汉明　赵雅君）

kǒuqiāngbìng yùfáng

口腔病预防（prevention of mouth diseases） 在中医理论指导下调养身体以防止口腔疾病发生、发展的方法。口腔病的预防重点有以下几方面：①培养良好的卫生习惯，纠正不良陋习，养成早晚刷牙、饭后漱口及用牙线剔除嵌塞于牙间隙食物的习惯，保持口腔清洁，预防或减少牙病的发生。坚持做叩齿法、咽津法等按摩导引法，注重口腔保健。纠正舔唇、咬唇、过度用力刷牙及用牙咬硬物等不良习惯。②饮食结构合理，忌饮食偏嗜，勿恣食过酸、过甜、过咸或过烫、过冷、过硬的食物，以免损伤牙齿。少食肥甘厚味、煎炒炙煿，以防食积热蕴，引发口疮、鹅口疮、口糜、牙痛、牙宣、牙痈等多种口腔疾病。③定期做口腔检查，及时发现口腔病变，及早治疗。如小儿牙齿疼痛、牙齿变黄、变黑应及时诊治，做好防治龋齿工作。定期清除牙石和菌斑，预防牙宣、牙痈等病。④注意安全，避免创伤。如运动时佩戴护齿，避免义齿或不良修复造成的创伤。⑤医院应严格消毒隔离，避免医源性感染。如口腔器械严格消毒，防止经唾液和血液传播疾病。

（王汉明　赵雅君）

kǒuqiāng téngtòng

口腔疼痛（mouth pain） 口、齿、唇、舌及口腔骨骼关节疼痛的症状。是多种口腔疾病的常见症状。

病因病机 产生口腔疼痛的原因主要有四种。①因风寒侵袭，寒凝血滞，牙齿、肌膜经气不通而痛。②风热侵袭或脏腑火热上炎口腔，灼烁肌膜、牙齿，甚则溃烂成脓而痛。③因年老体衰或慢性疾病，致气血不足或阴精亏损，口腔肌膜或牙齿失养，不荣则痛。④因跌打损伤、咬硬物或慢性关节劳损，致气滞血瘀，经络阻滞，不通则痛。

临床表现与鉴别诊断 根据疼痛部位的不同，可将口腔疼痛分为三大类，即口腔肌膜痛，牙齿牙床痛、骨骼关节痛，不同部位的疼痛有不同的临床表现特点。

口腔肌膜痛 疼痛部位发生在口腔肌膜覆盖的位置，如颊部、上腭、舌、唇等，多见于口疮、口癣、口糜、鹅口疮等疾病。口疮常为单个或几个独立的类圆形溃疡，可不治而愈，但易反复发作，发作时常有不同程度的局部疼痛。口癣疼痛较轻，受饮食刺激而疼痛明显，疼痛部位可见白色条纹。口糜初起可见黏膜充血和小水疱，溃破后疼痛加重，上覆黄白色假膜，病变范围大，可遍布颊、舌、腭以及牙龈等。鹅口疮多发生于新生儿和重病、久病体质虚弱之人，黏膜表面白斑点点，甚者满布白屑如鹅毛雪片。

牙齿牙床痛 疼痛部位发生在牙齿或牙床处。牙齿平时不痛，咬物则痛，多见于牙齿、牙床病变，如龋齿、牙痈、牙漏或牙宣等；牙齿遇冷、热、酸、甜刺激而痛，多见于齿蠹、龋齿等疾病；若疼痛发生在真牙处，多为牙蚕痛，表现为真牙处牙龈红肿疼痛；若火毒炽盛，龈肉腐溃成脓则疼痛剧烈，溢脓，张口困难，痛及咽喉，吞咽困难，颌下臖核，如失治误治，可发展成骨槽风。

骨骼关节痛 疼痛部位发生在上、下颌骨或下颌关节咬合处，常见于骨槽风、地阁骨伤、脱颌等疾病。颌骨受邪毒侵袭，或牙病失治，以致邪毒内陷，可导致骨槽风，表现为颊腮漫肿，颊车骨疼痛，张口受限，或牙关拘紧，日久出脓或形成瘘管。车祸、跌打损伤等直接暴力可致地阁骨伤，表现为面部畸形，下颌疼痛，张闭口运动受限等症状。大张口、大笑或打呵欠时下颌脱落，口不能闭，颞下颌关节处疼痛，此为脱颌，口呈半开状，脸型变长，耳屏前方出现凹陷，分为单侧和双侧脱位。若咀嚼或开口时颞下颌关节及周围疼痛酸胀、弹响、张口受限者为颊车胲痛，亦可发生于单侧或双侧。

治疗原则 应根据口腔肌膜痛、牙齿牙床痛及骨骼关节痛等不同疾病及不同的病因病机给予相应的治疗：风寒侵袭者，治宜疏风散寒；风热外袭者，治宜疏风清热；心经热盛、上炎口腔者，宜清心降火；脾胃湿热者，宜清热利湿；火毒炽盛、化腐成脓者，宜泻火解毒排脓；肝肾阴虚者，宜滋养肝肾；阴虚火旺者，当滋阴降火。此外，还应根据不同病情结合漱涤法、含化法、口腔敷药法、口腔吹药法等外治法进行治疗。

（赵雅君　王汉明）

kǒuqiāng hóngzhǒng

口腔红肿（redness and swelling of mouth）

口腔肌膜或颌面部肌肤色红及肿胀的症状。是多种口腔疾病的常见症状。

病因病机 多为外感风热邪毒或脏腑热盛，循经上炎，气血壅盛，更甚者血败肉腐而化脓；久病阴虚，或五志化火，耗伤阴液，阴虚火旺，虚火上炎者多呈淡红微肿；肿而不红多属寒湿之证，脾肾虚寒，水湿不运，气化失司，多见于久病正气虚弱，气血不足；各种外伤也可导致口腔颌面部气滞血瘀而红肿。

临床表现与鉴别诊断 口腔红肿者多伴有疼痛，红肿严重者，疼痛较剧；红肿轻微者，疼痛也较轻微；肿而不红，疼痛亦轻；微肿而红甚，疼痛较剧烈。口腔肌膜、牙龈、肌肤的红肿各有特点。

口腔肌膜红肿 初期可仅有灼热感，而不易发觉，红肿可成点状或小片状散发，待局部血热壅盛，则红肿明显，出现疼痛，若热胜肉腐，则可出现溃疡和假膜，若见单个或散发的溃疡多为口疮；若红肿广泛，伴有致密斑片状假膜可见于口糜、鹅口疮；表面鲜红伴白色条纹多为口癣。口吻疮的红肿发生在口唇及周围皮肤，红肿范围局限，病变表浅，发作及痊愈较快；唇风红肿可累及整个唇部肿大似驴唇，常反复脱屑、结痂，不易痊愈；唇疔坚硬肿盛，可有黄白色脓头，常伴恶寒、发热、口干、便秘等全身症状，若治疗不当可肿及颜面，发生走黄，病情危重。茧唇肿起如菜花状，表面凸凹不平，质地坚硬，疼痛症状可不明显。

牙龈红肿 牙结石、不良修复体、食物嵌塞可使接触部位的牙龈红肿、出血、疼痛，其红肿部位与刺激物吻合；牙漏、牙宣、牙蚕痛、牙痈、牙痈等疾病均可出现牙龈牙床红肿疼痛、化脓，甚至牙床萎缩、牙齿松动，若治疗不及时，脓肿可侵犯牙槽骨，发展为骨槽风，甚者导致皮肤红肿或溃脓。

颌面部肌肤红肿 牙漏、牙宣、牙蚕痛、牙疳、牙痈等疾病常可导致相应部位肌肤弥漫性肿胀，呈高弹性，压之不凹陷，可伴发热、恶寒等症状。痄腮和发颐的肿胀以耳垂为中心，腮腺导管口红肿，可伴发热等全身症状；腮腺肿瘤的肿胀多在耳屏前，一般无全身症状。

此外，外伤导致的口腔红肿，其部位与外伤病史吻合，兼见局部瘀肿或出血、溃疡、血疱等。口腔颌面部组织间隙多且互相连通，发生组织感染或引流不畅者，红肿易通过间隙而扩散，其红肿不易消退或反复发生。此外，鼻、咽、喉、颈部等邻近器官也可引起口腔红肿，需详细辨别。

治疗原则 治疗宜内治与外治相结合。内治原则：外感风热者，以疏风清热、消肿止痛为主；胃火炽盛者，以清火解毒、凉血消肿为主；心脾积热者，以清心泻脾为主；肝胆火盛者，以清泻肝胆为主；阴虚火旺者，以滋阴清热、引火归原为主；脾肾虚寒、气血虚弱者，以温阳补气、托里排毒为主。外治原则：红肿的局部治疗可用清热、消肿的中药外敷或外擦；针对创伤、不良修复体、牙结石等外在因素引起的红肿，应及时清创、缝合，去除刺激因素；脓已成者，要适时切开排脓，以利消肿。邻近器官或全身病变引起的红肿，主要针对原发病进行治疗。

(赵雅君 王汉明)

kǒuqiāng kuìlàn

口腔溃烂（ulceration of mouth） 口腔肌膜发生糜烂及溃疡、腐烂等改变，甚则延及骨骼的症状。是多种口腔疾病的常见症状。

病因病机 内因主要是脏腑功能失调，火热循经上炎，灼烁肌膜，以及气血亏虚，肌膜失养，溃烂不愈；外因主要是感染邪毒和外伤。心脾积热上炎、膀胱湿热上蒸、下焦虚火上炎、外感邪毒入里化热等皆可腐灼肌膜形成溃烂；脾肾阳虚，湿浊上泛，经络阻滞，气血不和可导致肌膜溃烂不易愈合。

临床表现与鉴别诊断 根据口腔溃烂的程度可分为口腔肌膜浅表溃烂和口腔肌膜骨骼溃烂。

口腔肌膜浅表溃烂 溃烂发生在皮肤或黏膜层，一般愈合较快，愈合后多不留瘢痕，可见于口糜、鹅口疮、口疮、口癣等疾病。邪热循经上炎口腔，肌膜腐灼溃破，局部溃烂红肿、疼痛，影响进食，可伴有口臭、口干等症。若因水液运化失常，湿浊上泛，则溃烂处假膜较厚，周围水肿高起，如口糜、鹅口疮，常见厚而致密的假膜。若因阴虚、虚火上炎，则溃烂较轻，肌膜充血，干燥少津。牙齿残根、锐利边缘、不良修复体等造成肌膜浅表的创伤，或悬旗风血疱破裂也可形成浅表溃烂。

口腔肌膜骨骼溃烂 病位在肌肉深层或骨骼之中，病程较长，常形成窦道向外排脓而成慢性病变，溃烂不易愈合，愈合后可能留下瘢痕或组织缺损，可见于牙漏、牙疳、骨槽风、口腔肿瘤等疾病。牙漏多因龋齿等引起慢性根尖周炎，牙槽骨吸收形成窦道，向外排脓，以致牙龈、牙槽骨溃烂，甚至牙根穿出牙龈而外露，其溃烂部位多局限于患牙附近，常伴有牙齿反复疼痛、松动，一般无全身症状。牙疳是外感温热邪毒，火毒炽盛，上蒸牙龈，伤及肌膜、牙槽等，其溃烂发展迅速，龈肉肌膜紫黑腐烂，甚至骨骼外露、脱落，病变迅速而险恶，可危及生命。骨槽风是因牙病失治、误治，或外感风火邪毒，深袭筋骨而致，以颌骨剧烈疼痛为主要症状，可伴发热、恶寒等症状，迁延日久则骨质破坏，甚至排出死骨。舌菌、牙岩、茧唇等口腔肿瘤所致的溃烂常无剧烈疼痛，但溃烂长期不愈，病变处增生、肿硬，如菜花状。

治疗原则 根据病情轻重选择治疗方案，有全身症状者，以内治为主；无全身症状者，以外治和局部治疗为主。心脾积热者，治宜清心泻脾；膀胱湿热者，治宜清利湿热；虚火上炎者，治宜滋阴清热；脾肾阳虚者，治宜温肾健脾化湿等。外治可给予清热解毒、收敛、祛腐生肌的药物进行外用，如煎水含漱、研末吹药等。对于肌膜骨骼较深部位的溃烂，需明确病因，例如牙病引起的牙漏，将患牙进行适当治疗即可痊愈；骨槽风需排出脓液，去除死骨；口腔肿瘤则需及时手术治疗。

(赵雅君 王汉明)

kǒuchòu

口臭（halitosis） 口内散发出酸腐臭气或其他异味的症状。又称口腔异味。是临床常见症状，口臭可被患者自己感觉到，也可被旁人闻到。

病因病机 病因有两大类。①局部原因：食物残渣、牙结石、牙菌斑等滞留于龋洞、牙缝间，腐败发臭；口腔肌膜溃烂、组织排出大量脓血性分泌物或口腔肿瘤导致组织坏死等都会产生口臭。②全身原因：主要是脏腑功能失调，火热上冲所致，如脾胃失调，湿热内蕴中焦，湿热秽浊之气上冲于口，可导致口气腐臭；胃火炽盛，循经上炎，口腔肌膜腐灼化脓，可致口气腥热臭秽；久病脾气虚弱，气血不足，邪毒滞留，口腔肌膜溃烂日久不愈，腐物污秽，则口气酸臭不热；思虑或久病伤阴，虚火郁结胸膈之间，冲发于口，可引起口臭。此外，由于其他疾病，不能正常刷牙的患者口腔通常有明显异味。

临床表现与鉴别诊断 根据产生口臭的原因不同，大致可分为两大类。

口源性口臭 龋洞或牙间隙滞留食物残渣，腐败分解可产生腐败性酸臭味。鹅口疮、口糜患者因中焦湿浊上蒸，口腔黏膜糜烂，上覆斑片状白色或黄白色假膜，口气腥臭或甜中带臭。胃火炽盛，燔灼牙床可发生牙宣、牙龈痛、牙痛等病，脓液大量排出时口腔有腥臭味，急性期伴牙龈红肿、咬合痛；若反复发作，形成瘘管，脓液量少则无明显臭味，伴随症状也不明显。虚火上炎者，口中腥臭不甚，伴口干舌燥、五心烦热等，如口癣、鹅口疮虚火上浮证型。反复发生齿衄、舌衄者，口中有血腥味，口腔可见血凝块或血丝，或见瘀点瘀斑。牙痈、口腔等部位恶性肿瘤患者因组织大面积坏死、溃烂，口中可发出腐败性臭味。

非口源性口臭 消化不良或便秘者，可出现口气有酸腐臭味。某些全身疾病导致脏腑衰败，出现危重症候，有特殊之口臭，如脾肾虚衰之水肿患者尿毒症期，尿少呕逆，口中有尿臭味；消渴阴损及阳，阴阳两虚致阳气不能化水，浊阴内停，口中发出烂苹果味。

治疗原则 针对病因进行治疗。口腔有龋洞、牙结石、牙菌斑的患者及时进行去龋充填、洁治。刷牙不能自理的患者应加强口腔卫生护理。由鼻、咽、喉病变或全身性疾病等引起的口臭，针对原发病进行辨证治疗。脾胃湿热者，健脾祛湿，清热和胃；胃火炽盛者，清热凉血；脾气虚弱，气血不足者，健脾益气补血；虚火上炎者，滋阴清热，引火归原。

（赵雅君 王汉明）

kǒugān

口干（thirst） 口中感觉干渴的症状。又称口渴。是临床常见症状。

病因病机 口干的主要原因是津液耗损或津液输布不畅，不能上承于口。①津液耗损：如外感燥热之邪或内热炽盛，耗伤津液；久病伤阴耗血，阴虚火旺，或外伤大量失血后，血伤津少，均可导致口干。②津液输布不畅：如脾胃虚弱，运化失调，水湿内停，津不上输，或肾阳不足，不能化气行水，或情志不舒，气机不畅，津液不能输布，均可导致口干而不多饮。

临床表现与鉴别诊断 根据口干是否喜饮水，分为口干喜饮与口干不喜饮两大类。

口干喜饮 口中干渴且喜欢饮水，饮水后口干可暂时缓解，多见于津液耗损的一些病证，如唇风、痄腮、牙痈、牙龈痛、牙痛、发颐等疾病属外感燥热之邪或内热炽盛者，由于内有热邪，故喜饮冷水，常伴有口腔肌膜红肿（见口腔红肿）、大便秘结、脉数等热象；口癣、舌裂等疾病属阴虚火旺者，亦可出现口干喜饮的情况，常伴有舌红少苔、脉细数等征象。因津血同源，若手术或外伤大量失血者，亦可出现口干而喜饮。

口干不喜饮 口虽干渴但并不喜欢饮水，即使饮水亦不多，或饮水亦不能缓解口干的症状，多见于津液输布不畅的一些病证，如口疮、牙宣、口癣、狐惑病等疾病属脾胃虚弱、湿浊内停或肾阳不足、不能化气行水者，由于脾失健运或肾不化气，以致津不上承，而出现口干，此时常伴有面色苍白、口淡无味、纳谷不香、手足不温、舌淡苔白、脉细弱等气虚或阳虚之象。

治疗原则 口干应根据津液不足或津液输布不畅两种情况分别给予不同的治疗，外感燥热或内热炽盛者，治宜清热泻火以保护津液；阴虚火旺者，治宜滋阴降火；脾胃虚弱、湿浊内停者，治宜健脾利湿、行气化浊；肾不化气者，治宜温阳化气。

（赵雅君 王汉明）

kǒuchuāng

口疮（oral ulcer） 以口腔肌膜出现类圆形溃烂斑点、灼热疼痛为主要特征的疾病。中医古籍中又称口破、口疡、口疳、口舌疮、口舌生疮等。男女老幼均可发生，但以青壮年最多。口疮具有不治而愈、但易反复发作的特点，病程可长达数十年。西医学的复发性阿弗他溃疡可参考此病辨证治疗。

历史源流 "口疮"之名首见于《黄帝内经》，《素问·气交变大论》记载："岁金不及，炎火乃行……民病口疮。"《素问·五常政大论》称"口疡"："少阳司天，火气下临，肺气上从……鼻窒口疡。"指出其发病与气候变化有关。隋·巢元方《诸病源候论》卷三十认为是"热乘心脾，气冲于口与舌，故令口舌生疮也"，分析了热乘心脾而致口疮，这一理论成为后世医家治疗口疮的重要理论依据之一。该书在卷七、九、十七、三十、四十四、四十五和五十中列有口疮八种，如产后虚热口生疮候、伤寒口生疮候、时气口生疮候、小儿口疮等，包括了多种口腔溃疡的病证，均认为与脏腑内热有关。唐·孙思邈《备急千金要方》卷六上指出此病容易反复发作的特点："凡患口疮及齿，禁油、面、酒、酱、酸、醋、咸、腻、干枣，瘥后仍慎之，若不久慎，寻手再发，发即难差。"又列出治疗口疮内服及外治方十余首，内服方多为清热之剂，外治有含漱、含咽等治法。宋代，《太平圣惠方》卷十一、十五、十八、三十八及九十论述了因感受伤寒热毒、时气及热病后毒气未除，或过服乳石热药而致口舌生疮和小儿口疮的病因病机，收录治口疮方百余首，多为清热解毒止痛的含漱方剂和丸散剂。《圣济总录》卷一百一十八还提到"下冷口疮"和"元脏虚冷上攻口疮"，已认识到有阳虚型口疮，并载有附子涂脚方，用生附子为末，以姜汁和匀，涂脚心；又设有治下冷口疮的神圣膏方，以吴茱萸为末醋调涂两脚底心，以引热下行，引火归原。《重订严氏济生方·口齿门》（宋·严用和原著）认为口疮发病因"脾气凝滞，风热加之而然"，提出内外因致病的观点。元·朱震亨《丹溪心法》卷四记载了对虚实口疮的不同内治、外掺疗法，并认为虚证口疮"服凉药不愈者，因中焦土虚，且不能食，相火冲上无制"，告诫不能久用凉药治疗。明·张介宾《景岳全书·杂证谟》重视口疮的虚实辨治，实证有三焦内热、胃火盛、心火、肝火及多酒湿热等，虚证有中气不足、劳伤心脾、久服凉药致无根虚火，并设有口疮敷药方多首。明·薛己《口齿类要·口疮二》分上、中、下焦论治，认为"上焦实热，中焦虚寒，下焦阴火，各经传变所致，当分别而治之"，并列有验案多则。明·陈实功《外科正宗》卷四称此病为"口破"，还提出虚火者与精神因素有关，将口破分为虚火和实火两大类，特别重视局部辨证，"虚火者，色淡而白斑细点，甚者陷露龟纹"，"实火者，色红而满口斑烂，甚者腮舌俱肿"，并设有内外治方。清代，对口疮的

记述多在前人的基础上加以发挥，沈金鳌《杂病源流犀烛》卷二十三认为"凡口疮者，皆病之标也，治者当推求其本焉"，强调治病必须治本，从脏腑论治。张璐《张氏医通·口齿》也介绍了穴位敷贴法。此外，《外科大成》《医宗金鉴》《疡医大全》等清代医籍均有关于口疮的论述。从隋唐到明清，对口疮的治疗，已经确立了辨证治疗的原则，分别按寒热虚实辨证用药，内外治疗相结合，形成了从病因病机到辨证论治较系统而全面的理论。

病因病机　以心、脾、肾功能失调为主。①心脾积热：操心劳神太过，情志之火内发，心火妄动；或因过食辛辣、过服热药，脾胃积热，又复受风热邪毒，或口腔不洁邪毒侵袭，内外热邪相搏，心脾蕴热，不得宣泄，循经上炎于口而为病。②阴虚火旺：素体阴虚，病后失养，或劳累过度，熬夜多思，阴液暗耗，伤及心肾，真阴不足，心肾不交，虚火上炎，灼于口腔而为病；或因病后余邪未清，劫烁胃阴，脾胃之阴不足，口腔失于滋养而为病。③脾肾阳虚：素体阳虚，或久病阴损及阳，或贪凉饮冷，或伤寒误治，损伤脾肾之阳，阳气虚衰，虚阳上越，寒湿困口发为口疮。

诊断与鉴别　以口腔黏膜溃破疼痛为主要症状，多有反复发作史。检查可见唇、颊、舌、软腭等处黏膜发生单个或多个黄色或灰白色圆形或椭圆形溃疡（图），具有"黄、红、凹、痛"的临床特征。溃疡大小不等，周围红晕，表面覆有黄白色假膜，有的边缘红肿高起，中央凹陷，基底柔软光滑。如不治疗，表浅的口疮1~2周可自愈，愈后不留瘢痕；口疮深者可达肌层，甚至

数月难愈，愈后可留瘢痕。口疮愈后间隔数天或数月可再发，更有甚者此未愈彼又起，无间歇期。

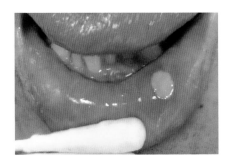

图　口腔黏膜溃疡

口腔肌膜出现白色溃烂可见于其他多种口腔疾病，如口糜、狐惑病、结核性溃疡、癌性溃疡等。①口糜：多见于体质虚弱的患者，发病较急，可伴有发热、头痛等全身症状，口腔黏膜上出现白色斑点如糜粥样物，拭去后易再生，彼此能融合成大片，蔓延迅速，可扩展到整个口腔甚至咽部，引起呼吸困难，多为感染所致；口疮为单个或多个散在溃疡，偶有融合，全身症状轻微。②狐惑病：口腔表现与口疮极为相似，但除此外还有眼部、会阴、皮肤损害，严重者兼有关节、心血管、胃肠道及神经系统等损害。③结核性溃疡：边缘不整齐且向中央卷曲，呈潜掘状，溃疡底部见肉芽肿。④癌性溃疡：疼痛可不剧烈，长期不愈合，位置固定，边缘不整齐，溃疡底部呈菜花状，触诊较硬有浸润；口疮灼痛明显，有自愈性，反复发作于黏膜的不同部位，基底平坦，质地软。

辨证分型　主要辨明虚实，审清脏腑。实火多在心脾，虚火多为心、脾、肾之阴虚。此外，还有脾肾阳虚，虚阳上越。溃疡的红、肿、痛情况可作为辨证的

参考。①心脾积热：溃疡处灼痛明显，进饮食或说话时尤甚，伴口渴口干、心烦失眠、大便秘结、小便短黄，舌红，苔黄或腻，脉数有力。检查见溃疡表面有黄色或黄白色假膜，周边红肿。②阴虚火旺：口腔疼痛较轻，但溃疡此愈彼起，绵延不止。检查见溃疡面积小、数量少，呈灰白色，周边红肿不甚。心阴虚者，可见心神不宁，失眠梦多，舌尖红赤，脉细数；胃阴虚者，可见口干口黏，不欲食，大便干结，小便短少，舌红少津，脉细数；肾阴虚者，可见舌燥咽干，头晕耳鸣，潮热盗汗，腰膝酸软，舌质红干，少苔，脉细数。③脾肾阳虚：溃疡处疼痛较轻，久难愈合，伴倦怠乏力、面色㿠白、形寒肢冷，或少腹冷痛、下利清谷、小便清长。舌质淡，舌苔白滑或白腻，脉沉弱。检查见溃疡色白或暗，周边淡红或不红。

治疗　采用内治与外治结合，局部与整体并重，方能取得较好疗效。

内治法　①心脾积热者，治宜清心泻脾，消肿止痛。若心经热盛为主，可选用导赤散加减；若脾胃热盛为主，可选用清胃汤加减。②阴虚火旺者，若心阴虚，治宜养心阴，补心血，清心火，可选用天王补心丹或黄连阿胶鸡子黄汤加减；若胃阴虚，治宜滋阴养脾，清胃降火，可选用玉女煎或甘露饮加减；若肾阴虚，治宜滋肾养阴，清降虚火，可选用知柏地黄丸加减。③脾肾阳虚者，治宜温肾健脾，温中散寒，可选用附子理中汤加减，若以脾阳虚为主，可用理中汤、连理汤；若以肾阳虚为主，可用肾气丸加减。

外治法　①漱涤法：用清热解毒、消肿止痛、去腐生肌的中药煎水含漱，如金银花、甘草等量，或野菊花、黄连煎水漱口；蔷薇根皮、黄柏、升麻、生地黄煎水含漱。②口腔敷药法：将药物制成膏状或粉末擦于溃疡处，如蜂蜜、蜂胶、冰硼散、珠黄散、青吹口散等擦于溃疡处均可起到止痛、促进溃疡愈合的作用。③口腔吹药法：软腭处的溃疡不便擦药，可将中药粉末吹于患处，如锡类散、冰黛散、柳花散等。④敷贴法：将中药贴于手心、足心和脐部，通过经络发挥治疗作用，常用药物有细辛、吴茱萸、地龙、附子，一般用水、姜汁、米醋等调和。⑤口腔刺割法：在穴位或溃疡面上，用毫针或三棱针点刺放血，刺后可止痛，促进溃疡愈合。常取穴位有金津、玉液和廉泉；溃疡久不愈者，点刺溃面，使之少许渗血，覆盖溃疡面为止，可立即止痛。注意术前消毒，术后擦药，以防感染。

针灸疗法　①口腔病体针疗法：取颊车、地仓、承浆、合谷、曲池、通里、神门、少冲，实火证用泻法，虚火证用平补平泻法。②口腔病耳针疗法：主穴取神门、舌、内分泌、皮质下、口，备穴取肺、脾、胃、肾。③穴位注射（口腔病水针疗法）：取牵正、颊车、曲池、手三里，注入维生素 B_{12} 或 B_1 注射液 0.5ml。④口腔病灸法：脾肾阳虚者，取合谷、足三里、太溪、照海、然谷等穴。

预防与调护　生活起居要有规律，劳逸结合，保证充足的睡眠，避免过劳或熬夜。调畅情志，避免精神刺激。饮食宜清淡，少食辛辣炙煿、膏粱厚味，阳虚者需戒生冷及寒凉药食。保持大便通畅，防治便秘。患口疮后要注意口腔清洁，经常用淡盐水或中药汁漱口。

预后及转归　此病有自限性，表浅的口疮一般 7～10 天可自愈，愈后不留瘢痕。深而大的口疮迁延月余，愈后可留下瘢痕，甚至造成组织缺损。此病若失于预防调护，极易复发。

（赵雅君　王汉明）

kǒumí

口糜（aphtha）　以口腔肌膜潮红、糜烂，上覆盖假膜如糜粥样为主要特征的疾病。中医古籍中又称白口疮。重病、久病、体弱之人易患此病。西医学的球菌性口炎可参考此病辨证治疗。

历史源流　"口糜"一名最早见于《黄帝内经》，《素问·气厥论》曰："膀胱移热于小肠，鬲肠不便，上为口糜。"《素问·至真要大论》曰："火气内发，上为口糜"，认为是火热上犯致病。后世医家对此病的认识多循《黄帝内经》的观点，如宋代《圣济总录》卷一百一十七进一步阐释了《黄帝内经》中"膀胱移热于小肠"的病机，主要是"小肠之脉，络心循咽，下膈抵胃"，若膀胱移热小肠，胃之水谷不得传输于下，则令肠膈塞而不便，致口生疮而糜烂，认为是心胃壅热，则必熏蒸于上，并强调"当求其本而治之"，设有清心泻脾的大青丸方、大黄散方、甘草丸方等。又如《重订严氏济生方·口齿门》（宋·严用和原著）载有治疗小儿白口疮的方药，认为小儿白口疮发病急恶，状似木耳，用青金散油调，用鸦羽扫口；指出小儿白口疮，可致声音嘶哑，用粉红散蜜调扫咽喉内。清代，医家们对口糜有较深入的认识。如沈金鳌《杂病源流犀烛》卷二十三指出"脏腑积热则口糜，口糜者，口疮糜烂也"，认为心热、肺热、膀胱移热小肠、心脾有热、三焦火盛、中气不足、阴亏火泛等均可致口糜，并设有辨治方药；许克昌《外科证治全书》卷二指出口糜的症状特点："满口糜烂，色红作痛，口干舌燥"，内治从脾虚湿热、虚热等方面辨证论治，外搽珍珠散以清热祛腐，消肿止痛。这些宝贵的经验至今在临床上仍有很大的参考价值。

病因病机 病因多为外感邪毒、饮食不节及病后体弱，病机与心、脾、胃功能失调有关。①外感邪毒：外感风温、湿热、火毒之邪，蕴结肺胃，邪热循经上蒸口腔。②心脾积热：饮食不节，或摄养不当，心脾蕴热，上蒸口腔。③胃阴亏虚：病后体弱，胃阴亏虚，阴虚内热，上炎于口。

诊断与鉴别 此病以口腔潮红糜烂为特征，肌膜上有黄白色斑点，状如粥糜，伴口痛、口臭。患者可有大病、久病病史。检查可见口腔肌膜充血潮红，有斑点或斑片状黄白色假膜，边界清楚。假膜致密，不易拭去，拭去易再生。全身可伴发热，颌下淋巴结肿大，咽喉疼痛，吞咽障碍等。

口腔潮红糜烂伴有白屑者还可见于鹅口疮。鹅口疮好发于婴幼儿、使用免疫抑制剂者、免疫缺陷者及衰弱者，灼热疼痛，口腔黏膜充血，出现致密的白色假膜，不易拭去，拭去出血再生，全身症状一般不重，实验室检查为念珠菌感染。口糜发生于体弱和抵抗力低下的患者，假膜致密而光滑，发热、口臭，区域淋巴结肿大压痛，实验室检查为球菌感染。

辨证分型 实证多为外感邪毒、心脾积热，虚证多为阴虚内热。常见的辨证分型有三种。①外感邪毒：起病急骤，恶风发热，头痛身痛，口腔肌膜疼痛、发红，糜烂成片，口臭口腻，颌下有瘰核，舌质红，舌苔白或微黄，脉浮数。②心脾积热：口腔赤烂，灼热疼痛，口干口渴，或兼心烦，溲赤便秘，舌红苔黄，脉滑数。③胃阴亏虚：口中少量灰白色糜斑，口舌干燥，舌红少津，脉细数。

治疗 以内治法为主，结合外治法改善局部症状。

内治法 外感邪毒者，治宜疏风清热化湿，可选用银翘散加减。心脾积热者，治宜清心泻脾，消肿祛腐，可用凉膈散合导赤散加减。胃阴亏虚者，治宜养胃清热，可用益胃汤加减。

外治法 ①漱涤法：可用黄连、甘草煎水含漱，以清热解毒祛腐。②口腔吹药法：漱口后将冰硼散或麝香散等吹于患处，以清热解毒，去腐生肌。

预防与调护 应加强锻炼，增强体质；戒除烟酒，避免辛辣饮食；病中、病后注意调养，养阴扶正。

预后及转归 若早期治疗得当，预后良好。若失治、误治，病变可向咽喉发展，导致吞咽困难。

（赵雅君　王汉明）

ékǒuchuāng

鹅口疮（thrush） 以口腔黏膜溃烂、满布白屑、状如鹅毛为主要特征的疾病。中医古籍中又称雪口、鹅口、鹅口白疮、鹅口疳等。新生儿最易发生此病，其次是久病重病之后，正气虚弱的成年人。西医学的口腔念珠菌病可参考此病辨证治疗。

历史源流 "鹅口疮"之名首见于隋·巢元方《诸病源候论》卷五十："小儿初生，口里白屑起，乃至舌上生疮，如鹅口里，世谓之鹅口。"认为此病是"在胎时受谷气盛，心脾热气熏发于口故也"，指出了其主要特征及病因病机，后世医家对此病的认识和治疗，大多是以此为依据。唐·孙思邈《备急千金要》卷五上记载重症者不仅口中有白屑，鼻中亦有，并介绍拭除新生儿鹅口的几种方法，如用井花水撩拭之、栗实内之薄皮或栗木皮煎水拭之。又如唐·王焘《外台秘要方》卷三十五也收录了治疗鹅口疮的外治方剂，多是清热解毒、祛腐收敛的药物。宋代，《圣济总录》卷一百六十七、《太平圣惠方》卷八十三等也载有治疗鹅口疮的多种方药和方法，多以局部治疗为主，如常用白矾、牛黄、竹沥、马牙硝等清热解毒、收敛祛腐的药物，制成水剂或粉剂，用以拭搽或涂敷患处。明代，一些医籍对鹅口疮有专门论述，如陈实功《外科正宗》卷四认为是心脾二经胎热上攻，其症状特点是"满口皆生白斑雪片，甚则咽间叠叠肿起，致难乳哺，多生啼叫"，提出内外治疗相结合，外治以新汲水揩净白苔，搽冰硼散，内服凉膈散。王肯堂《证治准绳·幼科》对鹅口疮的严重性有了进一步认识，内治以疏风清热解毒，方用保命散、三解牛黄散、匀气散等，外治用牙硝细研，掺舌上，后用桑白汁和胡粉敷。清代，不少喉科专著有论及此病，如《重纂包氏喉证家宝·辨证论治》称"鹅口疳"，《咽喉经验秘传·喉症用药细条》《尤氏喉科秘书·口牙舌颈面腮门》又称"雪口"。此外，沈金鳌《杂病源流犀烛》卷二十三称"鹅口白疮"，而陈复正《幼幼集成》卷二在前人基础上提出肺热病因，治疗方面亦多循前人之法，外治分两步，先是拭除白屑，然后局部施药。历代医家对鹅口疮的辨治积累了丰富的经验，至今仍常用于临床。

病因病机 此病常见于新生儿，多因胎热内蕴，或出生后护理不当而致；成年人多因久病重病之后，正气虚弱，感邪而发。其病机与心、脾、肾功能失调有关。①心脾积热：孕妇平素喜食辛辣炙煿之品，胎热内蕴，遗患胎儿，故胎儿心脾积热，循经上炎，熏灼口舌，发为鹅口疮。②膀胱湿热：饮食不节，湿热内生，又外感湿热秽毒之邪，内外邪毒搏结，湿热下注膀胱，循经熏蒸于口而为病。③脾肾阴亏：久病重病，失于调护，脾肾亏虚，水不制火，虚火上浮，灼烁肌膜而成。

诊断与鉴别 此病好发于新生儿，也可发生于免疫缺陷、大剂量使用抗生素或使用免疫抑制剂的患者。以口腔黏膜糜烂，上覆白屑如凝乳或鹅毛，口气臭秽为主要症状，小儿常烦躁、哭闹、拒食，成人可感觉口腔灼热、干燥、轻微疼痛。初起时检查见口腔黏膜上雪白色斑点状假膜，容易擦去，擦去后可渗血，几小时后假膜可再生，严重者假膜融合成片，甚至蔓延至鼻腔、咽喉和食道，堵塞气道，危及生命。口腔黏膜拭子涂片检查可找到念珠菌菌丝或孢子，培养可见念珠菌。

口内生白屑还可见于口糜，需加以鉴别。鹅口疮和口糜均以口腔黏膜生白色假膜为主要症状，均可见于体弱和抵抗力低下的患者，口糜的假膜致密而光滑，全身症状明显，伴发热、口臭，区域淋巴结肿大、压痛，实验室检查为球菌感染。鹅口疮的假膜附着不十分紧密，容易擦去，全身症状轻，不发热或低热，实验室检查为念珠菌感染。

辨证分型 实证多为心脾积热、膀胱湿热，虚证多为脾肾阴亏，详细观察口腔黏膜的色泽，假膜的厚薄等可作为辨证的参考。常见辨证分型有三种。①心脾积热：口中假膜状如糜粥，周边红肿，灼热疼痛，口渴口臭，伴发热、烦躁不安，溲赤便秘，舌红苔黄，脉数。②膀胱湿热：口腔黏膜上覆灰黄色假膜，不易拭去，拭之易出血，周边红赤，口中灼痛，口臭口腻，伴小便短赤，或有发热、臖核，舌苔黄腻，脉滑数。③脾肾阴亏：口中白屑稀少，患处疼痛轻微或不痛，肾阴亏虚者，口干舌燥而不欲饮，或颧红低热，盗汗，大便干结，小便短少，舌红少津，脉细数；脾胃阴亏者，口干欲饮，食少疲倦，大便难，小便短少，肛门灼痛，舌红少苔，脉细数。

治疗 多采用内治法结合外治法进行治疗。

内治法 ①心脾积热者，治宜清心泻脾，消肿祛腐，可选用导赤散或加味黄连解毒汤加减。②膀胱湿热者，治宜清热利湿，化浊祛腐，可选用程氏萆薢分清饮加减；若热毒不盛而湿浊盛，小便短少，苔滑腻，可用五苓散加减。③肾阴亏虚者，治宜滋阴降火，可选用六味地黄汤加减；脾胃阴亏者，治宜益胃养阴，可选用益胃汤加减。

外治法 ①漱涤法：淡盐水或2%～4%碳酸氢钠溶液含漱；金银花、黄连、甘草煎汤含漱，可清热解毒去腐。②口腔敷药法：用药棉蘸生理盐水，慢慢拭除白膜后，再局部搽药。如冰硼散用蜜调匀，用棉签蘸擦于患处；或选用生蒲黄粉、青吹口散、牛黄散等涂于患处；或吴茱萸用醋调成糊状，敷于足心，以引火下行，用于虚火上炎证。

预防与调护 注意口腔卫生，饮食用具应经常清洗消毒；乳母授乳前应清洗乳头，注意哺乳卫生；患者饮食应营养丰富而易消化，忌辛辣炙煿；孕妇不宜进刺激性食物，以免酿成内热，影响胎儿；大病久病，勿滥用攻伐，应注意顾护正气，扶正祛邪。

预后及转归 若及时、恰当的治疗，预后良好。若失治、误治，病变可向咽喉发展，从而导致吞咽疼痛、呼吸困难等。

(赵雅君 王汉明)

kǒuxuǎn

口癣（oral lichen planus） 以口腔肌膜出现灰白色条纹或斑块为主要特征的疾病。西医学的口腔扁平苔藓可参考此病进行辨证治疗。中医古籍中未见有关口癣的论述，一些医著中论及口破（口疮）、口糜与此病有相似之处。如明·陈实功《外科正宗》卷四中"口破"的描述："口破者，有虚火实火之分，色淡色红之别。虚火者，色淡而白斑细点，甚者陷露龟纹，脉虚不渴。此因思烦太甚，多醒少睡，心火妄动而发之……实火者，色红而满口烂斑，甚者腮舌俱肿，脉实口干。此因膏粱厚味，醇酒炙煿，心火妄动发之。"此处所说"口破"的症状特征是口腔肌膜有白斑细点，或满口烂斑。1996年王永钦主编的《中医耳鼻咽喉科临床手册》使用了"口癣"之名。

病因病机 病因多为外感邪毒、饮食不节或七情不遂，病机多与心、肝、脾、肾功能失调有关。①风热湿毒侵袭：口腔不洁，风热湿毒之邪侵袭，邪毒搏结于口腔肌膜，流连不去，气血失和而致。②脾胃湿热：饮食不节，脾失运化，中焦湿热，蕴热化火，循经上蒸于口，则成口癣。③肝郁化火：情志不遂，或突然的精神刺激，肝失疏泄条达，气机郁滞，蕴热化火，灼烁肌膜，发为口癣。④肝肾阴虚：久病阴液亏虚，或情志内伤，阳亢阴耗，或年老体衰，肝肾之阴精耗损，肌膜失于濡养而发为口癣。

诊断与鉴别　患者可有精神创伤史、长期情志不舒、腹胀、便溏、失眠多梦或过敏史。轻症患者无明显不适，或仅有干燥、木涩、粗糙、灼热感，偶有虫爬、痒感。遇辛辣、热、酸、咸味食物刺激时，病损局部敏感、灼痛。检查见病损可发生于口腔肌膜的任何部位，多左右对称，以颊部最多见，以白色网状条纹为主，可交织成网状、树枝状、环状等（图），也可呈白色斑块状。网纹状病损的周围或中间肌膜颜色、质地可正常，也可出现红斑、萎缩、糜烂、溃疡、色素沉着。口癣的多样病损可同时出现，也可互相转变，病程缠绵难愈，病损消退后，可留有色素沉着。组织病理学检查有特征性改变。

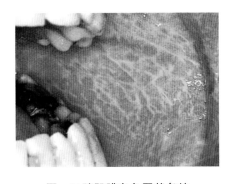

图　口腔肌膜白色网状条纹

此病需与口腔白斑、慢性盘状红斑狼疮、苔藓样反应、黏膜良性淋巴组织增生病鉴别。①口腔白斑：与口癣均可呈白色斑块，白斑粗糙稍硬，有时有沟纹或沟裂；而口癣质地柔软，周围可见白色条纹，病理学检查有重要鉴别意义。②慢性盘状红斑狼疮：与口癣均可呈充血、糜烂伴有白色条纹。口癣的条纹交叉成网状或环状、树枝状等，发生于唇部的口癣通常不超出唇红缘；而慢性盘状红斑狼疮的病损中央凹下，四周有放射状排列的细短白纹，发生于唇红的病损往往超过唇红缘而累及皮肤，甚至唇红皮肤界线消失，此外，面部可呈现"蝴蝶斑"。病理学检查有重要鉴别意义。③苔藓样反应：与此病均可见白色条纹或斑块，伴充血、糜烂。苔藓样反应与服用甲基多巴、米帕林（抗疟药）等药物有关，停药后可缓解；或因口腔充填、修复材料刺激所致，去除该物质后病变减轻或消失。口癣发生部位多呈左右对称，去除刺激物后病损不消失。④黏膜良性淋巴组织增生病：可出现黏膜红肿、糜烂和角化斑纹，其特征性症状为阵发性局部瘙痒，经揉搓后有淡黄色分泌物溢出，继而痒止、结黄痂，病理学检查见到淋巴滤泡样结构有助于确诊。口癣轻者无任何症状，因局部角化和充血、糜烂而有粗糙感、刺激痛。

辨证分型　此病或为湿热，或为肝火，或为阴虚，观察肌膜的颜色，有无糜烂以及舌、脉可进行辨证。常见辨证分型有四种。①风热湿毒侵袭：口腔肌膜白色网纹密集，或见水疱、丘疹、渗出，红肿疼痛，影响进食。全身可伴发热，恶风汗出，头痛头重，咽痒咽痛，口干，舌质红，苔白或微黄腻，脉浮滑数。②脾胃湿热：感觉两颊不适或疼痛，进食时明显，口腔肌膜出现白色条纹或斑块、水疱，可伴充血、糜烂，发生于唇红处的可见较多的黄色渗出物，结痂较厚，可伴纳食易饥，胃脘嘈杂，胸胁胀闷，口干口黏，便干尿黄，舌质红，苔黄腻，脉弦滑数。③肝郁化火：口腔肌膜见灰白色网纹，充血糜烂，有粗糙、木涩感或灼热疼痛、刺痛，口苦咽干，胸胁胀痛，烦躁易怒，眩晕耳鸣，失眠多梦，月经失调，舌边尖红，舌苔黄或薄黄，脉弦或沉弦。④肝肾阴虚：口腔肌膜干燥发红，有灰白网状花纹，发生于舌背的为略显淡蓝色的白色斑块，舌乳头萎缩，发生于牙龈时，则有充血或糜烂，夹杂白色网纹，伴有红肿疼痛，肌膜灼热，口干目涩，头晕目眩，失眠健忘，腰膝酸软，手足心热，月经量少推迟，舌质偏红，光滑少苔，脉沉细或细数。

治疗　以内治为主，结合外治法、针灸疗法进行治疗。

内治法　风热湿毒侵袭者，治宜疏风清热，祛湿解毒，可选用消风散加减。脾胃湿热者，治宜清热利湿，化浊解毒，可选用甘露消毒丹加减。肝郁化火者，治宜疏肝解郁，清肝泻火，可选用丹栀逍遥散加减。肝肾阴虚者，治宜滋补肝肾，养阴清热，可选用知柏地黄丸加减。

外治法　针对肌膜红肿糜烂或灼痛的症状，可采用口腔吹药法和漱涤法治疗。①口腔吹药法：可选用柳花散、锡类散、珍珠散、赴筵散吹于病损处，每日3～4次，可收敛生肌。②漱涤法：用黄芩、金银花、竹叶适量，水煎含漱；或野菊花、白鲜皮、黄柏适量煎水含漱，以清热解毒利湿。

针灸疗法　①口腔病体针疗法：选择双侧曲池、内关、合谷、足三里、三阴交、侠溪等穴位，选2～3穴位针刺，每日1次。②口腔病耳针疗法：可选用神门、交感、皮质下、肾、脾、胃等耳穴埋针，或用王不留行贴压。

预防与调护 饮食应避免过烫、辛辣刺激。遇事要保持良好心态，调节心理压力。定期检查口腔，以便及时发现病变。发现病变要积极治疗，树立信心。

预后及转归 口癣的病损多样，可反复变化及波动，多不能自行痊愈，但预后一般良好。尤应注意舌腹、口底的病损，糜烂、萎缩型病例长期不愈，应警惕癌变，密切观察，必要时进行组织病理学检查。

(赵雅君 王汉明)

xuánqífēng

悬旗风（oral mucosal hematoma） 以口腔肌膜突然发生血疱为主要特征的疾病。又称悬痈、悬蜞风。中医古籍中，将发生于上腭者称飞扬喉；发生于悬雍垂者称悬旗风、悬旗小舌。西医学的口腔黏膜血肿可参考此病辨证治疗。

历史源流 关于悬旗风的记载，较多见于清代的喉科专著，在《喉科秘旨》《喉科指掌》中称"悬旗风""飞扬喉""悬旗小舌"，如张宗良的《喉科指掌》卷三记载："飞扬喉。此症风热上壅，上腭红肿，气不能通，从小舌中飞扬满口"，治疗宜针刺出血泄气，吹药及内服六味汤。在卷六又谈到悬旗小舌，是悬旗风生于小舌，因胃火郁盛而发，治疗方法同飞扬喉。《焦氏喉科枕秘》卷一称悬蜞风，认为此症上焦蕴积热毒，"上腭肿垂，形如蛙腹，或如鸡子"，治疗上亦是用刀刺去血、吹药及辨证内服药。《重纂包氏喉证家宝·辨证论治》《尤氏喉科秘书·口牙舌颈面腮门》称"悬痈"，其症状是"口里腭上紫泡如豆大者"。值得注意的是，历

代医家对悬痈有两种说法，一是如上所说，是指腭上紫疱，无疼痛及成脓，即悬旗风；一是指上腭痈，有红肿疼痛及化脓的特征，如清·高秉钧《疡科心得集》卷上说："悬痈者，生于上腭，形如紫李，坠下抵舌，初起寒热大作，成痈后舌不能伸，口不能开。"

病因病机 多因嗜食辛辣厚味，脾胃积热，火热上炎，伤及脉络，血溢脉外，积于口腔肌膜之下，形成血疱；或因饮食粗硬热食不慎擦伤烫伤，或呛咳刺激，伤及血络而致病。

诊断与鉴别 此病以口腔肌膜突然发生血疱为主要症状，常在进食硬物或呛咳后发生。血疱迅速胀大呈囊状（图），大小不一，色紫红，疱薄、易破损血出而塌陷。疱未破时有胀痛感，妨碍饮食，甚者影响伸舌或说话。此病应与上腭痈鉴别：悬旗风与上腭痈均可出现上腭肿胀，妨碍饮食，悬旗风为突然发生的血疱，无明显疼痛及化脓，而上腭痈有明显红肿疼痛，有痈肿的发病过程。

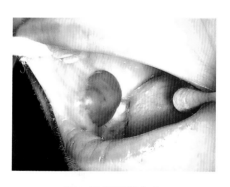

图 口腔肌膜血疱

辨证分型 此病轻者常无全身症状，若溃后染毒，可导致邪毒壅盛，肌膜腐灼，可见疱破处鲜红肿胀，上覆黄白色假膜，可

伴发热、口渴、咽喉肿痛、便秘等症。

治疗 此病治疗以外治法为主。轻者无需内治，外治即可。

外治法 ①口腔刺割法：血疱未破者，用消毒的手术刀或三棱针将血疱轻轻刺破，排除积血。②漱涤法：疱溃或刺割后，用清热解毒的中药煎水含漱，如金银花、甘草等。③口腔吹药法：可用珠黄散、冰硼散等吹于溃破面，可消肿止痛，化腐生肌。

内治法 血疱破溃后感染邪毒腐烂者，需内服清热解毒之剂，如可用黄连解毒汤、五味消毒饮加味。

预防与调护 刺割血疱前，注意消毒，刺割后保持口腔卫生。少食辛辣煎炒和粗硬、过烫食物可减少此病发生。

预后及转归 此病起病急，若及时治疗，可获痊愈；若不慎感染邪毒，可导致肌膜溃烂。

(赵雅君 王汉明)

kǒuqiāng báibān

口腔白斑（oral leukoplakia） 以口腔肌膜上出现灰白色斑块为主要特征的疾病。口腔黏膜、牙龈、上腭均可发生口腔白斑，早期无自觉症状，可有粗糙感，其位置固定，发展缓慢，质地稍硬，西医学认为属癌前病变，应及时治疗。在中医古籍中尚无"口腔白斑"的有关记载。1985年出版的《中国医学百科全书·中医耳鼻咽喉口腔科学》中始有记述，该书根据此病的特征及其临床表现，运用中医的四诊八纲、脏腑经络、气血津液的理论，分析并说明口腔白斑的病因病机、辨证分型及内外治法。

病因病机 ①正气不足，风寒凝滞：因正气不足，脏腑失调，易招致风寒邪毒侵袭，导致气滞

血瘀或痰湿凝聚口腔而结为斑块。②肝气郁结，气滞血瘀：情志抑郁，致肝气郁结，加之长期吸烟，残根、修复体等不良刺激，气血失和，气滞血瘀，蕴结不散而成白斑。③脾虚不运，痰湿凝聚：脾肾阳虚，清阳之气不得上达，口腔肌膜失于温煦，加之脾虚失运，痰湿凝聚口腔而致此病。

诊断与鉴别　此病以口腔黏膜白色斑块为主要特征，好发于颊黏膜咬合线区域、舌部，口腔其他部位也可发生。局部有粗糙感，溃烂时伴有刺激痛、自发痛。检查可见病变呈斑块状（图）、皱纹纸状、颗粒状、疣状或溃疡状等，边界清楚，病久质地较硬。

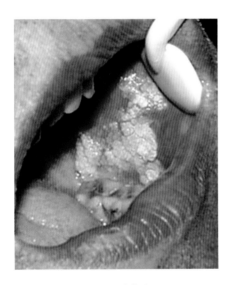

图　口腔白斑

此病需要与扁平苔藓、鹅口疮鉴别。①扁平苔藓：基本病损为灰白色条纹，有时可见白色斑片状改变，质地不硬，周围可见白色条纹呈放射状、网状、环状分布，病变处可伴充血、糜烂。口腔白斑质地较硬，边界清楚，周围无白色条纹，黏膜常无充血，有时可溃疡。②鹅口疮：表现为口中出现凝乳状或雪片状白色斑片或斑点，可用棉签拭去，露出鲜红创面，伴灼痛、发热等症状，实验室检查可见念珠菌。

辨证分型　此病多为正虚邪实，虚者多为脾、肾阳虚，实者多为气郁、血瘀、痰浊。白斑的外形、质地、颜色等可作为辨证的参考。常见辨证分型有三种。①正气不足，风寒凝滞：白斑不肿不痛，有粗糙感，患者一般体弱、口淡，舌质淡，苔薄白，脉细弱或缓。检查见病变处肌膜淡白，呈斑块状。②肝气郁结，气滞血瘀：白斑较厚，粗糙感明显，甚至溃烂疼痛，可伴口干口苦，脘腹痞闷，肌肤甲错等，舌质紫暗或有瘀斑，舌下静脉曲张，脉涩或紧。检查见白斑颜色灰白，表面可呈疣状或颗粒状，周围黏膜充血或白斑中杂有红色损害或溃疡。③脾虚不运，痰湿凝聚：白斑较平，粗糙感不明显，可伴头晕身重，四肢乏力，食少腹胀，大便稀溏，舌质淡，舌苔白腻，脉濡。检查见白斑色泽较淡，表面较湿润。

治疗　以内治为主，有溃烂疼痛时可配合外治法。

内治法　①正气不足，风寒凝滞：治宜补益正气、祛风散寒，可用五白汤加减。②肝气郁结，气滞血瘀：治宜疏肝理气、活血化瘀，可用柴胡疏肝散合桃红四物汤加减。③脾虚不运，痰湿凝聚：治宜健脾化湿祛痰，可用二陈汤合理中汤加减。

外治法　伴有溃烂时可外擦珠黄散、锡类散。药物治疗无效或疣状、颗粒状白斑应及时手术根除。

预防与调护　应戒除烟酒，少食辛辣炙煿之品；避免长期曝晒；注意口腔卫生，防治各种口腔慢性疾病，去除残根、不良修复体等。

预后及转归　若在早期治疗得当，可获痊愈。长期失治，可发生癌变。

（赵雅君　王汉明）

zhìyí

滞颐（frequent drool in infancy; wet cheek）　以口中唾液不自主流出口外，浸渍两颐为主要特征的疾病。俗称流口水、流涎。

历史源流　关于流涎，在《灵枢经·口问》已有记载："黄帝曰：人之涎下者，何气使然？岐伯曰：饮食者，皆入于胃，胃中有热则虫动，虫动则胃缓，胃缓则廉泉开，故涎下，补足少阴。"提出流涎的病机主要是胃热。隋·巢元方《诸病源候论》卷四十八"小儿杂病诸候"中首次提出"滞颐"之名："滞颐之病，是小儿多涎唾流出，渍于颐下，此由脾冷液多故也。脾之液为涎，脾气冷，不能收制其津液，故令涎流出，滞渍于颐也。"认为滞颐与脾冷有关。宋代，《太平圣惠方》卷八十九曰："夫小儿多涎者，风热壅结，在于脾脏，积聚成涎也，若涎多，即乳食不下。"认为流涎是脾经风热所致，且影响乳食。《圣济总录·小儿门》提出流涎的病机是脾胃气机升降失调所引起，治疗当调理脾胃。明·薛铠《保婴撮要·滞颐》中分别论述了脾胃虚寒、实热、虚热导致滞颐的病机，并指出治疗方法，脾胃虚寒用六君子汤加木香；脾经实热用牛黄清心丸；胃经实热者宜泻胃火，用泻黄散；虚热者宜补中益气，用五味异功散；中气下陷者用补中益气汤；食积内热用大安丸等。清代，陈复正《幼幼集成》卷四也认为滞颐是因脾胃虚寒，不能收摄津液，用温脾丹治疗。王清任《医林改错》卷下提出滞颐是气虚所致，并指出小儿和老年人均可发生。

病因病机 病因多为脾肾虚衰，不能固摄津液，亦可因脾胃湿热，热盛津溢。①脾胃虚寒：脾胃虚寒，升降失常，不能收摄津液，故流涎。②肾脏虚衰：肾主津液，在液为唾，老人肾气亏虚，摄纳失职，故流涎。③脾胃湿热：脾胃为湿热所困，清气不升，胃失通降，脾胃升降功能失调，不能约束涎液而外流不止。

诊断与鉴别 此病以流涎为主要症状，口水不时从口角流出，流到颏部（下巴），甚至浸湿胸前衣襟，口角、颏部皮肤发红，甚至糜烂。

流涎除可见于滞颐外，尚可见于多种生理、病理状态，如婴幼儿因口底较浅，张口和笑时容易流涎；牙齿萌出期刺激唾液分泌，也会流涎，随年龄增长，可自然消失；小儿患口糜、牙疳、舌炎等口腔疾病而疼痛时涎唾增多而流涎，疾病恢复期疼痛消失后则不再流涎；患有面瘫、中风等疾病者，口角㖞斜，唇、舌运动功能受损，不能正常吞咽唾液而流涎，均不属于此病范畴。

辨证分型 虚者为脾胃虚寒，或肾脏虚衰；实者多为脾胃湿热，全身症状和舌脉可作为辨证的参考。常见辨证分型有三种。①脾胃虚寒：流涎清稀量多，夜间为甚，睡后唾液可浸湿枕巾，面色苍白，消瘦，便溏，倦怠乏力，舌淡，苔白，脉细弱，小儿指纹色淡。②肾脏虚衰：多见于老年人，腰膝酸软无力，小便频数而清，舌淡，苔白，脉沉细。③脾胃湿热：唾液黏稠，口角潮红，面赤唇红，口渴思饮，大便燥结，小便短赤，舌质红，苔黄厚腻，

脉浮数，小儿指纹紫滞。

治疗 以内治法为主，可结合穴位敷贴法、针灸疗法等。

内治法 脾胃虚寒者，治宜温中散寒，可选用温脾丹、六君子汤或五味异功散加减。肾脏虚衰者，治宜温补肾阳，可用肾气丸加减。脾胃湿热者，治宜清热利湿，可用清热泻脾散、清胃散加减。

穴位敷贴法 取天南星，研末，醋调，敷涌泉穴。

针灸疗法 取颊车、合谷、地仓、廉泉等穴进行针刺。

预防与调护 对小儿应调制饮食，注意饥饱适宜，免致损伤脾胃；避免捏挤婴幼儿的腮腺区；平时注意口腔清洁，患病时注意保持口角、颏部的干燥清洁；有口齿其他疾病应及时治疗。

预后及转归 若治疗得当，可获痊愈。长期失治，可引发口角炎等疾病。

（赵雅君　王汉明）

yátòng
牙痛（teethache）　以牙齿疼痛为主要特征的病症。又称齿痛。是多种牙齿疾病的常见症状，也可将它单独作为一种疾病来讨论。西医学的牙体、牙周疾病可参考此病辨证治疗。

历史源流 牙痛早在《黄帝内经》已有论述，认为是阳明经的病变，并提出针灸取穴治疗，如《灵枢经·经脉》："大肠手阳明之脉……是动则病齿痛颈肿。"《灵枢经·杂病》："齿痛，不恶清饮，取足阳明；恶清饮，取手阳明。"此后，历代对牙痛的记载也甚多，隋·巢元方《诸病源候论》卷二十九载有"牙齿痛候""牙痛候""齿痛候"，认为"牙齿痛者，是牙齿相引痛"，因髓气不足，阳明脉虚，风冷入齿根则

齿痛，又有因虫食齿而痛，治疗上提出"汤熨针石"及治疗齿痛的导引法。唐代，孙思邈《备急千金要方》卷六下"齿病第六"中载有治龋齿及虫痛方、虫齿方、齿龈肿痛方、齿根动痛方、口齿疼痛不可忍方等内、外治方，内服方中多配有细辛、桂心或附子等以温经止痛，外治有含漱、含服或用药涂齿根等方法。孙思邈《千金翼方》卷二十六中有齿病的治疗。王焘《外台秘要》卷二十二收录有治疗牙疼、齿痛、䘌齿、齿风疼痛、虫齿痛等方，多为含漱、绵裹敷或涂齿痛处或用药塞虫孔中等外治法。宋代，《太平圣惠方》卷三十四有"口齿论"，认为阳明经虚或气血不足，为风冷所伤；或因虫蚀齿等均可致牙齿疼痛，列有"治牙齿疼痛诸方""治牙疼诸方""治齿疼诸方"及"齿风疼痛诸方"。其治法丰富多彩，如揩齿、贴药（贴牙齿宣露处）、药用棉裹患齿咬之、用药口漱（热含冷吐）、棉裹药塞鼻、含化、烙法（槐枝烙方）等。金元时代，金·李杲《东垣试效方》卷六"牙齿门"，特别提出牙齿疼痛有各种情况，治疗各有不同，必须根据寒热虚实辨证治疗，并列有辨治方药。明代，王肯堂《证治准绳·杂病》指出了"齿痛者乃阳明经有风冷湿热之邪乘虚而入……也有虫牙痛者由湿热生虫蚀其根而作痛也。"也有因"硬物所支打击"而致，分列牙痛种种临床表现及治疗，如"外冒风寒或口吸寒冷致牙疼""大寒犯脑连头痛齿亦痛""肾虚牙浮而痛""热壅甚牙肿连颊痛不可忍"等。明·薛己《口齿类要·齿痛三》中将齿痛分湿热、大肠热、六郁而痛、中气虚而痛、思虑伤脾而痛、肾经虚热而痛、肾经虚

寒而痛、风热、大寒犯脑、风寒入脑十种，并提出相应用药。明·张介宾《景岳全书》卷二十八有齿牙专篇，对牙痛的病因病机分析深刻，认为"齿牙之病有三证，一曰火，二曰虫，三曰肾虚"，火病者病在牙床肌肉间，出现肿痛、糜烂、臭秽或牙缝出血；虫痛者其病不在经而在牙，为肥甘湿热化生牙虫，蚀损蛀空牙败而痛；肾虚牙病，其病不在经而在脏。此外，还提出有因击损、跌仆、咬嚼硬物等损害牙齿而致。清代，陈士铎《辨证录》卷三专论牙齿痛，认为牙疼痛不可忍，乃脏腑之火旺，"然火虚实不同，有虚火，有实火，大约虚火动于脏，实火起于腑"，对辨证治疗很有启发。不少喉科专著中也有记载口齿疾病，对牙齿疾病的部位、病因病机及症状特点有进一步认识，设有内、外治疗方药，并介绍了针刀治疗的方法。

病因病机 外因多为风寒、风热之邪侵犯及外力造成牙齿损伤，内因多为脾胃及肾脏的功能失调，循经所犯的经脉主要是手足阳明经和少阴肾经。①风寒外袭：风寒之邪客于手阳明之脉，伤于骨髓，或虫蚀齿根有孔，风寒之邪入齿根，寒邪凝闭，经络阻滞则牙痛。②风热外袭：由于平素牙齿及牙龈不健，复受风热之邪的侵袭，伤及牙齿和龈肉，邪聚不散，阻滞脉络则牙痛。③胃火上蒸：胃火素盛，又因嗜食辛辣肥甘，胃中蕴热，胃火循经上蒸牙床，伤及龈肉则牙痛。④虚火上炎：久病伤肾，或劳倦内伤，或年老体弱，或先天禀赋不足，或过服温燥劫阴之品等，致肾阴亏损，水不济火，虚火上炎，灼烁牙根及龈肉则牙痛。

诊断与鉴别 凡以牙齿疼痛为主要症状者，均可诊断为牙痛。临证时必须详细询问病史、病程、牙齿疼痛的性质、特点、部位、持续时间，引起牙痛的外界因素、患者的全身症状等，还必须认真做好局部检查，以便掌握病情，准确辨病与辨证。

除了各种牙病可引起牙痛外，还有一些其他疾病也有牙痛的表现，如牙源性上颌窦炎、心源性颌骨疼痛、非典型性面部疼痛（非典型性牙痛、幻觉性牙痛），这些疾病一般无牙齿及牙龈局部的红肿热痛表现，牙源性上颌窦炎有伤风感冒病史及浊涕下不止的症状，鼻窦 X 线或 CT 检查可明确诊断。心源性颌骨疼痛，其症状为胸骨下疼痛伴有放射到肩和下臂的疼痛，偶尔胸痛牵涉到颈部达左下颌角，类似于牙痛，此病有冠状血管阻塞的急性表现，心电图及有关检查可明确诊断。非典型性面部疼痛，疼痛难以定位，多与精神因素有关。

辨证分型 此病常与外邪侵犯、胃火及虚火有关，疼痛的特点可作为辨证的参考。常见辨证分型有四种。①风寒牙痛：牙齿疼痛，得热痛减，疼痛向头部放射，口不渴，恶风寒，舌质淡红，舌苔薄白，脉浮紧。②风热牙痛：牙齿疼痛，得凉痛减，受热则痛增，常伴牙龈肿胀疼痛，咀嚼加重，牙痛可牵涉眼、耳、头俱痛，疼痛持续不减，口渴喜冷饮，大便干，小便黄，舌质红干，苔黄，脉浮数。③胃火牙痛：牙齿疼痛剧烈，痛连腮颊头目，牙龈红肿胀痛，或出脓渗血，口气热臭，口渴引饮，大便干，小便黄，舌质红，苔黄厚，脉洪数或滑数。④虚火牙痛：牙齿隐隐作痛或微痛，牙龈微红微肿，久则龈肉萎

缩，牙根浮动，咬物无力，口干不欲饮，午后疼痛加重，颧红咽干，五心烦热，舌质红或红嫩，少苔，脉细数。

治疗 多采用内治法结合外治法、针灸疗法等进行治疗。

内治法 ①风寒牙痛：治宜疏风散寒止痛，可选用荆防败毒散加减。②风热牙痛：治宜疏风清热、消肿止痛，可选用银翘散加减。③胃火牙痛：治宜清胃泻火、消肿止痛，可选用清胃散加减。④虚火牙痛：治宜滋阴益肾、降火止痛，可选用知柏地黄丸加减。龋齿牙痛可选加生石膏、知母、骨碎补、露蜂房、海桐皮、黄芩等。

外治法 ①填塞法：选用具有芳香止痛作用的中药如细辛、荜茇、川椒等研细末，塞于龋洞内。②嗅闻法：选用荜茇、白芷、川椒、冰片等研细末，放于鼻孔内黏膜处闻吸之。③漱涤法：牙龈红肿疼痛者，宜清热解毒，消肿止痛，可选用金银花、野菊花、土茯苓、两面针、甘草等适量煎水含漱；龈肉溃烂、渗脓血者，宜解毒祛腐止痛，可选用马勃、蒲公英、升麻等适量煎水含漱；龋齿虫蚀齿根有孔者，宜解毒杀虫止痛，可选用露蜂房、苍耳子、白芷等适量煎水含漱。④口腔敷药法：牙龈肿痛连面颊红肿疼痛者，可选用四黄散、金黄散，开水或蜜调敷患处外面的皮肤；虚火牙痛者，可用吴茱萸捣烂，醋调成糊状，或用大蒜捣烂成糊状，敷双涌泉穴，以引火归原。⑤口腔割刺法：牙龈局部红肿疼痛剧烈者，可用消毒的刀尖或三棱针，在该患处点刺数下，以出血泻热止痛；若痈疮已成脓，则应刺破或切开排脓。

针灸疗法 ①口腔病体针疗

法：取穴合谷、下关、颊车、风池、太阳、内庭、太溪、行间、太冲、承浆等，每次 3~5 穴，实证用泻法，虚证用补法。②口腔病耳针疗法：屏尖强刺激留针 30 分钟，或选穴面颊、牙痛点、神门、交感、上颌或下颌、口、肾等耳穴，用王不留行或磁珠贴压，每日自行加压按摩 2~3 次。③指压止痛法：前三齿上牙痛取迎香、水沟，下牙痛取承浆。后五齿上牙痛取下关、颧突凹下处，下牙痛取耳垂与下颌骨连线中点、颊车、大迎。以指切压，用力由轻逐渐加重，一般施压 15~20 分钟。

预防与调护 注意饮食有节，宜食用清淡、富于营养、易消化、流质或半流质的食物。忌食辛辣煎炒及过酸过甜之物，饮食物不宜过热过冷。加强口腔卫生，保持牙齿洁净，积极防治龋齿和牙周病，定期口腔检查，早发现、早治疗。

预后及转归 对牙体、牙周疾病或可能导致牙痛的其他组织器官疾病进行积极有效的治疗，牙痛即可痊愈。

(李佳瑜)

qǔchǐ

龋齿（dental caries） 以牙体被龋蚀，牙齿逐渐变黑、毁坏、崩解为特征的疾病。中医古籍中又称齿龋、蛀牙、虫蚀牙齿、牙齿历蠹、蚛牙、虫牙、烂牙、齿蠹等。

历史源流 龋齿是一种古老的疾病，早在夏商时代，已有表示牙齿因虫蛀而发生窟窿意思的甲骨文。《黄帝内经》首先记载了针刺治疗龋齿的方法，《素问·缪刺论》谓："齿龋，刺手阳明，不已，刺其脉入齿中，立已。"此后，对龋齿的认识不断发展，逐渐积累了丰富的防治经验。《神农本草经》卷三有"蜀羊泉，味苦微寒……疗龋齿"的记载。汉代，张仲景著《金匮要略·妇人杂病脉证并治》，载有治疗小儿疳虫蚀齿外治方，用雄黄、葶苈子，猪脂熔，以槐枝裹棉，点药烙之；司马迁在《史记·扁鹊仓公列传》记叙了名医淳于意用针灸和苦参汤含漱治疗龋齿的病案，可见，此时期治疗龋齿，除针灸外，还有内治和外治法。隋·巢元方《诸病源候论》卷二十九"齿虫候"认为"虫食于齿，齿根有孔，虫在其间，亦令齿疼痛，食一齿尽，又度食余齿"，此外，在"齿龋注候"中提出"其经虚，风气客之，络搏齿间，与气血相乘"，可出现龈肿、流臭脓等症状，并指出"食毕当漱口数过，不尔，使人病龋齿"。对龋齿的病因病机、症状及防治已有初步认识。对于龋齿的发病为虫所致这一观点，自《诸病源候论》提出后，历代医家均有相同的看法，古人所谓"牙虫"，实际上就是病原微生物，只是限于当时条件，无法做细致的考究。唐代，孙思邈《备急千金要方》卷六下载有治疗龋齿牙痛方十余首，以外治法为主，王焘《外台秘要》卷二十二还载有将药物如"松脂"注入龋洞的方法，类似于现代的安抚疗法。明·李时珍《本草纲目·金石部》引用唐·苏敬等著《新修本草》原文："银膏……亦补牙齿缺落。"据考证，银膏之配方与现代的银汞合金非常接近。中国从唐代起，就用砷剂治疗龋病，比欧洲提早了一千多年。宋代，《圣济总录》卷一百一十九、一百二十对龋齿的病因病机有较深入的认识，认为经脉虚损、骨髓不荣及肾气虚弱、骨髓不固为其内因，

"毒气与湿相搏而生虫"为其病机。此时期，医家们还认识到龋齿与牙齿不洁有关，如宋·杨士瀛《仁斋直指方论》卷二十一"齿论"中谈到，齿痛的原因之一是"虫蚀"："凡人饮食甘肥，不能洁齿，腐臭之气，淹渍日久，齿根有孔，虫在其间，蚀一齿尽，又度其余……必虫杀而后痛止。"治疗方面，不少医著都载有杀虫止痛的内服、外用方药，应用的剂型有汤剂、丸剂和散剂等。明清时代，医家们对龋齿的治疗，除了采用杀虫法外，内治方面有不少新的见解，如明·张介宾《景岳全书》卷二十八"齿牙"："虫痛者，其病不在经而在牙，亦由肥甘湿热化生牙虫，以致蚀损蛀空，牙败而痛，治宜杀虫为主，湿热胜者，亦宜兼清胃火"，针对饮食不节，湿热搏结的病因病机，提出清胃泻火法。明·龚廷贤《寿世保元》卷六认为诸药不效者，内服加味清胃汤。清代，《医宗金鉴》卷六十五则认为齿内生虫，由胃经瘀湿风火凝聚而成，若口臭甚者，是胃火盛极上攻，宜疏风清热，消肿止痛，用玉池散；齿龋牙龈肿出臭脓，服清胃散加羌活。清·沈金鳌《杂病源流犀烛》卷二十三提出用泻热祛瘀法，"若齿痛龋，数年不愈者，亦当作阳明蓄血治之"，用桃仁承气汤。

病因病机 病因在于虫蚀。"虫"的产生，外因多为平素口腔不洁，污秽结聚牙缝间隙，或过食甘甜、膏粱厚味，或外感风热邪毒；内因则与阳明经脉虚，或胃腑功能失调有关。①阳明经虚，风热犯齿：平素饮食失节，导致阳明经脉虚，齿髓不固，牙虫夹风火之邪乘虚犯齿，龋蚀齿体而为龋齿。②胃肠湿热，郁久蚀齿：

胃腑素有积热,又口腔不洁,牙齿污秽,胃火上攻口齿,湿热相搏不散,困聚口齿,郁久生腐,而致牙体被虫蛀蚀。③肾阴亏虚,齿髓不固:先天不足或后天失养,或久病耗伤,导致肾阴亏虚,髓弱骨枯,牙齿失于濡养,齿不固则为虫蚀而生龋齿。

诊断与鉴别　龋齿的症状根据龋蚀的深浅而不同,轻者可无症状或有酸痛感,病变深者,遇冷、热刺激疼痛加剧。甚则病牙呈阵发性剧痛,痛不可忍,涕泪俱出,夜不能安,患侧面部或有肿胀焮热触痛等表现。检查可见牙面粗糙,失去光泽,呈白垩色或墨浸状,有深浅不同的龋洞,甚至崩溃,遗留残根。用探针探测龋洞时,患牙有酸痛的感觉,甚则患牙疼痛明显,刺激除去后,疼痛可以停止。有时可见牙齿周围脓肿。

龋齿牙痛与面痛(三叉神经痛)、齿齼、慢性牙髓炎、牙髓坏死均有患侧牙痛、牙齿酸痛、面痛的表现,应注意鉴别。①面痛主要表现为突然的阵发性剧烈疼痛,痛时面肌抽动,疼痛持续数秒或数分钟后突然停止,间歇期患者多无异常感觉,检查可能发现面部有疼痛敏感点存在。②齿齼是牙体对冷、热及酸甜刺激发生敏感,牙齿产生酸痛的感觉,但牙齿无龋洞,可有磨损、龈肉萎缩、牙根宣露。③慢性牙髓炎的牙痛往往在外界刺激去除后,疼痛延缓一段时间,且有自发性疼痛。④牙髓坏死则有牙髓外露,自发痛及刺激痛都无反应。⑤龋齿牙痛重者,遇冷、热刺激疼痛加剧,刺激去除后疼痛即消失,检查可见牙齿有龋洞。

辨证分型　常见辨证分型有三种。①阳明经虚,风热犯齿:

牙体被蛀蚀成洞,病牙酸痛,遇冷则痛增,或有发热,恶风,口渴,舌质红,苔白干,脉浮数。②胃肠湿热,郁久蚀齿:牙齿龋洞深,牙齿疼痛,遇冷、热、酸、甜等刺激疼痛加剧,甚则痛不可忍,牙周龈肉红肿时发,口臭,口渴,大便秘结,小便黄,舌质红,苔黄或薄腻,脉浮数或洪数。③肾阴亏虚,齿髓不固:牙齿龋洞深,病牙隐隐作痛,齿长动摇,牙崩齿毁,口渴不欲饮,口咽干燥,或见五心烦热,头晕眼花,舌质红,少苔,脉细数。

治疗　以外治法为主,同时可结合内治法、针灸及其他疗法等进行治疗。

内治法　阳明经虚,风热犯齿者,治宜疏风清热、散邪止痛,可选用银翘散加减。胃肠湿热,郁久蚀齿者,治宜清热燥湿、泻火止痛,可选用清胃散加减。肾阴亏虚,齿髓不固者,治宜滋阴益肾、降火止痛,可选用二阴煎或甘露饮加减。

外治法　①含漱法:主要用解毒杀虫的中药,煎后取液含漱,如用露蜂房散,或用露蜂房、白芷、细辛各等份,煎水含漱。龈肉红肿者,可选用有疏风清热作用中药如荆芥、防风、薄荷、金银花、连翘、生甘草等煎汤含漱,治疗各种牙痛。②填塞法:选用辛散止痛,辟邪杀虫的药物置龋洞内,如花椒末、巴豆一粒,研制成膏,药棉包裹,放龋洞内;复方细辛酊(细辛、高良姜、荜茇、白芷、花椒、冰片共研成粉,置于60%酒精中浸泡,过滤而成),以棉球蘸药液置于龋洞内止痛;疗龋齿方填于龋洞内。③嗅闻法:取荜茇、细辛、白芷、高良姜、冰片共研极细末,取少许放鼻中嗅闻。④塞耳法:取细辛、

牙硝、雄黄、牙皂为末,大蒜一枚捣烂共和为丸,如梧桐子大,每用一丸绵裹塞耳,右牙痛塞右耳,左牙痛塞左耳。⑤烟熏法:韭菜籽、麻油放瓦煲中炒出烟,然后用漏斗盖上,另一端用橡皮管引烟抵病人口中或耳中,每次持续10~15分钟。⑥充填法(补牙):发现龋洞时,宜及早给予充填,充填技术由口腔专科处理。⑦拔牙:龋齿损坏严重,丧失咀嚼功能,无法保留时,可给予拔除。

针灸疗法　①口腔病体针疗法:主穴取合谷、足三里、下关、颊车。胃火龋齿配穴风池、太阳、内庭;虚火龋齿配穴太溪、复溜、行间。②口腔病耳针疗法:主穴取面颊、牙痛点,配穴三焦、神门、交感、上颌、下颌、口、肾等,针刺或压穴。③指压止痛法:前三齿上牙痛取迎香、水沟,下牙痛取承浆;后五齿上牙痛取同侧下关、颧突凹处,下牙痛取耳垂与下颌连线中点、颊车、大迎。施以按压揉法,以压法为主。

其他疗法　可采用口腔病按摩导引法。让患者正坐位,医者站立在背后,从患者的两耳下部开始,把通过两肩上面的肌肉,用两手拇指以全身力量从上面反复几十次按摩,手法以压为主。

预防与调护　加强口腔卫生,饭后漱口,早晚刷牙,保持牙齿清洁;坚持定期检查,早发现、早治疗;患病期间忌食冷热酸甜等刺激性食物。

预后及转归　若早期及时进行龋齿的治疗,可终止其发展,恢复患牙功能,且牙体组织破坏少,病人痛苦较轻;若未及时治疗或方法不当,则龋损感染继续向深部发展引起牙痛、牙痛、骨槽风等症,甚至导致牙齿缺失,

给患者造成较大痛苦。

（李佳瑜）

yáyōng

牙痈（tooth carbuncle） 发生于牙龈处的痈肿。中医古籍中又称牙棋风、牙蜞风、附牙痈、牙痈风、穿牙疗、穿牙毒等。西医学的急性根尖周炎、牙周脓肿等病可参考此病辨证治疗。

历史源流 早在隋·巢元方《诸病源候论》卷二十九就有"齿龈肿"的记载，认为"风气流入于阳明之脉，与龈间血气相搏，故成肿。"宋代，《太平圣惠方》卷三十四载录了治疗牙龈肿痛的处方，如川椒散、细辛散、柳枝汤等。《圣济总录》卷一百二十记载："足阳明之脉起于鼻之交頞中……贯颊下入齿缝中，若其经虚，风热所袭，传流齿牙，攻注龈肉，则致肿痒，甚者与龈间津液相搏，化为脓汁或血"，其论述与《诸病源候论》的观点一脉相承并有所发展，这一理论也被后世医家作为牙痈的主要病因病机沿用。明代，《疮疡经验全书》卷一提出治疗牙痈切开排脓的外治法，用小刀切开痈肿，排除恶血后，外敷冰片散。王肯堂《证治准绳·疡医》称"附牙痈"："或问，牙根生痈，何如？曰，此名附牙痈"，并认为是阳明胃经热毒所致。至清代，对此病有了较全面的认识，除前人提出脾胃火热及风热之邪外袭的病因病机外，许梿《咽喉脉证通论·牙痈》则对"阳明火热"之病因病机做了补充，指出是劳心过度或食热毒之物，鼓动阳明之火发于牙龈所致。沈金鳌《杂病源流犀烛》卷二十三还增加了阴虚之说，认为"体属阴虚内热"，用滋阴抑火汤治疗。尤乘《尤氏喉科秘书·口牙舌颈面腮门》、顾世澄《疡医大全》、郑梅涧《重楼玉钥》等医著还分别称牙痈为"牙蜞风（或牙棋风）""牙痈风"等，并有专门论述。

病因病机 病因多为口腔不洁，秽毒结聚龈肉及外感风热邪毒，病机多与脾胃功能失调或气血虚弱有关。①风热外袭：龋患日久，秽毒结聚牙龈，复感风热之邪，上冲齿根牙龈，气血壅滞，化腐成脓而为病。②脾胃热盛：平素过食辛辣炙煿，脾胃蕴热，郁而不宣，积热循经上逆，熏蒸齿根龈肉，成脓成痈而为病。③气血虚弱：牙痈病久，气血不足，邪毒内困，疮口难收，酿成痈瘘而为病。

诊断与鉴别 此病以牙痛、牙龈肿胀疼痛、溢脓为特征。牙龈局限性红肿，焮热疼痛难忍，触动患牙则痛剧，痛连腮颊，初硬后软，齿浮松动，有溢脓或穿溃出脓，颌下或颈部臖核。

此病与牙龂痛、牙宣、急性牙髓炎有相似的症状，应加以鉴别。牙龂痛与牙痈均以牙龈肿痛化脓为主要症状，牙龂痛发于尽牙处，故有张口困难症状，牙痈则张口不受限。牙宣与牙痈均可表现为牙龈肿胀疼痛溢脓，牙齿松动，但牙宣伴有较深的牙周袋，牙龈出血，袋内溢脓。急性牙髓炎与牙痈均有剧烈的牙齿自发痛和咬合痛，但急性牙髓炎为阵发性痛，疼痛不能定位，冷热刺激会激惹或加重疼痛；牙痈则咬合及叩击痛较重，疼痛能够定位。

辨证分型 常见辨证分型有三种。①风热外袭：牙龈浮肿疼痛，不能咀嚼，颌下有臖核触痛，可有发热恶寒，头痛，口干渴，舌尖红，苔薄黄，脉浮数。②脾胃热盛：牙齿疼痛剧烈，松动，牙龈红肿高突，流脓，烦渴喜冷饮，口臭，大便秘结，舌质红，苔黄厚腻，脉洪数。③气血虚弱：牙痛久未治愈，疮口未敛成瘘，脓汁清稀，神疲乏力，声低气短，食少纳差，舌质淡，苔少，脉细弱。

治疗 采用外治法结合内治法、针灸疗法等进行治疗。

外治法 ①口腔敷药法：牙龈红肿硬痛可用冰硼散、六神丸（研末），涂于肿胀牙龈处。肿连腮颊者，以如意金黄散（醋、茶调成糊状）外敷于肿胀皮肤处。②排脓法：脓成未溃者，切开或刺破排脓，内置引流条引流脓液。

内治法 风热外袭者，治宜疏风清热，可选用银翘散合五味消毒饮加减。脾胃热盛者，治宜清胃泻火，可选用清胃散合黄连解毒汤加减。气血虚弱者，治宜补益气血、托毒排脓，可选用托里消毒散加减。

针灸疗法 ①口腔病体针疗法：太阳、合谷、颊车、下关为主穴，配穴酌选角孙、小海、曲池、阳谷、阳溪、二间、内庭、液门。②口腔病耳针疗法：取喉、牙、上下颌、神门等耳穴，针刺或用王不留行贴压。

预防与调护 加强口腔卫生，饭后漱口，早晚刷牙，保持牙齿清洁；及早防治龋齿是预防牙痈的根本方法；平素少食炙煿辛辣之品，患病时应进食易消化食品，忌粗硬，以免加重病情；对已丧失功能且不能修复的残根、残冠应及早拔除。

预后及转归 及早进行牙髓治疗，可去除病原刺激物，终止其发展，恢复患牙功能；若未及时治疗或方法不当，则邪毒继续向深部发展可致骨槽风；若溃口不收，日久可致牙漏。

（李佳瑜）

yáyǎoyōng

牙龂痈（carbuncle of third molar）

发生于尽牙牙龈咬合处的痈肿。中医古籍中又称牙龂、合架风、角架风、尽牙痈、龂牙风等。西医学的智齿冠周炎可参考此病辨证治疗。尽牙，俗称智齿，西医学称第三磨牙。

历史源流 清代以前的医著中，此病多归在牙痛、牙痈中讨论。将牙龂痈独立讨论，大概始于清代，如尤乘《尤氏喉科秘书·口牙舌颈面腮门》称"牙龂"："牙龂，生于牙尽龂中，齿不能开，牙关紧闭，此症初起，势重，甚至夜尤甚，然亦不难治，亦不妨命。"已明确提出了病名、症状特征，初起势甚但预后良好。杨龙九《囊秘喉书》卷上称"牙龂痈"，并根据发病部位及临床症状特征，对牙龂痈、托腮痈、牙痈进行了鉴别："其脓结于盘牙尽处者为牙龂，结于腮边外为托腮，结于牙根为牙痈。""凡患牙痈，牙龈红肿，但牙关不闭，口能开合，如患牙龂，牙龈红肿肉胀突出，牙关紧闭，口不能开。"《咽喉经验秘传·喉证十二字药方》称"龂牙风"，认为其病因病机是"毒聚牙根胃火攻"。高秉钧《疡科心得集·卷上》对牙龂痈的病机、证候、并发症、治法都做了详尽的描述，认为此病的病因病机有两方面，一为"风寒暑热，阳明湿热交蒸"，一为"阴亏络空，少阳胆火循经上逆"，说明此病由邪扰及阳明、少阳，火热上逆所致，为二阳实热证，阐述了辨证施治及方药，并指出此病可传变为骨槽风。郑梅涧《重楼玉钥》卷上称"合架风"和"角架风"，提出针刺治疗及可用刀针之法，强调排脓法在此病治疗中的重要作用。

病因病机 主要由于尽牙萌出受阻，食物残渣滞留齿缝间，日久秽毒积聚，侵犯龈肉而为病。①风热邪毒侵袭：尽牙萌出时，生长位置不够，萌出受阻，物腐污臭堆积齿间，风热邪毒乘机侵袭，搏结于肌膜，灼腐成脓而致病。②热毒壅盛上攻：体质素盛，邪热传里，热毒壅盛，引动阳明胃火或少阳胆火，风火相煽，循经上逆搏聚于尽牙龈肉，气血壅滞，化腐成脓。

诊断与鉴别 此病以牙龈红肿，溃脓，咀嚼吞咽痛，张口困难为主要症状，检查可见阻生尽牙存在，尽牙周围龈肉红肿，牙缝积脓，严重者伴有腮颊红肿疼痛，张口受限，开口度半指至一横指，颌下臖核。

牙龂痈与牙痈均为发生于牙龈处的痈肿，而牙龂痈与喉关痈（见喉痈）均有张口受限的症状，故应加以鉴别。牙龂痈多见于青年人，病变在尽牙咬合处，尽牙呈异位或阻生，患处牙龈红肿疼痛，张口受限，患齿触痛轻，无松动。而牙痈各年龄都可发生，牙痈发生位置可在任何牙根周围，牙根尖部龈肉红肿疼痛，有积脓，张口不受影响，患齿触痛明显，且有松动；牙龂痈是发生在尽牙咬合处的痈肿，喉核喉关无红肿，而喉关痈发生在一侧喉核周围，喉核、喉关明显红肿突出，尤以喉核后上方为甚，喉关上部红肿明显，喉核被推向前下方，咽喉疼痛，汤水难下，语言含糊，张口困难。

辨证分型 此病多为实证热证，热毒壅盛多属胃肠蕴热及肝胆火盛。常见辨证分型有两种。①风热邪毒侵袭：尽牙周围牙龈微红肿痛，咀嚼不便，常因咀嚼触及肿胀的牙龈而疼痛不适，可伴恶风，发热，头痛，舌质红，苔薄黄，脉浮数。②热毒壅盛上攻：尽牙咬合处龈肉红肿高突，疼痛剧烈，在张口、嚼物及吞咽时痛增，痛连腮颊，张口困难，龈缝积脓或溢脓，腮颊硬肿，甚则成痈成瘘，颌下臖核。胃火炽盛者，可有发热、憎寒、口干口臭、小便短赤、大便秘结、舌质红、苔黄、厚腻、脉洪大或滑数；肝胆火盛者，可有发热、头痛剧烈、口苦咽干目眩、急躁易怒、小便黄、大便结、舌质红、苔黄、脉弦数。

治疗 采用内治法结合外治法、针灸疗法等进行治疗。

内治法 风热邪毒外袭者，治宜疏风清热，消肿止痛，可选用银翘散加减。热毒壅盛上攻者，证属胃热炽盛，治宜清胃泻火，消肿止痛，可选用清胃散合五味消毒饮加减；证属肝胆火盛，治宜清肝泻火，消肿止痛，可选用龙胆泻肝汤合五味消毒饮加减。此外，肿痛连腮颊，宜配入板蓝根、山豆根、苦参等，以泻热消肿；大便秘结者，宜通膈利便，可选用凉膈散加减。

外治法 ①漱涤法：可用清热解毒，消肿止痛的中药煎水漱口，如用黄芩、银花、白芷、竹叶、薄荷等量煎煮，取药液温热含漱。②口腔敷药法：如意金黄散以茶水或醋调成糊状，外敷于面部肿胀处。③口腔吹药法：冰硼散或六神丸（研末），吹牙龈红肿处。④排脓法：脓肿成熟后及时切开，排除脓液。⑤拔牙：肿痛消退后，视尽牙萌出情况，对阻生牙及早予以拔除。

针灸疗法 ①口腔病体针疗法：主穴选合谷、颊车、下关等穴，用泻法。腮颊漫肿，配穴大迎、翳风；口噤不开，配穴内庭、听会；发热头痛，可用刺血法，即用三棱针在耳尖、耳背、耳垂等处或少商、商阳等穴位做点刺出血。②口腔病耳针疗法：选交感、神门、下颌等耳穴，针刺，亦可用王不留行或磁珠贴压。

预防与调护 注意口腔卫生，饭后漱口，早晚刷牙，冲洗盲袋，避免食物残渣滞留盲袋内；尽牙萌出受阻时，适当进食软质食物，以免粗硬食物磨破牙龈；炎症期间饮食清淡，忌煎炸辛辣；位置不正的尽牙，在炎症控制后尽早拔除，以杜绝再次复发。

预后及转归 早期治疗得当，可很快获愈，预后良好；若失治、误治，邪毒侵及喉关，或深犯筋骨，则可并发喉关痈、骨槽风；阻生牙若不及时拔除，易致牙鲅痛反复发作。

(李佳瑜)

yáxuān

牙宣（gingival atrophy）

以牙龈经常出血或溢脓，龈肉萎缩，牙根宣露，牙齿松动为主要特征的疾病。中医古籍中又称齿挺、齿稿、齿牙宣露、齿牙根摇、食床、暴骨搜牙等。西医学的慢性牙周炎等牙周组织疾病可参考此病辨证治疗。

历史源流 牙宣症状的记载，最早见于《黄帝内经》，《素问·诊要经终论》："少阴终者，面黑齿长而垢。""齿长而垢"四字形象地描述了牙齿宣露，齿根不固及牙垢附着的特征，为后人对此病的认识奠定了基础。晋·皇甫谧《针灸甲乙经》卷三十二载有齿动疼痛的针灸治疗；卷二十九称"齿动摇"和"齿挺"，病因病机乃"经脉虚，风邪乘之，血气不能荣润，故令动摇"，又说"头面有风冷传入其脉，令断齿间津液化为脓汁，血气虚竭，不能荣于齿，故齿根露而挺出"。唐·

孙思邈《备急千金要方》卷六下依此病的局部表现，又称"齿龈肿痛""齿根欲脱""齿间出血""齿根出露"等。唐·王焘《外台秘要》卷二十二有对"食床"的专门论述，并引用了《养生方》记载："附齿有黄色物，如烂骨状，名为食床。凡疗齿看有此物，先以钳刀略去之，然后依方用药，其齿断内附着齿根者，形如鸡子膜，有如蝉翼缠着齿者，亦须细看之，不尔，其齿龈永不附着齿根也。"不仅描述了牙石及其破坏作用，而且提出了洁牙这一科学的外治法，可谓牙周洁治的始祖。此外，该书还载有以外治法为主的处方近20首。宋代，出现"牙宣"病名，如杨士瀛《仁斋直指方论》卷二十一载有"荆槐散，治牙宣或痛"。此时期的治疗方法也较丰富，如《太平圣惠方》《圣济总录》就收录了不少汤、丸、散、膏等方药。元代，危亦林《世医得效方》卷十七对牙宣的辨证治疗，重视局部辨证，提出"治牙宣，鲜红者甘露饮，瘀红者双和汤"。明代，各医家在前人的基础上，对此病的辨证论治又有新的认识，如吴昆《医方考》卷五提出从肾论治："肾虚齿长而动者，滋阴大补丸加鹿茸方治之。"戴元礼《证治要诀》卷四则指出"牙宣有二证，有风壅牙宣，有肾虚牙宣"。薛己《口齿类要·齿痛》记述一病案："齿摇根露，喜冷饮食，此胃经湿热，先用承气汤以退火，又用清胃散以调理而固齿，继用六味丸以补肾水，羌活汤以祛外邪而寻愈"，随病情的变化而灵活辨治。清代，林佩琴《类证治裁》卷六提出"其为病，或痛摇宣露，疏豁枯落，不外风火虫虚"，认为其病因乃风、火、虫、虚，较之前人，

补充了"虫"的发病因素。从上述可见，此病在宋之前，多以证候命名，如齿动摇、齿挺、齿龈肿痛、齿根欲脱、齿间出血、食床等，宋之后才提出"牙宣"这一病名。历代医家对此病病因病机的认识较为一致，如肾虚、气血虚、胃热等，治疗方面，强调辨证论治的重要性，用药方法上，宋以前以外治方药为主，宋之后则内、外治法相结合，更趋完善。

病因病机 外因主要是口腔不洁，污秽邪毒侵袭，发病之根本在于胃热、肾虚及气血不足。①胃火上炎：平素饮食不节，嗜食辛辣厚味，胃肠积热内蕴，火热循经上攻，熏蒸牙龈，气血壅滞，龈肉化腐成脓而为病。②肾阴亏虚：先天禀赋不足，或久病耗伤、劳倦过度或生育过多等耗损，致肾虚精亏髓少，精髓不能上濡，牙齿骨骼失养，故骨质渐疏。又阴虚日久化火，虚火上炎，灼腐龈肉，久则牙龈疏豁松动而为病。③气血不足：素体虚弱，气血不足，牙龈失养，易为外邪乘虚而入，邪滞牙龈间，正不胜邪，龈肉为邪所犯而为病。

诊断与鉴别 此病以牙龈经常渗血或溢脓、牙齿松动、咀嚼无力为主要症状。检查见口腔不洁，牙石附着于牙颈部，牙龈红肿，探之出血，或牙龈萎缩，牙根外露（图），牙齿与牙龈之间有

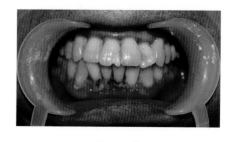

图 牙宣

牙周袋形成，常有脓液自牙周袋溢出。牙龈肿痛、溢脓、牙齿松动除见于牙宣外，还可见于牙痛。牙痛往往伴有龋齿，无牙周袋，脓肿部位以根尖区域为主，牙齿叩痛明显；而牙宣之牙龈脓肿靠近龈缘，牙齿松动更为明显，伴有牙周袋及牙龈萎缩。

辨证分型 常见辨证分型有三种。①胃火上炎：牙龈红肿疼痛，出血溢脓，甚至脓肿形成，牙齿松动，牙根宣露，牙齿附着大量牙石，口臭，口干喜冷饮，大便秘结，舌质红，苔黄厚或黄腻，脉滑数。②肾阴亏虚：牙龈微红微肿或渗稀脓，牙齿疏豁松动，咀嚼无力，牙龈溃烂萎缩，牙根宣露，牙周袋深，或有头晕耳鸣，五心烦热，腰膝酸软，夜寐不安，舌质红，苔少，脉细数。③气血不足：牙龈萎缩色淡，时渗血水，牙根宣露，牙齿松动，咀嚼无力，面色㿠白，头晕眼花，失眠多梦，畏寒倦怠，舌质淡，苔白，脉沉细。

治疗 采用内治法结合外治法、针灸疗法等进行治疗。

内治法 胃火上炎者，治宜清胃泻火、消肿止痛，可选用清胃散加减。肾阴亏虚者，治宜滋阴降火、补肾固齿，可选用六味地黄汤加减。气血不足者，治宜益气补血、养龈固齿，可选用八珍汤加减。

外治法 ①漱涤法：选用清热解毒、止痛止血的中药煎汤含漱，如细辛、升麻、白芷、荆芥、防风等；或用旱莲草60~120g，煎水含漱，或常用淡盐水含漱。②口腔吹药法：将具有清热解毒、消肿止痛、除腐生肌作用的中药研细末吹入牙龈肿胀处及牙周袋内，如冰硼散、绿袍散，此法对牙龈红肿腐脓者较适宜。③口腔

敷药法：选用疏风和血、固齿生肌的药物膏剂敷贴牙龈，多用于牙宣虚证，如固齿白玉膏、护牙膏。④洁牙法：通过器械去除牙石。⑤排脓法：对已形成的脓肿及时切开排脓。⑥牙周手术：根据患牙的病变程度酌情选择牙周手术治疗。⑥拔牙：对松动移位明显，牙根宣露2/3以上，可将患牙拔除。

针灸疗法 ①口腔病体针疗法：主穴选合谷、颊车、下关、内庭；实证配穴二间、曲池、足三里；虚证配穴太溪、阴谷、行间。②口腔病灸法：取穴足三里、合谷、三间。③口腔病耳针疗法：取穴上颌、下颌、神门、屏尖，针刺或皮内埋针或穴位贴压。

其他疗法 ①叩齿法：上下牙齿对击出声，每日早晚各一次，每次30~50次，有防治牙宣的作用，但对重度牙宣者不宜。②揩齿法：用示指逐牙自牙根部向牙冠方向按摩牙龈，每日2次，每次10分钟。

预防与调护 注意口腔卫生，饭后漱口，早晚刷牙，坚持有效的刷牙方法，同时配合使用牙间隙清洁器具；定期到医院洁牙；少食辛辣炙煿，多食高蛋白、高纤维食物；坚持适度叩齿、揩齿，促进牙周健康。

预后及转归 早、中期患者通过系统、积极治疗后，大多数患者牙龈溢脓、出血停止，牙齿松动减轻，咀嚼功能改善，全身症状亦减轻或消失。若失治或误治，则牙龈萎缩，牙齿松动，牙龈红肿溢脓等症不断加重，乃至自行脱落。

（李佳瑜）

yálòu

牙漏（odontogenic fistula） 牙齿疾病引起的龈肉或面颊部皮肤的

瘘管。中医古籍中又称齿漏、漏疳等。西医学的慢性根尖周炎形成的瘘管可参考此病辨证治疗。

历史源流 牙漏一病早见于隋·巢元方《诸病源候论》卷二十九："手阳明之支脉入于齿，风邪客于经脉，流滞齿根，使龈肿脓汁出，愈而更发，谓之齿漏"，指出了牙漏的病因病机及症状特点，为后世医家对此病的认识奠定了基础。宋代，《圣济总录》卷一百七十二称"漏疳"："龈肉虚肿，脓汁燉痛，绵绵不断，久而不差，时发时愈，故名漏疳"，指出了此病牙龈流脓，反复发作的特点，并记载有治漏疳龈烂或颊骨破的治疗方药8首。《太平圣惠方》卷三十四也记载了治疗漏疳脓血出的治方。明代医家对牙漏的认识和治疗方法大致与宋代相同。至清代，医家们对典型的牙漏症状观察十分细致，如高秉钧《疡科心得集》卷上认为"牙漏之患，起于心胃火郁，肾阴消涸"，初起肿胀疼痛，久则出现黄疱，破后出脓，其口难愈，管口细如针孔，时出秽脓，也有的窜至左右齿根，治疗初用泻火法，后用滋阴法。对牙漏的病因病机、症状特点、瘘管的形态及治疗都有较详尽的记述。清代医家对牙漏的治疗大都采用内、外治法相结合，如郑承瀚《重楼玉钥续编·诸证补遗》提出"牙漏宜外吹口疳药，并内服滋阴降火之剂"，许克昌《外科证治全书》卷二也有"外吹珍珠散，内服滋阴降火之剂，归芍地黄汤加玄参、麦冬"的记载。从文献记载看，古代医家内服方药的原则，初期宜清热泻火，后期用滋阴降火之剂，忌用大苦大寒之品。

病因病机 此病为多种牙体

或牙周疾病（如龋齿、牙痛、牙宣、牙骱痈、骨槽风）失治或误治发展而成。由于脏腑功能失调，正气虚弱，邪毒聚积深犯骨膜、龈肉、皮肤而成漏。①胃肠蕴热：平素饮食不节，脾胃大肠蕴热，热毒循经上逆，滞留于龈肉、牙根、颌骨之间，气血壅滞，脉络及肌膜熟腐成脓，为痈为肿，邪毒不散，向深处流窜，日久形成瘘管，脓液长流。②气血不足：患牙病日久，病势缠绵，正气耗损，气血不足，抗病力衰，髓失所养，肌败肉腐，余毒引流不畅，形成瘘管脓液长流不止。③阴虚火旺：素体阴虚，又患牙病日久，髓海不足，则牙齿失养，虚火上炎，灼腐牙龈，化脓成痈成瘘，疮口流汁难以收敛。

诊断与鉴别　牙病患者，牙龈及患牙附近的唇、腭或皮肤有瘘管，即可诊断为牙漏。检查见患牙大多有较深的龋洞，牙体色泽发黑，牙齿松动，有叩痛，牙龈表面见瘘管口，瘘管口细，周围肌膜肿胀（图），常呈粟粒大半圆形隆起状，多位于患牙根部之唇或腭侧，挤压时瘘管口有脓汁溢出。瘘管久不收口或时愈时发，亦有脓汁经由患牙根部流注面颊部皮肤下，穿破皮肤而形成皮肤瘘者，此型瘘管坚硬，瘘口处皮肤凹陷，脓汁自瘘孔排出，淋漓不断。

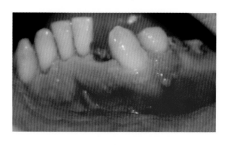

图　牙漏

牙龈瘘管还见于牙宣、骨槽风，应加以鉴别。牙宣的牙龈瘘管靠近牙龈边缘，牙齿松动更为明显，伴有牙周袋及龈肉萎缩。骨槽风口内患处多个牙齿松动、触痛，牙龈红肿，腮颊肿胀。成脓后，有脓液自龈缘溢出，若腮颊穿破流脓则形成瘘管。用探针自瘘管探查，可发现颌骨粗糙或有腐骨在内，X线和放射性核素检查可显示颌骨骨髓炎不同病变期的表现。

辨证分型　常见辨证分型有三种。①胃肠蕴热：患牙疼痛逐渐加剧，甚则持续性跳痛，叩痛明显，不敢咬物，瘘口红肿，有波动感，穿溃后有黄稠脓汁流出，恶寒、发热、头痛，口干口臭，便秘，舌质红，苔黄厚或黄厚腻，脉弦滑数。②气血不足：患牙时感不适，钝痛或隐隐作痛，牙齿松动，咀嚼无力，牙龈或有压痛，挤压瘘管口有少许清稀脓汁溢出，瘘口排脓时流时停。时有低热，面色苍白，头昏不适，精神困倦，舌质淡，苔薄白，脉细。③阴虚火旺：患牙轻微松动，疼痛轻微，牙龈瘘管时肿时消，溢脓，头晕目眩，五心烦热，口干夜间尤甚，舌质红，苔少，脉细数。

治疗　采用外治法结合内治法、针灸疗法等进行治疗。

外治法　①漱涤法：可选用清热解毒，消肿排脓的中药，如黄芩、竹叶、银花、野菊花、薄荷、甘草等煎汤含漱。②口腔敷药法：可用中药细末调成糊状或中药膏剂，涂敷于肿胀的牙龈处或瘘口及其周围，如龈肉红肿可用冰硼散、六神丸（研末）；出脓不止可用青黛散；脓出秽臭、量多，可用麝香散；瘘口常流稀脓，可用阳和解凝膏。③排脓引流法：插管药条排脓，可用金玉丹制成条状，插入瘘管中，以解毒消肿，活血生肌；若瘘管闭合肿胀者，切开或刺破排脓。④拔牙：根端破坏严重，经久不愈者，应拔除患牙。

内治法　胃肠蕴热者，治宜清胃泻火，消肿止痛，可选用清胃泻火汤合五味消毒饮加减。气血不足者，治宜补益气血，托里排脓，可选用托里消毒散加减。阴虚火旺者，治宜滋阴降火，活血消肿，可选用玉女煎合知柏地黄汤加减。

针灸疗法　牙龈肿痛、头痛、发热，可配合口腔病体针疗法、口腔病耳针疗法。①体针：太阳、合谷、颊车、下关为主穴，配穴酌选角孙、小海、曲池、阳谷、阳溪、二间、内庭、液门。②耳针：取喉、牙、上下颌、神门等耳穴，针刺或贴压。

预防与调护　加强口腔卫生，养成饭后漱口，早晚刷牙的习惯，保持牙齿清洁；经常做口腔检查，及时发现和治疗各种牙病；进食易消化食物，忌食粗硬、煎炸之品；对牙漏患者要耐心细致护理，瘘口经常清洗换药，保持引流通畅；对已丧失功能且不能修复的残根、残冠应及早拔除。

预后及转归　若及时进行牙髓治疗，可去除病原刺激物，终止其发展，恢复患牙功能；若未及时治疗或方法不当，则感染继续扩展引起牙齿松动，甚至导致牙齿缺失，个别患者或会造成颜面部的瘢痕甚至畸形。

（李佳瑜）

gǔcáofēng

骨槽风（osteomyelitis of the maxillary bone）　以耳前腮颊肿硬，剧烈疼痛，腐溃溢脓，牙齿脱落，腐骨排出为主要特征的疾病。中医古籍中又称牙槽风、牙叉、牙又发、穿腮毒、穿腮发、穿珠等。西医学的颌骨骨髓炎可参考此病辨证治疗。

历史源流 "骨槽风"的病名及多种称谓出现于明代，如《疮疡经验全书》卷一记载："穿腮，一名骨槽风，一名穿珠，一名附骨，一名穿喉，一名牙槽风"，认为此病乃忧思惊虑，邪毒交生，灌于经络之内而发，小儿则因禀气虚弱，感风寒暑热相结而成，或因口腔不洁而致，并对其症状和治疗做了阐述。王肯堂《证治准绳·疡医》称"骨槽风"，又名"穿腮毒"，症状还见"牙龈肿痛，寒热大作，腐烂不已"，外治用鹅翎探吐风痰，内治以清热解毒为主，方用黄连解毒汤、仙方活命饮。陈实功《外科正宗》卷四也对此病做了较具体的论述："骨槽风初起生于耳前，连及腮项，痛隐筋骨；久则渐渐漫肿，寒热如疟，牙关紧闭，不能进食……初则坚硬难消，久则疮口难合"，提出内外治疗方法，并指出部分患者预后不良的见解。清代，医家们对该病有了更深入的了解，如《医宗金鉴》卷六十三认为此病是三焦与胃经风火而致，此症在筋骨阴分，初起肿硬难消，溃后疮口难合，多致不救。高秉钧《疡科心得集》卷上提出此病可由托腮痈（发颐）传变而成，也可因情志所伤，气血凝滞，或风寒侵入筋骨，邪毒交生而致，治疗上须按阶段辨证施治，"初宜用艾灸以解内毒，服降火化痰清热消肿之剂，溃后或用八珍汤或十全大补汤，补托药中宜加麦冬、五味。亦有过服寒凉，以致肌肉坚凝腐臭者，非理中汤佐以附子不能回阳，非僵蚕不能搜风也……如外腐不脱，脓水不清，久则必成朽骨，俟朽骨脱去，始能收口。

如或穿腮落齿，虚热不退，形焦体削，痰盛不食者，俱为逆证；设至后脾气醒复，饮食加增，亦有向愈收功者"。从病因病机、证候及治法方药等方面论述较全面，且有不少经验之谈。

病因病机 多由牙病不愈，或因颌骨外伤折断，邪毒乘虚内袭，由浅入深，腐肉烂筋蚀骨而致。①热毒炽盛：素体脾胃积热，又牙病不愈邪毒内结，风火与湿热搏结，热毒炽盛，火热循经上燔，结聚牙槽，热盛肉腐，筋烂骨朽而为病。②正虚邪实：素体禀赋不足，或患齿余毒内困，或过服寒凉之剂，渐至气血损耗，脾肾亏虚，风寒湿毒结于阴分，阻于筋骨之间，气血凝滞而为病。

诊断与鉴别 此病多有龋齿、牙痛、牙龈痈等病反复发作或颌骨损伤的病史。初起颌骨剧烈疼痛，腮颊红肿热痛，张口困难，憎寒高热，穿腮流脓后，症状即获缓解，后期溃口经久不愈。检查可见口内患处多个牙齿松动、触痛，牙龈红肿，腮颊肿胀。成脓后，有脓液自龈缘溢出，若腮颊穿破流脓，形成瘘管。用探针自瘘管探查，可发现颌骨粗糙，或有腐骨在内，X线和放射性核素检查可显示颌骨骨髓炎不同病变期的表现。

此病初起时，常与牙痛及牙龈痈相混淆，须予以鉴别。牙痛和牙龈痈经治疗，短期内均可痊愈，无腐骨形成，颜面不留畸形。而骨槽风多颗牙齿松动，口内外可有瘘管，溃口流脓，有腐骨排出。

辨证分型 常见辨证分型有两种。①热毒炽盛：病情急骤，颌骨疼痛剧烈，腮颊红肿疼痛，甚则牙关拘紧，多个牙齿松动，不敢咬物，高热寒战，头痛，下

唇麻木，穿腮破颊，有腐骨排出，小便黄短，大便秘结，舌质红，苔黄或黄厚腻，脉弦滑数。②正虚邪实：耳前腮颊隐隐作痛，局部漫肿坚硬，牙关开合不利，溃口日久不愈，时流清稀脓液，全身或伴低热，形寒肢冷，头昏头重，精神困倦，形焦体削，面色㿠白，舌质淡，舌苔白，脉沉缓或细弱。

治疗 采用外治法结合内治法、针灸疗法等进行治疗。

内治法 热毒炽盛者，治宜清热解毒，祛风散火，可选用荆防败毒散合五味消毒饮加减。正虚邪实者，治宜补养气血，散寒通滞，可选用阳和汤合二陈汤加减。

外治法 ①漱涤法：可用清热解毒排脓的中药煎汤含漱，如选用黄芩、金银花、野菊花、白芷、竹叶、薄荷等量煎汤，温热含漱。②口腔敷药法：牙龈红肿者，可吹敷冰硼散。腮颊红肿，局部外敷清凉膏，或如意金黄散以茶水或醋调成糊状，外敷于面部肿胀处。局部漫肿坚硬者，外敷阳和解凝膏或真君妙贴散。③排脓引流法：脓肿成熟后及时切开，排除脓液及腐骨；溃后或切开后，以九一丹药线引流。④取出腐骨：切开瘘管，刮除腐肉，钳取死骨。⑤拔牙：对无法保留的牙齿，予以拔除。

针灸疗法 ①口腔病灸法：病初起，腮颊红肿者，可艾灸肿胀顶部。②口腔病体针疗法：疼痛难忍者，选合谷、内关，健侧颊车、下关、太阳等穴，用泻法；肿甚者配穴大迎、翳风；口噤不开者配穴内庭、听会。③口腔病耳针疗法：取交感、神门、下颌等耳穴。

预防与调护 注意口腔卫生，

及早彻底治疗龋齿、牙周病、牙痛、牙齼痛，以防发展成此病；饮食清淡，忌煎炸辛辣；预防外力撞击，以免引起颌骨骨折。

预后及转归　通过积极有效的药物或手术治疗，可获愈；若失治、误治则可引起面颊瘘，瘘口长期溢脓不愈合，甚则引起脓毒血症、病理性骨折、颌面畸形。

（李佳瑜）

chǐkūchuāng

齿窟疮（injury of dental alveoli）

牙齿脱落后牙槽窝被硬物扎破而疼痛难忍的病症。见于明·申斗垣《外科启玄》卷八："凡人年老未有不落齿者，齿落时其根最深，其窟最大，气血虚衰，窟急不能合，或有少合，忽被硬物磕破，不便于茶饭，其痛切骨至心及脑。"多见于年老体弱者，气血不足，牙齿、龈肉失养，牙齿脱落后牙槽窝愈合缓慢，饮食时易被硬物扎破，症见牙槽窝深陷，被硬物磕伤后有出血及剧痛，神疲嗜睡，面色㿠白，少气懒言，舌质淡，舌苔薄，脉沉细。治宜补益气血，生肌敛疮，可用八珍汤加减，可酌加黄芪、升麻、白芥子、肉桂等。牙齿拔除早期，不要使用拔牙侧咀嚼食物且饮食应以软食为主，待拔牙创口愈合后再正常使用拔牙侧。

（李佳瑜）

yágān

牙疳（gingival malnutrition; ulcerative gingivitis）　以牙龈及口腔肌膜红肿疼痛、溃烂、出血，甚至牙齿松动脱落为主要特征的疾病。中医古籍中，依据牙疳不同的临床特征又有不同的称谓，如因风热外袭而致的牙疳，称风热牙疳、牙齿风疳；小儿患牙疳称小儿口齿疳；牙疳病势急暴者称急疳、走马牙疳；牙疳并见腿青肿瘀斑者称青腿牙疳。西医学的坏死性溃疡性龈口炎可参考此病辨证治疗。

历史源流　古代医著对牙疳有不同的命名。宋代，《太平圣惠方》卷三十四称"风疳"，认为其"由脏腑壅滞，久积风热，脾肺不利，心胸痰饮，邪毒之气，冲注上焦，熏蒸牙齿"而致，症见"齿龈浮肿，动摇脱落损烂，脓血俱出"，并设有治风疳及牙齿急疳的药方。宋·赵佶等著《圣济总录》卷一百七十二称"急疳""口齿疳"："谓疳势急暴，其状唇口忽见青白，齿龈腮颊疼痛，或赤或黑朽烂，脓血俱出"，又有"小儿口齿疳者，由脏腑壅热，乳食不调……其候龈肉赤烂，颊肿齿痛，热壅熏蒸，口多臭气，故曰口齿疳也"，载有治疗急疳、口齿疳的方药。此时期的方药，大部分是外用的散、丸、膏剂，不少为后世医家所沿用。金元时代，首见"牙疳"病名，如金·张从正《儒门事亲》卷五说："夫小儿牙疳，牙疳者，龋齿也，龋者，是牙龈腐烂也"，必须注意的是，该书将"牙疳"与"龋齿"混为一谈，说明当时还未充分认识到两者之别：牙疳是以侵犯牙龈为主的疾病，而龋齿是以侵蚀牙体为主的疾病。在元·罗天益《卫生宝鉴》卷十一、元·沙图穆苏《瑞竹堂经验方·小儿门》记载有治疗走马牙疳的专方。明代，医家们对牙疳有了进一步的认识，如龚廷贤《寿世保元》卷八说："一论牙疳者，阳明之热也，小儿齿肿流涎，腮肿走马牙疳等证"，清楚地指出了"走马牙疳"为牙疳的一种。《普济方》也列有治疗急疳方和风疳方。陈实功《外科正宗》卷四有走马牙疳和钻齿疳的专门记载。清代，

对牙疳的有关论著较多，如《外科大成》卷三、《外科证治全书》卷二、《外科证治全生集》卷一、《疡科心得集》卷上、《疡医大全》卷十六、《咽喉经验秘传·喉证用药细条》、《图注喉科指掌》卷四、《经验喉科紫珍集》卷上、《囊秘喉书》卷上、《尤氏喉科秘书·咽喉门》等，均有牙疳或走马牙疳的专门论述，概括这些论述，牙疳的病因病机有肠胃湿热、肾经热毒上攻、胎毒或痧痘后余毒、伤寒时疫后而发、疟疾病后而结等方面。郑梅涧《重楼玉钥》卷上形象地描述了牙疳的临床表现："症似走马者，言其疾速……凡初起，口气甚臭，名臭息；次第齿黑，名崩砂；盛则龈烂，名溃槽；热血迸出，名宣露；极甚者，牙脱落，名腐根。"《医宗金鉴》除了在卷六十五有钻牙疳和走马牙疳的论述外，更在卷七十中提出了"青腿牙疳"："此证自古方书罕载其名，仅传雍正年间，北路随营医官陶起麟颇得其详。略云：军中凡病腿肿色青者，其上必发牙疳，凡病牙疳腐血者，其下必发青腿，二者相因而致。"并对青腿牙疳的病因病机、临床特征、治疗及预后进行了较为详尽的论述。明清时代，对牙疳的治疗，重视内外治疗相结合，在辨证论治的基础上配合局部用药。

病因病机　外因主要是风热、寒湿的侵袭，内因则为饮食不节，蕴积湿热，以及大病之后，余邪未清，邪毒滞留体内。病机多与脾、胃、肾功能失调有关。①胃肠蕴热，外感邪毒：过食肥甘，阳明蕴热，又外感邪毒，邪毒有风热和寒湿之别，若复感风热之邪，引动胃肠蕴积之火毒，循经熏蒸牙龈，内外邪毒互结，热盛肉腐而为病；若感寒湿之邪，导

致两方面变化，一为脾胃湿热上犯牙龈，一为脾胃为寒湿所困，气血不畅，瘀郁于下而为病。②余邪内困，火毒炽盛：伤寒时疫等疫病之后，或小儿先天胎毒，及麻疹痘疹病后余毒未清，体内热毒蕴蓄日久，热毒乘虚逆发上攻，蒸灼龈肉，侵蚀骨质，迅速溃烂而为病。③正气虚弱，正虚邪实：病后体弱，脏腑虚损，若脾虚，气血津液耗伤，无以抗邪外出，若肾虚，则虚火上炎，灼腐牙龈，均可致牙疳病深势重。

诊断与鉴别　此病病急暴发，牙龈或口腔肌膜红肿，灼热疼痛剧烈，溃烂出血，口气秽臭，涎液量多而黏稠，寒热交作，张口困难，吞咽不利。检查可见：初起牙龈及口腔肌膜红肿、硬结，硬结渐渐软化，形成灰绿色及黑色腐肉。随即腮颊溃破穿孔，牙齿颌骨外露。实验室检查：分泌物涂片镜下可见大量螺旋体及梭状杆菌。病理组织检查可见：病变组织坏死、水肿，大片坏死组织中可见口腔螺旋体及梭状杆菌。

此病与口糜、牙宣有类似表现，应加以鉴别。①口糜尚可见口腔肌膜广泛红肿，牙龈极易出血，上覆黄色假膜，龈缘无坏死、无恶臭，细菌涂片主要见球菌。②牙宣不仅牙龈边缘红肿，还可见牙龈流脓，龈肉萎缩，牙齿疏豁松动，无疼痛，口臭但无腐败气味，多见于成年人。

辨证分型　辨证以实证和虚实夹杂证较多见，实证多为胃肠蕴热，外感邪毒和余邪内困，火毒炽盛；虚实夹杂证多为正气虚弱，邪陷脏腑。常见辨证分型有三种。①胃肠蕴热，外感邪毒：牙龈红肿疼痛，腐烂坏死，上覆灰白色假膜，牙龈自动出血，口涎增多，口中恶臭。风热外袭者，湿热偏盛，可出现寒热大作，疼痛身热，口渴引饮，大便秘结，小便短赤，舌质红，舌苔黄腻，脉滑数。寒湿外袭者，可出现小腿青肿，紫斑瘀块，恶寒，口干不喜饮或口淡，舌质淡红，苔白腻，脉沉而滑。②余邪内困，火毒炽盛：口气秽臭，涎液多而外流，龈肉溃烂腐败，呈暗红或紫黑色，迅速扩大和破坏，犹如走马之急速，腮颊溃烂内外穿通，齿槽骨外露，牙齿松动或脱落。身热不解，口燥咽干，气喘乏力，或见恶心呕吐，泄泻或便结，舌质红绛，脉数。③正气虚弱，正虚邪实：若脾胃虚弱，湿热内蕴者，牙龈出血、溃烂、坏死后退缩，牙齿伸长、松动，口臭，腹胀乏力，纳呆，口不渴或渴不欲饮，便溏，舌质红，边有齿痕，舌苔腻，脉濡细。若肾阴亏虚，虚火上炎者，牙龈溃烂、坏死，经久不愈，牙龈退缩，触之出血，牙齿宣露，松动甚至脱落，口臭，头晕目眩，形体消瘦，五心烦热，潮热汗出，口咽干燥，舌质红，舌苔少，脉细数。

治疗　采用内治法、外治法等进行治疗。

内治法　①胃肠蕴热，外感邪毒者，若为外感风热，治宜疏风清热、泻火解毒，可选用清胃汤、竹叶石膏汤、黄连解毒汤加减；若为外感寒湿、治宜温通寒湿、活血通络，可选用活络流气饮。②余邪内困，火毒炽盛者，治宜清热解毒、凉血消疳，可选用芦荟消疳饮，兼服人参茯苓粥。③正气虚弱，正虚邪实者，若脾胃虚弱，湿热内蕴，治宜健脾益胃、清热除湿，可选用参苓白术散加减；若肾阴亏虚，虚火上炎，治宜滋补肾阴、潜降虚火，可选用知柏地黄汤、二参汤加减。

外治法　①漱涤法：可选用清热解毒，祛腐消肿，止痛止血的中药煎汤含漱，如用金银花、甘草，或山豆根、夏枯草、连翘、薄荷煎水含漱。②口腔吹药法：可选用人中白散、青吹口散、八宝丹吹于牙龈患处。③口腔敷药法：可用冰硼散、牛黄清黛散敷于牙龈患处或牙周袋内。④洁牙法：通过器械去除牙齿表面牙石、菌斑、坏死脱落物。

预防与调护　①预防：平时多吃水果蔬菜，避免过食肥甘之品；患有麻疹痘疹及时疫等疾病者，应注意口腔清洁卫生，进食易消化、营养的食品；积极治疗口腔疾病，如龋齿、牙宣、牙痈等病，以免转化或诱发为牙疳。②调护：注意患者的饮食调理，注意营养，多饮果汁、新鲜蔬菜，忌食肥甘之品，龈肉溃烂疼痛者，以流质饮食为主；注意食具的清洁消毒和患者用具的消毒隔离；注意口腔的清洁和护理；积极锻炼身体，提高机体抵抗力。

预后及转归　治疗及时得当，一般恢复较快，预后良好；若治疗不彻底，病损未完全恢复，可导致牙周病；较严重的牙疳，若未能有效控制，可进一步发展成为走马牙疳，甚至危及生命。

（李佳瑜）

chǐchǔ

齿𪘨（dental hypersensitiveness）以食酸性食物或遇冷后牙齿酸痛为主要特征的病症。中医古籍中又称齿龂、齿楚、齿酸、齿软等。西医学的牙本质过敏症可参考此病辨证治疗。

历史源流　隋·巢元方《诸病源候论》卷二十九"齿龂候"记载："齿伤酢也""齿者骨之所终，髓之所养，髓弱骨虚，风气客之，则齿龂"，认为骨髓空虚，食醋伤齿，又感风冷而致。明·龚廷贤《寿世保元》卷六记载："人食梅多者，牙即焌麻，痿而不能力嚼者。"明·李时珍《本草纲目·主治》提到核桃治疗齿齼，"核桃，食酸齿齼，嚼之即解。"细嚼核桃意在滋肾敛阴，且核桃内衣中含有鞣酸，可以封闭牙表面小管，从而缓解牙齿酸楚。清·沈金鳌《杂病源流犀烛》卷二十三也论及齿齼因食酸而致："齿齼，由多食酸之故。"

病因病机 外因多因刷牙不当，龈缩根露，或因嗜食硬物牙齿过度磨损，易为风寒外邪侵袭，内因多与病后或年老体弱，肝肾功能失调有关。其病机主要是肾精不足。一方面是肾精不足，髓弱骨虚，牙失所养；另一方面是肾阴虚，阴精不足，不能制约肝阳而为病。

诊断与鉴别 此病以牙齿激发痛为主要症状，即遇冷、遇酸及硬物的刺激时，牙齿产生酸痛的感觉，刺激去除后，疼痛随即消失。检查时可用探针在牙面上寻找敏感部位，可引起患者特殊的酸、软、痛症状。

龋齿发展到牙本质中、深层时，也有牙齿酸痛的症状出现，应与齿齼鉴别。龋齿者牙齿有龋洞，牙齿变黑；齿齼者多见牙体硬组织的缺损、磨损或牙宣患者牙龈萎缩，牙颈暴露，而牙齿没有龋洞。

辨证分型 此病辨证主要是肾精不足：牙齿受到冷、酸、尖锐或坚硬物体的刺激时，产生酸痛的感觉，刺激除去后，酸痛感立即消失，牙齿咀嚼酸软无力，或牙齿松动。①肾精不足，髓弱骨虚：全身可见头昏耳鸣，腰膝酸软，记忆力减低，舌质淡，舌苔薄白，脉弱。②肾精不足，水

不涵木：全身可见形体消瘦，手足心热，失眠健忘，口干，舌质红，少苔，脉沉细。

治疗 多采用内治法结合外治法、针灸疗法等进行治疗。

内治法 肾精不足，髓弱骨虚者，治疗宜补肾填精，可选用滋阴补髓汤加减。肾精不足，水不涵木者，治疗宜滋肾清肝，可选用杞菊地黄丸、滋肾清肝饮加减。

外治法 ①口腔敷药法：选用具有芳香止痛作用的中药如细辛、荜茇、川椒、雄黄等研细末，以棉球蘸药涂擦敏感牙面。②嚼食法：选用生大蒜、茶叶、核桃仁嚼食。③充填法：对于牙齿已经形成缺损的，可进行充填治疗。

针灸疗法 ①口腔病体针疗法：取穴合谷、下关、曲池，酌配颊车、颧髎、承浆、地仓、合谷、曲池等穴。②口腔病耳针疗法：选穴神门、交感、喉牙、上颌、下颌。

预防与调护 忌食辛辣煎炒及过酸过甜、过温过冷之物。积极防治龋齿和牙周病，定期口腔检查，早发现，早治疗。纠正不良习惯，如夜磨牙、偏侧咀嚼等。使用保健牙刷，采取有效刷牙方式。

预后及转归 对可能导致齿齼的牙体、牙周疾病进行积极有效的治疗即可痊愈。

(李佳瑜)

chǐchí

齿迟 (teething delay) 以乳牙或恒牙萌出迟缓为主要特征的病症。中医古籍中又称齿不生。属于小儿五迟之一。

历史源流 "齿不生"首见于隋·巢元方《诸病源候论》卷四十八"齿不生候"："齿是骨之所终，而为髓之所养也。小儿有

禀气不足者，髓即不能充于齿骨，故齿久不生。"该书卷二十九还讨论了乳恒牙的更替问题："若血气充实，则骨髓强盛，其齿损落，犹能更生。若血气虚耗，冷风乘之，致令齿或齼或断落者，不能复生"，认为肾虚则髓海不足，不能充养牙齿，齿失所养，故齿不能按时萌出，这种理论观点一直指导后世医家对齿迟的临床治疗。有关齿迟的治疗，古代医著有不少内治和外治的方药。内服药物方面，多着重于整体辨证治疗，所用方药均针对禀赋不足，气血亏虚而设，如清代《医宗金鉴》卷五十五在"五迟"中谈到："齿不速长，坐不能稳，要皆肾气不足之故，先用加味地黄丸滋养其血，再以补中益气汤调养其气。"清·陈复正《幼幼集成》卷四介绍用地黄丸治疗，明·薛铠《保婴撮要》卷五中载有治疗齿迟的医案二则，用芎劳散内服、外敷，治齿生迟或齿嚼物少力。外用药物方面，多以辛温走窜，活血行气的药物涂敷于齿根，以促进牙龈的血液循环和牙齿的萌出，如元·危亦林《世医得效方》卷十二载有芎黄散揩齿脚治齿不生，明代《普济方》卷十七用露蜂房散、川升麻散外敷，用细辛汤煎水含漱。

病因病机 病因主要有先天不足和后天调理不良两方面。①禀赋不足，精髓亏损：如父母双方体质较差，气血虚弱，精血亏损，或怀孕期间母体多病，或小儿早产等，导致小儿胎元受损，禀赋不足，精髓亏损不能充于齿，牙齿失于濡养，生长发育缓慢，无法按时萌出，而成齿迟之候。②脾胃虚弱，气血不足：产后母体疾病较多，或母体营养失宜，乳汁不足，或对幼儿的调理不善，

中医耳鼻咽喉口腔科学 221

生活护理不当，以致脾胃运化受纳失常，水谷的消化吸收与输布功能混乱，供给幼儿之营养不足，齿失所养而致。

诊断与鉴别　乳齿萌出迟缓，或乳恒牙更替较正常年龄迟缓。临床上，齿迟的表现形式有三种：①有继承恒牙，但乳恒牙更替年龄较迟。②有继承恒牙，但乳牙脱落后恒牙迟迟没有萌出。③没有继承恒牙而乳牙暂不脱落。可结合临床检查及 X 线检查加以区别。

齿迟还见于一些全身性疾病，如颅骨锁骨发育不全综合征，见头颅、锁骨发育缺陷，颅缝不闭合或延迟闭合，眼间距加宽，长牙较慢，乳牙剥落较慢。

辨证分型　此病与先天不足及后天失于调养有关。常见辨证分型有两种。①禀赋不足，精髓亏损：小儿 1 岁后乳齿仍未萌出，或 7 岁后乳恒牙仍未开始更替，或乳牙不更替，全身发育迟缓，毛发色黄干燥而稀疏，骨软弱无力，囟门宽大、迟闭、面色㿠白，形体消瘦，指纹暗滞，舌质淡，舌苔薄，脉细弱。②脾胃虚弱，气血不足：幼儿日渐消瘦，食少纳滞，四肢倦怠，痿弱无力，腹胀便溏，面色萎黄，指纹色淡，舌淡胖，脉细缓。

治疗　多采用内治法结合外治法进行治疗。

内治法　禀赋不足，精髓亏损者，治宜益肾填精，壮骨补髓，可选用加味六味地黄丸加减；酌加紫河车、胡桃、龙骨、牡蛎等。脾胃虚弱，气血不足者，治宜健脾益气，补养气血，可选用调元散加减。

外治法　可选用涂敷法或切除助萌法。选用芎黄散、露蜂房散，揩齿脚龈上，以助萌出。或将覆盖在牙齿表面的牙龈切除掉，牙齿即可快速长出。

预防与调护　母亲孕期应加强营养，保证胎儿骨骼、牙齿发育之需；出生后至学龄前也是牙齿发育的重要阶段，要合理营养，同时多食高纤维食物、坚果，以加强对牙齿及颌骨的功能刺激，促进颌骨发育；如发现婴儿有先天不足之病证，要及时到医院检查和治疗；日常要注意科学喂养，定期做婴幼儿的体检。

预后及转归　如能及时发现，及时治疗，乳齿或恒齿的发育、功能均无异于健康人。如恒牙先天缺失，可通过正畸或修复手段恢复功能与美观。

（李佳瑜）

chǐnǜ

齿衄（gum bleeding）　牙龈出血。中医古籍中又称牙衄、牙泻、牙缝出血等。是多种牙周疾病如牙痈、牙宣、龋齿等疾病的常见症状，或是全身疾病的局部表现，也可将它单独作为一种疾病来讨论。

历史源流　《黄帝内经》对"衄血"论述不少，如《灵枢经·百病始生》说："阳络伤则血外溢，血外溢则衄血"，指位于体表或上行的脉络受伤而致衄血。隋·巢元方《诸病源候论》卷二十九在"齿间出血候"中首先提出"手阳明之支脉入于齿，头面有风，而阳明脉虚，风挟热乘虚入齿断，搏于血，故出血也"，认为此病内因是阳明脉虚，外因为风热侵袭。唐·孙思邈《备急千金要方》卷六下载有治"牙间出血方"8 首，从所选药物分析，其认为齿间出血有属胃热者，有属虚阳上越者，并首创用烧灼法治疗齿衄。宋代，《太平圣惠方》卷三十四载有治"龈间出血方"11

首，均为局部用药。明·王肯堂《证治准绳·杂病》首提"齿衄"病名："血从齿缝中或齿龈中出谓之齿衄"，病因有风壅、肾虚、胃热等，风壅者当疏风散邪，肾虚者宜滋阴镇阳，胃热者须清泻胃火，治疗时亦要内外治疗相结合。明·张介宾《景岳全书》卷三十对齿衄的论述更为详尽，认为齿衄为"手足阳明二经及足少阴肾家之病"，有阳明实热、肾水不足、阴虚有火及下元无火等不同证型。明·陈实功《外科正宗》卷四认为牙缝出血分虚实，实证者为阳明胃经实火上攻而致，虚证者为胃虚火动，表现为腐烂牙龈，淡血常常渗流不已。清·祁坤《外科大成》卷三称"牙衄"，提出其病因病机有胃经实热、胃经虚火、肾虚有火、肾虚无火等方面，并根据证型不同，设有不同的治疗方药。而清·唐容川《血证论》卷二"齿衄"则在此基础上加以论述，"所论齿龈虚实，二证均属于火"，除了强调胃中实火外，还有火中夹风、火中夹湿、肾虚火旺、上盛下虚、火不归原，并有辨证治方和加减用药。历代医家对齿衄的辨治有丰富的经验，多从胃、肾辨证，重点是辨实火和虚火，所设方药至今仍为临床所借鉴。

病因病机　外因多为风热之邪侵犯，内因多为脾胃及肾的功能失调，循经所犯的经脉主要是手足阳明经和足少阴肾经。①胃火炽盛，风热外袭：饮食不节，嗜食辛辣肥甘，湿热蕴积阳明，久而化热，复感风热，火热循经上炎，迫血妄行而为病。②胃阴受伤，虚火内生：温热病后，致胃阴耗伤，胃阴既伤，一是不能上荣牙龈，二是胃火无制而偏盛，循经上炎而发齿衄。③肾阴不足，虚火上炎：素体阴虚或病后肾阴不足，水不制火，虚火上炎，熏灼牙龈而发齿衄。④脾气虚弱，统摄无权：饮食不节、大病之后或过用苦寒，脾胃受伤，脾胃虚弱，统摄无权，血不循经，血溢脉外而发齿衄。

诊断与鉴别 凡以牙龈出血为主要症状者，均可诊断为齿衄。临证时必须详细询问病史、病程、牙龈出血的性质、特点、部位、持续时间、引起齿衄的外界因素、患者的全身症状等，还必须认真做好局部检查，以便掌握病情，准确辨病与辨证。

血从口出除见于齿衄外，还可见于舌衄、鼻衄、咳血等，需加以鉴别。舌衄之血出于舌面，舌上可见点状出血点。鼻衄为鼻中出血，鼻血过多，经鼻后孔溢入口中，口鼻俱出血。咳血为咳嗽时口中出血，多痰血夹杂，若痰少血多或大量出血，则称咯血。

辨证分型 齿衄多因实火或虚火而发。实火主要是胃经火热，虚火多为胃阴不足、肾经虚火，此外，还有气血虚弱，脾不统血。常见辨证分型有四种。①胃火炽盛，风热外袭：牙龈红肿，出血色深红而量较多，牙龈下有较多牙石，口臭，口渴喜冷饮，消谷善饥，便秘溲赤，舌质红，舌苔黄腻，脉滑数。②胃阴受伤，虚火内生：牙龈糜烂，微红微肿，血从牙龈牙缝间渗渗而出，血色淡红，口渴不欲饮，饥不欲食，舌质红，舌苔薄干，脉细滑数。③肾阴不足，虚火上炎：牙齿疏豁动摇，龈肉萎缩潮红，微微渗血，出血色淡，夜间眠时易出血，牙齿松动，口燥咽干烦热，舌质红，少苔，脉细数。④脾气虚弱，统摄无权：牙龈瘦削色淡，反复渗血难止，血色淡红，可伴有皮

肤紫癜及出血点，面色萎黄，神疲乏力，心悸怔忡，舌体淡胖，舌质淡，舌苔薄白，脉细而弱。

治疗 多采用内治法结合外治法、针灸疗法等进行治疗。

内治法 胃火炽盛，风热外袭者，治宜清胃泻火止衄，可选用清胃泻火汤加减。胃阴受伤，虚火内生者，治宜养胃生津止衄，可选用甘露饮加减。肾阴不足，虚火上炎者，治宜滋阴降火止衄，可选用知柏地黄丸加减。脾气虚弱，统摄无权者，治宜健脾益气摄血，可选用归脾汤加减。

外治法 ①漱涤法：选用清热解毒，止痛止血的中药煎汤含漱，如齿衄实火者可用黄柏、秦皮、玄明粉，煎水待凉，含漱。②口腔吹药法：宜用止血、涩血、收敛之品研末，吹于或掺于牙龈出血处，如炒蒲黄、地榆炭、血余炭、丝瓜藤炭、百草霜、云南白药等。③口腔烙治法：若牙龈出血不止，能查明出血点者，可用此法。方法：黏膜做表面麻醉后，用烧红之探针或小烙铁烧烙出血点。④洁牙法：牙根部有牙石者，应洁牙除去牙石。

针灸疗法 ①体针：选穴龈交、下关、大迎、翳风、完骨、太溪穴，每日针刺1次，实证用泻法，虚证用平补平泻法。②穴位敷贴法：用附子或吴茱萸研成粉末，醋调成糊状，敷贴于涌泉穴，晚上睡前敷贴，第二天早上除去。

预防与调护 注意口腔卫生，饭后漱口，早晚刷牙，坚持有效的刷牙方法，同时配合使用牙间隙清洁器具；少食或不食过冷、过热食物，忌辛辣炙煿之品及不咬过硬食物；定期到医院洁牙，积极治疗各口腔及有关全身疾病。

预后及转归 牙周疾病引起

的牙龈出血通过牙周基础治疗可愈；其他病因导致的牙龈出血对其进行积极有效的治疗，则牙龈出血即可随之痊愈。

(李佳瑜)

yáyán

牙岩（carcinoma of gum） 发生在牙龈和腭侧黏膜部位的癌肿。又称牙菌。多见于中年男性。

历史源流 关于牙岩的论述，多见于清代医著。如高秉钧《疡科心得集》卷上描述较详细："牙菌生于牙龈，其形状紫黑色高低如菌，此属火盛血热气郁而成，加味逍遥散主之。"又指出牙岩可由舌菌扩散而致："舌菌……若失于调治……再因怒气上冲，忽然崩裂血出，不止，久久烂延牙龈，即名牙岩。"在此期间医家们对此病的记述多雷同，因其肿块色紫黑、形状似蘑菇，故称其为牙菌；又肿块形状高低不平如石，且为难治之顽疾，故也称其为牙岩。认为乃肝气郁结，肝火炽盛，热毒熏蒸而致。

病因病机 外因多为外感邪毒，内因多为肝、脾、胃、肾的功能失调。①热毒蕴结：饮食不节，脾胃蕴热，复感四时不正之气，内外合邪，热毒循经搏结于牙龈而为病。②血瘀痰凝：情志不遂，气郁日久，肝火炽盛，火热灼津成痰，或肝气横逆犯脾，气血痰火蕴结于牙龈而致。③气血虚弱：气虚血弱，体内阴阳失调，邪毒乘虚而入，滞留于牙龈日久而为病。

诊断与鉴别 初起在龈缘及龈乳头处出现肿物，逐渐增大，色紫暗，基底部有硬结，或翻花如杨梅、如菌状，肿块表面凹凸不平，常因进食、刷牙刺激导致溃破流血，常覆有血痂。颌下及颈部可扪及硬结。常见于双尖牙

及磨牙部位，下颌多于上颌，病损为外突型或溃疡型，病理检查可明确诊断。

此病与瘰疬风、口疮（创伤性）、梅毒口疮有相似局部表现，应加以鉴别。瘰疬风为结核病的口腔损害，多见于舌部，溃疡大、边界清楚，外形不规则，基底有桑葚状肉芽肿，边缘微隆起，呈鼠啮状，可见粟状小结节，可通过结核菌素试验鉴别。创伤性口疮溃疡的形状与刺激因素相契合，去除刺激后很快愈合。梅毒口疮有溃疡或组织穿孔，可通过梅毒血清检测鉴别。

辨证分型 常与邪毒外袭、肝脾功能失调有关。常见辨证分型有三种。①热毒蕴结：肿块焮红，可有灼痛，上覆血痂、脓痂，口干口渴，喜冷饮，大便秘结，小便黄赤，舌质红，舌苔黄腻，脉滑数。②血瘀痰凝：患处疼痛拒按，肿块质地较硬，有血丝缠绕，或见肿块较大色淡，头痛头重，胸胁痞满，面色黯淡无光，舌质紫暗或瘀点瘀斑，舌下静脉显露，苔白腻，脉弦滑。③气血虚弱：患处疼痛绵绵，肿块多呈溃疡状、色淡暗，面色无华，消瘦，倦怠乏力，眩晕气短，多汗，舌质淡胖，舌苔薄，脉沉细或细弱。

治疗 多采用内治法结合外治法进行治疗。

内治法 热毒壅结者，治宜清热解毒散结，可选用五味消毒饮加减。血瘀痰凝者，治宜活血化瘀，祛痰散结，可选用桃红四物汤合清气化痰丸加减。气血虚弱者，治宜补气养血，可选用八珍汤加减。

外治法 ①口腔敷药法：选用解毒生肌，祛腐止痛的散剂敷于创面上，如锡类散、珠黄清吹口散。②漱涤法：可选用清热解毒，凉血止血之中药，如薄荷、金银花、山豆根、生蒲黄、白菊花、土牛膝、寒水石等煎汤含漱。③手术：身体条件允许，尽可能早期手术切除肿瘤。

预防与调护 注意口腔卫生，少吃刺激性食物，戒除烟酒；积极防治龈炎、牙周炎，去除牙齿表面刺激物；提高身体素质，增强抗病能力；定期体检，早发现，早治疗。

预后及转归 早期诊断，早期治疗，预后较好；晚期则易复发。

（李佳瑜）

chǐxiè

齿齘（teeth grinding during sleep） 以睡眠时上下牙齿自相磨切，或清醒时无意识磨牙为主要特征的病症。俗称磨牙，中医古籍中又称齘齿、啮齿、嘎齿等。

历史源流 啮齿，咬牙之意；齘，切齿之意。早在《黄帝内经》中就有关于"啮齿""齘"的记述，《灵枢经·热病》记载："热病……骨病不食，啮齿"，指出骨病有饮食不振，咬牙等症状，属肾热病，还提到邪热过盛，热极生风会出现"齿噤齘"的症状。隋·巢元方《诸病源候论》卷二十九"齘齿候"："齘齿者，是睡眠而相磨切也。此由血气虚，风邪客于牙车筋脉之间，故因睡眠气息喘而邪动，引其筋脉，故上下齿相磨切有声，谓之齘齿。"指出了此病以睡眠中牙齿自相磨切为特征，认为其病因病机是由于血气虚，血虚生风，风邪客于牙车筋脉之间而致，这是对齿齘比较完整的描述。宋代，《太平圣惠方》卷三十四载有治疗齿齘的方药："治睡中齘齿宜服羌活散方，治风邪客于牙车，睡中齘齿升麻

散。"元代医家对齿齘有进一步认识，如元·朱震亨《脉因证治》卷下说："夫齿乃骨之标，骨之余，热甚则齿动龈脱"，认识到齿齘甚则可影响到牙根、牙龈，导致齿动龈脱。明·王纶《明医杂著》卷五称"咬牙"，指出咬牙的发生，虚中有热，"虚者血不足，热者气有余"，并指出"不可专归肝肾"，更要注意"脾胃虚而有热"，治疗"当以补脾为主，加黄连、芍药、川芎"，以泄肝气，补肝血。清·沈金鳌《杂病源流犀烛》卷二十三对齿齘亦强调了胃热为主要因素："齿齘，乃睡中上下齿相磨有声，由胃热故也。"

病因病机 实证多与胃热、心火有关，虚证多为气血不足。①脾胃蕴热：平素嗜食肥甘辛辣炙煿，脾胃蕴热，热盛化火，火热循经上犯，邪滞牙车筋脉，热助邪动而发病。②心火上炎：素体阴虚或劳神太过，致心火旺盛，上扰神明，心气不平，而齿齘不断。③气血不足：素体虚弱或病后体虚，气血不足，肌肤筋脉失调，功能不健，若血虚生风，或风邪乘虚外袭，引动筋脉而致齿齘。

诊断与鉴别 睡眠时上下齿自相磨切，或清醒时下意识地做磨牙动作，嘎嘎有声。磨牙可引起牙齿的严重磨损，甚至导致牙周病，出现牙齿松动移位，牙龈退缩，及牙关酸痛无力。

辨证分型 常与胃火、心火及血虚有关。常见辨证分型有三种。①脾胃蕴热：夜间睡眠时频繁磨牙，嘎嘎有声，常伴有肌肉疲劳疼痛，口干渴喜冷饮，消谷善饥，腹胀便秘或大便排虫，夜睡不宁，舌质红，苔黄，脉滑数。②心火上炎：夜睡磨牙较剧，多梦或梦语，烦躁不安，咽干舌燥，

或舌上生疮，小便短赤，舌质红，脉数。③气血不足：夜睡间断磨牙，牙齿松动，咀嚼无力，面色㿠白，畏寒倦怠，或心悸气短，舌质淡，苔薄白，脉细弱。

治疗　多采用内治法结合外治法、针灸疗法等进行治疗。

内治法　脾胃蕴热者，治宜清胃泻火，可选用清胃散加减。心火上炎者，治宜清泻心火，可选用泻心导赤汤加减。气血不足者，治宜益气养血，可选用八珍汤加减；若心悸气短明显，虚烦不眠，磨牙不断者，可用炙甘草汤。

外治法　①漱涤法：可用羌活散、升麻散煎水，睡前含漱。②口腔敷药法：牙齿磨损造成敏感者，可用具有芳香止痛作用的中药如细辛、荜茇、川椒、雄黄等研细末，以棉球蘸药涂擦敏感牙面。③充填法：牙齿磨损严重，造成牙齿缺损者，可充填治疗。

针灸疗法　①口腔病体针疗法：取合谷、下关、颊车、风池、曲池、颧髎、承浆等穴。②口腔病耳针疗法：选面颊、神门、交感、上颌或下颌等耳穴。

预防与调护　平时要注意劳逸结合，缓解精神紧张，保持身心健康；注意饮食有节，忌食肥甘炙煿之品；寄生虫病患者，及时就医，去除咬合因素。

预后及转归　通过对致病因素如心理、咬合的处理，积极治疗牙齿磨损的并发症，可以有效消除或缓解磨牙症。

（李佳瑜）

kǒuwěnchuāng

口吻疮（angular cheilitis）　以口角区皮肤与黏膜湿白、糜烂、渗出、结痂、皲裂为主要特征的疾病。中医古籍中又称口丫疮、燕口疮、燕口、肥疮、剪口疮、夹

口疮等。西医学的口角炎可参考此病辨证治疗。

历史源流　口吻疮、肥疮、燕口疮等病名，早见于隋·巢元方《诸病源候论》，卷三十"口吻疮候"中记载："足太阴为脾之经，其气通于口，足阳明为胃之经，手阳明为大肠之经，此二经脉并侠于口，其腑脏虚，为风邪湿热所乘，气发于脉，与津液相搏则生疮，恒湿烂有汁，世谓之肥疮，亦名燕口。"卷五十"燕口生疮候"中说："此由脾胃有客热，热气熏发于口，两吻生疮，其疮白色，如燕子之吻，故名为燕口疮也"，描述了口吻疮的症状特点，论述了该病的病因病机，认为其外因主要是风热湿邪的侵袭，内因则为脾胃功能失调。后世医家对该病的认识，多在《诸病源候论》这一基础上加以讨论。治疗方面，较早见于唐·孙思邈《备急千金要方》卷六上，如"治口吻疮方，以楸白皮及湿帖之三四度差；又方取经年葵根欲腐者弥佳，烧作灰及热傅之；又方栀子、甘草、橘皮、桂心、芎劳，右五味末之蜜丸，食及服七丸，日再服差止"，所用方药多是内服与外治相结合，这些方药自唐以后历代医著多互相引用。

病因病机　外因多为风热湿邪之侵袭，内因多为脾胃功能失调，循经所犯的经脉主要是手足阳明经和足太阴脾经。①脾胃湿热：饮食不节，湿热内蕴，中焦气机升降失司，脾湿胃热交互郁蒸，循经上犯，与风热湿邪搏聚于口唇而为病。②脾虚湿困：饮食无节，伤及脾胃，脾胃虚弱，运化及输布功能减弱，湿浊停聚不化，循经上犯而发病。

诊断与鉴别　此病以口角区肌膜肿胀、潮红，糜烂渗水或干

燥裂口、结痂，口角疼痛、流涎等为主要表现（图）。皮肤与黏膜裂口相连，呈水平状，较表浅。

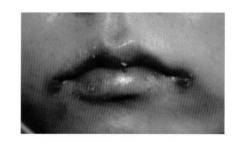

图　口吻疮

口吻疮与唇风、唇疱均发生在口唇部，应加以鉴别。口吻疮的病损主要集中在口角；而唇风的病损发生在整个口唇部，尤以下唇为多见，主要表现为口唇肌膜红肿、糜烂、痒痛、破裂流水火干裂；唇疱主要表现为唇部（以上唇多见）起成簇小水疱，随后水疱破溃、糜烂、渗出、结痂，易反复发作。

辨证分型　实证多为脾胃湿热，虚证多为脾虚湿困。常见辨证分型有两种。①脾胃湿热：两侧口角疼痛，有细粒小疱疹或糜烂，时流黄水，皲裂结痂，出血，口唇红赤，口干口苦口臭，不思饮食，小便黄，大便结，舌质红，苔黄、厚腻，脉濡数。②脾虚湿困：口角两侧糜烂湿白，肿胀有汁，口角流涎绵绵不已，胃纳欠佳，腹胀便溏，口黏不渴，肢倦嗜睡，舌质淡，苔白腻，脉缓。

治疗　多采用内治法结合外治法、针灸疗法等进行治疗。

内治法　脾胃湿热者，治宜清脾泻热，可选用清热泻脾散加减。脾虚湿困者，治宜健脾利湿，可选用参苓白术散或补中益气汤加减。

外治法 主要是口腔敷药法。①口角湿肿糜烂者，可选用清热解毒燥湿作用的中药如茵陈、苦参、黄柏等量煎汤，湿敷病损处。或选用清热解毒祛腐之品，如黄柏研末，或青吹口散等调敷局部。②口角干燥皲裂者，可用润滑的油剂涂敷，如黄连膏、紫归油、橄榄油或甘油涂敷局部。

针灸疗法 ①口腔病体针疗法：地仓透颊车，补法，留针20分钟。②口腔病耳针疗法：取穴口、脾、胃、神门等耳穴，留针20分钟。

预防与调护 保持口角区清洁，避免局部刺激；纠正舔唇、咬唇、揭唇皮等不良习惯；注意饮食有节，多食新鲜蔬果，多饮水，忌食辛辣厚味；秋冬干燥季节可用润燥之品涂敷口唇，减少皲裂。

预后及转归 大多预后良好。

（李佳瑜）

chúndīng

唇疔（furuncle of lip） 发生于唇部的疔疮痈肿。中医古籍中又称龙泉疔、虎须疔、反唇疔、锁口疔、马口疔、承浆疔、火焰疔等。

历史源流 历代医家对唇疔均有认识，明代以前多在疔疮中论及，至明代，在一些医著中始有记载，如王肯堂《证治准绳·疡医》有对唇疔不同部位及分属的记载，如龙泉疔生于上唇水沟穴，属于督脉病变，由上焦风热侵袭督脉所致；虎须疔生于下唇承浆穴，属于任脉病变。陈实功《外科正宗》卷四称为"火焰疔"，认为因毒气发于心经而生。清代，不少医著对唇疔有专节论述，病因病机、辨证治疗及预后均有提及，如陈士铎《辨证录》卷十三设有"唇疔门"，指出唇疔主要是脾胃火毒上攻而致，发病部位多在上下唇之际，治疗以泻脾胃之火毒为主。《医宗金鉴》卷六十五中按部位分"反唇疔"和"锁口疔"："反唇疔发唇里棱，锁口疔在嘴角生"，提出了唇疔误治或失治时可发生唇疽、疔疮走黄逆证及救治方法，认为其由脾胃积热导致："唇疽生于上下唇，寒热交争毒气深，紫硬时觉木痛甚，脾胃积热乃其因。"卷七十二中谈到火焰疔，往往生于唇部，属心经毒火而成。许克昌《外科证治全书》卷二也有较详的论述："生上下唇角，初起形如粒米，坚鞭肿盛，麻痒木痛，憎寒发热，甚则令唇外翻，或口不能开，故有反唇、锁口之名。须按疔疮法速治之，迟则走黄致命。"高秉钧《疡科心得集》卷上有论述唇疔的救治，"治宜急泄火毒"，内服蟾酥丸、犀角地黄汤，外敷白雪丹，并用长针针刺委中穴出血而泄其毒。

病因病机 外因多为风热邪毒侵袭，内因为脾胃功能失调，循经所犯的经脉主要是手足阳明经和足太阴脾经。①风热邪毒侵袭：起居不慎，感受四时不正之气，或昆虫叮咬染毒，致风热邪毒入侵，热毒伏结于唇，熏蒸肌膜，气血壅滞而发为唇疔。②脾胃火毒壅盛：平素饮食不节，内生积热，加之火热之邪外侵，火毒内外搏结，循经上燔熏蒸口唇而发痈毒。

诊断与鉴别 唇部患处灼痛及麻痒，初起红肿硬痛，根脚较深，病变范围迅速扩大，表面相继出现多个脓头，数日后疔头变软，溃出脓栓。严重者或可形成一个大脓腔。全身可伴有憎寒壮热、头痛、张口受限、进食言语困难、颌下臀核，白细胞计数增高。

此病应与牙痛所致的唇肿痛鉴别。牙痛为牙齿疾病，以牙痛，牙龈肿胀疼痛、溢脓为特征，发生在上颌前牙可致唇肿痛。

辨证分型 常与外感邪毒、脾胃热盛有关。常见辨证分型有两种。①风热邪毒侵袭：唇疔初起，灼热疼痛日增，疔头坚硬而根深，疔疮周围肌膜肿胀，或有恶寒发热、头痛、汗出、口干，舌质红，苔薄白或微黄，脉浮数。②脾胃火毒壅盛：唇疔红肿高突，疼痛剧烈，四周漫肿，上有多处脓头，溃破溢脓，憎寒壮热，口渴心烦，呕恶纳呆，便秘溲赤，舌质红，苔黄腻，脉滑数。

治疗 多采用内治法结合外治法、针灸疗法进行治疗。

内治法 风热邪毒侵袭者，治宜疏风清热，解毒消肿，可选用五味消毒饮加减。脾胃火毒壅盛者，治宜泻火解毒，活血消肿，可选用仙方活命饮合黄连解毒汤加减。

外治法 可选用口腔敷药法。唇疔初起，红肿未溃，选用如意金黄散、紫金锭调敷；疮头溃破后，可外敷大蒜液，以拔毒外出，祛腐生肌；脓尽生新可外敷珍珠八宝丹、上盖太乙膏以生肌收口。

针灸疗法 在病人腘窝部位（委中穴）寻找紫黑筋，然后用长针头对准紫筋，刺出黑血。

预防与调护 平素注意饮食有节，忌辛辣厚味，避免不正之气侵袭染毒；若已患唇疔，忌搔抓、挤压，严禁切开排脓，忌灸法、热敷。

预后及转归 治疗及时得当，多于一周后开始好转，逐渐痊愈；治疗失当，可导致疔疮走黄，危及生命。

（李佳瑜）

chúnchuāng

唇疮（herpes labialis） 以反复

发作的唇部起疱、流黄水、溃烂、结痂为主要特征的疾病。中医古籍中又称唇胗、唇疡、紧唇、沈唇等。西医学的复发性唇疱疹可参考此病辨证治疗。

历史源流 "唇胗"病名，早见于《灵枢经·经脉》："胃足阳明之脉……是主血所生病者……鼽衄、口喎、唇胗。"隋·巢元方《诸病源候论》卷三十称"唇疮""紧唇""沈唇"，在"唇疮候"中记载："脾与胃合，足阳明之经，胃之脉也，其经起于鼻，环于唇，其支脉入络于脾，脾胃有热气发于唇，则唇生疮。"在"紧唇候"中又继续描述："而重被风邪寒湿之气搏于疮，则微肿湿烂，或冷或热，乍瘥乍发，积月累年，谓之紧唇，亦名沈唇"，认识到唇疮有口唇肿胀溃烂流水，反复发作的特点，认为唇疮的病因，内因主要是脾胃有热，外因则为风热寒湿之邪的侵袭，为后世医家对此病的辨证治疗奠定基础。唐代，孙思邈《备急千金要方》卷六上收载治唇疮方4首，多为粉剂、洗剂。王焘《外台秘要》卷二十二在口唇舌鼻杂疗方中，按唇疮的不同部位，立有含药、外敷、外涂的方药。宋代，《太平圣惠方》卷三十六载有治疗唇疮方十余首，多是以清热解毒、收敛止痒的药末外敷，如黄连散方、大麻子烧灰、葵根烧灰等，陈言《三因极一病证方论》卷十六提出"内则随症调其脾，外则以药敷之"的内治结合外治的方法。元·危亦林《世医得效方》卷十七提出"肺脾气虚，忧思过度，荣卫不和"及"男子精失，女子血衰"的病因病机，设补肾养血的菊花圆方。明代，对唇疮病因病机的认识又有所补充，如王肯堂《证治准绳·杂病》指出

中气损伤者，用补中益气汤；沈裂唇燥口干生疮，年久不愈者，则用健脾益气的五福化毒丹。薛己《口齿类要·茧唇一》中列举唇生疮的医案："一儒者，因劳役感暑，唇生疮，或用四物加黄柏、知母之类而愈。后复作，彼乃用前药，益甚。腹中阴冷，余用补中益气汤加茯苓、半夏治之而愈"，体现了辨证治疗的重要性。清代，医家们对唇疮有进一步认识，如沈金鳌《杂病源流犀烛》卷二十三从心脾火盛辨证治疗，并指出不可过用寒凉，必兼清散，"所谓火郁而发之也"。又如余景和《外证医案汇编》卷二称"唇疡"，认为"治唇疡之法，不出脾湿胃热"，并设有辨治方药。

病因病机 外因多为风热寒湿之邪侵犯，内因多为脾胃功能失调，循经所犯的经脉主要是足阳明胃经和足太阴脾经。①风热外袭：遇四时不正之气外袭，或居处潮湿等，邪客于口唇，留于肌肤血脉，聚而不散，故蕴结为疮。②脾胃湿热：饮食不节，嗜食炙煿厚味，脾胃湿热，热循经上蒸，口唇气血壅滞而发病。③脾虚湿困：饮食不调，脾气虚弱，运化失职，一方面脾虚易为外邪所犯，另一方面脾虚日久，清气不升，湿浊蕴而生痰，痰湿困聚于口唇而为病。

诊断与鉴别 反复发作的唇部起成簇小水疱，随后水疱破溃、糜烂、渗出、结痂。每于日晒风吹、感冒发热、过度劳累、情绪波动时再次复发。

此病应与三叉神经带状疱疹、口疮（口炎性）鉴别。三叉神经带状疱疹也可出现小疱疹，此病小疱疹只局限于唇部，且有反复发作病史。带状疱疹水疱较大，聚集成簇，颜面皮肤和口腔黏膜

均受累，病变范围沿三叉神经分支走行分布，且不超过中线，疼痛剧烈，愈后不复发。口炎性口疮为散在分布的单个小溃疡，不经过疱疹期，分布在口内角化差的黏膜处。

辨证分型 常与外邪侵犯、脾胃湿热、脾虚痰湿有关。常见辨证分型有三种。①风热外袭：初起口唇红斑水疱，继而疱破糜烂渗出，唇肿湿烂痒痛，恶寒发热，口干喜饮，头痛，便干，舌质红，舌苔白或薄黄，脉浮数。②脾胃湿热：唇肿红赤，疱破湿烂或渗出脓血，患处皮肤红肿，烦渴喜冷饮，大便干结，舌质红，苔黄腻，脉洪数。③脾虚湿困：口唇起疱溃烂，乍瘥乍发，胃脘满闷，食少便溏，口黏不渴，肢倦浮肿，舌苔厚腻，脉缓。

治疗 多采用内治法结合外治法进行治疗。

内治法 风热外袭者，治宜疏风清热解毒，可选用银翘散加减。脾胃湿热者，治宜清脾利湿，可选用清脾除湿饮加减。脾虚湿困者，治宜健脾除湿祛痰，可选用参苓白术散加减或补中益气汤加减。

外治法 主要是口腔敷药法。①湿敷法：选用具有清热解毒作用的中药如马齿苋捣烂，湿敷病损处。②涂敷法：若唇肿疼痛，渗流黄水，可用白蔹膏方、五倍子散、青黛散或葵根烧灰，麻油调敷，以解毒消肿，收敛生肌；若口唇干痂多者，可涂敷黄连膏、琅玕散、橄榄散调敷，以解毒润燥，活血生肌。亦可选用具有清热解毒、消肿止痛作用的中药散剂如冰硼散、锡类散涂擦患处。

预防与调护 保持口唇清洁、湿润，饭后洗唇，避免局部刺激；纠正舔唇等不良习惯；多食新鲜

蔬果，多饮水，忌食辛辣厚味；小儿应注意生活及饮食调理；提高机体免疫力，减少复发。

预后及转归　此病有自限性，每次发作病程约一周，但易反复发作。

（李佳瑜）

chúnfēng

唇风（cheilitis）　以唇部红肿、糜烂、痒痛、破裂流水为主要特征的疾病。中医古籍中又称唇瞤、唇颤动等。西医学的糜烂性唇炎等唇部疾病可参考此病辨证治疗。

历史源流　"唇风"一名首见于明·陈实功《外科正宗》卷四："唇风，阳明胃火上攻，其患下唇发痒作肿，破裂流水，不疼难愈。"指出唇风多发于下唇，唇痒、肿胀、破裂流水，有反复发作的特点，为胃火上攻而致。清代医家多循《外科正宗》的观点，如《医宗金鉴》卷六十五也有类似论述："初起发痒色红肿，久裂流水火燎疼"，又指出如风盛可出现"唇不时瞤动"的症状。治疗以内治结合外治，内服双解通圣散清解胃经风热，外涂黄连膏。许克昌《外科证治全书》卷二说："唇风，一名唇瞤。"认为是脾经血燥而致，内治以四物消风饮养血祛风止痒，外涂紫归油。

病因病机　外因多为风热湿邪侵犯及日晒、风吹、舔唇等不良习惯，内因多为脾胃湿热及血虚风燥。①胃经风火：平素过食辛辣厚味，脾胃素有伏火，复感风热湿之邪，风火相引，湿热互结，蒸灼于唇而为病。②脾虚血燥：唇风日久邪热内蕴，或温热病后，均可伤及脾胃之阴，唇失所养，致唇风缠绵。

诊断与鉴别　以口唇肌膜红肿、糜烂、痒痛、破裂流水为主要症状（图）。此病应与口癣、唇疮鉴别。口癣以白色角化斑纹或斑片为主，同时兼见糜烂、皲裂、出血，且口腔其他部位肌膜及皮肤有同样病损。唇疮的唇部病损总是以小水疱开始，可反复发作，再次发作时常在原发作部位或邻近部位。

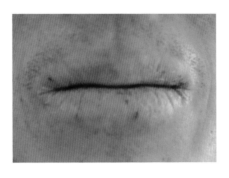

图　唇风

辨证分型　常与外邪侵犯、脾胃湿热及血虚风燥有关。常见辨证分型有两种。①胃经风火：唇部红肿，灼热痒痛，破裂流水，嘴唇不时瞤动。口干口臭，大便干结，小便短黄，舌红苔黄，脉滑数。②脾虚血燥：口唇红肿，燥裂流水，甚易出血，痛如火燎，犹如无皮之状，结痂瘙痒。口干舌燥，舌红少津，舌苔少，脉细数。

治疗　多采用内治法结合外治法、针灸疗法等进行治疗。

内治法　胃经风火者，治宜疏散风热，清脾利湿，可选用双解通圣散加减。若湿热偏盛，局部红肿甚，破裂糜烂流水，苔黄、厚腻，可选加黄连、白鲜皮、海桐皮、车前子，亦可选用五苓散、三仁汤加减。脾虚血燥者，治宜益气补血，生津润唇，可选用四物消风饮或人参养荣汤加减。

外治法　①口腔敷药法：选用铜粉丸，调成糊剂后敷于病损

处；或以黄连膏、紫归油或橄榄油涂擦患处。②洗唇法：可选用金银花、野菊花、土茯苓、两面针、甘草等适量煎汤洗唇。

针灸疗法　①口腔病体针疗法：取穴地仓透颊车，配穴合谷、三阴交，留针30分钟。②口腔病耳针疗法：取口、唇、神门、肾上腺等耳穴。

预防与调护　纠正舔唇、咬唇等不良习惯，饭后洗唇；避免日光长时间照射；气候干燥时常涂润唇油，保持唇部湿润；饮食清淡，营养全面。

预后及转归　日常唇部护理及发作期治疗同样重要，只要坚持则预后良好，否则反复发作、迁延不愈。

（李佳瑜）

chúnzàoliè

唇燥裂（cheilosis）　以口唇干燥皲裂、脱屑，甚至出血结痂为主要特征的疾病。中医古籍中又称唇口燥裂、唇裂、话唇疳等。西医学的慢性剥脱性唇炎可参考此病辨证治疗。

历史源流　关于唇燥裂的论述，隋·巢元方《诸病源候论》卷三十"唇口面皴候"中已有记载："唇口面皴者，寒时触冒风冷，冷折腠理，伤其皮肤，故令皴劈""若血气实者，虽劲风严寒，不能伤之，虚则腠理开而受邪，故得风冷而皴劈也"。提出血气虚，腠理疏松，感受风寒的病因病机。明·王肯堂《证治准绳·杂病》认为"风热客于脾经，唇燥裂无色，宜泻黄饮子""思虑伤脾，血耗唇皴，宜归脾汤""脾热，唇焦枯无润泽，宜生地黄煎"，提出风热客脾、心脾两虚及脾热的病因病机。清代，许克昌《外科证治全书》卷二称"唇裂"："唇上干裂，渐裂开缝作痛，

系脾热。"高秉钧《疡科心得集》卷上称"蚀唇疳"："蚀唇疳，发于小儿嘴唇四旁，红赤无皮，不时燥裂。此由脾经湿热，或胃火积热上壅，小儿时以舌伸蚀，以润其燥"，亦认为脾胃有热而致，治以润燥之剂，并用油膏外涂。

病因病机　病因主要是"燥"，外因为燥邪侵袭，内因为肺燥津伤、脾阴不足及血虚风燥等。①肺燥津伤：燥热之邪侵袭，如秋冬季节气候干燥，高温、高寒、多尘的工作环境，或因温热病后伤津，均可导致肺阴受伤，肺燥津伤，阴津不足，唇失濡润而致病。②脾胃阴虚：过食辛辣炙煿，脾胃积热，蕴结化火，火热伤津，脾阴不足，津不上承，唇失荣华而致病。③血虚风燥：大病之后失养，或思虑过度，心脾血少，血虚则不能上荣口唇而为病。

诊断与鉴别　主要症状为口唇干燥、皲裂、脱屑（图），揭去皮屑可见嫩红创面，甚至出血结痂。干燥季节加重，反复发作，迁延不愈。

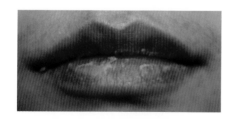

图　唇燥裂

此病应与口干症、口癣鉴别。口干症表现为口唇肌膜充血干燥、皲裂、不同程度脱屑，同时有口干、眼干、两颊肿大、关节挛急疼痛。口癣可见口唇肌膜干燥、充血、皲裂，兼见白色斑点或斑纹。

辨证分型　常与阴津不足有关。常见辨证分型有三种。①肺燥津伤：口唇干燥而皲裂、裂纹干痂有血渗出，面部皮肤干燥，口干鼻燥，小便短少，大便干结，舌质红少津，脉细数或略浮数。②脾胃阴虚：口唇红或红肿而干燥，或有干裂出血、结痂，口渴或口臭，饥不欲食，肌肉消瘦，体倦乏力，舌质红，苔少，脉细数。③血虚风燥：口唇皲裂、出血、脱屑、干燥、瘙痒，面色㿠白，纳呆乏力，头晕目眩，便秘，舌质淡，苔少，脉细无力。

治疗　多采用内治法结合外治法、针灸疗法等进行治疗。

内治法　肺燥津伤者，治宜养阴清肺、润燥生津，可选用桑杏汤或清燥救肺汤加减。脾胃阴虚者，治宜健脾益胃、生津润燥，可选用养真汤加减。血虚风燥者，治宜养血疏风、生津润燥，可选用养荣汤加减。

外治法　①口腔敷药法：可用黄连膏、紫归油、橄榄油、甘油涂敷唇部患处。②洗唇法：可选用金银花、野菊花、土茯苓、两面针、甘草等适量煎汤洗唇。

针灸疗法　①口腔病体针疗法：取穴地仓透颊车，配穴合谷、三阴交，留针30分钟。②口腔病耳针疗法：取口、唇、神门、肾上腺等耳穴。

预防与调护　纠正舔唇、咬唇等不良习惯，保持口腔卫生，饭后洗唇；避免日光长时间照射；气候干燥时常涂润唇油；饮食清淡，多吃新鲜蔬菜水果，营养全面。

预后及转归　日常唇部护理及发作期治疗同样重要，只要坚持则预后良好，否则反复发作、迁延不愈。

（李佳瑜）

tùchún

兔唇（harelip）　以先天性上唇裂开为主要特征的疾病。又称唇裂、兔缺、缺唇。

历史源流　"兔缺"病名见于隋·巢元方《诸病源候论》卷三十"兔缺候"："人有生而唇缺，似兔唇，故谓之兔缺。"据《晋书·列传第五十五》记载："魏咏之，生而兔缺……年十八，闻荆州刺史殷仲堪帐下有名医能疗之……医曰：可割而补之，但须百日进粥，不得笑语。"后经殷仲堪门下的医生给魏咏之做了兔唇修补手术，术后获痊愈。魏咏之为东晋人氏，这一记载是史籍中关于兔唇修补术的最早记载。明·王肯堂《证治准绳·疡医》有关于手术方法及步骤的记载："若缺唇缺耳，先用麻药涂之，却以剪刀剪去外些皮即以绢线缝合……以鸡子黄油涂，次以金毛狗脊毛薄掺些于上，次以封口药涂抹之，次日以茶轻洗就捻末……至八日剪去线。"清·顾世澄《疡医大全》卷十四对于兔唇修补的术式及术后注意事项有更具体的记载："补缺唇法：先将麻药涂缺唇上，后以小锋刀刺唇缺处皮，以磁碟贮流出之血调前药，即以绣花针穿丝钉住两边缺皮，然后搽上血调之药，三五日内不可哭泣及大笑，又怕冒风打嚏，每日只吃稀粥，俟肌生肉满，去其丝，即合成一唇矣。"中国古代医家关于兔唇修补术的记载比欧洲要早千年以上。

病因病机　多因母亲孕期胎儿不能正常发育而致。①母亲孕期体质虚弱，体弱多病，气血虚弱，致胎儿先天禀赋不足，胎儿骨骼、肌肉、牙齿失养，不能正常发育而发病。②母亲孕期外感毒邪，如感受四时不正之邪，误服药物或误食有毒之品，损伤胎气，造成发育障碍而发病。

诊断与鉴别　婴儿出生时即出现口唇裂隙。上唇裂隙，单侧或双侧，长短不一，并伴有鼻翼塌陷，前牙牙槽开裂，不仅有碍美观，还可造成吸吮功能障碍，易引起肺炎、中耳炎。

治疗　手术修补为主。一般主张婴儿三个月左右手术为宜。

预防与调护　孕前检查，接受受孕指导，避免遗传病；孕期避免病毒感染，慎用某些药物，远离放射线，戒烟酒等以免发生基因突变；全面营养，避免偏食。

预后及转归　通过手术修补，可以封闭唇裂，恢复美观与功能。

（李佳瑜）

chúnzhǒng

唇肿（lip swelling）　以反复发作的口唇持续性、弥漫性肿胀，最后形成巨唇为特征的疾病。西医学的肉芽肿性唇炎（又称肥大性唇炎、巨唇）可参考此病辨证治疗。

病因病机　外因多为风热之邪侵犯，内因多为脾脏功能失调，循经所犯的经脉主要是足太阴脾经。①湿热困脾：饮食不节，湿热积滞，困阻脾脏，又加风热外袭，风邪夹湿热，循经上灼口唇而发病。②脾虚痰湿：脾气虚弱，水湿内停，日久蕴而生痰，痰湿内蕴，循经上犯口唇而为病。

诊断与鉴别　此病以唇部持续性、弥漫性肿胀，唇部有厚、胀感为主要症状。唇肿发展迅速，时轻时重，不易痊愈，病情持久。口唇增厚外翘，触之肥厚结实而有弹性，压之无凹陷、疼痛。发病上唇多于下唇。

唇部肿胀的症状，还可见于多种唇、齿疾病，如唇风、唇疔、唇疮、牙痛等病。此病唇部肿胀、

肥厚、结实，按之有弹性，无凹陷、疼痛，发病缓慢而持久。而唇风发病突然，局部痒痛，光亮如蜡，肿胀消失快，且不留痕迹；唇疔为发生于口唇的疔疮痈肿，有红肿疼痛，痈肿化脓等症状；唇疮口唇有疱疹、溃破、流水；牙痛为牙齿疾病，以牙痛、牙龈肿胀疼痛、溢脓为特征，发生在上前牙可致唇肿痛。

辨证分型　与湿热困脾、脾虚痰湿有关。常见辨证分型有两种。①湿热困脾：初起唇肿迅速，时轻时重，局部皮肤鲜红或暗红，唇红皲裂成瓦楞状，口干，腹胀便溏，体倦身重，口苦口臭，尿少色黄，舌质红，苔黄、厚腻，脉濡数。②脾虚痰湿：唇肿持续不消，肿胀外翘状似驴唇，肿胀累及唇周皮肤，饮食减少，脘腹满闷，便溏，口黏不渴，肢倦浮肿，舌苔厚腻，脉缓。

治疗　多采用内治法结合外治法、针灸疗法等进行治疗。

内治法　湿热困脾者，治宜清热利湿，可选用泻黄饮子加减。脾虚痰湿者，治宜健脾除湿祛痰，可选用实脾饮合二陈汤加减。

外治法　可选用清热解毒燥湿的中药如栀子、生蒲黄、川黄连、白鲜皮、梅花共研细末，香油调敷唇部。

针灸疗法　可用破皮刀从两旁肿处下针，进行针刺治疗。

预防与调护　及时去除口腔感染病灶，避免各种局部刺激；注意口腔卫生，饮食清淡。

预后及转归　初发易治疗，病久则缠绵难愈。

（李佳瑜）

jiǎnchún

茧唇（lip cancer）　发生于唇部的癌肿。中医古籍中又称白茧唇、茧唇风、唇菌、唇岩等。

历史源流　明代，《疮疡经验全书》卷一始见有关于茧唇的记载："茧唇者，此生于嘴唇也……若肿起白皮皱裂如蚕茧，故定名白茧唇也，始起一小瘤如豆大，或再生之，渐渐肿大，合二为一，约有寸厚，或翻花如杨梅，如疙瘩，如灵芝，如菌，形状不一。"描述了茧唇的症状特征。明代论及茧唇的医著较多，如陈实功《外科正宗》卷四对此病的病因病机、症状发生及治疗预后有较全面的认识，认为此病的发生与饮食不节和七情所侵有关，其病机多为胃热痰火，若症状发展，日久不愈，则预后甚差。薛己《口齿类要·茧唇》提出脾受伤血少之病因病机。龚廷贤《寿世保元》卷六提出肝火犯脾之病因病机。王肯堂《证治准绳·杂病》提出肾阴虚虚火上炎之病因病机。清代，医家们对茧唇的认识多循前人之说，如高秉钧《疡科心得集》卷上、许克昌《外科证治全书》卷二、郑梅涧《重楼玉钥·诸症补遗》、尤乘《尤氏喉科秘书·口牙颈面腮门》等书中均有论述。关于茧唇的治疗，内治方面，医家们多不主张用大苦大寒之剂，除了脾胃积热用清火之剂外，多治以补脾气、生脾血之法，如《疡科心得集》卷上用归脾养荣汤、加减八味丸、清凉甘露饮、四物逍遥散，《外科证治全书》卷二用补中益气汤、归脾汤。外治方面，则用解毒散结、消肿止痛、祛腐生肌之方药，如《证治准绳·杂病》用黄柏散，《杂病源流犀烛》用五倍子、密陀僧、黄柏、甘草为末，水调外敷，《医宗金鉴》卷六十五用蟾酥饼、陀僧膏等。

病因病机　外因多为邪毒（风热寒湿及各种不良刺激等）侵

犯，内因多为肝、脾、胃、肾等脏腑的功能失调。①脾胃积热，火毒结聚：饮食不节、感四时不正之气，致使积热损伤脾胃，内外邪热搏结，热毒循经结聚于唇，而发病。②肝气郁结，痰瘀互结：情志不遂，思虑暴急，气郁日久，气血凝滞经络，或肝郁化火，或肝气横逆犯脾，火热灼津成痰，气血痰火蕴结于唇而致病。③正气虚弱，邪毒内困：年老体衰，正气虚弱者，如脾虚血少、肾精不足等，均易为邪毒乘虚而踞之，邪毒内困于里而发病。

诊断与鉴别 肿块常发于唇红中、外 1/3 部位，病损为外突型或溃疡型。初起在口唇部出现豆粒大硬结，逐渐长大，坚硬疼痛，白皮皱裂，形如蚕茧；或翻花如杨梅、如灵芝、如菌状，溃破后流血水，溃疡面凹凸不平，常覆有痂皮。活体组织做病理检查，以明确诊断。

此病应与唇风、慢性盘状红斑狼疮鉴别。唇风为口唇肌膜红肿、糜烂、痒痛、破裂流水，无硬结。慢性盘状红斑狼疮多发生在下唇，女性多见，早期局部多呈增厚的红斑，中央微凹，以后可出现经久不愈的溃疡，边缘高起，伴鳞屑和皲裂，溃疡面可有出血痂。

辨证分型 常与外邪侵犯、脾胃热蕴、肝郁、血虚有关。常见辨证分型有三种。①脾胃积热，火毒结聚：肿块硬结渐大，焮红灼痛，上覆血痂、脓痂，或溃烂如翻花状，颌下恶核。口干口臭，喜冷饮，大便秘结，小便黄赤，舌质红，苔黄腻，脉弦、滑数。②肝气郁结，痰瘀互结：肿块质硬突起，疼痛拒按，或色暗红易出血，或翻花溃烂渗流血水，颌下恶核。胸闷胁痛，脘腹痞满，

头重且痛，口干口苦，舌质红或紫暗或有瘀点瘀斑，舌下静脉曲张，舌苔白厚或黄腻，脉弦滑。③正气虚弱，邪毒内困：肿块或坚硬或翻花，渗流血水，颌下恶核。面色无华，消瘦，倦怠乏力，眩晕气短，舌质淡胖或有齿印，舌苔白，脉沉细或细弱。

治疗 宜采用内治法结合外治法进行治疗。

内治法 ①脾胃积热，火毒结聚者，治宜清脾泻热，解毒散结，可选用清凉甘露饮加减；若口干口臭便秘者，可选用凉膈散加减。②肝气郁结，痰瘀互结者，治宜活血祛瘀，除痰散结，可选用四物逍遥散加减，或清气化痰丸加减。③正气虚弱，邪毒内困者，治宜扶正固本。若脾虚血少，治宜补益气血，可选用人参养荣汤或归脾汤加减；肾精亏损，治宜滋阴补肾，可选用左归丸；阴虚火旺，宜着重于滋阴降火，选用知柏地黄丸。

外治法 ①口腔敷药法：肿块红肿燥裂、痂块厚，可涂敷紫归油以清热解毒润燥；肿块质硬突起疼痛，可用蟾酥丸调敷以解毒散结，消肿止痛；肿块溃破，可涂生肌玉红膏、珠黄青吹口散以解毒生肌祛腐；渗流血水不止，可用马勃粉掺于出血处，压迫止血。②手术：身体条件允许，尽可能早期手术切除肿瘤。

预防与调护 注意口腔卫生，饮食有节，少吃刺激性食物，戒除烟酒；及时处理癌前病变如白斑、红斑、扁平苔藓等；提高身体素质，增强抗病能力；定期体检，早发现，早治疗。

预后及转归 早期发现、诊断、治疗，预后较好；晚期则易复发转移，预后不良。

(李佳瑜)

shéjūn

舌菌（tongue carcinoma） 生于舌部的癌肿。中医古籍中又称舌岩、舌疳等。

历史源流 清代，不少喉科专著及外科医著均有关于舌菌的论述，如尤乘《尤氏喉科秘书·牙舌颈面腮门》、杨龙九《囊秘喉书》卷上、郑承瀚《重楼玉钥续编·诸证补遗》、许克昌《外科证治全书》卷二等称"舌菌"，包永泰《图注喉科指掌》卷三、高秉钧《疡科心得集》卷上等称"舌疳"，余景和《外证医案汇编》卷二还载有舌菌的病案。医家们对舌菌的病因病机、症状特点、病情发展及其预后均有较详细的论述，多认为由心脾火毒而致，其状头大蒂小，如木耳、如菌、如鸡冠，每致舌不能伸缩，妨碍饮食言语，颈部多有恶核，为险恶难治之证。

病因病机 外因多为外邪的侵袭，外界的不良刺激，内因多与心脾二经功能失调有关。①心脾火郁：操劳过度，七情郁结，情志之火内发，内伤心脾；或由于饮食不节，以致损伤脾胃，又复感毒邪、外界不良刺激，内外邪毒相搏，蕴积心脾，心脾火郁，不得宣泄，郁久化火，火毒循经上蒸于舌，经脉阻滞，积聚而成肿块。②气血两虚：素体虚弱，气血不足，易为外界致病因素侵袭，正不胜邪，火毒久灼，伤肌败络，以致溃烂翻花而为病。

诊断与鉴别 此病以舌部肿块为特征。初起舌面患处增厚硬结，无疼痛或微痛。逐渐增大隆起如菌状，表面常有溃烂凹陷，疼痛明显，可引起耳及面颊痛，讲话、饮食刺激产生剧烈疼痛。病情发展，舌的运动和张口均受限制，言语不利，吞咽困难，口

流臭涎，溃烂出血。检查可见舌部硬结，或患处肿块隆起如菌状，或如菜花样，表面溃烂不平，触之易出血。颈上、颌下、颏下或有恶核。患处取组织活检可明确诊断。

舌部结节或溃疡还可见于多种疾病，如舌部结核性溃疡、口疮等，应加以鉴别。①舌菌和舌部结核性溃疡均以舌部的结节伴溃疡为主要体征，均可有疼痛，但舌菌病程长，质地坚硬，形态如菌状或菜花状；舌部结核性溃疡患者身体其他部位可有结核病灶，其病程长，发展缓慢，溃疡边缘不整齐，基底部有新生肉芽组织，质地不硬，患者体质虚弱，伴潮热盗汗。结核菌素试验、组织活检等可明确诊断。②舌菌和舌部口疮均以舌部溃疡、疼痛为主要症状，但舌菌病程长，溃疡固定于该部位，治而不愈，溃疡处质地坚硬；而口疮有自愈性，也可反复发作，但溃疡部位不固定，溃疡处质地与正常组织相同。以上均应取组织做病理检查，以明确诊断。

辨证分型　此病有虚实之分，早期为心脾火郁，属实证，病情迁延正气耗伤，多为气血两虚或阴虚火旺。根据病程长短、舌菌的大小、累及范围及有无转移，结合舌脉等可进行辨证。常见辨证分型有两种。①心脾火郁：舌部肿物坚硬，或溃破腐臭，心烦失眠，口渴，尿赤，舌尖红，苔黄，脉数，检查见舌部肿物如菌状或菜花状，质地坚硬，颜色紫红，溃烂翻花，表面腐物较多。②气血两虚：舌体溃烂，疼痛剧烈，饮食难下，体质渐衰，检查见舌部肿瘤溃烂，可侵犯周围组织或远处转移，张口受限、舌不能动，患者消瘦、面色无华，舌

质淡、脉沉细无力。

治疗　以手术切除为主，结合内治法，辅以其他的外治法进行治疗。

内治法　手术前后根据不同的辨证分型选用不同的方药进行内服治疗。心脾火郁者，治宜清心泻脾，解毒散结，可选用九味解毒汤加减。气血两虚者，治宜补气养血，化痰软坚，可用八珍汤或归脾汤加减。

外治法　①口腔吹药法：溃疡肿痛时用清热解毒，消肿止痛的中药散剂吹于患处，如青吹口散、北庭丹、麝香散等；溃疡出血时吹以止血中药末，如蒲黄炭末、马勃粉等。②口腔敷药法：肿瘤侵犯颊腮，甚至溃烂穿孔，可用药物外敷，早期用红灵丹油膏活血止痛，消坚散结；溃后用生肌玉红膏活血祛腐，解毒生肌。③漱涤法：用解毒祛腐止痛的中药，如七叶一枝花、枯矾、金银花、露蜂房煎水含漱。

预防与调护　避免不良刺激，如及时清除残根、调磨牙尖、去除不良修复体等。饮食勿过热、少食辛辣炙煿之品。溃疡长时间不愈，要及时就医，切勿自行用药或挤压排脓，以免贻误病情，邪毒扩散。

预后及转归　若在早期发现，手术切除，中西医结合治疗，预后较好。若病灶扩大或发生转移，则预后差。

（王汉明　赵雅君）

mùshé

木舌（wooden tongue）

以舌体肿硬、不能转动为主要特征的疾病。中医古籍中又称木舌胀、木舌风、死舌等。西医学的舌血管神经性水肿、舌炎等病可参考此病辨证治疗。

历史源流　关于木舌的记载，

较早见于宋代的医著，如《圣济总录》卷一百八十说："小儿木舌者，以心气蕴热，热气随脉上至于舌，则血脉胀起，渐渐肿大，满口塞满，若不急治，使致危殆"，指出了木舌的病因病机、症状特点，并附有治疗方药。《太平圣惠方》卷三十六也有类似的论述。金元时代，论及木舌的医著如危亦林《世医得效方》卷十二、朱震亨《丹溪心法》卷五等提出针刺及外用药散治疗。明代医家重视内治结合外治，如张介宾《景岳全书·杂证谟》认为"肝热则舌木而硬""上焦壅热"，治疗上提出砭针放血，内服清胃降火之剂。陈实功《外科正宗》卷四认为木舌由心火而发，内服凉膈散、清凉饮，并用针刺法，在患处点刺出血，金锁匙、冰硼散搽患处。清代，《尤氏喉科秘书·口牙舌颈面腮门》提出"忧郁所致"，《咽喉经验秘传·喉症十二字药方》认为是"心经受风热"，《焦氏喉科枕秘》卷一称"死舌痛"，因"久积热毒于心而起"，《重楼玉钥》卷上认为是"热积心脾发是风"，《医宗金鉴》卷五十一认为"木舌心脾积热成"，在针刺方面也有新的见解，如提出割刺的禁忌，《医碥》卷四中提出视病情而刺割不同的部位，舌下廉泉穴慎刺。总的来说，木舌的病因病机，多于心、脾两脏火热有关，治疗方面采用内、外治疗相结合。

病因病机　病因与个人的禀赋过敏有关，如饮食失宜、服药不慎或病灶染毒可诱发致病，其病机多为心、脾、肾功能失调。①心脾积热：饮食不节，或小儿脾常不足，易损伤脾胃，脾胃积热，火热循经上冲注于舌而为病。②心经火旺：素体阴虚，加以病

后或劳伤过度，心阴不足，虚火上炎于舌而为病。③脾肾阳衰：小儿肾气未充，易外感风寒，寒湿内停，痰浊阻闭气机而为病。

诊断与鉴别 此病以舌体肿硬、转动、伸缩不利为主要症状，发病多急骤，伴言语謇涩，妨碍饮食，感觉麻木。检查可见舌体肿硬，舌色淡红或紫，舌体可肿大至满口，堵塞气道。根据此病发病急、舌体整体肿大的特点，不易与其他疾病混淆。

辨证分型 根据舌体的颜色、脉象和全身情况可进行辨证分型。①心脾积热：舌体肿硬麻痛，甚则舌肿满口，活动不利，颜色深红，发热、口渴、便秘、尿赤、苔黄或黄厚。②心经火旺：舌体肿胀疼痛，活动不利，色紫红，烦躁不安，舌尖红赤，脉细数。③脾肾阳衰：舌体肿大，甚则肿大满口，舌色淡或淡暗，神疲乏力，手足不温，畏寒便溏，胸闷气促，苔薄白，脉沉细。

治疗 以外治救急，内治治本为主，结合针灸及其他疗法进行治疗。

外治法 以口腔刺割法放血消肿为主，还可配合漱涤法、口腔敷药法、口腔吹药法等。①口腔刺割法：用三棱针刺舌下金津、玉液两穴出血，可放血消肿。②漱涤法：刺割后用淡盐水漱涤，保持口腔卫生，防止感染。③口腔敷药法：可在刺割后擦收敛生肌的散剂，如冰硼散或川硝散。④口腔吹药法：急重症者用僵蚕、皂角等份为细末，少许吹入鼻中以豁痰开窍，待目开而涎出，再用竹沥调紫雪丹擦口中。

内治法 心脾积热者，治宜清心泻脾解毒，可用木舌紫舌方加减。心经火旺者，治宜清心泻火，凉血解毒，可选用犀角地黄汤加减。脾肾阳衰者，治宜温补脾肾，散寒消肿，可用附桂理中汤或真武汤加减。

针灸疗法 急重症者针刺合谷、少商穴，用泻法强刺激，不留针，每日1次。

预防与调护 有过敏史者，应注意避忌过敏原或在未发病时进行脱敏治疗。因病灶感染而发者，应同时治疗感染。

预后及转归 若早期治疗得当，可获痊愈。若救治不及时，堵塞气道可发生窒息而危及生命。

（王汉明 赵雅君）

zhòngshé

重舌（sublingual swelling） 以舌下肿胀疼痛为主要特征的疾病。中医古籍中又称子舌、重舌风、雀舌、莲花舌、莲花细舌等。西医学的口底间隙蜂窝织炎、舌下腺炎等病可参考此病辨证治疗。

历史源流 "重舌"之名首见于《灵枢经·终始》："重舌，刺舌柱以铍针也。"隋·巢元方《诸病源候论》卷三十认为重舌是"心脾有热，热气随脉冲于舌本，血脉胀起变生"，其症状特点是"如舌之状，在于舌本之下"。这一理论多为后世医家所引用。唐代，对重舌提出较多治疗方药，如王焘《外台秘要》卷十五载有重舌方13首，以外治方药为主，孙思邈《千金翼方》卷二十六提出针刺治疗重舌。宋代，医家们在治疗方面有不少补充，如《太平圣惠方》卷三十六载有蜂房烧灰，酒和薄敷等多首外治方，又在卷八十九"治小儿重舌诸方"中，介绍了"蛇蜕皮烧灰，醋调涂舌下"、桑根白皮汁涂舌下等治方。还有《圣济总录》卷一百一十九、《类编朱氏集验医方》卷十一等都载有内外治方。明清时代，对重舌病因病机的分析较深入，

如明代，张介宾《景岳全书》卷二十六又称为"子舌"，认为上焦热壅而致，用割刺法，内服清胃降火之剂。陈实功《外科正宗》卷四提出"重舌心火妄动发之"，内服解毒泻心汤，外搽冰硼散，如肿胀疼痛、舌强不语等症，则可配合用针刺法。清代，杨龙九《囊秘喉书》卷上提出重舌"又名雀舌，小儿胎毒亦有患此"。《焦氏喉科枕秘》卷一称"莲花细舌"，认为因"心经积热及气郁劳伤，兼挟暑湿热之气而起"，初起服黄连泻心汤，久则服千金内托散，脓熟则割刺放脓，外用吹药，并告诫针刺时"忌伤舌下中央穴，须针玉液与金津"。

病因病机 病因多为外感风邪，病机多为胎毒内蕴或心脾积热。①胎毒上逆：母体火毒传与胎儿，小儿肾气未充，胎毒逆行于上，循经发于舌下，热壅于舌下脉络而为病。②心脾积热：过食炙煿热毒之物，脾胃蕴热，心脾积热循经上冲舌本，散于舌下，脉络瘀滞而为病。

诊断与鉴别 此病多见于小儿，以舌下肿胀疼痛为主要症状。轻症一般不痛，重者舌体肿胀，言语不清，吞咽受阻，饮食时剧痛，口流热涎，小儿啼哭甚，拒乳、拒食，可伴有发热、项强等症，失治可发展为舌下脓肿。检查可见舌下肿大转动不利，形如小舌或莲花，颜色鲜红或紫，日久可腐溃，颌下浮肿、臖核，压痛明显。

舌下肿大还可见于舌痰包，应加以鉴别。舌痰包发展缓慢，舌下肿胀成卵圆形，质软，色淡红，不痛，破后流出蛋清样黏液，无全身症状；重舌发病较急，舌下红肿，形如小舌或莲花，疼痛，影响进食，可伴发热、颌下淋巴

结肿胀、压痛，可发展为舌下脓肿。

辨证分型 此病多为实证。①胎毒上逆：多见于初生婴儿，舌下红肿，拒绝吮乳，啼哭不止，烦躁不安，口流涎液，发热，指纹紫滞。②心脾积热：舌下肿痛，伸舌不利，可伴发热恶寒、言语不利、目赤、口干、便秘、尿赤，苔黄，脉数。

治疗 宜采用内治法结合外治法、针灸疗法进行治疗。

内治法 胎毒上逆者，宜清热解毒，可选用黄连解毒汤加减。心脾积热者，宜清心泻脾，可选用黄连泻心汤或导赤散、凉膈散加减。

外治法 ①漱涤法：刺割后用淡盐水或金银花、甘草煎水漱涤，保持口腔卫生，清热解毒。②口腔吹药法：舌下吹冰硼散、凉心散清热解毒，消肿止痛；若溃烂者，吹锡类散以解毒化腐；舌出血者，吹蒲黄末。③口腔敷药法：颌下淋巴结肿胀之处可敷如意金黄散消肿止痛。

针灸疗法 ①早期用三棱针刺金津、玉液二穴，5分许，出血，以泻热消肿。②高热者，取合谷、少商穴，用泻法强刺激，不留针，每日一次。

预防与调护 孕妇应少食辛辣炙煿之品，以防热毒传与胎儿。新生儿和儿童应注意口腔卫生，积极防治口腔组织损伤。

预后及转归 若早期治疗得当，可获痊愈。若失治误治，可导致舌下或口底多间隙感染或脓肿。

（王汉明 赵雅君）

shézhǒng

舌肿（swollen tongue） 以舌体肿胀为主要特征的疾病。中医古籍中又称舌胀、舌胀大、舌猝肿、

婴舌等。西医学的舌淀粉样变性可参考此病辨证治疗。

历史源流 "舌肿"病名早见于隋·巢元方《诸病源候论》卷三十"舌肿强候"："心脾虚，为风热所乘，邪随脉至舌，热气留心，血气壅涩，故舌肿"，认为心脾虚，风热乘虚外袭，邪热循经上犯、气血壅滞于舌而致。宋代，刘昉等《幼幼新书》卷三十四在"舌肿第六"中指出"心脾俱热，气聚于口，故舌肿"，杨士瀛《仁斋直指方论》卷二十一提出"忧怒思恐之所郁闭，则舌肿满而不得息"，认为肝郁气滞而致，并认识到舌肿可致呼吸困难危重证候。明代，医家们对舌肿病因病机的认识，多循前人之说，但在治疗方面，则较前有所发展，如王肯堂《证治准绳·杂病》列有割刺法治疗舌肿的医案，治"老翁年六十余岁，身热数日不已，舌根肿起和舌尖亦肿，肿至满口比原舌大三倍"，用割刺法曰"血实者宜决之，以鈹针磨令锋极尖，轻砭之，日砭八九次出血"，又介绍"凡舌肿胀甚，宜先刺舌尖或舌上或边傍出血泄毒以救其急"，并特别指出禁针廉泉穴。龚廷贤《寿世保元》卷六列举了舌肿舒出口外，用蓖麻油烧烟熏治，或用蓖麻油涂敷的治疗方法。清代，一些喉科医著均有论及舌肿，如《咽喉经验秘传·治法凡例》《重纂包氏喉证家宝·辨证论治》《尤氏喉科秘书·喉证治法》等，介绍了舌肿胀满口或舌肿大用吹药法和涂敷法治疗的经验。又如《增删喉科心法·症治目录》称"婴舌"，《类证治裁》卷六称"舌猝肿"，其症状描述为舌突然肿大，可迅速导致窒息。

病因病机 病因多为心脾火热上冲于舌、舌脉络阻滞及体虚

寒湿凝聚等方面，病机与心、脾、肾功能失调有关。①心脾蕴热：思虑过度，心火亢盛，或过食辛辣炙煿之品，脾胃积热，心脾蕴热，火热循经上冲于舌，发为舌肿。②脉络瘀阻：湿热困结，舌络阻滞不通，脉络瘀阻，导致舌肿。③脾肾阳虚：久病体虚，肾阳虚衰，脾阳不足，水湿不运，寒湿为患，阻遏气机，寒湿停聚，而成舌肿。

诊断与鉴别 此病以舌体逐渐或突然肿大为特征，严重者肿大满口，甚至突出口外。舌体疼痛或不痛，语言、吞咽障碍。检查可见舌体增大，两侧有齿痕，或见结节，舌背可有结节、丘疹、斑块、出血或化脓坏死，并可形成沟纹，口底增厚等。

舌体肿大还可见于木舌，应加以鉴别。木舌和舌肿均可出现舌体肿大，转动不灵，但木舌表面光滑，不伴有出血、结节、化脓、沟纹等改变；而舌肿者表面可有结节、出血、化脓、沟纹等。

辨证分型 实证多为心脾蕴热、气滞血瘀，虚证多为脾肾阳虚，详细观察舌肿的质地、颜色及全身证候等可作为辨证的参考。常见辨证分型有三种。①心脾蕴热：舌肿而红，烦躁不安，夜睡不宁，口干不多饮，或见脘腹痞满，肢体困重，舌质红，苔黄，脉滑数。②脉络瘀阻：舌肿而暗，刺痛，胸胁胀满，情志抑郁，或见咽喉哽哽不利，舌质瘀暗或瘀点瘀斑，舌苔薄白，脉弦。③脾肾阳虚：舌肿而淡暗，畏寒肢冷，倦怠无力，舌苔白滑，脉沉迟。

治疗 多采用内治法结合外治法进行治疗。

内治法 心脾蕴热者，宜清心泻脾，软坚散结，可选用导赤散合清热泻脾散加减。脉络瘀阻

者，治宜活血行气，消肿散结，可选用桃红四物汤加减。脾肾阳虚者，治宜温补脾肾，散寒祛湿，可选用温脾汤加减。

外治法 ①口腔刺割法：对于热壅血瘀，舌体暴肿者，可用三棱针点刺放血，以泻热消肿。②漱涤法：舌面有溃疡、沟纹者，可用生理盐水或清热解毒的中药如金银花、野菊花、桔梗、甘草、薄荷等煎水含漱，以防感染。③口腔吹药法：刺割放血后可用青吹口散、珍珠散等，或蒲黄末、黄连末，或牛黄、白矾、西瓜霜等份为末，吹于创面，以清热解毒止血。

预防与调护 注意合理饮食，避免过食辛辣炙煿或过于寒凉之品，以免损伤脾胃。保持口腔卫生，可适当刷洗舌面。

预后及转归 治疗得当，可控制病情，否则缠绵难愈，舌体可逐渐增大，加重病情。

(王汉明 赵雅君)

shéduàn

舌断（severed tongue） 外伤所致舌体部分或完全断裂的疾病。早在明代，就有舌外伤的记载，如薛铠《保婴撮要》卷十六中有舌断“趁热接上，再用鸡子膜套舌上”，并用药物外敷，让其自然接续，若舌已冷，则不能接上，只能残端愈合。还列举了舌断后出现的各种全身症状的辨证治疗。李梴《医学入门》卷七记载：“穿断舌心，血出不止，用鸡翎蘸米醋刷断处，其血即止。仍用蒲黄、杏仁、硼砂少许为末，蜜调成膏，噙化而安”，提出用醋的酸敛作用进行止血的方法，及配合噙化法治疗。清代，许克昌《外科证治全书》卷二介绍“舌尖咬去”用马兰根、螃蟹共捣烂，瓦焙干为末敷。此病多因外伤而致，

如咬伤、割伤、刺伤、挫裂伤等。治疗上宜采用手术清创缝合，手术后要注意预防感染。预防方面，在可能发生舌咬伤的情况下，如惊厥抽搐的患者，应事先在上下牙间放置棉卷、毛巾等，以防患者自行咬伤。进行牙科治疗时，应该用器械遮挡舌部，以防被涡轮机钻针割伤。此病若及时治疗，断裂处可重新接续，预后较好。若断裂时间长，创面感染，则会延缓愈合。

(王汉明 赵雅君)

shénǜ

舌衄（tongue bleeding） 舌出血。中医古籍中又称舌上出血、舌血、舌本出血等。舌部渗血或出血可以是某些疾病的一种症状，亦可作为一个疾病来讨论。

历史源流 早在隋·巢元方《诸病源候论》卷二十七“舌上出血候”中就有关于舌出血的论述，认为“心主舌脉，而候于舌，心脏有热，则舌上出血如涌泉”，该理论一直为后世医家所遵循。宋代，《太平圣惠方》卷三十七中分析舌上出血是“邪热毒气搏于心经，血得热则妄行，上注于舌所致”，列有多首内治方，并介绍“以烧铁烙之”的烙治法。明代，张介宾《景岳全书·杂证谟》指出“舌上无故出血者谓之舌衄，此心火之溢也”，设有金花煎、圣金散、黄柏散及千金口臭方等多首内治方。清代，医家们对舌衄的病因病机有进一步认识，认为除心火外，肝、脾、胃、肾等脏腑火热都可致，如祁坤《外科大成》卷三指出“肝壅则血出如涌”；何梦瑶《医碥》卷一称“舌血”，认为是肝、心、脾、肾诸经之火所致；唐容川《血证论》卷二讨论了心经风火、胃火及肝之邪热致舌衄的病机分析及分三

经论治方药。

病因病机 病因概括起来责之于火，或为心、肝、胃之实火，或为肾之虚火。火热灼伤血络而出血。①心火亢盛：情志抑郁，气郁化火，或过食辛热之品，蕴而化火，内炽于心，以致心火亢盛，火热循经上攻于舌而出血。②肝火壅盛：情志不遂，肝郁化火，肝火炽盛，血气循经上攻所致。③脾胃热盛：过食辛辣温燥之品，化热生火，胃火上熏，血络受损，导致舌衄。④肾经虚火：虚劳久病，耗损肾阴，或温热病后，消灼肾阴，阴不制阳，虚火上炎，灼伤血络而出血。

诊断与鉴别 此病以舌出血为主要症状，出血量多少不定，可以是仅见血丝，也可以是不停渗血。出血颜色多为红色，也可呈紫红色。鉴别出血需要找到出血的部位，注意与鼻衄（鼻内出血）、齿衄（牙龈出血）相互区别。

辨证分型 实证多为心、肝、脾三脏火热炽盛；虚证多因肾阴虚。根据出血的量和颜色，结合全身症状及舌脉可进行辨证。①心火亢盛：舌尖红，舌上出血量多，舌体肿大、木硬，心中烦热，小便赤，舌苔黄，脉数。②肝火壅盛：舌上出血如涌，口苦咽干，面红目赤，舌红苔黄，脉弦数有力。③脾胃热盛：舌上出血量多，口干，口气臭秽，纳差脘闷，小便短赤，舌苔黄腻，脉濡数。④肾经虚火：舌质干红，舌上渗血量少，口咽干燥，腰痠无力，潮热盗汗，舌苔黄腻，大便干结，脉细数。

治疗 多采用内治法结合外治法进行治疗。

内治法 心火亢盛者，治宜清心泻火，凉血止血，可选用导

赤散加减；重者用犀角地黄汤加减。肝火壅盛者，治宜清泻肝火，凉血止血，可选用龙胆泻肝汤加减。脾胃热盛者，治宜清胃泻脾，凉血止血，可选用清胃散加减。肾精虚火者，治宜滋阴降火，凉血止血，可选用六味地黄丸加减。

外治法 ①漱涤法：出血量小者可用蒲黄、甘草煎水含漱止血。②口腔敷药法：五倍子熬浓汁，纱布浸湿紧压出血部位；或选用炒蒲黄末、槐花末、血余炭末敷于出血处。③口腔烙治法：出血点明确者，可用小烙铁烧灼止血。

预防与调护 注意调节情绪，减少压力，防治高血压和动脉硬化。合理饮食，少食醇酒炙煿之品，以免损伤脾胃。

预后及转归 此病多为急性发病，一般可得到及时治疗，预后较好。

（王汉明　赵雅君）

shétòng

舌痛（glossalgia） 以舌部自发性灼热疼痛而舌体并无明显病理损害为主要特征的疾病。西医学的灼口综合征可参考此病辨证治疗。

历史源流 在中医古籍中，关于舌痛的专门论述很少。《灵枢经·经脉》记载："脾足太阴之脉……是主脾所生病者，舌本痛。"指出足太阴脾经所生的病症中有舌痛，并提出用针刺治疗。明代，薛己《口齿类要·舌症》列有典型舌痛病案两则：一则是"仲侍御，多思虑，舌作痛"，此案脾气亏虚，血虚之证，用加味归脾汤而愈；一则是"一妇人，善怒，舌痛烦热"，此案从肝脾论治，用加味归脾汤及小柴胡汤加味治疗。可以看出作者十分重视舌痛的脏腑辨证及治法用药。近

代，秦伯未《中医临证备要》认为舌痛"属于阴虚及内热证候"。

病因病机 可因饮食不节、情志不遂而诱发，病机多与心、脾、肝、肾的功能失调有关。①心脾火热：情志不舒，郁而化火，心火上炎，或过食辛辣炙煿，脾胃积热，心脾火热上炎导致舌痛。②肝气郁结：七情郁结，肝失调达，疏泄不利，或肝郁化火，肝胆之火上灼于舌；或肝郁血虚，舌体失养而致舌痛。③肝肾阴虚：年老体衰，肝肾阴虚，或肾精亏耗，虚火循经上炎于舌而致舌痛。

诊断与鉴别 患者感觉舌部烧灼样疼痛或刺痛、干燥痛、麻痛、涩痛等，疼痛程度较轻，对饮食无影响，也有的患者遇刺激性味道如咸、辣、酸而加重。疼痛部位因人而异，可在舌尖、舌根、舌边、舌背或整个舌体。检查舌体无外伤、红肿、溃疡或糜烂，质地柔软无结节，运动无障碍。部分患者口腔较干燥。

舌痛可作为一种症状见于多种舌的疾病，但其他舌病检查可发现有明显红肿或水疱、溃疡、糜烂等病损。

辨证分型 实者多为火热炽盛、肝郁气滞，虚者多为肝肾阴虚。舌象、脉象和全身症状可作为辨证的参考。常见辨证分型有三种。①心脾火热：舌尖或舌前部灼热疼痛，或有痒麻感，偏于心火炽盛，可见心烦急躁，失眠梦多，口干舌燥，小便赤热，舌质偏红，舌尖红，脉弦细数；偏于脾胃热盛，可见口干口臭，渴喜冷饮，大便干结，小便短赤，舌质红干，苔黄燥，脉滑数。②肝气郁结：舌灼痛，或舌边、舌根疼痛，口苦咽干，胸胁胀痛，寒热往来，烦躁易怒，妇女月经不调，舌边尖红，脉弦数。③肝

肾阴虚：舌痛灼热，潮热盗汗，口唇干燥，心悸健忘，头晕耳鸣，舌干少津，脉虚细，或可见口腔黏膜萎缩、干燥。

治疗 多采用内治法结合外治法、针灸疗法等进行治疗，有些患者可进行心理治疗。

内治法 心脾火热者，治宜清心泻脾；若偏于心经火盛，治宜清心降火，可选用清心饮加减；若偏于脾胃热盛，治疗宜清脾泻热，可选用清胃泻火汤加减。肝气郁结者，治宜疏肝解郁，健脾和营，可选用逍遥散加减；若肝火盛，可选用龙胆泻肝汤加减。肝肾阴虚者，治宜滋阴降火，可选用六味地黄汤加减。

外治法 一般采用漱涤法治疗。麦冬、薄荷、竹叶煎水含漱，或龙胆草、佩兰、泽兰、薄荷煎水含漱。

针灸治疗 ①口腔病耳针疗法：取口、舌、交感、内分泌、神门、心、肝、脾、胃、肾等耳穴，每次3~5穴，针刺，或用王不留行贴压。②敷贴法：附子或吴茱萸研成粉末，醋调成糊状，敷贴于双足涌泉穴，以纱布绷带包扎。有引火归原的作用。

预防与调护 注意劳逸适度，合理饮食，调节情绪，避免过度紧张，不宜频繁伸舌自检。

预后及转归 此病一般对舌功能无影响，经过适当药物和心理治疗可缓解。

（王汉明　赵雅君）

shéliè

舌裂（split tongue） 以舌体表面呈纵横的沟纹为主要特征的疾病。中医古籍中又称舌上龟纹。西医学的裂纹舌可参考此病辨证治疗。

历史源流 唐·孙思邈《备急千金要方》卷六上有关于舌裂的记载："舌主心脏，热则应舌生

疮裂破"，认为心脏有热可致舌疮、舌裂。明代，张介宾《景岳全书》卷二十六也谈到"心热则舌裂而疮"，王肯堂《证治准绳·杂病》则提出"风热，口疮干燥，舌裂生疮"，认为风热而致，用甘露饮治疗。清代，《焦氏喉科枕秘》卷一认为"舌上龟纹"，是因思虑太过，多醒少睡，虚火动而起，其症状"口破，舌若无皮，色淡而白斑细点，甚者陷露龟纹"，内治用四物汤加知母、黄柏、丹皮，以肉桂为引导，外治以柳花散搽之，并提出不可误作实火用寒凉之剂。近代，曹炳章《辨舌指南》卷二讨论了舌的裂纹，认为"平人之舌无纹"，对舌裂观察甚详，依据裂纹的深浅、形状、颜色及数量等，并结合舌质、舌苔等进行辨证，认为与阴虚、脾虚、血虚及脏腑火热有密切关系。

病因病机　舌裂有因于实火、虚火或血虚之不同，主要与心、脾、胃、肝、肾功能失调有关。①脏腑热盛：七情所伤，气郁化火，心火上炎，循经上灼于舌；或因平素饮食不节，损伤脾胃，脾胃火升，火热熏蒸于舌而为病。②阴虚火旺：热病、久病之后失调，情志内伤或房事不节等，导致肝肾阴虚，阴液不能上滋于舌；或温热病后，胃阴耗伤，虚火循经上炎于舌而为病。③心脾血虚：饮食不调，劳累过度或病后失养，损伤脾胃，脾虚失运，生血无源，渐致心脾血虚，舌体失于濡养而为病。

诊断与鉴别　此病以舌上出现裂纹为主要特征（图），舌体柔软，味觉及活动正常。一般无不适症状，有时沟裂内食物残留可继发感染而出现口臭和疼痛。检查见舌面上裂纹，以舌背前部和侧缘最多，数量、深浅不一，裂纹可呈纵向、横向、交叉状或脑回状排列。沟裂内壁黏膜完整，颜色正常或鲜红，但无渗血，有的患者舌体较肥大。

此病需与舌体裂伤鉴别。后者有创伤史，疼痛明显，舌黏膜不连续，有出血或渗血。

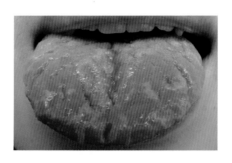

图　舌裂

辨证分型　实证多为脏腑热盛，虚证多为阴虚火旺与血虚，根据舌脉和全身症状可进行辨证。常见辨证分型有三种。①脏腑热盛：心火上炎者，症见舌痛焮热，舌裂，舌质红而干，心烦失眠，小便短赤，脉数；脾胃热盛者，症见舌痛灼热，口干口臭，消谷善饥，大便干结，小便黄，舌苔黄燥，脉洪数。②阴虚火旺：肝肾阴虚者，症见舌裂、舌干、舌质绛红而光，舌痛口干，或见颧红、头晕目眩、腰膝酸软、手足心热、少寐多梦、遗精等，脉弦、细数；胃阴亏虚者，症见舌裂光红而少津，口干欲饮，干呕呃逆，大便干，小便短，脉细数。③心脾血虚：舌裂、舌质嫩而色淡，舌胖而有齿印，面色萎黄、四肢乏力、神疲气短、失眠、食少，脉细弱。

治疗　以内治法为主，配合外治法进行治疗。

内治法　①脏腑热盛：心火上炎者，治宜清心泻火，可选用泻心导赤汤加减；脾胃热盛者，治宜清脾泻热，可选用清胃泻火汤加减。②阴虚火旺：肝肾阴虚者，治宜滋阴降火，可选用左归丸或知柏地黄丸加减；胃阴亏虚者，治疗宜养胃生津，可选用益胃汤或麦门冬汤加减。③心脾血虚：治宜健脾养心补血，可选用归脾汤加减。

外治法　舌裂伴有疼痛时可选用漱涤法和口腔吹药法。①漱涤法：可用金银花、甘草等量煎水，或用淡盐水，每天多次含漱，含漱时需拱舌，将舌尖抵住下颌前牙，舌背上拱，以便使舌部沟裂张开，将滞留的食物残屑和细菌等清洁干净。②口腔吹药法：含漱后可用柳花散、人中白散吹于舌面。

预防与调护　发现舌裂不必紧张，消除恐惧心理，注意口腔卫生，早晚刷牙时可轻刷舌背，清除积存的食物残屑。

预后及转归　舌裂大多会长期存在，不会加深而使舌体裂穿。

（王汉明　赵雅君）

shéjiǎn

舌謇（inflexible tongue）　以舌体运动不灵、语言謇涩为主要特征的病症。中医古籍中又称舌涩、舌蹇、舌瘖、舌本强等。西医学的脑血管意外、舌体疾病及一些先天性疾病导致的舌强语謇者可参考此病辨证治疗。

历史源流　謇，言辞不顺利之意，舌謇，即舌强语謇。有关类似的症状描述早见于《黄帝内经》，如《素问·至真要大论》记载："厥阴司天，风淫所胜，民病舌本强""厥阴司天，主胜则胸胁痛，舌难言"，提出"舌本强"和"舌难言"两个症状。在《灵枢经·经脉》还载"脾足太阴之脉……挟咽，连舌本，散舌下……是动则病舌本强"，指出脾经病变可致舌本强。隋代，巢元方《诸病源候论》卷一也有"心脾二脏受风邪，故舌强不得语"的记载。唐代，孙思邈《备急千金要方》卷三十有"风府主舌缓瘖不能言，舌急语难"的记述。明代，楼英《医学纲目》卷二十七在提出"喉瘖"病名时，还明确了喉瘖与舌瘖的区别，指出"一曰舌瘖，乃中风舌不能转运之类是也……盖舌瘖，但舌本不能转运言语，而咽喉音声则如常也"。薛己《口齿类要·舌症四》中列有"舌下牵强"及"舌本强"医案。清代，不少医著在讨论中风病时，都提出中风后可出现舌强麻木、瘖不能语、语言謇涩等症状，如何梦瑶《医碥》卷一认为"痰火盛则心脉干燥拘急，故舌强而不能言"，沈金鳌《杂病源流犀烛》卷十二认为中风后语言謇涩，是由于肾脉之气不能上循喉咙挟舌本，脾土不足，痰涎壅盛而謇涩，故不能言。近代，曹炳章《辨舌指南》卷二十对舌瘖的病因病机论述较详，有因外感实火上炎，有因内伤心肺肾，以至壅塞上窍，有因气血两虚不能上荣，则舌机不动而致，若肾虚气不归元，不能上接清阳之气亦可致舌瘖。

病因病机 内因多由脏腑阴阳失调，气血运行失常，痰湿内盛，复因七情不遂、饮食不节，或外邪侵袭等诱因，致热毒、痰浊、气滞、血瘀阻滞于舌的脉络而为病。其病机与心、脾、肝、肾功能失调有关。①心脾热盛，热毒上炎：情志不遂，郁而化火，饮食不节，脾胃积热，心脾热盛，复感外邪，邪热相煽，上炎于舌，热毒阻滞，舌脉痹阻而为病。

②脾虚痰浊，上扰舌本：饮食不节，脾失健运，聚湿生痰，痰浊上扰于舌体脉络，气血运行不畅故而为病。③肝肾阴虚，肝风上窜：年老体弱或久病、大病之后，肝肾阴虚，肝阳偏亢，阴阳失调，气逆于上，肝风内动，上窜于舌，舌脉闭阻而为病。④气血亏虚，经脉失养：久病气血耗伤，经脉失养，血虚生风，上犯于舌，以致舌不能动，言语不利。

诊断与鉴别 此病以舌的运动不灵活、迟钝，言语艰难，语言不清为主要症状。检查可见伸舌偏歪或舌体强直，口常流涎。

舌体运动困难或语言不清还可见于连舌、喉瘖，应加以鉴别。①连舌因舌系带过短，舌受牵拉而运动受限，导致语言不清，患者无全身症状。②喉瘖与舌瘖均有言语不清甚至失音等症状。喉瘖，喉中声嘶，而舌本能转运言语；舌瘖，舌本不能转运言语，而咽喉音声如常。

辨证分型 多为虚实夹杂证，可根据舌脉和全身症状进行辨证。常见辨证分型有四种。①心脾热盛，热毒上炎：舌体红肿强硬，疼痛不适，烦躁失眠，口渴口苦，脘腹胀满，不欲饮食，小便黄，苔黄，脉数。②脾虚痰浊，上扰舌本：舌体肿胀强硬，麻木不适，甚者口底肿胀，并见喉中痰多、咳喘，胸脘胀闷，恶心、头晕，纳食减少，身倦乏力，大便溏，舌苔白，脉滑。若痰迷心窍，可见意识不清，自言自语，喉中痰声，甚者神昏。③肝肾阴虚，肝风上窜：舌体红，舌拘挛或震颤、麻木，头晕、头痛，腰膝痠软，少寐多梦，脉弦细或数，舌苔白，甚者口眼㖞斜，手脚抽搐等。④气血亏虚，经脉失养：舌体色淡或卷缩，伸舌时有震颤，日久

可见萎缩，伴头晕目眩，神疲短气，面色萎黄，四肢发麻，甚者抽搐，苔少，脉细弱。

治疗 多采用内治法结合针灸疗法进行治疗。

内治法 ①心脾热盛，热毒上炎者，治宜清心泻脾，泻火通络，可选用导赤散加减。②脾虚痰浊，上扰舌本者，治宜健脾祛湿，化痰通络，可选用温胆汤加减；若痰涎壅盛，或痰迷心窍，可加紫雪丹、至宝丹以镇痉开窍。③肝肾阴虚，肝风上窜者，治宜滋补肝肾，平肝息风，可选用杞菊地黄丸或镇肝熄风汤加减。④气血亏虚，经脉失养者，治宜滋补气血，养肝息风，可选用人参养荣汤或归脾汤加减。

针灸疗法 通过针刺或艾灸，可疏通经络，畅通气血。常用的主穴有廉泉、金津、玉液、天突、天宫、承浆，配穴有风府、复溜、阴谷、液门、二间、通里、翳风、四白、地仓、颊车、下关、人迎、巨髎。如见舌体红肿，热毒壅盛者，可针刺关冲、中冲、少商出血，以泻邪热。

预防与调护 应加强锻炼身体，增强体质，注意合理饮食，保持健康情绪。久病重病的患者，注意观察病情，调节气血阴阳，保持经络通畅。

预后及转归 若早期治疗得当，可获痊愈。长期失治，则缠绵难愈。

（王汉明 赵雅君）

liánshé

连舌（ankyloglossia） 以舌下系带短，牵连舌端，舌的运动受限为主要特征的疾病。中医古籍中又称结舌、绊舌、吊舌等。"连舌"之名较早见于唐·孙思邈《备急千金要方》卷五上："小儿初出腹有连舌，舌下有膜如石榴

子中隔，连其舌下……令儿言语不发不转也。"治疗用摘断的方法，如出血则烧灰止血。宋代，刘昉等《幼幼新书》卷六也有类似记述，与现代的手术延长法已非常相似。明代，龚廷贤《寿世保元》卷八称"绊舌"，提出绊舌用针烙治的方法。清代，陈复正《幼幼集成》卷四对绊舌有详述："绊舌者，舌根下有筋一条，绊其舌尖，令舌短不能吮乳"，提出用针挑断，并告诫挑治时注意不要误伤舌根。此病的病因病机主要是胎禀不足，发育异常。临床表现为舌系带短，影响吮乳及发音言语，检查见伸舌转动不灵，向前舌不能伸出口外，向上舌不能抵触上前牙，伸舌时舌尖被牵连而呈明显凹陷的纵沟，舌系带可与下前牙频繁摩擦而溃烂。可采取手术治疗，术后注意口腔卫生，防止伤口染毒。手术伤口愈合后，舌体运动功能可恢复正常。对于错误发音的患儿，还需进行语言训练，纠正发音。

（王汉明　赵雅君）

shéyōng

舌痈（lingual abcess）　发生于舌的痈肿。中医古籍中又称舌下痈、舌根痈、舌上痈、舌红痈等。

历史源流　关于舌痈的记载，多见于清代医著，舌痈多生舌下，故又有"舌根痈""舌下痈"等名称。高秉钧《疡科心得集》卷上认为舌根下生痈多因"思虑太过，心火上炎所致，或由脾经有热，阻其气血而成，或由忧思抑郁，肝邪上亢而结"，描述其症为初起头痛，寒热交作，颏下漫肿，项强，有成脓有不成脓，治以透表散邪，外治有脓用割刺法、吹药法。张宗良《喉科指掌》卷五："舌下痈，此乃脾肾积热，故发症于舌下。"《咽喉经验秘传·喉证

用药细条》《重纂包氏喉证家宝·辨证论治》均指出舌痈证，舌红肿而大，属心经火盛。尤乘《尤氏喉科秘书》认为舌痈可并发为喉痈，在"用药法"中提出内服犀角地黄汤，外吹金丹治疗。痈生于舌上者，如《喉科秘旨》卷下："舌上痈，于舌中心如梅子大，不能言语，此症因热入心包络而发。"《咽喉经验秘传·喉症图形针药秘传》："舌红痈，此症因心经壅热，生于舌上。"所论内外治疗与舌下痈大致相同。

病因病机　外因多为外感邪毒或损伤染毒，内因多为饮食不节，脾胃积热，或七情所伤，心经火热，内外邪热搏结，邪热循经上蒸，壅结舌下，热聚则血肉腐败而为病。

诊断与鉴别　此病以舌红肿疼痛为主要症状，发病前患有重舌、口齿疳疮，或有拔牙、舌损伤等病史。发病迅速，舌体红肿，舌下肿胀坚硬，舌体运动不灵，语言不清，纳食时舌下剧烈疼痛而影响饮食。检查见舌体抬高，口底肿胀僵硬，颏下红肿、发热，按之坚硬，脓肿形成后局部有波动感。

舌下肿胀还可见于重舌和口舌痰包，需加以鉴别。①重舌与舌痈初起都表现为舌下肿痛，伴发热、饮食障碍等，但重舌的病情较轻，若治疗不当可发展为舌痈。舌痈病情急重，局部有脓肿形成，全身症状也较重。②舌痈与舌痰包都可出现舌下肿胀，但舌痰包发病缓慢，舌下肿胀成卵圆形，质软，色淡红，不痛，破后流出蛋清样黏液，一般不影响饮食和呼吸，无全身症状；舌痈发病迅速，舌下红肿疼痛，脓肿形成后切开排脓可流出大量脓血性分泌物，患者全身发热，甚至

窒息。

辨证分型　此病辨证为邪热壅结，气血瘀滞。口底红肿疼痛灼热，吞咽时疼痛剧烈，颏下疼痛，甚则吞咽难下，痰多涎溢，语音含糊，舌体运动不灵，颏下按之坚硬，若脓肿形成则按之有波动感。全身症见增寒壮热，头痛项强，口干，汗出，舌质红，苔黄腻，脉滑数。若邪毒进一步扩展，可出现烦躁、神昏，呼吸困难等毒邪内陷之象。

治疗　多采用内治法结合外治法进行治疗。

内治法　此病为邪热壅结舌下，治宜清热解毒，凉血消肿，可选用五味消毒饮加瓜蒌皮、牛黄、贝母、前胡。病情严重，热入血分，可选用犀角地黄汤加减。

外治法　①口腔吹药法：疾病早期，舌下肿痛，可于舌根下两旁吹金黄散。②口腔敷药法：颏下肿胀硬结，可外敷九一丹。若痈已外溃，流脓不畅，外敷金丹，以提毒拔脓，祛腐止痛。脓将排净，可涂敷八宝丹以收口生肌长肉。③口腔刺割法：若颏下肿胀变软，有波动感，可在颈外穿刺抽脓或切开排脓。

预防与调护　患有重舌或其他口齿疾病者要及时治疗，以防染毒向深部发展。患病期间进流食，因肿胀可波及气道，引起呼吸困难，必须密切观察病情，以防发生窒息，必要时行气管切开术。

预后及转归　及时治疗可获痊愈，若肿胀波及咽喉可致窒息，热入营血可引起高热、神昏，若不及时抢救，可危及生命。

（王汉明　赵雅君）

shé tánbāo

舌痰包（sublingual cyst）　以舌下生有状如包囊、内有黄白色蛋

清样液体为主要特征的疾病。又称舌下痰包。中医古籍中又称匏舌、胞舌、痰泡、蛤蟆肿等。西医学的舌下腺囊肿可参考此病辨证治疗。

历史源流　"痰包"之名首见于明·陈实功《外科正宗》卷四："痰包，乃痰饮乘火流行，凝注舌下，结而匏肿，绵软不硬，有妨言语，作痛不安。用利剪刀当包剪破，流出黄痰，若蛋清稠黏难断，搽尽以冰硼散搽之。内服二陈汤加黄芩、黄连、薄荷数服，忌煎炒火酒等件。"此处所述痰包即指舌痰包，可见当时医家对此病的病因病机、症状特点及治疗都有了较全面的认识。清代医家对此病的论述多遵从此观点，如《外科大成》卷三、《外科证治全书》卷二、《医宗金鉴》卷六十六等均有记载，《喉症全科紫珍集》卷下称"胞舌"，认为是心火上冲，痰随火上，注于舌内而成，治用割刺法，于舌下看有青泡处用刀挑破，并介绍了内外治方药。

病因病机　脾虚湿困，痰浊内困是痰包产生的主要原因。脾为生痰之源，饮食劳倦伤脾，运化失常，津液停聚，痰浊内生，阻滞舌下脉络而成包块；若复遇邪热外犯，火夹痰湿，循经流注于舌下，逐渐积聚形成包块。

诊断与鉴别　初起痰包较小可无自觉症状，痰包渐大，舌有膨胀感、麻木感，或有轻微胀痛，妨碍饮食，言语不便，一般无明显全身症状，检查见舌下有淡黄白色或淡蓝色囊状肿物，表面光滑，质地柔软，按之有波动感，无压痛。

舌下肿胀还可见于重舌、舌痛，应加以鉴别。①舌痰包和重舌都可出现舌下肿胀，使舌体抬高而影响饮食、语言，但舌痰包以舌下生黄白色囊肿为特征，发病缓慢，一般无红肿疼痛和全身症状；重舌发病较快，舌下红肿，形如小舌或莲花，疼痛，可伴发热、颌下淋巴结肿胀、压痛，可发展为舌下脓肿。②舌痰包和舌痛都可表现为舌下肿胀，有波动感，但舌痰包早期按之柔软不痛，局部无红肿，一般无发热等全身症状，不影响呼吸，切开后有蛋清样黏液流出；舌痛早期舌下红肿疼痛，质地较硬，可引起颏部红肿，甚者窒息，全身有壮热、疼痛等症状，脓成后切开有大量脓血性分泌物流出。

辨证分型　此病为脾虚生痰，火与痰结，停聚舌下，根据舌下痰包的颜色、质地和有无疼痛，以及舌脉可作为辨证的参考。①脾虚痰浊，结于舌下：舌下囊肿，不痛，破裂后流出淡黄色或无色蛋清样黏液。或可见口淡乏味，胸脘满闷，食欲缺乏，舌质淡胖，苔白润，脉缓。舌下痰包淡黄白色或淡蓝色，光滑质软。②火夹痰浊，上注于舌：舌下囊包，日渐增大，不痛或微感胀麻，破后有棕黄色黏液流出。舌质淡，苔白腻或微黄，脉滑数。舌下囊肿柔软光滑，不红或微红肿。若湿热较盛，则见囊肿青紫，囊肿质地较硬，舌下青筋粗大。

治疗　采用手术治疗为主，结合其他外治法和内治法进行治疗。

外治法　①手术：多采取将舌痰包及舌下腺一并摘除的方法，防止复发。②口腔敷药法及口腔吹药法：囊肿破裂后或手术后用冰硼散或珠黄散外擦或吹于术区，以清热解毒，祛腐排浊，收敛生肌。

内治法　脾虚痰浊，结于舌下者，治宜补益脾胃，化痰散结，可选用六君子汤加减。火夹痰浊，上注于舌者，治宜清热化痰，燥湿散结，可选用二陈汤加黄芩、车前子、泽泻、瓜蒌等。若胃纳差，可加麦芽、神曲消食开胃；若舌下青筋显露，囊肿质地较硬，可选用二陈汤合桃红四物汤加减。

预防与调护　平时应注意口腔卫生，防治口腔外伤。热性病患者或口腔外伤者，应进清淡而易于消化的食物，忌食辛辣香燥之品。痰包破溃或手术后，注意局部清洁，以防感染。术后要尽量避免舌体转动，减少讲话。

预后及转归　经过治疗，多数能治愈，部分患者可复发。如痰包过大，可影响进食、呼吸和语言。舌下腺有结石或外伤瘢痕狭窄者，往往反复消长，甚至感染化脓，应手术治疗。

（王汉明　赵雅君）

xiánshí

涎石（sialolithiasis）　以颌下肿痛、内有砂石为主要特征的疾病。西医学称为涎石病。

历史源流　在中医古籍中，尚无"涎石"的病名及专门记载。涎石发于颌下腺则颌下肿胀疼痛，发于腮腺则腮颊肿胀疼痛。颌下或腮颊肿痛者，有的包括在"颈痈""喉痈"中论述，若舌根部肿胀疼痛，与中医古籍论及的舌下痈、子舌、重舌等病症有相似之处。

病因病机　主要原因为饮食不慎或饮食不节，病机主要与脾胃功能失调，涎道壅滞有关。①由于饮食不慎，损伤口底肌膜，金津、玉液受损，易于染毒，则泌津液不畅，甚至堵塞不通，涎道壅滞不行，日久痰涎结聚而为肿核。②因饮食不节，脾胃蕴热，痰热搏结于颌下，煎熬津液而为肿核。

诊断与鉴别 颌下腺的涎石最常见，腮腺较少。此病以进食时颌下肿胀、伴有疼痛，挤压有脓液流出为主要症状。小的涎石一般不造成唾液腺导管阻塞，无任何症状。导管阻塞时则引起一系列症状及体征：进食时，颌下肿大或腮颊肿大，患者自觉胀痛，呈针刺样，称为"涎绞痛"。停止进食后不久，腺体自行复原，疼痛亦随之消失。但有些阻塞严重颌下或腮颊肿胀可持续数小时、数天，甚至不能完全消退。检查可见导管口黏膜红肿，挤压腺体有少许脓性分泌物自导管口溢出。双手触诊常可触及导管内的涎石及硬块，并有压痛。涎石阻塞引起腺体继发感染，可引起颌下或舌下区的痛肿。慢性涎石的临床症状较轻，反复肿胀，疼痛症状并不重。检查可见腺体呈硬结性肿块，导管口可有脓性或黏液脓性唾液流出。通过 X 线检查可明确诊断。

典型的涎石不难诊断，有时舌下肿胀需与舌痈、舌痰包鉴别。①舌痈和涎石都可出现舌下肿胀，但舌痈以舌下深部红肿疼痛为主要症状，发病前患有重舌，或有拔牙、口齿疔疮等病史。舌痈发病迅速，舌下肿胀坚硬，舌体运动不灵，语言不清，纳食时舌下剧烈疼痛而影响饮食，颌下腺导管口唾液分泌正常；涎石引起的肿胀多逐渐发生，以进食时胀感为主，疼痛不重，进食后胀感慢慢消失或减轻。颌下腺导管口红肿或溢脓，或唾液分泌不畅。②涎石与舌痰包都可出现舌下肿胀，舌痰包发病缓慢，舌下肿胀成卵圆形，质软，色淡红，不痛，破后流出蛋清样黏液，肿胀进食后不消失，颌下腺导管口不红肿；

涎石患者进食时，颌下肿大，患者自觉胀痛，呈针刺样，停止进食后不久，腺体自行复原，疼痛亦随之消失。检查可见导管口黏膜红肿，挤压腺体有少许脓性分泌物自导管口溢出。双手触诊常可触及导管内的涎石及硬块，并有压痛。

辨证分型 此病以痰热壅结为主：颌下或腮颊肿核，触之稍硬，疼痛不显，晨起口流涎液，每欲进食，肿核增大，食后渐消，全身时有低热，口干不欲饮，苔黄、厚腻，脉细滑。

治疗 多采用内治法结合外治法进行治疗。

内治法 此病辨证多属痰热壅结，治宜清热化痰，软坚散结，可选用消核丸或消瘰丸加减；脓多者选仙方活命饮加减。

外治法 可选择手术取石或颌下腺体摘除术。

预防与调护 平素宜清淡饮食，勿过食肥甘炙煿之品。注意口腔卫生，防止感染。患者宜进流质或半流质饮食。

预后及转归 早期治疗得当，可获痊愈，治疗不当可转为慢性。若拖延日久，可导致舌痈或喉痈。

（王汉明　赵雅君）

shàng'èyōng

上腭痈（palate abcess）　生于上腭的痈肿。中医古籍中又称上腭疮、悬痈、上腭悬痈、上腭痈、重腭、上腭生疽等。

历史源流 宋代，《圣济总录》卷一百六十七中称之为"重腭"："上腭有物胀起如悬痈，或如芦箨盛水之状"，为脾胃挟热，治疗上采用刺割法。明·王肯堂《证治准绳·疡医》称"上腭痈""上腭生疽"及"悬痈"："上腭痈。或问上腭生疽，状如紫葡萄何如？曰是名悬痈，属手太阴手

厥阴心包络，令人寒热大作，舌不能伸缩，口不能开阖，惟欲仰面而卧，鼻中时出红涕，属手足少阴经及三焦积热所致"，内服黄连消毒饮加桔梗、玄参，针刺出恶血及外敷犀角琥珀膏，并指出"不治，饮食不入，神昏脉乱者死"，详细论述了上腭痈的症状特点、病因病机，治疗及预后。清代，医家们多循此说，如《医宗金鉴》卷六十六、《外科证治全书》卷二、《喉症全科紫珍集》卷下、《重纂包氏喉证家宝·辨证论治》、《幼幼集成》卷四等均有论及。

病因病机 多因过食辛辣炙煿之品，脾胃积热，热毒上攻，熏蒸上腭；或因口腔肌膜损伤染毒，热毒搏结，气血壅滞，血败肉腐。

诊断与鉴别 此病以上腭肿痛为主要症状。上腭红肿疼痛急骤而发，饮食时受食物刺激而疼痛加重，肿势加重，上腭痛肿下垂，口张难合，舌难伸缩，妨碍饮食。检查可见早期上腭红肿，痰涎增多，痛肿逐渐增大而下垂，颜色鲜红，脓肿形成后质地变软，有波动感。

上腭肿胀凸起还可见于上腭部肿瘤，应加以鉴别。上腭痈和上腭肿瘤都可表现为上腭隆起、增大，甚至溃烂，但上腭痈发病急，初起以上腭肿痛为主，颜色鲜红，数天内肿胀加剧而下垂，脓肿形成后质地变软，有波动感，全身可见发热恶寒、口干、口臭、头痛等症状，脓肿溃破后全身症状减轻。上腭肿瘤多来自鼻咽部，发病缓慢，上腭逐渐隆起而无症状，随病情发展可出现鼻塞、鼻出血、头痛等症状，或上腭反复溃烂不易愈合，质地坚硬等，通过影像学检查、鼻咽镜检查和病

理学检查等可加以鉴别。

辨证分型 辨证多为热毒搏结，气血壅滞：上腭肿痛，饮食时受食物刺激而疼痛加重，上腭痛肿下垂，口张难合，检查可见上腭红肿，痰涎增多，痛肿下垂，颜色鲜红，脓肿形成后质地变软，有波动感。全身可见发热恶寒、口干、口臭、头痛、大便干、小便黄、舌红、苔黄、脉数。若热毒波及鼻腔，鼻中可出血涕，若热毒进入营血，扰乱神明，可出现神昏谵语、高热等危症。

治疗 多采用内治法结合外治法进行治疗。

内治法 此病辨证多属热毒搏结，气血壅滞，治宜清热解毒，消肿止痛，可选用黄连解毒汤加减；若脓肿已成，可选用仙方活命饮加减；若热毒进入营血，神昏谵语者，宜清营凉血，解毒开窍，可选用犀角地黄汤加减，以及安宫牛黄丸或紫雪丹内服。

外治法 ①口腔吹药法：脓肿未成或脓肿已排后均可吹冰硼散，以清热解毒，消肿止痛。②口腔刺割法：脓肿形成，宜穿刺抽脓或切开排脓。③漱涤法：脓肿切排后可用生理盐水漱口，或用金银花、野菊花、甘草、山豆根等煎水含漱。

预防与调护 注意饮食有节，少食辛辣炙煿之品。保持口腔卫生，积极防治口腔感染。痛肿发生后宜进流质、低温饮食，餐后漱口。

预后及转归 此病一般可得到及时治疗，预后较好。若迁延日久可形成脓毒败血症。

（王汉明 赵雅君）

zhàsāi

痄腮（epidemic parotitis） 风温疫毒所致，以一侧或双侧腮颊肿胀、焮热疼痛为主要特征的疾病。

中医古籍中又称腮肿、搭腮肿、遮腮、鸬鹚瘟、蛤蟆瘟、温毒发颐、时毒、含腮疮、髭发，民间俗称猪头瘟、猪头风、大头瘟、大头风、大头天行等。冬末春初季节易发，有传染性，儿童最易患病，隔离防护不及时可造成流行。西医学的流行性腮腺炎可参考此病辨证治疗。

历史源流 痄腮的症状特征是腮颊肿痛，早在《黄帝内经》中就有关于腮颊肿痛的讨论，如《素问·脏气法时论》《素问·厥论》都谈到腮颊肿痛是少阳经脉的病变，并发暴聋的症状，《素问·至真要大论》论及其发病与气候有关，出现腮颊疼痛、咽痛及并发睾丸肿痛等症状。"痄腮"病名较早见于宋代，如朱佐《类编朱氏集验医方》卷十二记载："仁宗在东宫时常患痄腮，命道士赞能治之，取赤小豆七七粒为末，傅之而愈。"有关此病在金元时代流行的记载，可见于明·王肯堂《证治准绳·杂病》大头痛中记录："东垣监济源税时，长夏多疫疠。初觉憎寒体重，次传面目肿盛……俗云大头天行，亲戚不相访问，如染之多不救"，李东垣为金元时代人，此段文字说明当时此病曾有大流行。痄腮的流行引起不少医家的关注，认识不断加深。明代，《疮疡经验全书》卷二认为："此毒受在耳根耳聤，通于肝肾，气血不流，壅滞颊腮，是风毒证"，指出此病与肝肾有关，为风毒所致。李梴《医学入门》卷五指出痄腮是"风热犯其胃"，膏粱厚味，胃经积热所致，至于变化，又有太阳风热，少阳怒火，少阴相火的不同，从经络辨证治疗。薛己《外科枢要》卷二称"时毒"，指出此病是感受四时邪毒而起，其病轻者，延至十日之

外，即可自消，但若病有传变，致精神昏乱，咽喉闭塞，五七日间即可致死亡。说明此病有轻有重，有传变与不传变者。张介宾《景岳全书》卷三十认为此病病机属天行邪毒客于三阳之经，辨证有表里虚实之分。陈实功《外科正宗》卷四指出此病"乃风热、湿痰所生，有冬温后天时不正感发传染者多"。清代，对痄腮的病因病机及辨证有了进一步发展。吴瑭《温病条辨》卷一认为此病属温毒："温毒咽喉肿痛，耳前耳后肿，颊肿，面正赤，或喉不痛，但外肿，甚则耳聋，俗名大头温、蛤蟆温。"是因秽浊之气而起，春夏地气秽浊发泄，多有此证，少阴素虚者，小儿纯阳火多者，多患此证。祁坤《外科大成》卷二分湿热和风热辨证治疗，其后《医宗金鉴》卷六十三述："此证一名髭发，一名含腮疮，生于两腮肌内不着骨之处"，辨证分胃经风热和胃经湿热。关于痄腮并发睾丸肿痛，不少医家也有论及，如王士雄《温热经纬》卷四说："男子新瘥……阴肿入腹，绞痛难忍。"陆以湉《冷庐医话》卷四也说："痄腮之证……肿痛收退，睾丸忽胀"，并认为是邪传厥阴脉络所致。

病因病机 多因触冒时行风温疫毒而发。若人体正气不足，或体内素有积热，或小儿稚阳之体，阴未充长，阳热恒多，风温疫毒之气从口鼻而入，循三阳经脉壅滞于腮颊，令气血流行受阻，郁而不散而为病。温毒之邪侵犯人体，有轻有重，或有传变。①温毒在表：外感风温时毒，自口鼻而入，初犯少阳，温毒在表。②温毒炽盛：热毒内传脏腑，蕴结少阳、阳明，经气不通，气血壅滞；邪从少阳传厥阴，肝脉阻

滞而致睾丸肿痛。③毒陷营血：热毒亢盛，不能外泄，可致内陷营血之证。④气阴两虚：病后温毒余热未尽，伤阴耗气，可出现气阴两虚之证。

诊断与鉴别　此病多有流行史与接触史。发病急骤，以一侧或两侧腮部肿胀、酸痛为主要症状，咀嚼时腮部酸痛，进食时胀痛加重，张口不利。检查可见一侧或双侧腮腺区弥漫性肿胀，以耳垂为中心，患处微热，触诊有压痛和弹力感，口颊内腮腺导管口红肿。

腮部肿胀可见于痄腮外，尚可见于发颐、腮腺肿瘤、涎石等，应加以鉴别。①痄腮和发颐均以腮腺区肿胀疼痛为主要症状，发病急，有发热恶寒等全身症状，检查均可见腮腺导管口红肿，但痄腮多见于小儿，具有传染性，多见两侧腮腺先后发病，以酸胀感为主，皮肤颜色正常或微红，触之松软有弹性，挤压腮腺导管口无脓性分泌物；发颐多发生于热性病之后，如伤寒、温病、麻疹后期，无传染性，单侧发病为多，腮腺区胀痛或跳痛为主，皮肤红肿，边缘清楚，挤压腮腺导管口有脓液溢出。②腮腺肿瘤多发生于一侧腮腺，发病缓慢，发病部位多在耳前，界限较清楚，可呈结节状，质地偏硬，肿瘤长大可压迫神经而出现疼痛、面神经麻痹等症状。影像学检查和病理学检查可加以鉴别。③涎石多发于一侧腮腺，结石阻塞导管所致，进食时腺体肿大，患者自觉胀感或疼痛，有时疼痛呈针刺样，停止进食后，腺体肿痛可逐渐消失。检查见导管口红肿，挤压可有少许脓性分泌物，双手触诊可触及硬块，并有压痛。通过影像学检查可以鉴别。

辨证分型　此病为温毒时邪侵犯人体，有轻有重，或温毒在表，或温毒在里，或温毒传变，其临床表现各有不同。常见辨证分型有四种。①温毒在表：温毒初感，腮部漫肿，疼痛，咀嚼困难，全身畏寒发热，肢倦酸痛，头痛，咽痛微咳，舌质红，苔薄白或黄，脉浮数。检查见一侧或两侧颊腮部弥漫性肿大，边界不清，有压痛及弹力感，口颊内腮腺管口微红微肿。②温毒炽盛：两腮胀痛，壮热烦躁，咽喉肿痛，吞咽困难，食欲缺乏、泛恶、口渴、便秘、尿赤。检查见一侧或两侧颊腮部肿大，疼痛拒按，口颊内腮腺管红肿明显。若邪传睾丸，则感睾丸坠痛，或见睾丸单侧或双侧肿大，皮色发红，舌红，苔黄，脉数有力。③毒陷营血：患者高热不退，头痛项强，呕吐，甚至心烦不寐，神昏谵语，舌红绛无苔，脉数。④气阴两虚：腮部红肿渐消，面色少华，神倦懒言，食少，舌质红或淡红，苔薄白，脉细。

治疗　多采用内治法结合外治法、针灸及其他疗法等进行治疗。

内治法　①温毒在表者，治宜清热解毒，疏风消肿，可选用银翘散、柴胡葛根汤或荆防败毒散加减。②温毒炽盛者，治宜清热解毒，软坚消肿，可选用普济消毒饮加减。③毒陷营血者，治宜凉血解毒，镇惊息风，可选用清瘟败毒饮加减。④气阴两虚，余邪未清者，治以益气养阴，清解余邪，可随证选用四物汤、补中益气汤或沙参麦冬汤加减。

外治法　①口腔敷药法：主要是用消肿止痛，清热解毒的药物涂敷腮颌肿胀部位，每日3～4次。如新鲜的仙人掌、鱼腥草、

侧柏叶或芙蓉叶捣烂敷贴于腮腺区；生大黄粉米醋调成糊状，或青黛粉、如意金黄散或青黛散温水调成糊状；紫金锭醋磨成糊状外敷腮腺或睾丸。②熏洗法：睾丸肿痛者可用酢浆草，或马鞭草，或刘寄奴、紫苏叶、大黄、芒硝、白芷、乳香、没药、红花等煎水熏洗阴囊。

针灸疗法　①口腔病体针疗法：取翳风、外关、液门、颊车、合谷、丰隆、足三里、少商等穴位，热盛配曲池，睾丸肿痛配太冲、曲泉、三阴交、血海，每次选穴2～3处，强刺激，留针15～30分钟，每日1次。②口腔病耳针疗法：取皮质下、腮腺、内分泌、面颊、睾丸等耳穴，每次选穴2～3处，强刺激，留针20分钟，每日1次。或用王不留行、磁珠贴压。③刺血疗法：取少商、商阳穴，放血前在患者前臂内侧由上至下至手腕部，用手掌慢慢推20次左右，再用布带将患者手腕扎紧，局部消毒后，以三棱针放血5～7滴即可。④皮肤针疗法：以七星针在皮肤上进行均匀、有力的弹叩，先轻后重，令皮肤潮红或微量出血。叩刺部位为第1～5颈椎两侧，发热者可加第1～7胸椎两侧。术前要消毒皮肤，每日1次。⑤灯火灸：取患侧角孙或耳尖穴，取粗大灯心草一根，蘸香油或食用油，点燃后迅速对准穴位点烧一下，必须听到清脆的响声"啪"，如不响可再点一次。点烧前要将该穴位处毛发剪短，将耳廓提起。

预防与调护　此病流行期间未患过痄腮的人群，或有接触史者，可采用药物预防，口服板蓝根冲剂或连翘、大青叶、金银花煎水当茶饮；室内用食醋熏蒸；避免到公共场所，外出时戴口罩；

注意口腔清洁卫生，防止细菌感染。患者应及时隔离，直至腮腺肿胀完全消退，或自发病之日起隔离3周；患者应注意休息，多饮开水，忌辛辣、肥腻、过硬及酸性食物，宜流质或半流质饮食；睾丸肿大者，应卧床休息，冷敷痛处，阴囊可用丁字带托起。

预后及转归 此病病程一般为7～12天，预后大多良好，病愈后可获终身免疫，极少数再度发病。成人病情较小儿为重。若失治误治可导致脑膜脑炎、睾丸炎、胰腺炎等严重并发症，睾丸炎如累及两侧者，可能影响生育。

（王汉明 赵雅君）

fāyí

发颐（acute suppurative parotitis） 发于腮颌部，以挤压时口颊部有脓液溢出为主要特征的化脓性疾病。中医古籍中又称鱼腮风、颐发、腮痈、鱼腮毒、托腮痈、兜腮痈、腮颌发、汗毒、含腮疮等。西医学的化脓性腮腺炎可参考此病辨证治疗。

历史源流 早在《黄帝内经》即有关于腮颊肿痛的记载，如《素问·脏气法时论》有肝气逆致颊肿的论述，《灵枢经·经脉》也有关于小肠手太阳之脉和三焦手少阳之脉发生病理变化时可致颊肿颊痛的讨论。明代，《疮疡经验全书》卷一把腮部病变明确地分为痄腮毒、发颐毒和穿腮等证，指出发颐毒为伤寒的继发病。王肯堂《证治准绳·疡医》称"颐发"："或问颧骨之下腮颌之上，耳前一寸三分发疽何如？曰此名颐发，古云不治之证，属阳明经热毒上攻"，论述了此病的发病部位、病因病机及预后。陈实功《外科正宗》卷四称"发颐"、"汗毒"，认为此病因初受风寒，治疗不彻底，日久传化为热不散，

以致颐颌结肿疼痛。治疗上提出"未成者消，已成者溃，已溃者敛"，并设有内外治方。申斗垣《外科启玄》卷九称"含腮疮"，认为若不早治，破透了治尤难，介绍了外治法方药。清代，《医宗金鉴》卷六十三指出此病发于颐颌间，属足阳明胃经。由伤寒发汗未尽，或疹形未透，壅积而成。以药物治疗不消散者，肿痛日增，势必溃脓。郑梅涧《重楼玉钥》卷上称"鱼腮风"，对此病的治疗提出内外治法。王洪绪《外科证治全生集》卷一也对发颐和痄腮进行了鉴别。可以看出，医家们对此病与痄腮的不同早有认识，发颐是一种化脓性疾病，治疗方面大体上都依照治疗痈疽疮疡的方法。

病因病机 此病多为伤寒、温热病或时邪疫疠病后的继发病。与体质虚弱，邪毒滞留有关，主要是脾胃功能失调，少阳及阳明经病变：①伤寒、麻疹等温热病后，或时邪疫疠病后，正气虚弱，余邪热毒未能外达，结聚于少阳、阳明之络，热毒与气血蕴结于腮颌而为病。②过食辛辣炙煿之品，脾胃积热，火毒湿热循经上蒸，结聚腮颐，热壅血瘀，腐而成脓。

诊断与鉴别 此病以腮颌肿痛为主要症状。初起病急，发热恶寒头身痛，一侧或两侧腮部焮热疼痛，微肿压痛，口颊部导管口红肿；继则腮颌红肿疼痛倍增，咀嚼困难，高热不退，口颊部导管口红肿，挤压有脓液流出，腮颌若可触及波动感，甚则脓液穿透肌膜，从耳道流出。

腮部肿痛除见于发颐外，尚可见于痄腮、腮腺肿瘤、涎石等，应进行鉴别鉴别要点见痄腮。

辨证分型 此病病情发展有初期、成脓期和溃脓期三个阶段，

其临床表现除了三个阶段的发展变化外，又依患者体质的强弱不同而有所不同，辨证论治须注意。①初期：腮部肿痛逐渐加重，可延至耳之前后，进食咀嚼时疼痛，发热恶寒，头痛、咽干口渴，舌质红，苔薄黄，脉浮数。检查见腮腺区轻微红肿，有压痛，挤压口颊内导管口无脓性分泌物流出。②成脓期：腮部持续性剧烈跳痛，咀嚼困难，高热不退，口苦咽干、口臭、涎液黏稠，小便短赤，大便秘结，舌红，苔黄，脉弦数。检查见腮颌部明显红肿，触之有波动感，挤压有脓液从口颊内导管口流出。③溃脓期：脓肿溃破，疼痛减轻，随之发热减退，体倦乏力，纳呆食少，口干，脉细数，舌质红，舌苔黄；若高热不退，头痛烦躁，痰涌气塞，甚则神识昏蒙，为邪毒内陷，热入营血之象。

治疗 多采用内治法结合外治法、针刺疗法等进行治疗。

内治法 初期，治宜清热解毒，可选用普济消毒饮加减。成脓期，治宜泻火解毒，托毒透脓，可选用五味消毒饮合仙方活命饮加减。溃脓期，治宜补益气血，收敛生肌，可选用补中益气汤或十全大补汤加减。若邪毒内陷，热入营血者，治宜清营解毒，豁痰开窍，可选用清营汤加减。

外治法 ①口腔敷药法：初期可用金黄膏、二味拔毒丹外敷。成脓期可用太乙膏外敷。溃后先用九一丹药线引流，外敷金黄膏。脓净外敷生肌玉红膏。②口腔刺割法：脓肿形成，应及时切开排脓。

针刺疗法 ①口腔病体针疗法：主穴取翳风、颊车、合谷、曲池，配穴取丰隆、外关、液门，用泻法。高热神昏者，加刺水沟、

十宣。②刺血法：可用三棱针刺少商或耳背、耳尖或耳垂出血，以泻热外出。

预防与调护 平素宜清淡饮食，勿过食肥甘炙煿之品。温热病后期应祛邪扶正，顾护阴液。注意口腔卫生，防止口腔感染。患者宜进流质或半流质饮食，避免酸性饮食。

预后及转归 早期治疗得当，可获痊愈，治疗不当可转为慢性。若拖延日久，脓液穿透肌膜，感染可扩散到邻近组织间隙甚至颅内，危及生命；脓肿溃破或切开引流后可形成涎瘘。

(王汉明 赵雅君)

sāiyán

腮岩（cheek carcinoma）

发生于腮部的癌肿。西医学的腮腺恶性肿瘤可参考此病辨证治疗。

历史源流 中医古籍中无"腮岩"病名，但在明·陈实功《外科正宗》、清·祁坤《外科大成》、清·王洪绪《外科证治全生集》等外科医著中有关"石疽""失荣症"的论述可能包括了此病。如《外科大成》卷二记载："失荣症生于肩项、耳前、耳后等处，初起如痰核，日久渐大，坚硬如石，推之不移，按之不动。"日久则"破裂紫斑，渗流血水，或如泛莲"。其描述与腮岩的症状特点相似，并认为是预后极差的疾病。

病因病机 病因多为肝郁脾虚，气滞痰浊结聚，脉络瘀阻。情志抑郁，肝失疏泄，气机郁滞，脾虚不运，痰湿内生，气滞痰湿交结，脉络瘀阻，气、血、痰结聚于腮部而成为腮岩。

诊断与鉴别 此病以腮部肿大为特征，多为单侧，部位多在耳前，早期可无症状，随着癌瘤的增大，可出现腮部疼痛、麻木，甚至口眼㖞斜、眼睑不能闭合、张口困难，或剧烈头痛。检查可见腮部肿硬，固定不动，边界不清，或癌肿外翻突出如菜花状，颈部触及坚硬的恶核。

此病需与痄腮、发颐、涎石等鉴别。①腮岩多发生于一侧腮腺，发病缓慢，发病部位多在耳前，可呈结节状，质地偏硬，肿瘤长大可压迫神经而出现疼痛、面瘫等症状。②痄腮多见于小儿，多见两侧腮腺先后发病，以酸胀感为主，皮肤颜色正常或微红，触之松软有弹性，挤压腮腺导管口无脓性分泌物，可并发睾丸炎、卵巢炎、多发性神经炎、脊髓炎等病。③发颐多发生于热性病之后，如伤寒、温病、麻疹后期，腮腺区胀痛或跳痛为主，皮肤红肿，边缘清楚，挤压腮腺导管口有脓液溢出。④涎石多发于一侧腮腺，因结石阻塞导管所致，进食时腺体肿大，患者自觉胀感或疼痛，有时疼痛呈针刺样，停止进食后，腺体肿痛可逐渐消失。检查见导管口红肿，挤压可有少许脓性分泌物，双手触诊可触及硬块，并有压痛。影像学和病理学检查有重要价值。

辨证分型 此病多为肝郁脾虚，气血痰浊互结之证：腮腺区肿胀，甚至疼痛、麻木、张口受限，常有口干口苦，胸胁胀满，脘腹痞闷，舌质紫暗，舌苔白腻，脉弦涩。检查见一侧腮腺区坚硬肿胀，边界不清，固定不动，或伴红肿溃烂，状如菜花，张口受限，口眼㖞斜等症。

治疗 多采用外治法结合内治法进行治疗，还可根据肿瘤性质选择放射治疗、化学治疗等疗法。

外治法 以手术治疗为主，根据不同情况可辅以敷药法、掺药法等。①口腔敷药法：癌肿溃烂，可用生肌红玉膏外敷，或用七叶一枝花、枯矾、金银花、露蜂房煎水湿敷。②掺药法：癌肿溃烂也可用珠黄散掺之，以清热解毒，化腐生肌。

内治法 内治宜疏肝健脾，化湿行气，祛瘀散结，可选用舒肝溃坚汤加减。若以脾不化湿，湿聚成痰为主，可加白术、扁豆、贝母、桔梗、昆布等；如疼痛剧烈，可加蜂房、蒺藜、白附子、延胡索；如有出血，可加十灰散、白及等。

预防与调护 调节情志，保持良好情绪，饮食适当，勿过食或偏嗜。

预后及转归 治疗得当，可控制病情或治愈。若失治误治，肿瘤增大，可侵犯周围组织，甚至转移全身，危及生命。

(王汉明 赵雅君)

tuōhé

脱颌（dislocation of condyle）

颞下颌关节脱位。中医古籍中又称落下颏、颊车蹉、颊车骨脱臼、牙关骨打落、颊车骨落、颊车骨错、下巴脱落、落架风、钩环脱臼、脱下颏等，俗称吊下巴。常在过度张口或外力打击时发生，可双侧同时发生，也可单侧发生。脱颌后关节疼痛不能闭口，丧失咀嚼功能，影响语言。有时经休息放松，适当活动关节可自行复位。复位后应固定制动，以防筋脉不利，短期内复发。

历史源流 隋·巢元方《诸病源候论》卷三十"失欠颌车蹉候"中就有记载，提出颌车蹉是打呵欠造成。唐·孙思邈《备急千金要方》卷六下称"失欠颊车蹉"，介绍了"一人以手指牵其颐，以渐推之"的手法整复，还提出整复的注意事项。明·陈实功《外科正宗》卷四称"落下颏，"认为是气虚不能收束关窍而致，提出手法复位后要用绢条兜住下颏固定于头部。清代，《医宗金鉴》卷八十八中对下颌骨的解剖特点已有了解，"其骨尾形如钩，上控于曲颊之环"，打击损伤或风湿侵袭而致"钩环脱臼"。还提出有单、双侧之别，单侧脱落为"错"，双侧脱落为"落"。治法上除了手法复位、布带固定外，还有内服和外敷中药，布带固定的时间也长达2~3天，强调饮食和护理。这与现代的治疗、调护方法已非常接近。钱秀昌《伤科补要》卷二称"脱下颏"，手法治疗配合内服补肾壮骨汤。许克昌《外科证治全书》卷一治疗落下颏，除内外治疗外，还介绍含服乌梅可使复位。《焦氏喉科枕秘》卷一称"落架风"，除手法复位，内治虚者服补中益气汤外，还提出灸颊车穴等治疗方法。

病因病机　多为过度张口或暴力打击而致，体质虚弱者尤易发生。其病机与肝、肾功能失调以及气血亏虚、气滞血瘀有关。①宗筋主束骨而利机关，当过度张口或暴力打击，或用臼齿咬较大的硬物时，宗筋则不能约束关节而发生脱位。②肝藏血，主疏泄，主筋，肾主气，年老体衰、久病体弱之人，肝肾亏损，气血不足，血不荣筋，关节失养，故容易发生习惯性脱位。③脱颏未能及时复位，筋脉不利，气滞血瘀，而成为陈旧性脱位。

诊断与鉴别　此病以下颌脱落，牙齿不能咬合，唾液外流，语言不清，咀嚼和吞咽困难为主要症状，患者常以手托下颌就诊。检查可见双侧脱位者口呈半开状，下颌向前突出，脸形变长，咬肌痉挛隆起，双侧颧弓下方可触及下颌骨髁状突，耳屏前方可触及一明显的凹陷。单侧脱位者下颌歪向健侧，患侧颧弓下方可触及下颌骨髁状突，耳屏前方可触及凹陷。

暴力所致的脱位，应与下颌骨髁颈骨折鉴别。两者都有颞下颌关节处疼痛，口不能闭合，咀嚼困难，流涎等症状，但下颌骨髁颈骨折处有明显压痛，皮下血肿，且有外伤史，X线检查显示骨折。

辨证分型　根据发病的时间和频率分为急性脱位，习惯性脱位和陈旧性脱位。脱颏反复发作，称为习惯性脱位；急性脱位或习惯性脱位，数周尚未复位者，称陈旧性脱位。

治疗　多采用外治法结合内治法、针灸及其他疗法等进行治疗。

外治法　新鲜的脱位应采用手法复位，绷带固定并配以涂敷法、热熨法等。①手法复位。②口腔敷药法：复位前后可涂敷舒筋活络的油剂或药酒，如跌打万花油、舒筋止痛水等，适当按摩，理顺筋络。③热熨法：可用煎煮的中药渣布包熨患处；姜、葱、橘皮各等份，炒热袋装熨患处。

内治法　①急性脱位者，治宜活血化瘀，通经活络，可选用复元活血汤加减。②陈旧性脱位者，治宜消瘀退肿，舒筋活血，可选用桃红四物汤加减。③习惯性脱位者，治宜补肝肾，强筋骨，可选用补肾壮筋汤加减。

针灸疗法　主穴取下关、颊车、翳风、听会，配穴取合谷、列缺。每日或隔日针治1次，隔姜灸合谷。

预防与调护　平时应避免张口过大、张口时间过长，避免咬硬物。脱位后要及时就医，以免形成陈旧性脱位。复位后忌食生冷，勿咬硬物，避免任何用力张口的动作。

预后及转归　急性脱位若及时复位固定，预后良好；若脱位时间长久，可导致陈旧性脱位；若关节复位后未及时固定，或固定时间不足，可继发习惯性脱位和颊车酸痛（颞下颌关节功能紊乱）。

（王汉明　赵雅君）

dìgégǔshāng
地阁骨伤（mandible fracture）
下颌骨骨折。地阁骨即下颌骨。

历史源流　关于地阁骨伤的记载首见于清代，《医宗金鉴》卷八十八："地阁骨，即两牙车相交之骨，又名颏，俗名下巴骨，上载齿牙。打扑损伤者，腮唇肿痛，牙车振动虚浮，饮食不进，目闭神昏，心热神乱，气弱体软。"提出了地阁骨受伤后的内外治疗，外治"用布兜裹系缚顶上"，内服大神效活络丹，含人参紫金丹，外贴万灵膏，以及调护方法。在清·赵廷海《救伤秘旨·续刻》整骨接骨夹缚手法中记载了"牙床骨被伤"的整治手法，"用手揣搦，令相安归原"，外贴圣神散后，外用绢手巾兜住下颏，固定于头顶，并提出受伤后牙齿脱落、牙齿动摇及出血不止的处理方法。这些复位和固定的手法和处理方法，仍为现代临床所借鉴。

病因病机　此病因外伤所致，古代战时以火器伤为多，现在多因交通事故及跌仆损伤等直接暴力打击所致。下颌骨在面部所占面积最大，容易遭受打击而发生骨折，致血络断裂。

诊断与鉴别　此病有下颌部外伤史。以下颌骨肿痛、畸形为主要症状。语言不清，进食困难，特别是开闭口运动时更甚，有时伴有下唇麻木感。检查可见面部畸形，下颌不对称，常呈半张口状，唾液外流，牙龈出血，牙齿咬合错位，或有松动脱落。骨折处有明显压痛，有骨擦音和异常活动。影像学检查可明确骨折部位和类型。

外伤后下颌骨肿痛、畸形除可见于地阁骨伤外，尚可见于脱颌，应加以鉴别。两者均可伴有语言不清，进食困难，特别是开闭口运动时疼痛更加剧烈，面部畸形等，但脱颌病位在颞下颌关节，疼痛部位在关节区，下颌牙齿排列与脱颌前无改变，复位后疼痛减轻，语言、流涎、开闭口恢复正常。地阁骨伤疼痛在骨折处，常伴有出血或血肿，若骨折移位，下颌牙排列错位，有异常活动，影像学检查可确诊。

辨证分型 此病按骨折病程辨证分型。①初期：即骨折后2周内。患处肿胀疼痛明显，功能活动障碍，检查见下颌明显肿胀，张口受限，压痛拒按。②中期：骨折后2~4周。疼痛消失，功能活动逐渐恢复，检查见下颌肿胀消退，或有压痛。③后期：骨折4周后。疼痛消失，功能活动无明显障碍，检查见下颌无肿胀，张口度正常，形体消瘦，面色萎黄，舌质淡，脉细或虚大无力。

治疗 采用外治法结合内治法进行治疗。

外治法 骨折的外治法以及时正确的复位和固定为主。

内治法 ①初期：治宜活血化瘀，消肿止痛，可选用桃仁承气汤、复元活血汤加减，可内服云南白药。②中期：治宜调理脾胃，接骨续筋，可选用正骨紫金丹加减。③后期：治宜调补气血，强壮筋骨，可选用养血荣筋丸加减。

预防与调护 平时应注意安全，防止交通、工伤等事故。病后应注意口腔卫生和饮食卫生，在固定期间进流质和半流质饮食，拆除固定后改软食，一般两个月内不宜咬硬的食物。

预后及转归 治疗及时正确，可获痊愈；若复位、固定不正确，可造成错位愈合，或牙齿咬合错乱。

（王汉明　赵雅君）

索　引

条 目 标 题 汉 字 笔 画 索 引

说　明

一、本索引供读者按条目标题的汉字笔画查检条目。

二、条目标题按第一字的笔画由少到多的顺序排列，按画数和起笔笔形横（一）、竖（丨）、撇（丿）、点（、）、折（乛，包括丁乚く等）的顺序排列。笔画数和起笔笔形相同的字，按字形结构排列，先左右形字，再上下形字，后整体字。第一字相同的，依次按后面各字的笔画数和起笔笔形顺序排列。

三、以拉丁字母、希腊字母和阿拉伯数字、罗马数字开头的条目标题，依次排在汉字条目标题的后面。

七　画

八　画

条 目 外 文 标 题 索 引

内 容 索 引

说 明

一、本索引是本卷条目和条目内容的主题分析索引。索引款目按汉语拼音字母顺序并辅以汉字笔画、起笔笔形顺序排列。同音时，按汉字笔画由少到多的顺序排列，笔画数相同的按起笔笔形横（一）、竖（丨）、撇（丿）、点（丶）、折（乛，包括丁乚く等）的顺序排列。第一字相同时，按第二字，余类推。索引标目中夹有拉丁字母、希腊字母、阿拉伯数字和罗马数字的，依次排在相应的汉字索引款目之后。标点符号不作为排序单元。

二、设有条目的款目用黑体字，未设条目的款目用宋体字。

三、不同概念（含人物）具有同一标目名称时，分别设置索引款目；未设条目的同名索引标目后括注简单说明或所属类别，以利检索。

四、索引标目之后的阿拉伯数字是标目内容所在的页码，数字之后的小写拉丁字母表示索引内容所在的版面区域。本书正文的版面区域划分如右图。

a	c	e
b	d	f

J

X

本卷主要编辑、 出版人员

社长、总编辑　袁　钟

副总编辑　谢　阳

责任编审　呼素华

责任编辑　高青青

文字编辑　骆彩云　李亚楠

索引编辑　高青青　尹丽品

名词术语编辑　骆彩云　王　霞

汉语拼音编辑　聂沛沛　王　颖

外文编辑　顾良军

参见编辑　李亚楠

美术编辑　张浩然

责任校对　李爱平

责任印制　姜文祥

装帧设计　雅昌设计中心·北京